BERICHT ÜBER DIE
ACHTUNDVIERZIGSTE ZUSAMMENKUNFT

DER DEUTSCHEN OPHTHALMOLOGISCHEN GESELLSCHAFT

IN HEIDELBERG 1930

REDIGIERT DURCH DEN SCHRIFTFÜHRER DER
DEUTSCHEN OPHTHALMOLOGISCHEN GESELLSCHAFT

A. WAGENMANN
IN HEIDELBERG

MIT 206 ZUM TEIL FARBIGEN ABBILDUNGEN
UND 38 TABELLEN IM TEXT

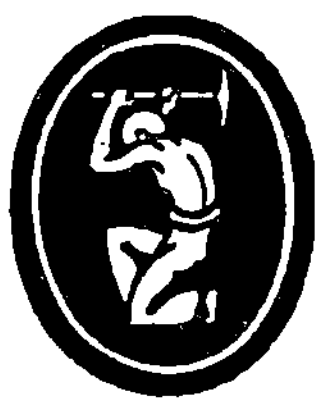

MÜNCHEN
VERLAG VON J. F. BERGMANN
1930

ISBN-13:978-3-642-90510-0   e-ISBN-13:978-3-642-92367-8
DOI: 10.1007/978-3-642-92367-8

Inhaltsverzeichnis.

Erste wissenschaftliche Sitzung.

Zweite wissenschaftliche Sitzung.

Dritte wissenschaftliche Sitzung.

Freitag, den 13. Juni 1930, nachmittags 3 Uhr.

Demonstrations-Sitzung.

Donnerstag, den 12. Juni 1930, nachmittags 3 Uhr.

Erste wissenschaftliche Sitzung.

Donnerstag, den 12. Juni 1930, vormittags 8¹/₂ Uhr.

Der Vorsitzende des Vorstandes, Herr Th. Axenfeld, Freiburg i. Br., eröffnete die 48. Zusammenkunft der Deutschen Ophthalmologischen Gesellschaft mit folgenden Worten:

Sehr verehrte, liebe Kollegen!

Wenn ich beim diesjährigen Kongress wieder die Ehre habe, Sie Alle, die Sie von Fern und Nah zahlreich erschienen sind, im Namen des Vorstandes herzlich zu begrüssen, so geschieht das meinerseits mit einem Gefühl besonderer Freude und Dankbarkeit, dass ich aus dem fernen Osten zu dieser Tagung rechtzeitig habe eintreffen können und dass ich mich wieder in der Heimat und im vertrauten Kreise in Ihrer Mitte befinde, im schönen alten Heidelberg.

Mein Aufenthalt in Japan galt zunächst einer Einladung aller medizinischen Gesellschaften zum alljährlichen Kongress, der in Osaka von dem bekannten Internisten Sata glänzend organisiert und von fast 7000 Ärzten und Akademikern besucht war. Daran schloss sich der Kongress der Japanischen Ophthalmologischen Gesellschaft und dann eine Vortragsreise an andere japanische Universitäten. Ich habe diese Reise mit ihrer unvergleichlichen Gastfreundschaft und all ihren Ehrungen natürlich als eine nicht mir allein, der ich ja nur einer von Ihnen allen bin, sondern als eine der früheren und heutigen deutschen Ophthalmologie und unserer Gesellschaft überhaupt erwiesene Ehrung angesehen, und in diesem Sinne habe ich die überaus freundlichen Beweise dankbarer Anhänglichkeit mit Freuden entgegengenommen. Ich darf deshalb auch von dieser Stelle aus den wärmsten Dank an die Adresse unserer japanischen Freunde richten und in Ihrer aller Namen versichern, dass jeder, der von dort zu uns kommt, mit offenen Armen empfangen werden wird.

Überall dort wird unsere Sprache gepflegt, ist unsere Literatur vertreten in Gestalt von Zeitschriften und Büchern neben denen der anderen Völker. Das ist ein besonders bedeutsames Bindeglied, und ich darf hier erneut der Freude darüber Ausdruck geben, dass unsere ophthalmologische Literatur trotz der schweren Jahre sich so mannigfaltig hat erhalten lassen und weitergeführt wird.

Das d e u t s c h e B u c h wird in der Welt noch verbreiteter sein, wenn es nicht so teuer ist. Gewiss, unsere Verleger können bei den hohen Herstellungskosten nicht mehr so billig liefern wie früher; es ist vielmehr anzuerkennen, dass sie trotzdem das Risiko so bedeutender Veröffentlichungen auf sich nehmen. Es ist auch wohl kein Verleger so ungeschickt, dass er sein Risiko durch unnötig teure Preise noch vergrössert. Wenn man im Ausland, wie im Inland, gehaltvolle illustrierte wissenschaftliche Bücher und Zeitschriften haben will, deren Auflage ja immer eine beschränkte ist, so muss der Käufer heute einen entsprechenden Preis zahlen. Dazu ist auch das Ausland bereit; ich habe draussen in Japan an vielen Stellen unsere schönen Handbücher gefunden. Es kann auch nicht immer nur ganz kurz geschrieben werden, so sehr immer wieder die Bitte zu wiederholen ist, unnötige Längen, Tabellen, Protokolle zu vermeiden. Aber eine dringende Bitte muss ich auch an dieser Stelle an die Verleger und besonders an die Herren Autoren und Herausgeber richten: In der Beigabe der so sehr verteuernden bunten Bilder größte Zurückhaltung zu üben. Viele mikroskopische und andere Befunde lassen sich einfarbig oder in guter Mikrophotographie ebenso vorzüglich wiedergeben, wie im Buntbild, das auf notwendige, nur durch Farbe darstellbare Dinge zu beschränken ist — es sei denn, dass der Autor oder ein Institut oder eine Stiftung die Herstellungskosten der Buntbilder bezahlt. Sie erlauben diesen Exkurs in eine literarisch-technische Frage; ich glaubte, mit ihr dem Wunsch all der Vielen entgegenzukommen, die sich nach erschwinglichen Bücherpreisen sehnen.

In Zukunft wird uns die japanische ophthalmologische Literatur, die dort vier blühende Zeitschriften besitzt, zugänglicher werden dadurch, dass dem grossen japanischen Archiv früher Nippon Gangaka Z a s h i , jetzt „Acta ophthalmologica japonica" deutsche Referate beigegeben werden. Die wissenschaftliche Produktion ist dort sehr rege, ausgezeichnete Institute und fleissige Autoren in grosser Zahl sind an der Arbeit, und was sie bringen, lohnt sich wahrlich kennen zu lernen. Ich darf als ein Beispiel von dort zwei ausgezeichnete Aquarelle eines Falles von O g u c h i s c h e r K r a n k - h e i t , mit dem N a k a m u r a - M i z u o s c h e n F a r b e n w e c h s e l im Hellen und im Dunkeln umhergeben, die ich dort in der Klinik der Keio-Universität (Prof. S u g a n u m a) selbst gesehen habe — ein geradezu überwältigender Eindruck und eine Gabe Japans, mit der die Ophthalmologie sich noch eingehend zu beschäftigen hat.

So ist es heute zwischen uns und Japan ein beglückendes gegenseitiges Geben und Nehmen, das noch manche schöne Früchte verspricht und auf der festen historischen Grundlage erprobter Freundschaft und Anhänglichkeit, wie auf einer gleich gerichteten Auffassung der wissenschaftlichen Arbeit und des Unterrichtes beruht, die nicht an der Oberfläche bleibt, sondern keine Mühe scheut, in die Tiefe einzudringen.

Ich habe von so vielen japanischen Kollegen Grüsse zu überbringen, dass ich sie wohl an dieser Stelle zusammenfassen darf als einen Gruss der Japanischen ophthalmologischen Gesellschaft an die Deutsche und ich bitte um Ihre Zustimmung, dass ich diesen Gruss von hier aufs herzlichste erwidere (Beifall).

Im vergangenen Jahre hat unsere Gesellschaft nicht getagt zugunsten des XIII. Internationalen Ophthalmologenkongresses in Amsterdam. Ich habe in meiner Eröffnungsansprache 1928 hier zu reger Beteiligung aufgefordert und die Voraussetzungen erörtert, unter denen wir dorthin gingen. Sie sind in vollem Maße erfüllt worden, der wissenschaftliche Zusammenschluss ist wieder hergestellt, ja, weiter ausgebaut und vertieft. Die Beteiligung aus dem deutschen Sprachgebiet war eine sehr rege und alle Teilnehmer werden, wie ich denke, mit dem übereinstimmen, was ich über die Tagung in den „Klin. Mbl. Augenheilk." (1929, Okt.-Nov.-Heft) darüber geschrieben habe. Es sei auch an dieser Stelle unseren lieben holländischen Kollegen und den holländischen Behörden erneut der wärmste, herzlichste Dank gesagt für die grosszügige, überaus gastfreie Veranstaltung und die ausserordentliche Arbeit, die sie geleistet haben.

Die in Amsterdam neu gegründeten internationalen Organisationen zur Bekämpfung des Trachoms, zur Verhütung der Blindheit, zur Vereinheitlichung der Sehprüfung und Berufsbedingungen u.a.m. sind nun an der Arbeit und werden bis zum nächsten Kongress in Madrid 1933 hoffentlich manche Fortschritte bringen. Von unserer Seite soll alles geschehen, um die gemeinsame Arbeit in jeder Richtung zu fördern. Das entspricht der Tradition unserer Gesellschaft.

Und deshalb begrüsse ich besonders auch unsere werten Mitglieder aus anderen Völkern und Sprachgebieten. Seien Sie alle aufs herzlichste willkommen im schönen Heidelberg, das uns wieder so gastlich aufnimmt, in welchem unser verehrter Schriftführer, Kollege W a g e n m a n n, wie immer, alles so ausgezeichnet vorbereitet hat. Wir haben heute sogar die Ehre, den Herrn Rektor der Universität, Herrn Professor Gotschlich hier zu begrüssen. Ich bitte Eure Magnificenz, dafür, wie für die erwiesene Gastfreundschaft der Universität unseren ehrerbietigsten Dank zu übermitteln.

Noch eines darf ich hier hervorheben: Im September tagt in diesem Jahre die Versammlung deutscher Naturforscher und Ärzte in Königsberg i. Pr. Unsere Kollegen Birch-Hirschfeld und Sattler laden ein zur Ophthalmologischen Sektion. Wie diese und andere ostpreussische Kollegen so treu hier nach Heidelberg kommen, so wollen wir jetzt zu ihnen gehen. Es stelle jeder eine Sparbüchse auf in seinem Hause, dann geht die weite Reise in unseren treuen, teueren Osten. Auf nach Ostpreussen!

Und nun bitte ich zum Schluss die Herren Redner, durch genaue Einhaltung der Redezeit die vollständige Erledigung des reichhaltigen Programms zu unterstützen. Damit eröffne ich den Kongress und erteile das Wort dem Herrn Rektor der Heidelberger Universität.

Der Rektor der Universität, Herr Prof. Dr. Gotschlich begrüsst die Versammlung im Namen der Universität Heidelberg. Der Vorsitzende dankt dem Herrn Rektor und erteilt das Wort dem Schriftführer, Herrn Wagenmann.

Herr Wagenmann, Heidelberg:

Meine Damen und Herren!

Ehe wir unsere wissenschaftliche Arbeit beginnen, muss ich einige Bemerkungen über unsere Geschäftsordnung und anderes vorausschicken.

Der Vorstand bittet die Vortragenden, sich streng an die gewohnten Regeln unserer Geschäftsordnung zu halten.

Die Dauer eines Vortrages einschliesslich Demonstration darf 15 Minuten Zeit nicht überschreiten. Für eine Diskussionsbemerkung stehen höchstens 5 Minuten Zeit zur Verfügung.

Ferner bittet der Vorstand, dass — wie bisher — in der Diskussion nur allgemeine Gesichtspunkte vorgebracht werden und auf die Wiedergabe von Kasuistik verzichtet wird.

In der Demonstrationssitzung findet keine Diskussion statt, höchstens kann zur Richtigstellung oder bei persönlichen Angriffen für eine kurze Bemerkung das Wort erteilt werden.

Dem Herkommen unserer Gesellschaft widerspricht es, Vorträge zu halten, deren Inhalt bereits publiziert ist. Auch ist nach unseren Gepflogenheiten allein freier Vortrag zuzulassen; nur bei Nichtbeherrschung der deutschen Sprache ist Ablesen gestattet.

Es wird ferner gebeten, dass die Vortragenden laut und deutlich, und vor allem bei Demonstrationen nicht gegen den Demonstrationsschirm, sondern in den Saal hinein sprechen.

In dem sogenannten Künstlerzimmer am Ende des Balkons ist Gelegenheit gegeben, die Diskussionsbemerkungen einem Fräulein in die Maschine zu diktieren. Die Originaldiskussionszettel für den Bericht sind beim Schriftführer abzugeben. Wir bitten, sofort auch Durchschläge für die Herren der Fachpresse machen zu lassen, sie können durch mich weitergegeben werden. Auch werden die Vortragenden gebeten, ihre Eigenberichte für die Fachpresse spätestens nach Schluß des Vortrags am Pressetisch abzugeben.

Als Sitzungsvorsitzende schlägt der Vorstand vor: Herrn von Hippel für die erste, Herrn von Imre für die zweite, Herrn Lauber für die dritte, Herrn Best für die vierte, Herrn Meisner für die fünfte wissenschaftliche Sitzung und für die Demonstrationssitzung Herrn Goldschmidt. Ich nehme an, dass Sie diesem Vorschlag zustimmen.

Ich bitte, die im Umlauf befindlichen Listen möglichst schnell weiterzugeben und die Namen deutlich zu schreiben.

Wer für ein Essen seine Teilnahme zugesagt hat, muss erscheinen. Toaste bei den offiziellen Essen bedürfen der Genehmigung des Vorstandes.

Bei den Filialen der Deutschen Bank und Disconto-Gesellschaft (früher Rheinische Kreditbank) am Universitätsplatz oder an den Anlagen können die Jahresbeiträge eingezahlt werden. Die Bank bittet um genaue Angabe des Namens, des Vornamens und der Adresse. Unser Rechnungsführer, Herr Buhmann, wird ausserdem selbst hier im Schreibmaschinenzimmer am Freitag nachmittag von 3—5 Uhr und am Samstag von 9—10 Uhr bereit sein, die Jahresbeiträge in Empfang zu nehmen. Die Höhe des Jahresbeitrages wird erst in der Mitgliederversammlung festgesetzt.

Zum Frühstücken ist im Restaurant der Stadthalle Gelegenheit gegeben.

Adressenänderungen sind dem Schriftführer schriftlich mitzuteilen. Die Manuskripte der Vorträge und der Diskussionsbemerkungen, sowie etwaige einfache Vorlagen für Abbildungen sind vor Schluss der Versammlung an den Schriftführer abzugeben.

Ich bitte nunmehr Herrn von Hippel, den Vorsitz zu übernehmen.

Herr von Hippel, Göttingen, übernimmt den Vorsitz und bittet, ihn durch strenges Einhalten der Geschäftsordnung zu unterstützen.

I.

Was ist neutrales Licht?

Von

A. Tschermak (Prag).

Die moderne Beleuchtungstechnik ist vielfach bestrebt „künstliches Tageslicht" herzustellen und hat durch Verwendung farbiger Glas- oder Gelatinefilter den bemerkenswerten praktischen Erfolg erreicht, ein Glühlampenlicht zu erzielen, welches selbst angenähert rein weiss erscheint und farbige, speziell grüne und blaue Objekte deutlich verschieden und angenähert in gewohnter Farbe und Helligkeit erscheinen lässt. Allerdings wird dabei streng genommen nicht ein gemischtes Licht erreicht, welches genau dieselbe physikalische Zusammensetzung oder spektrale Energieverteilung aufweist wie das wirkliche Tageslicht. Zudem variiert der physikalische Charakter des Tageslichtes viel stärker, als man gemeiniglich glaubt, ja so stark, dass es als Vergleichsding oder Standard völlig ungeeignet ist.

An die Stelle des physikalisch nicht verwirklichbaren, physiologisch nur angenähert erreichbaren Zieles einen künstlichen Ersatz für das nicht festlegbare Tageslicht zu suchen, sei darum die Forderung der Herstellung neutralen Lichtes gesetzt. Die physikalische Zusammensetzung eines solchen sei prinzipiell freigegeben (tatsächlich ist sie natürlich nicht völlig frei!) und nur das physiologische Kriterium aufgestellt, dass ein als „neutral" zu bezeichnendes Licht nicht bloss dem Auge tonfrei-farblos erscheint, sondern auch eine blosse Hellstimmung des Auges ohne Veränderung der chromatischen Zustandslage bewirkt. Als optimale, jederzeit reproduzierbare Ausgangslage sei dabei die chromatische Neutralstimmung bezeichnet, wie sie nach vorangegangener Einwirkung nicht allzu starker Lichtreize — also nach gewöhnlicher diffuser, natürlicher oder künstlicher Zimmerbeleuchtung — durch einen Lichtabschluss des Auges von mindestens $2^1/_2$, sicherer

5 Minuten — also bei Dunkelstimmung — immer wieder erreicht wird. Dabei wird allerdings eine gewisse Dunkeladaptation, d. h. eine gewisse Steigerung der Weisserregbarkeit für alle Lichter und zwar eine solche mit Wellenlängenelektivität (Begünstigung der kurzwelligen gegenüber den langwelligen Strahlungen — entsprechend dem Purkinjeschen Phänomen) sowie eine Minderung der Unterschiedsempfindlichkeit für Farbenton- und Sättigungsdifferenzen mit in Kauf genommen.

Die bei chromatischer Neutralstimmung geltende Farbentonverteilung, welche als die primäre bezeichnet sei, lässt sich am einfachsten festlegen durch Bestimmung der primären Kardinallichter: des tonreinen oder eintonigen Urrot, Urgelb, Urgrün, Urblau im vollständigen Heringschen Farbenkreis — und zwar am reinlichsten durch Angabe der Wellenlängen der drei primären Urpunkte: Urgelb, Urgrün, Urblau im Spektrum, in welchem hingegen, wie bekannt, das Urrot und die Purpurtöne fehlen, welche Farbentöne wir zur Vollständigkeit eines Farbentonkreises mit vier Kardinalpunkten durch Mischlichter ergänzen müssen. Als Kriterien primärer Urfarbigkeit bestimmter Lichter, mögen dieselben physikalisch homogen-spektral oder gemischt (Pigment- oder Glaslichter) sein, lassen sich — für das dauernd neutralgestimmte Auge — folgende aufstellen:

1. Einfarbigkeit, Ein- oder Reintonigkeit bei direkter Empfindungsanalyse durch ein geschultes Auge (analytische Methode: Hering, Donders, Hess, Tschermak, L. v. Kries und Schottelius, Westphal, Brückner, Schubert);

2. Invarianz des Farbentones unter blosser Änderung der Sättigung, Nuance und Helligkeit bei Wechsel der Lichtstärke (Fehlen des Bezold-Brückeschen Phänomens von Gelblich- oder Bläulichwerden mischfarbiger Lichter bei wachsender Intensität — Methode der Intensitätsinvarianz: Dreher, F. Exner, Révész);

3. Invarianz des Farbentones unter blosser Änderung der Sättigung, Nuance und Helligkeit bei farbiger Verstimmung bzw. Ermüdung sowie in einer und derselben Phase des Nachbildverlaufes (Methode der Ermüdungsinvarianz: Hess, Voeste);

4. Konstanz des Farbentones bei Überführung des Bildes aus der paramakularen in eine stark exzentrische, relativ farbenblinde Netzhautzone (Methode der extrem-regionalen Invarianz (Hering, Hess, Goldmann — vgl. auch Baird, Dreher);

5. Konstanz des Farbentones des urgelben, urgrünen, urblauen Spektrallichtes (nicht aber eines urroten Mischlichtes!) beim Übergang aus direkter zu mäßig indirekter Betrachtung (Methode der zentral-parazentralen Invarianz: Tschermak, Schubert);

6. paarweise Übereinstimmung der perimetrischen Grenzen bei einem bestimmten Stärkeverhältnis der Lichter, bei welchem Gleichheit der gegenfarbigen Valenzen und Gleichheit der für den betreffenden Hell-Dunkeladaptationszustand geltenden Weissvalenzen besteht (Methode der Übereinstimmung der perimetrischen Grenzen: Hess, Hegi, Baird, Dreher, Maggiore);

7. paarweise Kompensationsbeziehung des primären Urrot und Urgrün, Urgelb und Urblau d. h. das Resultieren einer farblosen Mischung der Komponenten jedes Paares bei einem bestimmten Stärkeverhältnis (Kompensationsmethode: Tschermak, Schubert);

8. Übereinstimmung der spektralen Kardinalpunkte mit Stellen maximaler Sättigungsdifferenz gegenüber binären Gemischen von zwei benachbarten Spektrallichtern (Methode der Sättigungsdifferenzmaxima: Tschermak, Goldmann);

9. Simultankontrastbeziehung des primären Urrot und Urgrün, Urgelb und Urblau d. h. das Einanderfordern der Komponenten jedes Paares auf benachbarten Netzhautstellen (Simultankontrastmethode: Hering, Tschermak);

10. Sukzessivkontrastbeziehung des primären Urrot und Urgrün, Urgelb und Urblau d. h. das sukzedane Einanderfordern der Komponenten jedes Paares bei der farbigen Nachreaktion auf derselben Netzhautstelle (Nachbildmethode: Hering, Tschermak).

Ein Vergleich der Wellenlängenwerte, welche verschiedene Beobachter für die drei spektralen Kardinalpunkte (bei Neutralstimmung) gefunden haben, ergibt einerseits eine ganz charakteristische Primärlage, welche von dem einzelnen Individuum — persönliche Eignung und Übung des Beobachters vorausgesetzt — mit weitgehender subjektiver Bestimmtheit und „Richtigkeit" bzw. Genauigkeit bestimmt wird und ganz konstant ist. So erhielt mein Schüler Goldmann nach vierjährigem Intervall — bei Beobachtung auf kleinem zentralen Felde von etwa $2,5^0$ — wieder genau dieselben Zahlen ($568 \pm 1,0$; $504,5 \pm 0,5$; $468 \pm 1,2\,\mu\mu$). Andererseits ergaben sich typische Differenzen, insofern als die Gruppe der Blaulichtsichtigen (Typus I) durchwegs eine relativ langwellige, die Gruppe der Gelblichtsichtigen (Typus II) eine relativ kurzwellige Lage des

Urgrün (etwa ^{L}505 und ^{L}495), im allgemeinen auch des Urgelb und Urblau aufweist. Für den bezüglichen Typenunterschied an Primärlage (bei direktem Sehen) sei folgendes Beispiel geboten (nach Schubert):

	Urgelb	Urgrün	Urblau
Schubert (blaulichtsichtig) . . .	575 ± 2,5	503 ± 0,5	468 ± 3,0
Hammerschlag (gelblichtsichtig)	573 ± 0.5	497 ± 2,0	465 ± 2,5

Rein schematisch lassen sich etwa die leicht behaltbaren Zahlenwerte: 570, 500, 470 $\mu\mu$ als Mittelwerte für die Kardinallichter aufstellen, von denen allerdings Abweichungen bestehen, je nach Individuum und Typus — sowie speziell je nach chromatischer Stimmung, wie dies gleich näher auszuführen sein wird.

Im Gegensatze zu dem eben geschilderten Verhalten der primär urfarbigen oder eintonigen Lichter zeigen die primär mischfarbigen oder zweitonigen Lichter:

1. nicht bloss eine Änderung der Sättigung, Nuance und Helligkeit, sondern auch eine Varianz des Farbentones bei Wechsel der Lichtstärke und zwar eine relative Vergelblichung oder Verbläulichung unter gleichzeitiger z. T. bis zum schliesslichen Farbloserscheinen gehender Abnahme der Sättigung oberhalb eines bestimmten Intensitätsoptimums (Bezold-Brückesches Phänomen);

2. ein ganz analoges Verhalten bei längerdauernder Einwirkung;

3. ebenso bei Überführung des Bildes aus der paramacularen in eine stark exzentrische relativ farbenblinde Netzhautzone oder von zentraler zu mäßig indirekter Betrachtung, wobei nur die Absorption kurzwelliger Strahlungen durch das Maculapigment gewisse Komplikationen mit sich bringt;

4. keine Kompensationsbeziehung mit urfarbigen Lichtern, sondern nur mit bestimmten mischfarbigen;

5. Zurückstehen ihrer binären Mischung an Sättigung gegenüber dem von den zwei Komponenten umschlossenen urfarbigen Licht;

6. Forderung eines mischfarbigen, nicht eines urfarbigen Paarlings im simultanen wie im sukzessiven Kontrast.

Die hier ganz kurz und übersichtlich formulierten Kennzeichen gelten, wie nochmals betont sei, nur bei primärem Charakter der Lichter als urfarbig oder mischfarbig, also bei chromatischer Neutralstimmung des Auges. Hingegen hört die Gültigkeit auf bei Bestehen eines davon abweichenden Zustandes, also einer chromatischen Verstimmung. Ist dieselbe durch längerdauernde Einwirkung eines primär urfarbigen Lichtes — gleichgültig, ob physikalisch homogen oder gemischt — bedingt, so wird zwar die Lage des betreffenden Kardinalpunktes und seines Gegenpunktes im vollständigen Farbentonkreis bzw. im Spektrumteilkreis nicht verschoben, wohl aber werden die beiden disparatfarbigen Kardinalpunkte sozusagen auf dem kürzesten Wege gegen das verstimmende Licht hin verschoben, gewissermaßen angezogen (Hess, Voeste, Goldmann — bereits nach 80 Sek. maximal, Schubert). Die der verstimmenden Urfarbe benachbarten Quadranten des Farbentonkreises gelangen zur Schrumpfung, die abgelegenen zur Schwellung. Im Gegensatze dazu verschiebt eine Verstimmung durch ein primär mischfarbiges Licht alle vier Kardinalpunkte gleichwie durch „Anziehung" in der Richtung nach dem verstimmenden Licht hin, so dass nur der gegensinnige Quadrant zur Schwellung gelangt.

Für die durch farbige Verstimmung verschobenen, sekundär urfarbigen oder mischfarbigen Lichter gelten die oben aufgestellten Characteristica nicht mehr. Sekundär urfarbige Lichter erweisen sich demgemäß

1. als nicht mehr intensitätsinvariant, ändern vielmehr gleich primär mischfarbigen ihren Farbenton mit der Lichtstärke;

2. als nicht mehr ermüdungsinvariant;

3. als nicht mehr regionalinvariant;

4. als nicht mehr paarweise Übereinstimmung der perimetrischen Grenzen zeigend;

5. als nicht mehr in paarweiser Kompensationsbeziehung stehend, sondern bei maximalem Abblassen der Mischung infolge der farbigen Verstimmung noch einen gegenfarbigen Rest, nämlich bei Gelb(rot)verstimmung einen blau(grün)en Rest, bei Blau(rot)verstimmung einen gelb(grün)en Rest ergebend;

6. als nicht mehr einander im Simultan- wie im Sukzessivkontrast fordernd, so dass in der Nachbarschaft bzw. in der Aufeinanderfolge nicht mehr Urfarbe und Gegenfarbe, sondern Urfarbe und eine bestimmte Mischfarbe gekoppelt erscheinen.

Die angeführten Daten gestatten nun alsbald die praktische Nutzanwendung, das unter einer bestimmten Beleuchtung gehaltene hellgestimmte Auge daraufhin zu prüfen, ob es trotz nunmehriger Helladaptation noch ebenso wie bei Dunkelstimmung chromatisch unverstimmt geblieben ist oder zugleich mit der Helladaptation eine farbige Verstimmung erfahren hat. Damit wird aber darüber entschieden, ob die Beleuchtung eine chromatisch neutrale, rein farblos-helle oder eine chromatisch differente zu nennen ist. Neutralcharakter des Lichtes wird dann eben durch Konstantbleiben der Farbentonverteilung, speziell der Lage der Kardinalpunkte im vollständigen Farbentonkreis bzw. im Teilkreis des Spektrums erwiesen.

Von dem so definierten Neutralcharakter ist nun das T a g e s - l i c h t im allgemeinen mehr oder weniger weit entfernt; nur unter besonderen Umständen kann es bei seinem oben erwähnten starken Variieren reineHellstimmung ohne gleichzeitige farbige Verstimmung bewirken. Über Richtung und Ausmaß der Abweichung des Tageslichtes von der Neutralität ist — vorläufig wenigstens — keine direkte Voraussage möglich. Nur soviel steht fest, dass bei trübem Wetter, speziell des Morgens, eine Blau(rot)verstimmung, bei klarem Wetter, speziell des Mittags, eine Gelb(rot)verstimmung die Regel ist — allerdings nicht ohne bemerkenswerte Ausnahmen. Als Beispiele seien folgende Zahlenwerte (Tabelle S. 12) angeführt (G o l d m a n n , S c h u b e r t).

Die farbige Verstimmung, welche die Hellstimmung des Auges durch Tageslicht in der Regel begleitet, äussert sich auch darin, dass für das „tageslichtverstimmte“ Auge die K o m p e n s a t i o n s - und die K o n t r a s t f a r b e n a l l g e m e i n e i n e o f t s e h r d e u t l i c h e A b w e i c h u n g v o n d e r G e g e n f a r b e zeigen; speziell ist die Diskrepanz zwischen (negativer) Nachbildfarbe und Gegenfarbe für das „tageslichtverstimmte“ Auge seit alters bekannt und hat den „zu gut“ beobachtenden Altmeister der subjektiven Farbenlehre Wolfgang Goethe zur Aufstellung seines Kreises einander fordernder Farben geführt oder besser verführt, der von dem prinzipiell korrekteren Farbentonkreise der Gegenfarben nach H e r i n g in charakteristischer Weise und zwar im Sinne von Rotblauverstimmung abweicht. Hingegen sind für das neutralgestimmte Auge Gegenfarbe, Kompensations- und Kontrastfarbe identisch (T s c h e r m a k , S c h u b e r t) — ebenso wie sich durch verschiedenfarbige Verstimmung eine verschiedenartige Diskrepanz erzielen lässt (T s c h e r m a k). Für das tageslichtverstimmte Auge hören auch Weiss und Schwarz auf reinliche Gegensätze zu sein: der Schatten neben Weiss gewinnt im Simultankontrast farbige Tönung und zwar durch Zuwachs an verstimmender Farbe. Ebenso verhält sich das negative Nachbild von Weiss, umgekehrt erhält das negative Nachbild von Schwarz eine der Verstimmungsfarbe gegensinnige Tönung. Scheinbar farblosen Reizen entsprechen nun also nicht mehr farblose, sondern

Tabelle.

	Urgelb			Urgrün			Urblau		
	G.	S.	H.	G.	S.	H.	G.	S.	H.
Primärlage	568 ± 1,0	575 ± 2,5	573 ± 0,5	504,5 ± 0,5	503 ± 0,5	497 ± 2,0	468 ± 1,2	468 ± 3,0	465 ± 2,5
Sekundärlagen a) bei klarem Wetter (Gelbrotverstimmung)	570 ± 2	583 ± 2,4	579 ± 1,0	510 (bis 529 ± 3,0)	509 ± 1,0	502 ± 2,0	474	469 ± 3,2	463 ± 2,2
b) bei trübem Wetter (Blaurotverstimmung)	577	584 ± 3,4	578 ± 1,2	501	500 ± 1,5 (extrem 496,5)	492 ± 1,5	467	466 ± 3,4	464 ± 2,6

einigermaßen farbige Nebeneffekte und Nachwirkungen — wie umgekehrt farblose solche von bestimmten sekundär farblosen Reizen hervorgerufen werden.

Die Forderung nach Herstellung eines ausreichend konstanten und chromatischneutralen Lichtes lässt sich sehr wohl erfüllen. Sowohl durch geeignete Blaufilterung des Lichtes von verschiedenen Glühlampen als durch diffuse Mengung des Lichtes gelber und blaugefärbter Lampen in variabler Entfernung von einer dem Beobachter dargebotenen weissen Wand, wie auch durch Herstellung einer passenden binären oder ternären Mischung homogener Strahlungen auf beschränktem Felde im Hering schen Spektrallichter-Mischungsapparat ist uns die Herstellung von farblosem Licht gelungen, welches Helladaptation des Auges ohne gleichzeitige farbige Verstimmung bewirkt, also den Charakter chromatischer Neutralität besitzt. Es sei nun die Methodik der jedesmaligen Überprüfung des Neutralcharakters von Licht, einerlei von was für einer technischen Herstellung und physikalischen Zusammensetzung, erörtert.

Neutrales Licht darf:

1. die auf was immer für eine Methode ermittelten Kardinalpunkte im Farbenkreis bzw. im Spektrum n i c h t aus der Primärlage verschieben;

2. die primäre Kompensation gegenfarbiger, speziell urfarbig-gegenfarbiger Lichter n i c h t aufheben, darf also in einem primär farblosen binären, ternären oder komplexen Strahlungsgemisch nicht nunmehr einen farbigen Rest erkennen lassen;

3. im Simultan- wie im Sukzessivkontrast k e i n e Farbigkeit hervortreten lassen, muss vielmehr also in seiner Nachbarschaft reines Schwarz, in der Nachreaktion abwechselnd reines Schwarz und Weiss ohne jede Tönung liefern.

Von den sich hieraus ergebenden Prüfungsmethoden eignen sich für die praktische Photometrie wohl nur das Verfahren der Kardinalpunktskonstanz und das Verfahren der tonfreien Neben- und Nachreaktion. Die erstere Methode erfordert — gleichgültig, ob man mit farbigen Gläsern oder besser mit reinen Spektrallichtern arbeitet —, eine komplizierte Apparatur. Als solche haben wir den von mir etwas ausgestalteten H e r i n g s c h e n Spektrallichter-Mischungsapparat verwendet, welcher gestattet abwechselnd zunächst homogene Lichter auf kleinem Felde, dann unzerlegtes „weisses" Prüflicht auf grösserem Felde, endlich wieder homogene Lichter einzustellen. Ich bin eben im Begriffe, einen vereinfachten spektralen Neutrallichtprüfer zu konstruieren, der die zahlenmäßige Festlegung der Kardinalpunkte, speziell des Urgrün, nach Wellenlängen gestattet — ebenso einen Neutrallichtprüfer mit Glaslichtern.

Die P r ü f u n g s m e t h o d e d e r t o n f r e i e n N a c h r e a k t i o n ist demgegenüber weit einfacher und expeditiver. Das Sukzessivkontrastverfahren wurde zuerst von H e r i n g angegeben und von D i t t l e r und S a t a k e verwendet. Die genannten Autoren haben das Hervortreten des negativen Nachbildes auf einer beschränkten gleichmäßig belichteten Sehfeldstelle bei plötzlicher Herabsetzung der Lichtstärke verfolgt. Mir haben sich folgende Spezialformen bewährt, in denen N a c h r e a k t i o n u n d N e b e n r e a k t i o n k o m b i n i e r t beobachtet werden:

1. das S c h w a r z s t r e i f v e r f a h r e n, wobei im Vorbilde eine von dem nicht zu schwachen Prüflicht beleuchtete weisse Tafel, von einem schwarzen Streif oder lichtlosen Ausschnitt durchsetzt, geboten wird. Im negativen Nachbild erscheint ein heller Streif auf verdunkeltem Grunde und zwar beide farblos bei Neutralcharakter des Lichtes, farbig getönt bei chromatisch differentem Licht oder bei verstimmtem Auge;

2. das Abstufungsverfahren, wobei ein zunächst gleichmäßig erhelltes Feld bei plötzlichem zeitweiligem Vorschalten bzw. Vorschwenken eines bereits rotierenden Stufenepiskotisters streifenweise verdunkelt wird. Wenn das geprüfte Licht nicht neutral ist, so sind im Streifenmuster mehr oder weniger deutliche Spuren von Farbigkeit zu erkennen.

Bei beiden Verfahren empfiehlt sich die Wiederholung der Beobachtung in geeignetem Rhythmus.

Hat man einmal eine bestimmte Lampen-Filterkombination als neutral bestimmt, so lässt sich eine andere solche auf Neutralität prüfen durch Herstellung einer vollständigen tonfreien Gleichung zwischen beiden. Dabei kann entweder ein Ritchie-Bouguersches oder ein Bunsen-Lummersches Photometer oder die Doppelschattenmethode benützt werden.

Praktisch lässt sich sonach neutrales Licht definieren als ein solches Strahlungsgemisch, welches bei Neutralstimmung des Auges nicht bloss farblos erscheint, sondern auch keine Verschiebung der Kardinalpunkte bewirkt, also keinerlei farbig verstimmende Nebenwirkung hat, und welches auch nach längerer Betrachtung bei Herabsetzung der Helligkeit keinen farbigen Stich erkennen lässt, also ein absolut farbloses Nachbild liefert.

II.

Die Kreuzung der sensorischen und motorischen Bahnen und Cajals Theorie.

Von

F. Best (Dresden).

Mit 4 Abbildungen im Text.

Die Kreuzung der Bahnen im Gehirn ist eine der auffälligsten Erscheinungen, die sich durch das ganze Wirbeltierreich zieht und als zufällige Einrichtung ganz unverständlich ist. Es muss eine gesetzmäßige Ursache zugrunde liegen. Lösungsversuche des Rätsels gibt es wenige und nur einen, der befriedigt: Cajals Theorie. Es ist merkwürdig, dass sie nicht durchgedrungen ist und, wenn überhaupt, nur nebenbei erwähnt wird.

Der Kernpunkt der Theorie ist, dass die umgekehrte Abbildung im Linsenauge die Kreuzung erzwingt. Natürlich kreuzen nur solche Bahnen, die durch ihre räumliche Funktion sich an den Sehraum anpassen müssen. So haben die Operationen D a n d y s , der beim Menschen in fünf Fällen eine ganze Grosshirnhälfte wegen Tumor entfernte, ergeben, dass zwar die Sensibilität und Motilität der Gegenseite völlig ausfiel, dass aber die Tiefensensibilität und das Gehör auf beiden Seiten erhalten blieb entsprechend der geringeren räumlichen Bedeutung dieser Funktionen.

Die oberste Voraussetzung für C a j a l s Theorie ist, dass die Funktion die Form beherrscht. In der Entwicklungsgeschichte sehen wir überall, dass für die Gestaltung der Organe des tierischen Körpers funktionelle Zusammenhänge und Bedingungen maßgebend und allmächtig sind.

Wenden wir dies Gesetz aufs Auge an, so darf ich davon ausgehen, dass unsere beiden Augen als ein Organ, als Cyclopenauge funktionieren. Denken wir uns ein Wesen, das aus einem Auge, nur aus einem Linsenauge besteht, so ist auf seiner Netzhaut natürlich alles umgekehrt; wachsen diesem Einauge seitliche motorische Reaktionsorgane, so gehen die Impulse zu der ge-

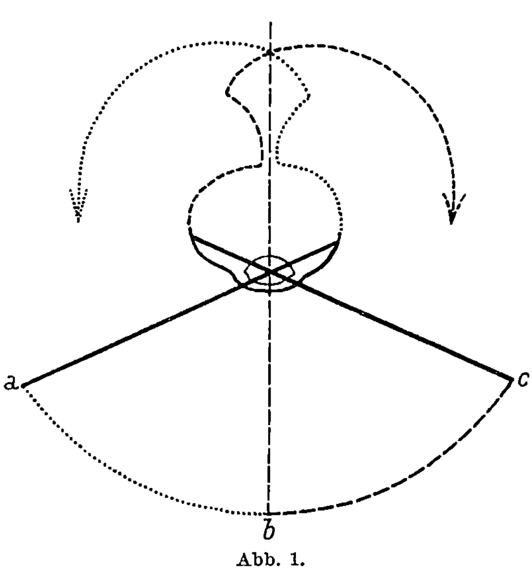

Abb. 1.

kreuzten Seite. Um das zu erreichen, was im Aussenraum rechts, auf Netzhaut des Einaugenwesens links liegt, muss die motorische effektorische Bahn nach rechts herüberkreuzen (Abb. 1). Und kommen zu diesem optisch-motorischen Reflexbogen andere Reaktionen, so muss dann Kreuzung in der sensorischen Bahn stattfinden, wenn der optische Faktor in den räumlichen Beziehungen dominiert. Würde es nicht nur funktionelle, sondern wirkliche Cyclopenwesen geben, so hätten sie zwangsmäßig eine Kreuzung ihrer motorischen und sensiblen Bahnen im Gehirn.

Von den Folgerungen für die Ausbildung der o p t i s c h e n Bahnen habe ich zunächst nicht gesprochen. Das wesentliche ist, um es nochmals hervorzuheben, d i e u m g e k e h r t e A b b i l d u n g erzwingt die Bahnenkreuzung aus funktionellen Gründen, gleichgültig wie die Gestaltung der optischen Bahn ist, die ihrerseits von der bilateralen Symmetrie des Körpers und von der gegenseitigen Beziehung der Gesichstfelder abhängig ist.

So einfach die Vorstellungen der Cajalschen Theorie sind, wenn man die denkökonomische Vereinfachung durch Annahme des Cyclopenauges macht, so schwierig ist es, die funktionell treibenden Kräfte bei dem in Wirklichkeit vorhandenen Doppelauge zu entwirren. Zwei Regeln, die wohl eigentlich ähnliches besagen, sind hier Cajals Voraussetzungen. Das eine ist die Erfahrungstatsache, dass die Reizfigur auf der Netzhaut im Gehirn zunächst erhalten bleibt, deformiert natürlich, aber doch so, dass auf der Netzhaut benachbarte Stellen auch in ihrer cerebralen Vertretung benachbart bleiben. Das andere ist das Gesetz der Neurobiotaxis von Ariens Kappers. Neurobiotaxis besagt, dass Teile des Nervensystems, die gleichzeitig gereizt werden, die Neigung haben, sich zu nähern. Sinneseindrücke, die in der Regel gemeinschaftlich auftreten, gehören zu Strukturen, die sich miteinander verknüpfen.

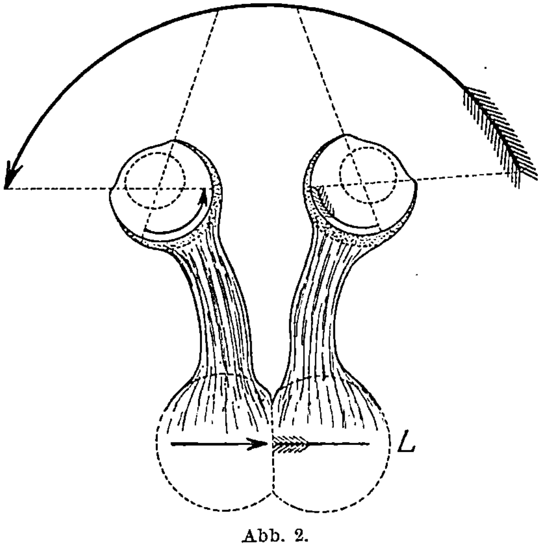

Abb. 2.

Für den einfachsten Fall, dass beide Augen völlig getrennte Gesichtsfelder haben, zeigt Ramón y Cajal folgendes Schema (Abb. 2), das „die Inkongruenz der geistigen Projektion der Bilder beider Augen" dartun soll, wenn keine Sehnervenkreuzung bestände. Wäre dies Schema bei irgend einem Tier verwirklicht, so würde gleichwohl ein Gewirr kleinerer Überkreuzungen in jeder Hirnhälfte für die von L (Lobus opticus) ausgehenden effektorischen Bahnen notwendig. Aber das Schema ist auch deshalb unmöglich, weil es gegen die „Neurobiotaxis" verstösst. Die von dem Punkt der Aussenwelt b (Abb. 3) und den nach rechts und links benachbarten Punkten der Umgebung von b auf der Netzhaut des rechten Auges bei b' und des linken Auges bei b" entworfenen Bilder gehören zu Nervenfasern, die wegen der bildmäßigen Zusammengehörigkeit immer wieder gemeinschaftlich gereizt werden, während umgekehrt die von a′ und c′ausgehendenNervenfasern funktionell voneinander weit abstehen und sich also fliehen werden. Oder anders ausgedrückt, soll die Reizfigur der Aussendinge (inCajals Schema der Pfeil), die durch die bilaterale

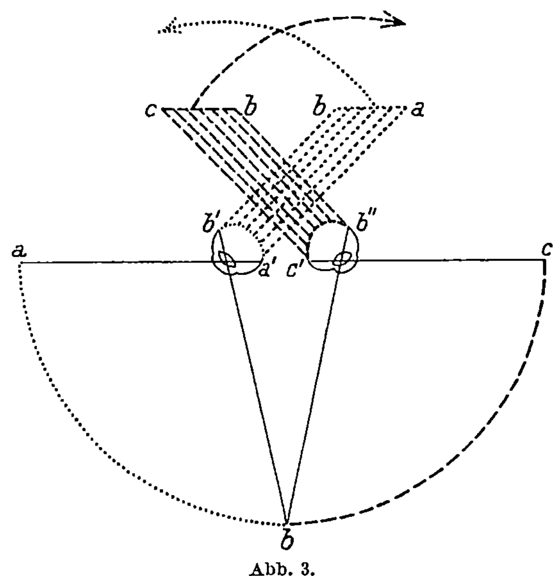

Abb. 3.

Anlage der Augen bei der Abbildung gestört wird, mit Rücksicht auf die biologisch notwendige einheitliche Wahrnehmung und die jener Reizfigur unbedingt entsprechende motorische Reaktion erhalten bleiben, so muss Kreuzung auch der Sehfasern eintreten. Diese teleologisch gewählte Fassung bedeutet dasselbe, was A r i e n s K a p p e r s durch die Neurobiotaxis kausal zu verstehen versucht.

Für den zweiten Fall, dass ein Teil der Gesichtsfelder beider Augen gemeinschaftlich ist, bzw. dass jedes Auge in der Abbildung auf die jenseitige Raumhälfte herübergreift, ist dieser jenseitige Anteil ja schon virtuell gekreuzt. Es kann also Halbkreuzung der Sehbahn eintreten, wie beim Menschen. C a j a l zeichnet dazu ein Schema (Abb. 4, die ich einem Aufsatz von M a r q u e z entnehme), das etwa den Befunden von M i n k o w s k y entspricht. Das gekreuzte und ungekreuzte Bündel bleibt in kompakten Strängen bis zum Corpus geniculatum externum erhalten. Diesem Schema würde ich nicht zustimmen, sondern entsprechend den Befunden von H e n s c h e n und W i l b r a n d und der Neurobiotaxis nehme ich an,

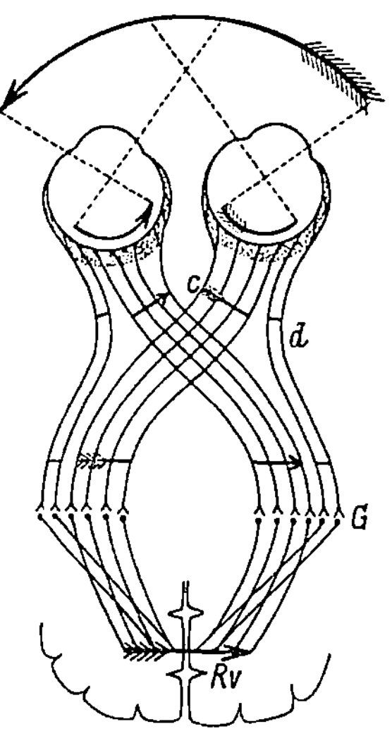

Abb. 4 nach M a r q u e z - C a j a l.
c gekreuztes Bündel, d ungekreuztes Bündel, G Geniculata, Rv Calcarina.

dass schon im Chiasma korrespondierende Fasern sich nähern, so dass im Corpus geniculatum externum die Anlagerung schon vorhanden ist, nicht in der cerebralen Sehbahn erst erfolgt.

Es ist aber in diesem zweiten Fall noch eine andere Lösung möglich, die bei den Vögeln verwirklicht ist. Die Sehnerven kreuzen total. Dadurch wird die Reizfigur der Aussenwelt in keiner Weise geändert, nur entsteht jetzt in jeder Hirnhälfte ein zusammenhängendes umgekehrtes Korrelat zur Aussenwelt. Die Kreuzung der motorischen bzw. effektorischen Bahnen muss nach wie vor erfolgen infolge der Bildumkehr. Nur müssen Kommissuren zwischen beiden Rindengebieten bestehen, weil ja unmöglich für den Vogel ein doppelter Aussenraum existiert. Wahrscheinlich hängt die Ausbildung zweier Foveae im Vogelauge mit der Totalkreuzung der Sehnerven zusammen.

Gegen C a j a l s Theorie sind Einwände erhoben, die wir kurz entkräften müssen. Zunächst haben B a r t e l s und T s c h e r m a k entgegen W i l b r a n d darauf hingewiesen, dass die Ausbildung der Halbkreuzung im Tierreich gar nicht parallel der Grösse des gemeinschaftlichen Gesichtsfeldes beider Augen geht. Ich glaube, dieser Einwand trifft nicht den Kern der Theorie, wie ich ihn vorher, gegenüber C a j a l leicht abgeändert, dargestellt habe.

W u n d t hat C a j a l so missverstanden, dass er meint, die Kreuzung sei dazu da, die horizontale Invertierung zu beseitigen. Er sagt, wenn die motorischen Fasern in horizontaler Richtung kreuzten, müssten sie es doch auch vertikal, weil volle Bildumkehr stattfindet. Ja, wenn wir eine wagrechte Symmetrieebene hätten! Auf beiden Seiten des Gehirns gehören zu den oberen Lippen der Calcarinae die unteren Teile des Gesichtsfeldes, und die motorischen Reflexe und Reaktionen, die von dort ausgehen, brauchen nicht in obere und untere Gliedmaßen zu kreuzen. Die tatsächliche Kreuzung der motorischen Impulse nach oben und unten, die von der Calcarina aus jenseits erfolgen muss, geht in dem Gewirr der Bahnen im Gehirn unserer Aufmerksamkeit verloren.

R á d l wirft C a j a l vor, er habe kein Bedürfnis gefühlt, sich mit dem Nervensystem der Wirbellosen zu befassen. Da es unter den Wirbellosen mannigfache Formen der Sehorgane gibt, wäre es natürlich gewesen, wenn C a j a l seine Theorie vorwiegend auf die Analyse der Wirbellosen gestützt hätte. Dieser Einwand ist mir insofern nicht ganz verständlich, weil wir doch über die Funktion bei Wirbellosen viel weniger orientiert sind als bei Wirbeltieren, und C a j a l s Theorie stellt an die Spitze die Abhängigkeit der Strukturen von der Funktion.

Tatsächlich geht die Bahn vom Fazettenauge zum Lobus opticus der gleichen Seite; beide Lobi optici sind durch Kommissuren verbunden, aber im einzelnen sind die Verhältnisse auch heute noch nicht genügend geklärt. Weder anatomisch noch funktionell sind wir also bei Wirbellosen so weit, um eine Theorie des Verlaufs der optischen und motorischen Fasern begründen zu können. Ob phylogenetisch eine Zurückführung der nervösen Bahnen bei Wirbeltieren auf solche bei Wirbellosen überhaupt angängig ist, scheint mir mehr als fraglich, da die Funktion die Form des Nervensystems der so verschieden organisierten Tiergruppen grundlegend verändert haben wird.

Auf einen letzten Einwand von Wundt muss ich kurz eingehen, obzwar er auf psychologisch-physiologischem Gebiet liegt. Wundt meint, der Cajalschen Theorie liege die Annahme zugrunde, dass das Bewusstsein in der Hirnrinde residiere und dort gleichsam ein genaues photographisches Abbild der Wirklichkeit wahrnehme, das eben durch die Einrichtung der totalen oder teilweisen Kreuzung dort projiziert werde; und Cajal hat einer solchen Deutung Vorschub geleistet, indem er von „Inkongruenz der geistigen Projektion der Bilder“ im Gehirn spricht. Wir wissen heute, was zu Cajals Zeit noch nicht so genau bekannt war, dass tatsächlich die „Reizfigur“ von der Netzhaut aus bis ins Gehirn zur Calcarina erhalten bleibt. Von irgend welchen Annahmen über Sitz des Bewusstseins und Wahrnehmen eines im Gehirn projizierten Bildes und ähnlichen psychologischen Problemen kann man sich völlig bei Darstellung der Cajalschen Theorie fernhalten. Aber zu einer Zeit, als die Anschauungen von Henschen über feste Projektion in der Hirnrinde sich noch nicht durchgesetzt hatten, war es für Cajal augenscheinlich schwieriger verstanden zu werden.

Über andere Lösungsversuche des Problems der Bahnenkreuzung ist wenig zu sagen. Sie sind bei Jacobsohn-Lask zusammengestellt. Wundt hat einen Lösungsversuch unter Cajals Einfluss mitgeteilt, bei dem er von den Augenmuskeln ausgeht, meiner Ansicht nach eine ganz sekundäre Frage, da das Primäre doch die optische Empfindung ist, und es Sehorgane gibt, die sich nicht oder kaum bewegen. Spitzer hat einige Ariens Kappers Neurobiotaxis vorausnehmende Grundsätze für den Aufbau des Nervensystems aufgestellt, das Prinzip der „Kondensation des funktionell Zusammenwirkenden“ und das „Prinzip der kleinsten Strecke“; aber über seine Lösung des Rätsels der Bahnenkreuzung kann ich unter Berufung auf die Kritik von Lask hinweggehen. Dieser letztere hat eine eigene Lösung gegeben, die a. a. O. nachgelesen werden möge (S. 97). Ich könnte von ihm nur das übernehmen, dass das primitive Nervensystem in Form eines Nervenplexus angelegt ist und dass aus diesem Plexus kreuzende oder nicht kreuzende Bahnen je nach funktionellem Bedürfnis bevorzugt entwickelt werden.

Worauf es mir hier ankam, ist Verständnis dafür zu wecken, welche überragende Bedeutung das Sehen normal-anatomisch für den Aufbau des Nervensystems hat und in diesem Sinne für die meiner Ansicht nach zu wenig beachtete Cajalsche Theorie zu werben.

Literaturverzeichnis.

Ramón y Cajal, Die Struktur des Chiasma opticum nebst einer allgemeinen Theorie der Kreuzung der Nervenbahnen. Übersetzt von Bresler. 1899.

Jacobsohn-Lask, Die Kreuzung der Nervenbahnen und die bilaterale Symmetrie des tierischen Körpers. Abh. Neur. u. Psych., H. 26 (1924).

Ariens Kappers, Phenomena of neurobiotaxis in the optic system. Ref. Zbl. Neur. 35, 64 (1924).

III.

Experimentelle Studien über den Ablauf der Diphtherieinfektion am Auge und deren Beeinflussung durch Heilserum.

Von

G. Elkes (Frankfurt a. M.).

Die letzten Jahre haben in Deutschland sowie in einer Reihe anderer Länder einen Anstieg der Diphtherieerkrankungen gebracht.

Aber nicht nur die Zahl der Kranken hat zugenommen, sondern auch die Schwere des Krankheitsverlaufes. Nach den Statistiken stieg zuweilen die Sterblichkeit auf 80—90 %. Auch rechtzeitige Serumbehandlung und grosse Antitoxindosen vermochten vielfach nicht mehr dem Prozess Einhalt zu bieten. Worauf ist dieses eigentümliche Steigen der Mortalität, sowie das weitgehende Versagen der Serumbehandlung zurückzuführen? An Erklärungsversuchen und Bemühungen in dieser Hinsicht hat es natürlich nicht gefehlt. Einige Autoren glauben die Schuld der Virulenz und der Giftigkeit der Diphtheriestämme der jetzigen Epidemie zuschreiben zu können; diese Stämme sollen ein Toxin produzieren, das durch das Heilserum, welches mit dem Toxin alter Laboratoriumsstämme gewonnen wird, nicht genügend neutralisiert wird.

Andere Autoren wollten die Ursache der malignen Fälle in der sehr starken und schnellen Bildung grosser Toxinmengen bzw. in der sehr raschen und festen Bindung des Toxins mit den Geweben sehen; eine Neutralisierung oder Losreissung sei dabei sehr bald nicht mehr möglich. Daher das Bestreben von dieser Seite, möglichst frühzeitig mit der Serumtherapie zu beginnen sowie grosse und übergrosse Dosen anzuwenden. Denn je früher nun das Antitoxin dem Organismus zur Verfügung gestellt wird, desto sicherer ist im allgemeinen sein Erfolg zu erwarten.

Jede Infektion kann bekanntlich durch das gleichzeitig erfolgende Eindringen verschiedenartiger Krankheitserreger kompliziert werden. Bei manchen Krankheiten ist oft die entscheidende Wendung zum schlechten den Keimen zuzuschreiben, die zwar nur „Begleitbakterien" sind, aber doch eine ausschlaggebende Rolle spielen. Durch Virulenzerhöhung bei den spezifischen Erregern oder Additionswirkung ihrer Gifte vermögen diese „Begleitbakterien" aus einer an sich verhältnismäßig gutartig verlaufenden Krankheit plötzlich eine recht bösartige zu machen.

Seit den Untersuchungen von Löffler und Roux über den Diphtheriebacillus und sein Gift als Krankheitsursachen der Diphtherie wurde von mancher Seite auf die Rolle des hämolytischen Streptococcus als komplizierenden Krankheitserregers bei den Diphtherieerkrankungen hingewiesen.

Neuerdings, als die malignen Diphtheriefälle sich häuften und das an sich wirksame Heilserum trotz frühzeitiger Einverleibung grösster Dosen (bis 100 000 Antitoxineinheiten und mehr) versagte, kam man insofern auf jene Annahme zurück, als man die Bösartigkeit der jetzigen Fälle, ihren raschen und deletären Verlauf, auf eine Mischinfektion, auf eine Symbiose von Diphtheriebacillen und hämolytischen Streptokokken zurückführte. Die toxischen Wirkungen der beiden Mikroorganismen, die gleichzeitig in den Körper eindringen, sollen sich entweder addieren, es soll sich also um eine kombinierte Diphtherie- + Streptokokkenintoxikation handeln, oder die Anwesenheit des einen (Streptococcus) soll die Giftigkeit des andern (Diphtheriebacillus) steigern. Das besonders schwere Gepräge der Krankheit bei der malignen Diphtherie sei demnach auf die Anwesenheit der „begleitenden" pathogenen Keime zurückzuführen.

Eine Stütze für diese Auffassung erblicken diese Autoren in dem Vorkommen hämolytischer Streptokokken bei den meisten letal verlaufenden Diphtheriefällen. Da in den schweren Fällen oft auch die Serumtherapie versagt hat, so sind nach dieser Auffassung die Streptokokken auch als Ursache des Versagens dieser Behandlung anzusehen.

Der experimentelle Beweis für die Richtigkeit der einen oder anderen Anschauung stand bisher noch aus.

Der Direktor des Institutes für experimentelle Therapie, Herr Geheimrat K o l l e , hielt es daher für angebracht, mir gemeinsam mit Dr. H a r t o c h die Aufgabe zu stellen, eine experimentelle Bearbeitung der eben kurz skizzierten Fragen vorzunehmen.

Als Versuchstiere dienten uns Meerschweinchen und Kaninchen. Über die Versuche an letzteren, denen wir unsere besondere Aufmerksamkeit zuwandten, und die neben der allgemeinen immunbiologischen Bedeutung ein gewisses ophthalmologisches Interesse beanspruchen dürften, möchte ich hier in Kürze vortragen.

Die Infektion bzw. Intoxikation geschah conjunctival und subconjunctival. Das zur Heilung angewandte Diphtherieserum wurde subcutan bzw. intravenös eingespritzt.

Die Infektion bzw. Intoxikation von der Bindehaut aus fand in der Weise statt, dass bei j u n g e n Kaninchen die Conjunctiva eine Stunde vorher mit 50 % frischer Rindergalle vorbehandelt wurde, dann der Bindehautsack mit Kochsalzlösung ausgespült. Nach der Ausspülung wurde bei der I n f e k t i o n eine kleine Menge Diphtheriebacillenkultur mit einer Platinöse in die Bindehaut des Oberlides eingerieben, bei der Intoxikation — vier Tropfen Diphtherietoxin eingeträufelt. Das linke Auge diente als Kontrolle, indem es nur mit 50 % Rindergalle vorbehandelt wurde. Bei der I n f e k t i o n verlief der Prozess in folgender Weise. Nach 24 Stunden leichte Conjunctivitis und sehr geringfügige Hornhauttrübung. Während die conjunctivalen Erscheinungen in den nächsten 3 Tagen allmählich abnahmen, nahm die Hornhauttrübung zu, um am 6. Tag total diffus zu werden. Von da ab hielt der Prozess 4—5 Tage an, um dann unter oberflächlicher Vascularisation von der Peripherie her abzuklingen. Nach 3 Wochen sind die entzündlichen Erscheinungen verschwunden. Es bleiben ein zartes Leukom, zuweilen auch nur feine Maculae zurück. Ähnlich verläuft der Prozess bei der Diphtherie i n t o x i k a t i o n der Bindehaut. Nur sind die Erscheinungen in diesem Falle an der Conjunctiva sowie an der Hornhaut etwas stärker ausgesprochen. Auch das Abklingen der Hornhauterscheinungen setzt etwas später ein als bei der Infektion mit Diphtheriebacillen.

Für unsere besonderen Versuchszwecke wählten wir den subconjunctivalen Weg, weil wir bei diesem einer quantitativen Noxe eine quantitative Therapie entgegenstellen konnten.

Unsere Fragestellung bewegte sich in zwei Richtungen: wir wollten den klinischen Verlauf der Diphtherie- bzw. der Diphtherie + Streptokokkeninfektion verfolgen, um einerseits die Rolle der hämolytischen Streptokokken bei der letzteren zu studieren, andererseits um die Wirkung der Serumbehandlung auf den klinischen Verlauf der Diphtherieinfektion bzw. Mischinfektion kennen zu lernen.

In zwei Versuchsreihen stellten wir vor allem die Dosis letalis für die subconjunctivale Infektion fest. Dies war unbedingt notwendig, um eine zwar wirksame, aber nicht sicher tödliche Dosis zu erzielen und somit den protrahierten klinischen Verlauf beobachten und verfolgen zu können. Bei einer mäßigen Diphtherie-Bacilleninfektion ($\frac{1}{2}$—$\frac{1}{4}$ Öse) setzte der Prozess mit einer Rötung, ödematösen Schwellung des Oberlides sowie einer mäßigen Sekretion ein. In den ersten 3 Tagen nehmen diese Erscheinungen zu, um am 6. Tage bzw. einige Tage später abzunehmen. Die Haare in der Umgebung des Auges fallen aus. Sämtliche Erscheinungen gehen zurück meist ohne sichtbare Veränderungen. Die Hornhaut bleibt zunächst durchsichtig. Am 3., spätestens 6. Tage tritt allmählich eine Trübung ein, die auf die ganze Hornhaut übergreift; die Trübung hält bis zum 22. bzw. 25. Tage an und geht sodann entweder ganz zurück oder es kommt (seltener) zur Perforation.

Ganz anders verhält sich das Auge gegenüber einer Infektion mit hämolytischen Streptokokken. Sogar nach grossen Dosen (2 Ösen) kommt es nur zur mäßigen Conjunctivitis, die nach 48 Stunden schon abklingt. Hornhautschädigungen haben wir nicht beobachten können, nicht einmal vorübergehende.

Wie verhält sich nun das Auge gegenüber einer Mischinfektion von Diphtheriebacillen u n d hämolytischen Streptokokken ?

Um den klinischen Verlauf einer solchen verfolgen zu können, haben wir in einer Versuchsreihe zu fallenden Mengen von Diphtheriebacillen eine konstante Streptokokkendosis zugesetzt und die Mischung subconjunctival eingespritzt. Regelmäßig wurde die M i s c h i n f e k t i o n bedeutend s c h l e c h t e r vertragen. Die Reaktion seitens der Conjunctiva, Lider, Hornhaut hing zwar von der Grösse der verabreichten Diphtheriedosis ab, aber die Zugabe einer kleinen Streptokokkenmenge zu diesen Dosen v e r s c h l i m m e r t e den

Krankheitsprozess insofern, als die Intensität der Erscheinungen (Sekretion, ödematöse Schwellung der Lider, Hornhauttrübung) bedeutend zunahm.

Worauf ist diese Verschlimmerung, ja zuweilen Bösartigkeit bei der Mischinfektion zurückzuführen ? Liegt hier eine Diphtherie- + Streptokokkenintoxikation oder eine „Potenzierung" des Diphtherieprozesses durch die anwesenden Streptokokken vor ?

Dass es sich in unseren Versuchen nicht um eine Addition von Diphtherie- und Streptokokkengift handelt, glauben wir aus folgenden Ergebnissen schliessen zu dürfen.

In einem Versuch infizierten wir Kaninchen mit grösseren Dosen Diphtheriebacillen subconjunctival und in einem anderen injizierten wir ihnen subconjunctival Diphtherietoxin und verfolgten dann den Krankheitsverlauf am Auge. In beiden Fällen konnten wir qualitativ die gleichen Krankheitserscheinungen, die wir für gewöhnlich bei der Mischinfektion mit Diphtheriebacillen + hämolytischen Streptokokken beobachtet hatten, feststellen, nur quantitativ bestand ein Unterschied. Diese Erfahrung dürfte u. E. dafür sprechen, dass nur die Diphtheriebacillen und zwar ihre Toxine die eigentliche Krankheitsursache sind; ihre Wirkung ist aber durch gleichzeitiges Vorhandensein von hämolytischen Streptokokken verstärkt. Auf andere Versuche, die uns in der Annahme bestärkten, dass es sich bei der Mischinfektion lediglich um eine Virulenzsteigerung der Diphtheriebacillen, aber nicht um eine Addition zweier Toxine handelt, kann ich hier nicht eingehen.

Nun zur Frage der Heilwirkung des antitoxischen Diphtherieserums bei der Diphtherieinfektion bzw. Mischinfektion.

Wir studierten in einer Reihe von Doppelversuchen in zwei Tierserien nebeneinander das Verhalten des Kaninchenauges gegenüber Diphtherieinfektion und Diphtheriestreptokokken-Mischinfektion bei Heilserumbehandlung und versuchten, nicht nur die Bedeutung der Grösse der verabfolgten Serummengen, sondern auch den Einfluss des Zeitpunktes der Serumeinspritzung auf den Krankheitsverlauf kennen zu lernen. Wir gingen bei diesen Versuchen in der Weise vor, dass wir mit einer bestimmten Dosis bzw. Mischdosis subconjunctival infizierten und die Tiere nachträglich mit einer bestimmten Serumdosis subcutan bzw. intravenös behandelten. Es wechselte nur innerhalb des Versuches der Zeitraum zwischen der Infektion und der Seruminjektion.

Es stellte sich dabei heraus, dass Heilserum sowohl bei reiner Diphtherie- als bei Mischinfektion wirksam ist. Bei Mischinfektion ist die Wirkung geringer. In beiden Fällen ist sie im übrigen bei gleichen Serumdosen um so stärker, je frühzeitiger die Anwendung des Heilserums erfolgt. Schon 2 Stunden nach der Infektion ist die Heilserumwirkung unbefriedigend.

Schlußsätze.

Auf conjunctivalem und subconjunctivalem Wege lässt sich beim Kaninchen eine Diphtherieinfektion bzw. Intoxikation am Auge erzeugen. Die subconjunctivale Infektion, die wir bevorzugten, führt je nach der Grösse der Impfdosis zum Tode oder nur zu Lokalerkrankungen. Die Erscheinungen am Auge (Sekretion, ödematöse Schwellung der Lider, Trübung der Hornhaut) zeigen je nach der Widerstandsfähigkeit des Tieres entweder einen progredienten Verlauf (seltener) oder gehen nach einiger Zeit zurück.

Kombiniert man die subconjunctivale Diphtheriebacillen-infektion am Kaninchenauge mit einer Infektion aus hämolytischen Streptokokken, so beobachtet man ähnliche, aber stets schwerere Krankheitserscheinungen. Subconjunctivale Infektion mit hämolytischen Streptokokken war wirkungslos.

Die schwereren Erscheinungen bei der Mischinfektion werden lediglich durch die Diphtheriebacillen und zwar durch deren Toxin hervorgerufen. Die hämolytischen Streptokokken verstärken nur die Wirkung der Diphtheriebacillen.

Diphtherieheilserum vermag den Krankheitsprozess nach subconjunctivaler Diphtherieinfektion bzw. Diphtherie- + Streptokokkeninfektion zu heilen, wenn es sehr frühzeitig einverleibt wird. Schon 2 Stunden nach der Infektion wirkt die Heilwirkung des Serums unbefriedigend, sowohl bei der reinen Diphtherieinfektion wie bei der Mischinfektion. Es ist demnach nicht das Vorhandensein einer Mischinfektion mit Streptokokken, sondern der Zeitpunkt der Heilserumbehandlung ausschlaggebend für den Erfolg der spezifischen Therapie.

IV.

Über Beziehungen der Gefässhaut zu endokrinen Störungen.

Von

W. Gilbert (Hamburg).

Angesichts der Bedeutung, welche die Lehre von den endokrinen Drüsen und den Störungen ihrer Absonderung für viele Zweige der Heilkunde erlangt hat, ist die Bearbeitung endokriner Zusammenhänge auf dem Gebiet der Augenheilkunde noch verhältnismäßig sehr wenig in Angriff genommen. Greife ich nur einen Teil des Auges, die Gefässhaut, heraus, so sind Zusammenhänge dieser Art allerdings schon vor geraumer Zeit beachtet worden. Ich denke hier an die Beobachtungen von schweren Uvealentzündungen, für die sich beim weiblichen Geschlechte ja gerade zur Zeit der Menarche wie der Klimax, aber darüber hinaus überhaupt bei Menstruationsstörungen ein Zusammenhang gar nicht so selten geradezu aufdrängt. Aber über mehr oder weniger gut begründete Vermutungen und Hypothesen, wie sie z. B. von Mooren vorgetragen worden sind, ist man kaum hinausgekommen, und heute geht die Frage dahin, wieweit hier der Einfluss endokriner Störungen überhaupt geht, ob sie allein für sich geeignet sind, auf die Uvea krankheitserregend zu wirken oder ob sie nur den Boden für die Entwicklung anderweitiger Erkrankungen, wie Tuberkulose und Sepsis, abgeben. Die Erörterung dieser zunächst wohl im Vordergrunde des Interesses stehenden Fragen, die auch mich schon geraume Zeit beschäftigt haben, scheide ich aus meinem Vortrage aus, da Herr Kollege Thies sie zum Gegenstand seiner Mitteilung gemacht hat.

Aber auch meine Mitteilung betrifft, wenigstens z. T., Beziehungen zu den Geschlechtshormonen, jedoch zum männlichen Geschlechtsapparat, der in diesem Zusammenhang noch nicht genannt worden ist. Vor 20 Jahren veröffentlichte ich einen eigenartigen Fall von doppelseitiger Neuritis und Iritis bei Vitiligo. Damals galt die Vitiligo bei einem Teil der Bearbeiter für eine ungeklärte Hautveränderung, ein anderer Teil sprach sie als Trophoneurose an, und auch Beziehungen zum Herpes zoster erwiesen sich als bedeutungsvoll. Das war für mich die Veranlassung, seiner Zeit auch die Iritis als herpetisch aufzufassen, und so gab diese, wie ich heute sagen muss, irrige Auffassung für mich den Anstoss zur Beachtung des Zusammenhanges Herpes und Iritis. Inzwischen haben sich nun die

Ansichten über die Genese der Vitiligo ganz erheblich geändert. Die Vitiligo steht nämlich wie andere Pigmentanomalien in engem Zusammenhang mit Störungen der hormonalen Beziehungen und zwar kommt nicht nur die Nebennierendysfunktion in Betracht, sondern sie unterliegt auch anderen inkretorischen Einflüssen von seiten der Schilddrüse, der Hypophyse und auch der Keimdrüsen. So wird Pigmentminderung bei Veränderungen der Hypophyse, bei Keimdrüsenausfall und Minderung der Keimdrüseninkretion, z. B. auch bei männlichen Frühkastraten beobachtet. Noch nicht ist entschieden, ob die Störung in diesen Drüsen das Primäre ist oder ob sie erst reflektorisch durch abwegige Innervation im Bereich des vegetativen Nervensystems verursacht wird. Hiermit gewinnt nun eine anamnestische Angabe meines Vitiligokranken ausserordentliche Bedeutung, die der Kranke spontan gemacht hat, weil sie ihm bedeutungsvoll erschien, während der Arzt seinerzeit kurzsichtig darüber hinwegsah. Die Vitiligo setzte nämlich bei dem Kranken im Alter von 35 Jahren gleichzeitig mit einem völligen Verluste der Sexualfunktion ein, und bei dieser Impotenz blieb es während der ganzen zweijährigen Beobachtungsdauer. Aus dem damaligen Befund wiederhole ich, dass die Vitiligo universalis mit völligem Weisswerden nahezu sämtlicher Körperhaare einherging und dass die Haut ein auffallend zartrosiges Aussehen annahm. Fast gleichzeitig stellte sich die Augenerkrankung, und zwar zuerst eine doppelseitige Sehnervenentzündung ein, zu der sich eine doppelseitige Iritis mit Blutergüssen auf beiden Augen gesellte, Erkrankungen, die zwar akut einsetzten, aber während ihres langwierigen, über ein Jahr sich hinziehenden Verlaufs einen chronischen Charakter annahmen und für die keinerlei anderweitige Ursache sich ermitteln liess. Gewiss bestehen Schwierigkeiten, die Vitiligo, d. h. eine Pigmentverschiebung bzw. Pigmentverlust der Haut und entzündliche Erkrankungen am Auge als Folgen eines einheitlichen Grundleidens aufzufassen, aber hinsichtlich solcher Bedenken ist darauf zu. verweisen, dass die anatomische Untersuchung von Vitiligoflecken auch entzündliche Veränderungen in der Haut ergeben hat, und dass andererseits an der Uvea bzw. den Binnenräumen des Auges sich auch bei nicht eigentlich entzündlichen Zuständen Veränderungen entwickeln können, die den bei Entzündung gesehenen klinisch durchaus gleichen. Heute glaube ich daher, dass wir in der Annahme einer Störung der hormonalen Beziehungen als Ursache der eigenartigen Neuritis und Iritis meines damaligen Kranken nicht fehl gehen.

Seinerzeit wurden im Anschluss an meine Mitteilung von Erdmann und Komoto gleichfalls zeitlich zusammenfallende Erkrankungen an Vitiligo und Chorioretinitis mitgeteilt. Die beiden Leiden zugrunde liegende Ursache konnte in diesen Fällen damals auch nicht aufgeklärt werden. Anhaltspunkte für endokrine Störungen ergeben sich aus den Krankengeschichten nicht, indessen will dies nicht allzuviel besagen, weil auf diese Zusammenhänge damals noch nicht so geachtet worden ist. Nachdem mir der Zusammenhang der Vitiligo mit endokriner Störung bekannt geworden war, habe ich zweimal doppelseitige Uveitis und allgemeine Vitiligo bei Frauen mit beginnender Klimax auftreten sehen. Einstweilen möchte ich aber beide Beobachtungen für wenig beweiskräftig für die Frage eines direkten Zusammenhangs ansehen, weil leichte tuberkulöse Erkrankung der Brustorgane bestand und weil auch das klinische Bild zur Auffassung des Prozesses als Alterstuberkulose des Auges passte. Immerhin mag hier die einsetzende Klimax die Rolle der Wegbereiterin sowohl für die Alterstuberkulose wie für die Vitiligo gespielt haben.

Kürzlich hat nun Koyanagi vorwiegend aus der japanischen Literatur eine Zusammenstellung einer ganzen Reihe von Fällen doppelseitiger Uveitis mitgeteilt, die mit Schwerhörigkeit, Alopecie und Poliosis vergesellschaftet waren. Mindestens 9 von den 16 Fällen dieser Zusammenstellung wiesen auch Vitiligo auf, davon 7 eine Vitiligo auch anderer Hautbezirke als nur des Kopfes. Ich erwähne dies ausdrücklich, weil eine örtliche Vitiligo ja auch als Begleiterscheinung bzw. als Folge von Augenerkrankungen angesprochen wird. Die Augenbefunde Koyanagis decken sich ganz mit den vorerwähnten bei Vitiligo. Dies ist um so weniger auffallend, als ja auch diese mit Poliosis vergesellschaftet waren. Charakteristisch ist für all diese Erkrankungen der Beginn im mittleren Lebensalter, meistens um die Mitte des vierten Jahrzehntes, selten etwas früher oder später, das gleichzeitig doppelseitige Auftreten der Augenerkrankung, der häufige Beginn mit Neuritis, der dann als Hauptveränderung eine diffuse Chorioiditis folgt. Diese führt wieder so regelmäßig zu diffuser Depigmentierung des Augenhintergrundes, dass man an den Pigmentverlust der Haut und Haare bei Vitiligo und Poliosis erinnert wird. Beteiligung der Iris und des Strahlenkörpers erfolgt gerade wie bei den Vitiligobeobachtungen erst zuletzt. Da auch die älteren Vitiligobeobachtungen der deutschen Literatur Poliosis aufwiesen, können diese im übrigen ganz ähnlich verlaufenden Fälle trotz Fehlens der Schwerhörigkeit und der

Alopecie mit denen von Koyanagi in eine Gruppe von Uveitis bislang unbekannten Ursprungs zusammengefasst werden. Koyanagi kommt für seine Fälle zu dem Schluss, dass die Haar- und Hauterkrankung, gewiss auch die Gehörstörung nicht als Folgeerscheinung der Uveitis, sondern vielmehr gemeinschaftlich mit ihr als Folge einer noch unbekannten Ursache zustande kommen. Die Tatsache, dass diese Uveitis in allen Fällen — es sind über 20 — doppelseitig auftrat, möchte ich als weiteren Stützpunkt für die Annahme verwerten, dass hier Erkrankungen etwa bakteriell metastatischen Charakters, für die sich übrigens auch sonst keine Anhaltspunkte ergaben, nicht vorliegen, sondern dass eine Säfteveränderung zugrunde liegt, die mit einer gewissen Gesetz- und Regelmäßigkeit zur doppelseitigen Uveitis führt.

Da endokrin-sympathische Störungen auch als Grundlage der Alopecie angesprochen werden, möchte ich die Vermutung aussprechen, dass für alle diese Fälle von doppelseitiger Uveitis unbekannter Ätiologie Störungen der endokrinen Beziehungen ursächlich anzuschuldigen sind, wie solche bei meinem Vitiligokranken nachgewiesen sind. Dass aber nicht nur die Keimdrüsen, sondern auch die Nebennieren, die Schilddrüse und die Hypophyse in ihren wechselseitigen Beziehungen zu beachten sind, erwähnte ich schon zuvor.

Ich bin mir natürlich bewusst, dass das Beweismaterial noch lückenhaft ist. Klinik und Laboratorium werden künftig diese Lücken noch auszufüllen haben. Ich konnte heute nur begründete Hinweise dafür geben, welchen Weg die Forschung einschlagen kann, um den Faktor „Unbekannt" in der Ätiologie der Uveitis weiter zu verkleinern. Auch glaube ich, dass hiermit die Bedeutung endokriner Störungen für die Pathologie der Uvea und des Glaskörpers noch keineswegs erschöpft ist. Ich erinnere z. B. an das häufige Auftreten von seniler Glaskörpertrübung und Verflüssigung bei älteren Leuten, wie man es ja oft bei Operationen feststellen kann. Der Einfluss der endokrinen Drüsen auf den Augenbinnendruck und auf osmotische Vorgänge, der aus den Beobachtungen Imres und den experimentellen Ergebnissen Hertels hervorgeht, legt den Gedanken nahe, dass eine senile Rückbildung dieser Drüsen auch zu Zustandsänderungen im Glaskörper in Beziehung stehen könnte.

V.

Innersekretorische Augenerkrankungen.

Von

0. Thies (Dessau).

Mit 1 Abbildung im Text.

Neuland auch für viele Augenärzte. Und dabei von so grosser Bedeutung! Für die Diagnose, für die Prognose, für die Therapie. Aber es gehört besonderes Studium dazu. Wer intuitive Begabung hat, wird schnell die Zusammenhänge sehen. Mancher Facharzt hat vergessen, dass er in erster Linie Arzt ist. Fälle unbekannter Ursache hat jeder Augenarzt. Manche werden klarer werden nach der Schilderung meiner Fälle. Es ist kein grosses Material. Aber lehrreich und interessant. Es soll auch nichts Vollkommenes, Abgeschlossenes bieten. Sondern soll erklären und anregen zur Mitarbeit auf diesem Gebiete. Es werden nur Frauen erwähnt. Sie stellen zehnmal mehr endokrine Fälle als die Männer. Das liegt an der Verschiedenartigkeit der Sexualhormone. Der Mann lebt nach aussen, die Frau lebt nach innen.

„Die Wirkungen der endokrinen Organe und ihrer Hormone sind vielfältige und tiefgreifende; sie beeinflussen den gesamten Stoffwechsel, das Nervensystem, vor allem das vegetative System und die Psyche, das Wachstum bzw. die Gestaltung des Körpers in allen seinen Teilen"; so sagt Curschmann. Und mannigfach sind die Zusammenhänge. Die endokrinen Drüsen können die Tätigkeit eines Organes hemmen oder fördern. Das Hormon einer Drüse kann eine andere zur Sekretion veranlassen oder zum Stillstand bringen. Und zwischen einzelnen Drüsen bestehen enge, korrelative Beziehungen. Bei Vergrösserung oder Verkleinerung einer Drüse die gleichzeitige Über- oder Unterfunktion der anderen, in enger Beziehung zu ihr stehenden Drüse. Alle bilden ein funktionelles Ganzes, das endokrine System. In diesem Ganzen gibt es Störungen quantitativer oder qualitativer Art. Und daraus resultieren die verschiedenen Allgemeinstörungen. Beim Ausfall einer Drüse können die anderen eine Zeitlang noch substituierend eintreten. So entsteht ein labiler Gleichgewichtszustand. Das geht nicht auf die Dauer. Bei irgend einer neuen Erschütterung ist es dann vorbei mit der Harmonie. Und dann entstehen mehr oder weniger schwere Störungen in den Organen, die einen Locus minoris resistentiae darstellen. Die schnelle Erkennung dieser ist entscheidend für Prognose und Therapie. Und die Erfolge sind gross. Objektiv und subjektiv!

Die Erkennung. Magerkeit, Körperfülle, Veränderungen des Vorderhalses, Gesichtsausdruck. Das sind Hinweise. Dann die Anamnese. Die Menses; ihr Beginn; das Fehlen der Konzeption; ihr Ausbleiben nach einem oder mehr Kindern; das Klimakterium. Sind zeitliche Zusammenhänge eines Augenleidens damit vorhanden, ist der Weg geebnet. Und bald findet man auch die andere, korrelativ miterkrankte Drüse. Wie die Abbildung zeigt, stehen Genitale, Hypophyse und Thyreoidea in enger Wechselbeziehung miteinander. Zusammenarbeit mit Gynäkologen oder Internen ist notwendig.

Menstruation, Partus, Klimakterium. Das sind Phasen des weiblichen Zyklus von eminenter Bedeutung. Bei der Menstruation entstehen nach Novak toxische Substanzen im Körper, die mit dem Menstrualblute ausgeschieden werden. Kommt es zu einer Störung des Abflusses, können Erkrankungen entstehen. Die Gravidität

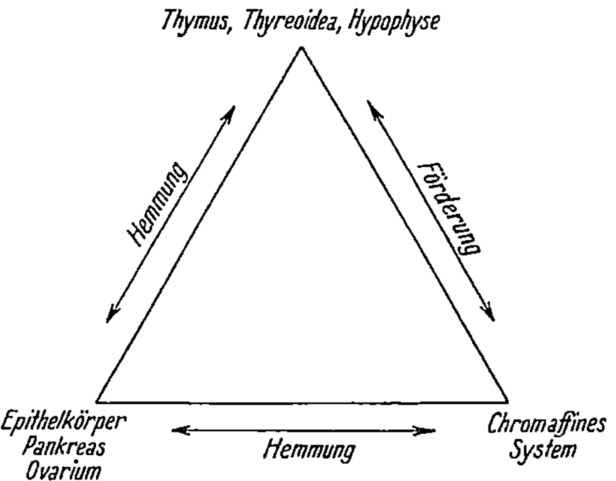

Die Wechselbeziehungen der endokrinen Drüsen (nach Curschmann).

macht Gleichgewichtsstörungen, „die im Bereiche physiologischen Geschehens nicht ihresgleichen haben". Die Placenta übertrifft die innersekretorische Funktion der Ovarien ums Mehrfache! Es resultieren daraus wieder allerhand Störungen in anderen Organen. Und welche Umwälzungen macht das Klimakterium! Wer erinnert sich nicht der vielen Fälle von Seclusio pupillae, von Maculaveränderungen bei excessiver Myopie nach dem Klimakterium? Groenow, Novak und viele andere erwähnen zahlreiche Erkrankungen der Augen in diesen Phasen des weiblichen Zyklus.

So kommen wir auf endokrine Zusammenhänge. Das sei aber die Richtschnur: Sorgfältig das Material ansehen und sichten! Nie das Extrem wählen und alles gleich als endokrin betrachten!

Ich habe 19 Fälle in ½ Jahre zusammengestellt. Alle sind vom Gynäkologen oder Internen mit untersucht. Also rein endokrin.

Bei allen ist W. R., Tbcprobe, Blutbild, Schädelaufnahme und mehr gemacht worden. Wir ordnen sie.

1. Augenerkrankungen bei Dysmenorrhoe, Hypogenitalismus und sonst gesundem Körper;

2. solche bei Vergrösserungen der Thyreoidea und Hypogenitalismus;

3. solche bei Adipositas, Fettdystrophie und Hypogenitalismus;

4. solche bei Erkrankungen der Hypophyse und Hypogenitalismus;

5. solche bei Myxödem.

Sechs Fälle fallen unter Nr. 1. Bei allen sind anamnetisch Hypoplasia genitalis und Dysmenorrhoe festgestellt worden. Die Augenerkrankungen waren periodische Randkeratitis, Phlyktänen, Amblyopie bis $3/_{10}$, Infiltrate, Dystrophie der Cornea. Befunde, die von vielen Autoren bestätigt werden. Das einzige Bild zeigt keine körperlichen Veränderungen. Heilung in allen Fällen; Besserung der Dystrophie.

Fünf Fälle mit Veränderungen der Thyreoidea. Bei allen fünf Hypogenitalismus, Dysmenorrhoe. Und psychische Depression. Augenerkrankungen: Rezidivierende Infiltrate, Amblyopie, Gesichtsfeldeinschränkungen, Iritis. Befunde, die mannigfach beobachtet sind. Heilung bzw. Besserung aller fünf Fälle.

Die Bilder zeigen die Veränderungen der Thyreoidea und des Gesichtes. Auch Basedow-Symptome.

Fünf Fälle von Adipositas, Fettdystrophie. Typischer Hypogenitalismus, Uterusveränderungen, Dysmenorrhoe.

Fall 12: Rezidivierende, schwere Amblyopie nach plötzlichem Sistieren der Menses bei 36 Jahren. Heilung. Psychisch enorm verändert.

Fall 13: Schwerste Chorioiditis disseminata mit R. S = 0,1 — < 0,2, L. S = < 0,1. Behandlungen in mehreren Kliniken. Depression, Verzweiflung wegen Arbeitsunfähigkeit. Nach 8 Wochen Behandlung: R. S = 0,7; L. S = 0,5. Kleinste Druckschrift in der Nähe. Nimmt Beruf an. Der Visus hält sich unverändert. Heitere, lebensfrohe Stimmung.

Fall 14 und 15: Bds. Seclusio im Klimakterium. Iridektomie. Nach Hormonbehandlung lebensfrische Frauen. Groenow und Novak erkennen diese Zusammenhänge im Klimakterium an. In den schwereren Fällen dieser Dystrophie sind wohl auch Störungen der Hypophyse bzw. Thyreoidea mit im Spiele. So bei Fall 16.

Den Bildern ist nichts mehr hinzuzufügen.

Dann zwei Fälle auf hypophysärer Grundlage. Dysmenorrhoe, Hypogenitalismus.

Fall 17: Rezidivierende Amblyopie.

Fall 18: Vor 4 Jahren ausgesprochene Papillitis. Jetzt vollkommene Heilung mit $S = {}^5/_5$, normaler Papille. Die Röntgenaufnahme zeigt deutliche Vergrösserung der Sella turcica. Die Gesichtsaufnahme Facies leonina.

Und der letzte Fall (19) Myxödem mit schwerer Neuroretinitis: R. $S =$ Handbewegungen, L. $S < 0{,}4$.

Das erste Bild zeigt den ganz typischen Habitus mit allen schweren Erscheinungen. Das zweite Bild nach 14 Tagen. Eine erstaunliche Veränderung! Krankenhausentlassung nach 4 Wochen. Arbeitsfrohes, fröhliches Menschenkind. Nach 6 Wochen bds. $S = {}^5/_5$; normale Papille!

Die Fälle sprechen für sich selbst.

Die Prognose steht und fällt mit der Therapie. Der Satz hat sich in den Fällen bewahrheitet. Die spontanen Dankesbezeugungen der Patienten; der rasche Rückgang der Krankheitsveränderungen; die völlige Umstellung der Psyche und des Körpers. Wer das sieht, ist zufrieden mit seiner Diagnose und Therapie. In allen Fällen als substituierendes Sexualhormon das von Steinach angegebene Progynon. Zehn Dragées zu je 250 M.E. in 2—3 Wochen. Danach Hypophysin als Injektion oder Tabletten eine Zeit lang. Hypophysin als aktiv mobilisierendes Hormon. Mit dieser Therapie haben Steinach und seine Mitarbeiter infantile Tiere frühreif gemacht oder senile geschlechtlich voll reaktiviert. Statt Hypophysin haben wir auch Prähormon verwandt, ebenfalls ein Hypophysenvorderlappenhormon. Bei gleichzeitiger Hypothyreose ist Thyreoidin am Platze. Wir haben es im Falle mit Myxödem erst nach 4 Wochen gegeben und vorher nur täglich 100 g rohe Leber den Speisen beigemischt. Fälle mit Hyperthyreose sind vorsichtig zu behandeln, weil sich aus einer Struma leicht ein Vollbasedow entwickeln kann.

Eine einfache Therapie. Und so wirkungsvoll und dankbar. Wer sich in das Gebiet der Inkretologie vertieft, wird manche Offenbarung erleben. Diese Ausführungen sollten ein Anreiz dazu sein.

Aussprache zu den Vorträgen IV—V.

Herr Meesmann (Berlin):

Bei den vielfachen Unklarheiten, die auch heute noch in bezug auf die innersekretorisch bedingten Augenleiden bestehen, ist auf genaueste internistische Beurteilung, inklusive Stoffwechseluntersuchung, besonderer Wert zu legen. Die Funktion der Thyreoidea ist heute mittels der Messung des Hautkondensators nach Gildemeister-Lueg schnell und genau zu erfassen.

An kasuistischer Beobachtung wird folgendes mitgeteilt. 57jährige Patientin, deren Mutter Myxödem hatte, erkrankte beiderseits an Kernstar, mit Linsenmyopie von etwa — 10 bis — 11 Dioptrien. Bei der Operation stellte sich beiderseits eine erhebliche Komplikation ein. Nach dem lege artis (retrobulbäre Injektion, Zügelnaht usw.) ausgeführten Schnitt, floss in grosser Menge vollkommen verflüssigter Glaskörper ab. Iridektomie und Entbindung mit der Schlinge gelang beiderseits, die Augen kollabierten sehr stark. Abheilung im Verlauf von 6—7 Wochen. Vom 7. Operationstage an wiederholte intraoculare Blutung. Sehschärfe beiderseits $^5/_5$. Innere Untersuchung inklusive Hautkondensator (um 30% erniedrigt) ergab ein sicheres Myxödem.

Solche Fälle von Altersmyxödem sind in abortiven Formen durchaus nicht selten und es würde sich lohnen, auf ähnliche Zusammenhänge weiter zu achten, zumal auch beim Fehlen sonstiger auffälligen Symptomen mittels des Hautkondensators in wenigen Minuten die Unter funktion der Thyreoidea festgestellt werden kann.

Ob entsprechend der Siegristschen Auffassung zwischen der Katarakt und Unterfunktion der Thyreoidea ein Zusammenhang besteht, ist unsicher. Auf meine Veranlassung hat Herr Dr. Kleiber an unserer Klinik 100 Altersstarpatienten nach der Gildemeister-Lueg-Methode untersucht, nur bei 35% eine nicht erhebliche Unterfunktion, bei 24 eine Überfunktion und bei 41 normale Funktion gefunden. Eine Stütze für die Siegristsche Auffassung ist dadurch nicht gegeben.

Herr Jess

warnt davor, bei der grossen Häufigkeit der verschiedensten endokrinen Störungen alle möglichen Augenkrankheiten mit diesen Störungen in Verbindung zu bringen, selbst wenn durch irgendwelche hormonale Therapien anscheinend Besserungen verursacht worden sind. Er weist darauf hin, dass z. B. der Zusammenhang von Alterstrübungen der Linse mit Schädigungen der Epithelkörperchen sich nicht bewahrheitet habe, obwohl vor längerer Zeit einige Autoren bis zu 90% der Fälle von Altersstar mit latenter Tetanie in Verbindung bringen zu dürfen glaubten. Von Staren scheinen vielleicht gewisse Formen der angeborenen oder in frühester Jugend erworbenen Katarakte mit endokrinen Störungen zusammenzufallen. Es hat sich bei experimentellen Versuchen an der Giessener Augenklinik herausgestellt, dass z. B. bei jungen weissen Ratten gelegentlich spontane Linsentrübungen auftreten können, die mit den experimentellen Rattenstaren nach Vernichtung der Epithelkörperchen auf-

fallend übereinstimmen. Das merkwürdige an diesen spontanen Linsentrübungen war, dass sie sich gelegentlich im Laufe des Wachstums der
Linse ganz erheblich zurückbilden konnten. Über diese Trübungen
wird demnächst eingehend aus der Giessener Klinik berichtet werden.

Herr Igersheimer:

Die Beziehungen vieler Erkrankungen, auch von Augenaffektionen
zu inneren Drüsen sind ja noch sehr unklar. Was man nicht deklinieren
kann, sieht man oft gern als endokrin an. Aber bei aller Skepsis muss man
über manche Tatsachen immer wieder höchst erstaunt sein (z. B. die sehr
häufigen kataraktösen Trübungen an der Spaltlampe bei Exstirpation von
Epithelkörperchen bei Ratten, die Schwangerschaftsreaktion nach Zon-
deck-Aschheim mit dem hypophysären Vorderlappenhormon usw.). Es
ist deshalb auch bei folgenden Beobachtungen der Gedanke eines endokrinen
Ursprungs zu erwägen. Ich erinnere mich, gelegentlich Fälle von Hypo-
physenerkrankungen gesehen zu haben, bei denen eine Uveitis bestand.
Diese Uveitis wurde als eine zufällige Komplikation betrachtet. Dann
sah ich zwei ältere Geschwister, die eine chronische Arthritis deformans
mit einer gleichartigen Chorioretinitis und retinaler Gefässerkrankung
aufwiesen. Nun hat auf dem letzten Internistenkongress in Wiesbaden
Lichtwitz hervorgehoben, dass solche Gelenkerkrankungen nicht selten
hypophysärer Natur seien oder zum mindesten in einer Beziehung mit der
Hypophyse ständen. Man könnte also auch an die Möglichkeit denken,
dass die vorher geschilderten Beobachtungen einen Zusammenhang mit
der Hypophyse hätten.

Ferner beobachtete ich vor kurzem ein 13jähriges Mädchen mit sehr
eigenartiger Netzhaut-Aderhauterkrankung, ausgesprochener Fettsucht
und stark rheumatischer Veranlagung. Die Untersuchung der Hypophyse
im Röntgenbild ergab nichts sicheres. Auch sonst waren keine hypophysären Symptome nachweisbar. Trotzdem muss man aber auch in
diesem Fall, bei dem alle sonstigen Untersuchungen negativ verliefen,
an die Möglichkeit eines endokrinen Ursprungs denken. Ich möchte
mit diesen Bemerkungen, die ja keinerlei Beweise in sich schliessen, nur
darauf hinweisen, dass man bei solchen Formen von uvealer und retinaler
Erkrankung, besonders auch in Verbindung mit Gelenkerkrankung, an
hypophysäre oder sonstige endokrine Einflüsse denken sollte.

Herr Bartels:

Der Einfluss innersekretorischer Vorgänge spricht sich auch in dem
Zahlenverhältnis aus, dass in der vierfachen Häufigkeit der tuberkulösen
Iridocyclitis bei Frauen und der rezidivierenden Glaskörperblutungen
(Retinitis proliferans) bei Männern besteht. Die genaue Beobachtung
hormonaler Vorgänge liess uns in einem Fall an der Dortmunder Augenklinik einen sehr deutlichen Erfolg der Einspritzungen von Hypophysin
auf einen Exophthalmus erkennen, der nach einer Strumektomie aufgetreten war. Der Fall wird ausführlich von Dr. Stevens veröffentlicht
werden.

3*

Herr Gilbert (Schlusswort):

Fasse ich das Ergebnis der Aussprache zusammen, ohne auf Einzelheiten einzugehen, so warnt ein Teil der Herren davor, sich zu weit auf ein gar nicht oder noch zu wenig erforschtes Gebiet zu begeben, während der andere Teil sich nicht scheut, ein Gebiet zu betreten, das noch nicht geebnet ist und das es erst noch gilt urbar zu machen. Dabei können natürlich Irrtümer eintreten. Die dürfen uns aber nicht veranlassen, dies Gebiet zu meiden, wenn wir dem Voranschreiten der Wissenschaft dienen wollen. Therapeutische Erfolge zeigen zu deutlich, dass es sich hier um Einflüsse handelt, die entschieden Beachtung verdienen. Wer die vorliegenden Mitteilungen z. B. aus der japanischen Literatur vorurteilslos prüft, dem wird es gehen wie mir: der Schleier beginnt vor einem ätiologisch ganz unklaren Gebiet sich zu lüften, wenn die bei meinem Vitiligokranken gemachten Erfahrungen berücksichtigt werden. Es ist dringend zu wünschen, dass das Laboratorium uns bald mehr Hilfen an die Hand gibt, um diese Zusammenhänge in der Art zu prüfen, wie es Herr Meesmann heute schon angeregt hat.

Herr Thies (Schlusswort):

Ich schliesse mich den Worten des Herrn Gilbert an. Meine Ausführungen sollen, wie ich schon sagte, nichts Vollkommenes sein. Aber sie sollen hinweisen auf Zusammenhänge, die häufiger als man denkt vorkommen und die neue Wege in der Erkennung und Behandlung bestimmter, oft schwerer Erkrankungen ergeben.

VI.

Ein Faktor der Konvergenz und des Einwärtsschielens.

Von

W. Comberg (Berlin).

Mit 1 Abbildung im Text.

Durch Versuche von Bielschowsky und Hofmann waren vor 30 Jahren die Verhältnisse erforscht worden, unter welchen es gelingt, bei der Fusion eine Lösung von Konvergenz und Akkommodation herbeizuführen.

In einer neueren Arbeit hat H. Röloff gefunden, dass bei monokularer Akkommodation die Konvergenz nicht genügend mitging, also bei Zunahme der Akkommodation von dieser gelöst wurde. In gleicher Richtung sind auch Resultate zu verwerten, die von Hess und Messerle erhalten wurden.

Fuß hat vor einigen Jahren die Annahme gemacht, dass es eine von der Akkommodationskonvergenz gänzlich zu scheidende

Fusionskonvergenz gebe, bei welcher die Konvergenz von der Akkomodation unabhängig erfolgen würde.

Hofmann sagt neuerdings, dass die Möglichkeit einer von der Akkommodation unabhängigen Konvergenzinnervation nicht in Abrede gestellt werden sollte. Es lägen indes noch keine ganz sicheren Beweise dafür vor. Auch Bielschowsky äusserte die Ansicht, dass „vermutlich, obwohl noch nicht mit Sicherheit nachzuweisen", eine von der Akkommodation unabhängige Fusionskonvergenz bestehe. Dafür spreche, dass bei Herstellung absoluter Divergenz, die als Fortsetzung der normalen Konvergenzminderung aufzufassen wäre, die Akkommodation schon bei Parallelstellung der Gesichtslinien ganz erschlafft sei, also nicht die Fortsetzung der Bewegung in die absolute Divergenz mitmachen könne. Im gleichen Sinne verwertbar sei der vom Fusionszwang vermittelte Ausgleich der Eso- und Exophorie. Die Fußsche Erklärung gehe aber zu weit, weil es sicher noch andere Arten der Lösung von Akkommodation und Konvergenz gebe, als diejenige der Fusionskonvergenz.

Zur Frage der Konvergenzbeeinflussung, über die ich hier einleitend kurz referieren musste, möchte ich nun heute selbst einige Mitteilungen machen, die vielleicht nicht nur einiges physiologisches Interesse haben, sondern schliesslich auch geeignet sein könnten, das Schielproblem aus einer neuen Perspektive zu betrachten.

An einem Schielwinkel-Messgerät, das ich im Jahre 1929 ausprobierte, und welches nach seiner Konstruktion eigentlich sehr genaue Ablesungen versprechen sollte, zeigte sich trotz genauer Einstellung bei Normalen und Schielenden sehr häufig eine bestimmte Abweichung von den Ergebnissen der Tangententafel-Messung. Es war zunächst nicht ganz einfach, die Ursache dieser Abweichungen zu erkennen. Durch eingehende Prüfungen bin ich aber schliesslich gewiss geworden, dass es sich hier um einen bestimmten Einfluss auf die Konvergenzeinstellung der Augen handelt, der einer Gesetzmäßigkeit unterliegt.

Bei der ersten Ausführung des von mir benutzten Gerätes, das ich übrigens den interessierten Kollegen nachher vorführen kann, wurde dem Fixierauge ein in Unendlich abgebildetes leuchtendes Kreuz dargeboten. Die Einstellung des zweiten Auges wurde bei gutem binokularem Sehakt nach dem subjektiven Verfahren, sonst objektiv an der Lage des Hornhautreflexbildchens einer isoliert dargebotenen schwenkbaren leuchtenden Marke unter genauer Berücksichtigung des $\sphericalangle \gamma$ gemessen, wobei die Marke optisch genau auf Unendlich eingestellt war. Bei dieser Anordnung zeigte sich trotz voller Präzision der optischen Einstellung sehr häufig eine gegenüber der Tangententafel vermehrte Konvergenzeinstellung von ca. 3—10⁰ und zwar bei Normalen und Schielenden. Diese Abweichung, die Sie übrigens wahrscheinlich grösstenteils auch selbst an dem Apparat bei sich feststellen können, wurde wohlgemerkt erhalten trotz zwangsläufiger Einstellung der Akkommodation auf Unendlich, und sie wurde auch bei einer grossen Zahl vollwertiger Beobachter gefunden, bei welchen nicht der geringste

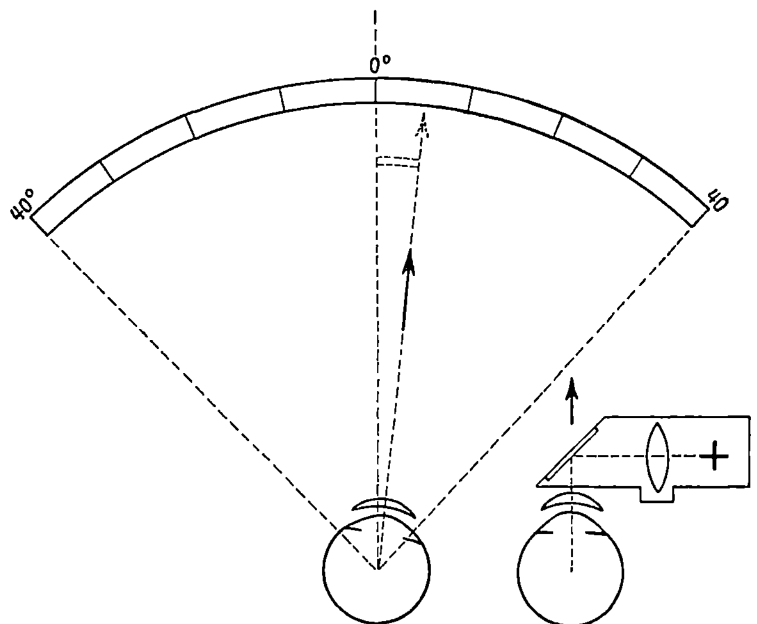

Zweifel bestehen konnte, dass während der Messung die Einstellung auf Unendlich beibehalten wurde.

Ich zeige hier zunächst im Projektionsbilde die Tabellen von Untersuchungen an insgesamt 64 Versuchspersonen. Es handelt sich

1. um 17 Emmetrope und Ammetrope mit normalem binokularem Sehakt und

2. um 47 Schielende.

Bei den 17 Versuchspersonen mit gutem binokularem Sehakt, durchgehends Augenärzte mit guter Beobachtungsgabe, waren viele, welche den Zustand der Orthophorie darboten und gleichzeitig den Zustand der Emmetropie mit beiderseitiger guter Sehschärfe, andere mit leichter latenter Divergenz und Konvergenz. Im Mittel hatten sie $1/4^0$ Divergenz bei Anwendung des vertikalen Prismas an der Tangententafel. Bei der Einstellung an dem Apparat erhielt man im Mittel eine Konvergenz von $3 1/10^0$.

Bei den 26 Patienten mit Konvergenzschielen war der Unterschied zwischen der Tangententafel-Messung und der Bestimmung an dem Apparat fast regelmäßig grösser als bei den Normalen. Durchschnittlich bestand an der Tangententafel ein Schielwinkel von $10^3/4^0$, bei der Messung an dem Gerät dagegen der beträchtlich grössere Schielwinkel von 18^0. Am stärksten war der Unterschied bei einigen Fällen von alternierendem Schielen.

Wesentlich anders war das Ergebnis bei den 21 geprüften Fällen von Auswärtsschielen. Zieht man vier Fälle von postoperativer Divergenz bei ursprünglichem Einwärtsschielen und einen Fall von periodischem Schielen ab, bei dem ganz andere Verhältnisse vorlagen, so bleiben 16 Fälle übrig, bei denen ebenfalls ein Vergleich der Messung an Tangententafel und neuem Gerät durchgeführt werden konnte. Es zeigte sich bei diesen 16 Fällen im Gegensatz zum Konvergenzschielen so gut wie überhaupt kein Unterschied zwischen den beiden Messungen. Während der Schielwinkel an der Tangententafel durchschnittlich $9,8^0$ betrug, erhielt ich an dem Gerät durchschnittlich $9,6^0$, also fast genau den gleichen Wert.

Sehr interessant war das Verhalten der erwähnten vier Fälle von Konvergenzschielen mit op. Übereffekt und nachträglicher Divergenz. Es zeigte sich, dass sich dieses Divergenzschielen grundsätzlich anders verhielt als das echte primäre Divergenzschielen, bei welchem der Schielwinkel bei beiden Messungen gleich gewesen war. Bei den operierten Konvergenzschielern war nämlich trotz der Divergenz der Unterschied zwischen den beiden Messungen noch annähernd ein gleicher wie bei den übrigen Fällen von nicht operiertem Konvergenzschielen. Während sie an der Tangententafel durchschnittlich 16^0 Divergenz zeigten, wurde an dem neuen Gerät nur eine durchschnittliche Divergenz von $4,8^0$ gefunden. Auch vier Fälle von operiertem Konvergenzschielen mit einem kleinen Konvergenzrest zeigten noch ganz unverändert das für das Konvergenzschielen charakteristische Verhalten. Der Schielwinkel an der Tangententafel betrug durchschnittlich $8,7^0$, der Schielwinkel an dem Gerät durchschnittlich $20,5^0$.

Es wurde nun auch der Akkommodationseffekt bei verschiedenen Fällen von Einwärts- und Auswärtsschielen vergleichend geprüft. Bei vier Fällen von Einwärtsschielen, die bei Ferneinstellung an der Tangententafel durchschnittlich 20^0, bei meinem Apparat durchschnittlich 26° Schielwinkel gezeigt hatten, stieg der Schielwinkel nach zwangsweiser Erhöhung der Akkommodation durch Zusetzen beiderseits von — 4 D nur durchschnittlich um 1½°, wenn mit meinem Gerät gemessen wurde; bei sieben Divergenzschielern, die an der Tangententafel 9° Divergenz, an meinem Gerät 7,7° Divergenz gezeigt hatten, wurde der Schielwinkel nach gleicher Erhöhung der Akkommodation durchschnittlich sogar nur um 1° erniedrigt.

Diese vorläufig nur relativ kleine Untersuchungsserie ist nicht gross genug, um die prozentualen Ergebnisse statistisch als vollwertig erscheinen zu lassen. Ich muss deshalb auf die Publikation hinweisen, die später, nach Abschluss der Versuche, an anderer Stelle erscheinen wird. Bis jetzt lässt sich aber aus den Ergebnissen meiner Messungen sicher schon folgendes schliessen:

1. Bei der vollkommenen Trennung der Seheindrücke beider Augen, bei welcher der normale Fusionsakt und die Akkommodation vollkommen ausgeschaltet ist, findet man durchaus nicht immer diejenige Einstellung der Gleichgewichtslage beider Augen zueinander, die wir an der Tangententafel messen wollen. Es lässt sich vielmehr zeigen, dass unter geeigneten Bedingungen (Beobachtung an einem Apparat mit entsprechend angeordnetem Naheteil) bei den meisten Menschen eine positive tonische Konvergenzbeeinflussung durch das Nähegefühl und vielleicht auch durch das Gefühl der seitlichen Lage des Hauptseheindruckes hervorgerufen wird.

2. Diese Beeinflussung der von sonstigen Einwirkungen freien Ruhelage ist bei dem grössten Teile aller Menschen mit normalem binokularem Sehakt nachzuweisen, kann bei Normalen in einzelnen Fällen auch gering sein oder nahezu fehlen.

3. Die Beeinflussung ist regelmäßig und in verstärktem Maße vorhanden bei allen Fällen von echtem Konvergenzschielen.

4. Sie fehlt beim Divergenzschielen fast immer, abgesehen von den Fällen mit periodischem Schielen.

5. Soweit nach den jetzt vorliegenden Messungen eine Erklärung erlaubt ist, kann man die festgestellten, zur vermehrten Konvergenz führenden Augenbewegungen auffassen als eine primitive Suchaktion des Sehorgans, welche eine tonische, unwillkürliche Abweichung zur Folge hat.

6. Das Fehlen der festgestellten Reaktion beim Strabismus divergens, ihre feste und regelmäßige Verstärkung beim Einwärtsschielen und ihre Unbeeinflussbarkeit durch operative Korrektion und durch postoperative Übereffekte im Sinne eines dauernden

Divergenzschielens sprechen dafür, dass wir in ihr eine essentielle Gesetzmäßigkeit der binokularen Einstellung vor uns haben, die auch für die Pathologie eine Bedeutung besitzt.

7. Ob die Reaktion (im Bunde mit den anerkannten Schielfaktoren) auch bei der Entstehung des Schielens eine Rolle spielt, kann noch nicht sicher entschieden werden. Der Vortragende erhielt allerdings bei seinen Untersuchungen den Eindruck, dass man hier vielleicht den variablen individuellen Faktor in einer reineren Enthüllung vor sich hat, dessen Beteiligung bei der Manifestation des vorher noch latenten Schielens theoretisch gefordert werden muss. Man könnte sich gut vorstellen, durch eine verstärkte Einmengung dieses auch physiologisch bei fast allen Menschen nachzuweisenden Einflusses das vorher latente Einwärtsschielen und durch ein Nachlassen resp. Fortfallen des Einflusses (beides im Bunde mit den übrigen Schielfaktoren) das Auswärtsschielen erst in Erscheinung treten kann. Eine nähere Begründung für diese Ansicht kann auch erst später im Rahmen einer ausführlichen Arbeit gegeben werden.

VII.

Untersuchungen über das Sehen in Fällen von Schielamblyopie.

Von

K. vom Hofe (Leipzig).

Mit 2 Abbildungen im Text.

Die Literatur, die sich auf die Schielamblyopie bezieht, beschäftigt sich im wesentlichen mit der Frage, ob diese Störung des Sehens durch Übung besserungsfähig ist oder nicht. Sie dürfte inzwischen im bejahenden Sinne entschieden sein, nachdem zuletzt Sattler dies durch ausgedehnte Untersuchungen an Schielenden mit einseitiger Amblyopie bewiesen hat und seine Ergebnisse auch Nachuntersuchungen von anderer Seite standgehalten haben.

Dagegen wissen wir sehr wenig über die Sehstörung selbst, die das Wesen der Amblyopie ex anopsia bedingt. Nach Bielschowsky unterliegen die Eindrücke des Schielauges einer Hemmung von verschiedener Intensität und Ausdehnung. Nach Korrektur der Schielstellung kann man bei Erwachsenen, die gut zu beobachten vermögen, häufig ein besseres Sehen auf dem Schielauge durch genaue Funktionsprüfung feststellen. — Best ist der Ansicht, dass die gefundene Sehschärfe bei der Schielamblyopie keineswegs ein Maß für die Amblyopie darstellt.

Es lag nun nahe, durch weitere Beobachtungen zu versuchen, etwas Genaueres über die Sehstörung bei Schielamblyopie zu erfahren, sie einer gewissen Analyse zu unterwerfen. — Ich wählte zu den gleich zu beschreibenden Untersuchungen ältere Kinder und Erwachsene, die seit ihrer Jugend geschielt und auf dem Schielauge eine Amblyopie hatten. Die jüngste Versuchsperson war 11, die älteste 40 Jahre alt. Die meisten waren in den 20er Jahren. Die Beobachtungen erstreckten sich im ganzen auf zehn Fälle. Es sind deshalb nicht mehr, 1. weil ich nur solche näher untersucht habe, die auf Grund einer gewissen Intelligenz gut beobachten und das Be-

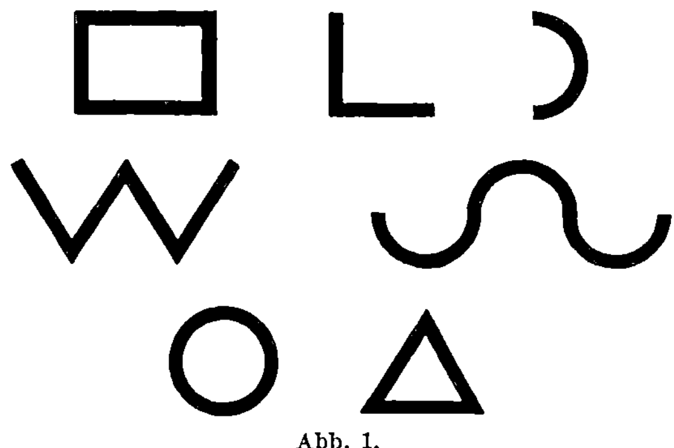

Abb. 1.

obachtete beschreiben konnten. Aus diesem Grunde habe ich auch von jüngeren Kindern abgesehen; 2. weil selbstverständlich Fälle mit Hintergrunds- oder sonstigen organischen Veränderungen ausge-schlossen waren; 3. weil ich, um möglichst ein-fache Verhältnisse vor mir zu haben, bei höheren Graden von Astigmatismus (> 2 dptr) und Hyperopie (> 3 dptr) sowie allen Myopen von der Durchführung der Untersuchungen absah; 4. darf die Fixationsfähigkeit nicht völlig verlorengegangen sein.

Ich verfuhr nun zunächst so, dass ich die Sehschärfe des amblyopischen Auges an den gebräuchlichen Proben mit der ent-sprechenden Korrektion bestimmte. Sie betrug in neun Fällen unter $^5/_{50}$, in einem war sie $^5/_{50}$. Dann bot ich der Versuchsperson einzelne einfache Formen dar (Rechteck, Kreis, Kreuz, Winkel, Bogen, Zickzacklinie, Schlangenlinie, vgl. Abb. 1).

Diese waren nach Gesichtswinkel und Dicke den bei den ge-bräuchlichen Leseproben üblichen angepasst. Die Beobachter wurden sodann aufgefordert, das Gesehene zu beschreiben. Dabei fand sich nun folgendes:

1. deuteten die Amblyopen die gesehenen Gestalten meist zu-nächst als Buchstaben oder Zahlen. Das findet man auch sonst häufig bei Sehprüfungen. Lässt man an Sehproben mit verschiedenen

Zeichen, z. B. den Löhlein schen, lesen und zeigt mehrere Zahlen hintereinander, so wird das nächste an der Grenze der Erkennbarkeit gelegene Objekt ebenfalls als Zahl gedeutet, auch wenn es ein Buchstabe ist, und eine Zahl noch gelesen, während ein unerwartetes Zeichen, ein Kreuz oder dergleichen, nicht angegeben wird. Wir sprechen mit F. B. Hofmann von einer Wirkung der sog. geistigen Einstellung beim Gestaltensehen. Sie gibt sich jetzt manchmal bei jungen Kindern sehr gut zu erkennen, wenn sie bei Verwendung von Bilderproben z. B. ein Kreuz als Flieger bezeichnen. Diese geistige Einstellung offenbart sich uns also als eine momentane Stimmung oder Färbung des Bewusstseins, gewissermaßen als ein augenblickliches Bereithalten eines begrenzten Vorstellungsvorrates. Auch Kreiker hat darüber Beobachtungen mitgeteilt. Bei den untersuchten Schielamblyopen war das geschilderte Verhalten insofern noch deutlicher, als ihnen auch, wenn man sie darauf hinwies, dass keine Zahlen oder Buchstaben gezeigt wurden, immer wieder bei den Versuchen Deutungen in dieser Richtung unterliefen.

2. war die Sehschärfe in den meisten Fällen bei Prüfung mit den einfachen Zeichen höher als bei Anwendung der gebräuchlichen Zahlen-, Buchstaben- und Hakenproben. Auch dieses Moment kommt bei sonstigen Sehprüfungen zum Ausdruck. Man findet es z. B. häufig, dass bei einer Sehschärfe von $5/15$ oder $5/10$ die 1 und 7, die $5/7{,}5$ entspricht, noch erkannt werden. Über die verschieden schwere Erkennbarkeit von Zahlen und Buchstaben sind von Löhlein und Gebb sowie noch kürzlich von Elschnig und Gnad ausgedehnte Beobachtungen beschrieben worden. Bei den von mir untersuchten Fällen war jedoch dieses Moment viel deutlicher, die Spanne zwischen den einzelnen Werten bedeutend weiter. In einem Falle mit einer Sehschärfe von $3/50$ (Zahlen und Buchstaben) wurden einfache Zeichen, wie z. B. ein Kreis oder Dreieck, noch $5/20$ entsprechend erkannt; in einem andern sogar, wenn man die Formen nur durch die entsprechenden Grenzpunkte markierte (z. B. ∴). Das entsprach also einer 4—5mal so hohen Sehschärfe. Allerdings waren die Unterschiede nicht immer so gross.

3. kam es häufiger vor, dass die dargebotenen Zeichen nur teilweise aufgefasst wurden (vgl. Abb. 2). Bei einem Kreuz kam entweder nur der senkrechte oder der wagerechte Balken zur Wahrnehmung, bei einem Kreis nur die eine oder andere Hälfte, bei einem Rechteck nur ein Winkel oder drei Seiten usw. Ein Patient beschrieb diese Beobachtungen so, dass er angab, er sehe immer nur den einen oder den anderen Teil deutlicher, den Rest „verliere" er. Auch wurde

er sofort verwirrt, wenn man als Unterlage der gebotenen Zeichen eine Lesetafel benutzte und so viele Zeichen auf einmal beobachten liess. Er war dann unfähig, die vorher erkannten Gestalten herauszuheben. Man kann dieses Verhalten mit dem vergleichen, wenn man ein Vexierbild zum ersten Male betrachtet.

4. wirkte es bisweilen unterstützend und erleichterte die Wahrnehmung, wenn man die Patienten aufforderte, die Figuren mit dem Finger nachzufahren, also in die Luft zu zeichnen; dann wurden die einfachen Zeichen öfter noch erkannt, auch wenn sie rein optisch nicht insgesamt aufzufassen waren.

5. hinsichtlich der subjektiven Eindrücke beim Vergleich mit dem andern Auge lässt sich sagen, dass sie beim Sehen mit dem amblyopischen Auge nicht immer als verschwommen, sondern auch als „matt", „nicht so markant" und ähnlich beschrieben wurden.

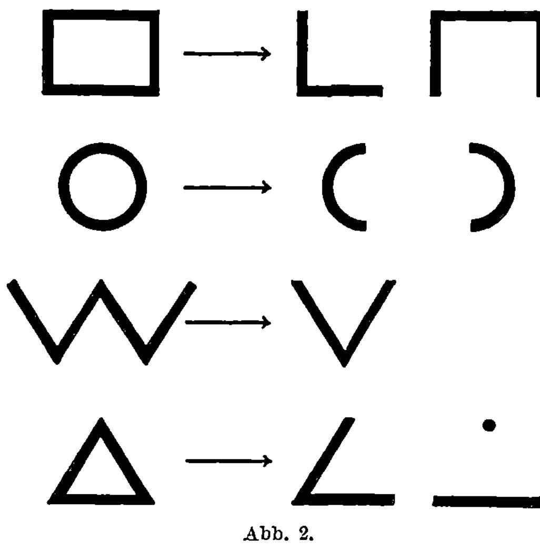

Abb. 2.

6. eine schnelle Ermüdung der Versuchspersonen, so dass man sie öfter ausruhen lassen musste. Ausserdem eine leichte Ablenkbarkeit, indem alle möglichen zufälligen Nebenreize störend empfunden wurden. Das habe ich unter 3. schon angedeutet.

Was ist nun zur Deutung dieser Versuchsergebnisse zu sagen ? Zunächst muss ich vorausschicken, dass nicht sämtliche beschriebenen Symptome bei allen Untersuchten gleichzeitig vorhanden waren. Bei dem einen trat dieses, bei dem andern jenes in den Vordergrund. Der Einfluss eines Refraktionsfehlers war durch Korrektion ausgeschaltet. Im ganzen lässt sich bei den geschilderten Symptomen die Beteiligung zentraler Faktoren, allgemein ausgedrückt, immer wieder herauslesen. Insofern bestätigen die Untersuchungen die in früheren Mitteilungen, z. B. denen von Bielschowsky und Best, vertretenen Anschauungen. Es ergeben sich aber noch speziellere Einblicke. Abgesehen von der mangelhaften Fähigkeit einer Konzentrierung der Aufmerksamkeit fällt eine schlechte Ausbildung des Zusammenfassens der zusammengehörenden Eindrücke auf. Auf der Verknüpfung mehrerer Erregungen des Sehorgans zu einem einheitlichen Bewusstseinsinhalt beruht aber gerade das Wesen der Formwahrnehmung, die beim praktischen Sehen dauernd gebraucht wird. Bei einzelnen Fällen findet man sogar Anklänge an jene Erscheinungen, die Goldstein und Gelb bei einem Hinterhauptverletzten beobachteten: Dieser hatte zwar eine gute Sehschärfe, war aber unfähig, die Form der gesehenen Gegenstände zu erkennen. Dies gelang ihm nur dann, wenn er ihre Umrisse mit dem Finger oder Kopfe nachfuhr. Ein ähnliches Verhalten zeigten ja auch die operierten Blindgeborenen, wie sie uns von Uhthoff, Dufour, Franz u. a. beschrieben worden sind. Diesen Fällen ist gemeinsam, dass sie zu einem gestalteten optischen Begriff nur gelangen, wenn sie ihn vorher in einen auf dem Tastweg vermittelten Bewegungskomplex umsetzen. Damit soll nicht gesagt sein, dass sich die geschilderten Amblyopen gleich verhalten. Sie zeigen jedoch Anklänge daran. Der Unterschied liegt darin, dass sie bei genügender Grösse Formen und Gestalten erkennen. Jedoch bei Verkleinerung der Objekte versagen sie und werden dann in diesem und jenem Falle durch haptische Eindrücke unterstützt. Im ganzen betrachtet bietet sich uns also beim Sehen der Schielamblyopen eine Vergröberung in der Leistung des Sehorgans dar, die sich gleichsam auf primitiveren Stufen abspielt. Dabei rede ich ausdrücklich vom Sehorgan und nicht vom Auge, da wir nach allem, was wir über das Wesen der Schielamblyopie wissen, annehmen müssen, dass sich diese Störung nicht allein in der Netzhaut lokalisiert denken lässt, sondern sicher auch zentrale Vorgänge beteiligt sind, wie man ja auch schon mehrfach angenommen hat. Dabei hat man sich unter zentralen Vorgängen nicht nur solche in der Hirnrinde zu denken. Die Möglichkeit komplexer Leistungen ist auch schon in tieferen Teilen gegeben, angesichts des Aufbaus des somatischen Sehfeldes mit seinen zahlreichen Zwischenstationen, Querleitungen, zentripetalen und zentrifugalen Fasern. Um darauf näher einzugehen, wäre eine ausführliche Darlegung der Zonentheorie des Sehorgans erforderlich, wie sie durch v. Kries u. a. aufgestellt und begründet worden ist. Doch muss ich an dieser Stelle mich mit dieser kurzen Andeutung begnügen.

VIII.

Chronische Myositis der äusseren Augenmuskeln.

Von

W. Meisner (Greifswald).

Mit 2 Abbildungen im Text.

Von der Erkrankung, die ich heute kurz besprechen möchte, ist meines Wissens erst einmal kurz berichtet worden, und zwar durch Cords. Er schildert in der Sitzung des Vereins Rheinisch-Westfälischer Augenärzte zu Elberfeld am 25. März 1928 eine Phlegmone der äusseren Augenmuskulatur als einen „sehr eigenartigen Fall". Der Zufall brachte mir in relativ kurzer Zeit, nämlich im September 1928 und im Oktober 1929, je eine weitere Beobachtung, die, soweit ich es nach dem kurzen Referat beurteilen kann (Klin. Mbl. Augenheilk. 80, 550 [1928]) mit der Cordsschen weitgehend übereinstimmen. Daraus entnehme ich, dass die Erkrankung doch nicht so selten ist, wie es bisher den Anschein hat. Aus diesem Grunde, und weil noch recht vieles an dem Krankheitsbild ungeklärt ist, erlaube ich mir, kurz über beide Fälle zu berichten und die anatomischen Bilder zu zeigen.

Der erste Kranke war ein 70jähriger pensionierter Beamter, der seit 8 Wochen eine Vortreibung des linken Auges bemerkt hatte. Vor $^3/_4$ Jahren Apoplexie mit Verlust der Sprache und Lähmung der rechten Körperhälfte. Es bestand starker Exophthalmus links, mit Hertel gemessen 19:11, der Augapfel war etwas nach unten abgelenkt, die Beweglichkeit allseits fast völlig aufgehoben. Starke Chemose der Conjunctiva bulbi. Der Augapfel war im übrigen bis auf geringe subkapsuläre Linsentrübungen normal. Intern bestand eine allgemeine ziemlich weit fortgeschrittene Arteriosklerose, das Herz war nicht wesentlich verändert. Das Röntgenbild der Orbita und der Nebenhöhlen ergab keinen krankhaften Befund. Da der Allgemeinzustand eine grössere Operation in Narkose als bedenklich erscheinen liess, wurde zunächst in Lokalanästhesie eine äussere Kanthotomie gemacht. In der nächsten Nacht erlitt der Kranke erneut eine linksseitige Apoplexie, abends trat der Tod ein. Sektion wurde nicht gestattet, zur Verfügung stand der Inhalt der linken Orbita. Ein Tumor war makroskopisch nicht zu sehen, dagegen fiel eine Verdickung auf das 3—4fache der bräunlich gefärbten äusseren Augenmuskeln auf. Der mikroskopische Befund soll zusammen mit dem des nächsten Falles berichtet werden.

Auch hier handelt es sich um einen älteren, in diesem Falle 63jährigen Mann, der seit zwei Monaten ein Hervortreten des linken Auges bemerkt hatte. Zur Zeit betrug der Exophthalmus nach Hertel 27:24 mm. Die Beweglichkeit war nach aussen und oben stark eingeschränkt, weniger nach nasal und unten. Sensibilität erhalten, gemischte Injektion, Hornhautgeschwürchen in der unteren Hälfte der Hornhaut, daher die Sehschärfe mit —6,0 D. nur Fingerzählen in 3 m. Nasal unten etwas hinter dem Auge glaubt man eine weiche Geschwulst zu fühlen. Rechts besteht

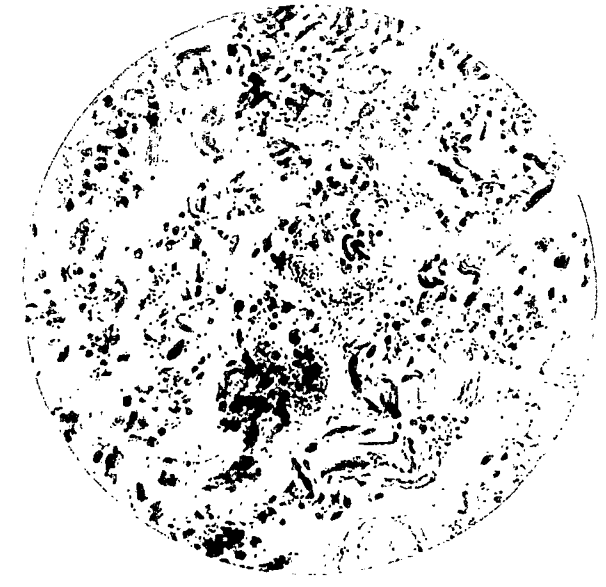

Abb. 1.

normaler Befund bis auf eine Myopie von 6 dptr, die Augen haben immer etwas vorgestanden. Nasen- und Nebenhöhlen intakt, ebenso die Orbita im Röntgenbild. W.-R. negativ. Auch hier war bemerkenswerterweise 2 Jahre vorher ein apoplektischer Insult vorhergegangen, von dem eine Parese der linken Seite zurückgeblieben war.

Allgemeinuntersuchung ergab arteriellen Hochdruck von 195 mm und eine Herzverbreiterung nach links. Vor 10 Jahren war ein auch anatomisch festgestelltes Ulcus carcinomatosum hinter dem linken Ohr entfernt worden und vor 2 Jahren eine subcutane Geschwulst der linken Halsseite, die klinisch als vergrösserte Lymphdrüse angesprochen war. Das pathologische Institut in Greifswald stellte die Diagnose auf ein Endotheliom. Da in 14 Tagen der Exophthalmus stärker geworden war und eine Chemose sich eingestellt hatte, da ferner die ganze Hornhautoberfläche geschwürig zerfallen und in der Vorderkammer Hypopyon aufgetreten war, entschloss ich mich zum Krönlein. Man fühlte dann deutlich einen weichen Tumor nasal und etwas hinter dem Augapfel, der nach hinten nicht abzugrenzen war. So wurde die Exenteratio orbitae angeschlossen, namentlich da das Auge wegen drohender Perforation des Hornhautgeschwüres als verloren betrachtet werden musste. Auch hier war der makroskopische Befund der gleiche wie im vorigen Falle.

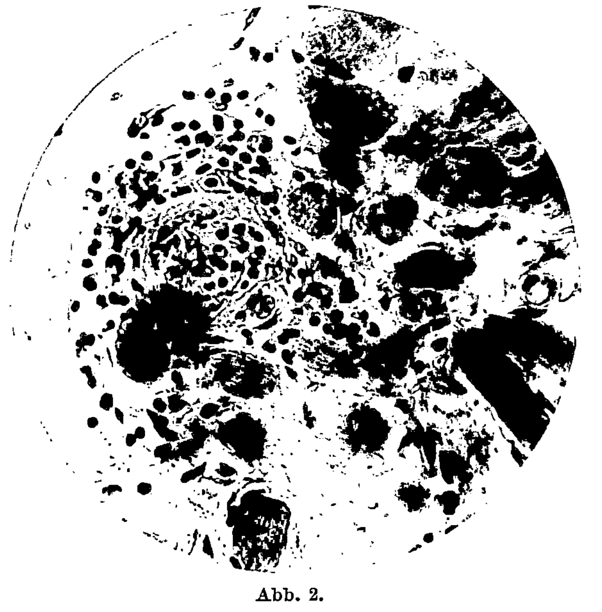

Abb. 2.

In der Rekonvaleszenz entstand ein Exophthalmus rechts. Als sich dann auch unten am Limbus ein Randgeschwür bildete, wurde eine weitgehende Tarsorrhaphie gemacht, ausserdem zweistündlich Paraffinum liquidum eingeträufelt. Nach 14 Tagen ging der Exophthalmus völlig zurück. Er ist auch nach Lösung der Lidverwachsung bisher nicht wieder aufgetreten.

Ziehen wir den Cordsschen Fall zum Vergleich heran, so zeigt er klinisch weitgehende Ähnlichkeit: Ein 60jähriger Mann bemerkt allmähliches Auftreten eines beiderseitigen Exophthalmus. Es kommt Chemose und Beweglichkeitsbeschränkung hinzu. Wegen Verfehlungen kommt er in eine Irrenanstalt, vor einem geplanten operativen Eingriff Suizid. Die Sektion ergab im Gehirn einige alte Erweichungsherde.

Identisch ist der Befund an den Augenhöhlen. Ich zitiere wörtlich: „Auffallender Exophthalmus. Bei der Eröffnung der Augenhöhlen fällt auf, dass dieselben prall gefüllt sind. Man kommt zuerst auf den M. levator palp. und Rect. sup. Sie sind mindestens dreimal dicker als normal, derb und von blassroter Farbe. In gleicher Weise verhält sich die ganze äussere Augenmuskulatur. Infolgedessen besteht der Inhalt der Orbita in erster Linie aus Muskelgewebe. Das Fettgewebe tritt demgegenüber sehr zurück, es ist von hellgelber Farbe. Sehnerven und Bulbi ohne wesentliche Veränderungen.

Bei der histologischen Untersuchung weist das orbitale Fettgewebe keine hochgradigen Veränderungen auf. Insbesondere sind die Gefässe, abgesehen von geringer Verdickung der Intima, normal. Besonders in der Nähe der Muskulatur finden sich an kleinen Gefässen vereinzelte dichte Gruppen von Lymphocyten und Plasmazellen. Der Sehnerv ist vollkommen normal. Sehr auffallend ist der Befund der Muskulatur.

Die gesamte Muskulatur der Augenhöhle ist sehr reichlich durchsetzt von spindel- und faserreichen wechselnd breiten Bindegewebszügen mit eingesprengtem Fettgewebe. Hierdurch werden die einzelnen Muskelfasern auseinander- bzw. zusammengedrängt. Die erhaltenen Muskelfasern zeigen im grossen und ganzen deutliche Querstreifung. Sie sind z. T. an ihren Enden aufgesplittert oder zugespitzt, jedoch ohne Muskelknospen, z. T. gruppenweise feintropfig verfettet oder unter Aufhebung der Querstreifung schollig zerfallen. In den so veränderten Muskeln finden sich verkalkte und verknöcherte Bezirke von bizarrer Form. Ihrer Form nach erwecken sie den Eindruck, als wären es verkalkte Muskelfasern. Der Form und Lage nach ist aber auch die Auffassung berechtigt, dass sie im vermehrten Bindegewebe entstanden sind. In dichten Gruppen finden sich in der so veränderten Muskulatur unregelmäßig verteilte dichte Infiltrate von kleinen Rundzellen, Plasmazellen und Leukocyten mit und ohne Verfettung des Protoplasmas. Diese Infiltrate sind den Gefässen entlang geordnet. In und in der Nähe dieser Zellengruppen liegen grössere Zellen mit kleinen ovalen Kernen und weitem zipfligen Protoplasma mit deutlichem nach Kresylechtviolett rot gefärbtem Protoplasma. Bakterien konnten nirgends gefunden werden.“

Dasselbe kann Wort für Wort auf meine Präparate angewendet werden. Nur die verkalkten und verknöcherten Bezirke fehlen. Ich zeige hier die Präparate.

In der Bearbeitung der Orbitalerkrankungen hat Birch-Hirschfeld bekanntlich ein Kapitel als „Pseudotumoren" bezeichnet. Er unterscheidet da drei Kategorien, die alle Symptome eines Orbitaltumors aufweisen, obwohl der weitere Verlauf bzw. eine Operation den Tumor nicht nachweisen kann. In der ersten Gruppe befinden sich nur klinisch beobachtete Fälle, bei denen die Symptome ohne operativen Eingriff zurückgegangen sind. Als zweite bezeichnet er solche, wo bei der Operation kein Tumor gefunden wurde. In der dritten Klasse endlich lässt die anatomische Untersuchung eigenartige follikuläre Herde im Orbitalgewebe erkennen, daneben Zeichen chronischer Entzündung (Gefässwandveränderungen, Plasmazellen).

M. E. passt das hier gezeigte Krankheitsbild in keine dieser Gruppen. Es würde zu weit führen, dies im einzelnen darzutun. Beweisend ist für mich auch gegenüber der dritten Kategorie der Umstand, dass bei bzw. nach der Operation schon makroskopisch die enorme Verdickung der äusseren Augenmuskeln jedem Beobachter auffallen muss. In gleicher Weise konzentrieren sich die pathologischen Veränderungen im mikroskopischen Bild in unseren Fällen ganz ausgesprochen auf die Muskulatur und deren Zwischengewebe, während das eigentliche orbitale Fett- und Bindegewebe sehr viel weniger sich beteiligt. So glaube ich, dass man die hier beschriebenen Fälle zugleich mit dem von Cords unter die bisher bekannten Erkrankungen der Orbita nicht einreihen kann.

Aussprache zu den Vorträgen VI—VIII.

Herr Best:

Zu dem Vortrage des Herrn Comberg möchte ich darauf hinweisen, dass ein homogen erleuchtetes Gesichtsfeld oder ein nahezu gleichförmiges Gesichtsfeld mit wenig Einzelheiten ebenso wie das Eigengrau nicht in der Ferne, sondern nahe lokalisiert wird. Ähnlich haben die meisten Patienten die Neigung, die rote Leuchtlinie des Maddoxstabes nahe zu sehen. Von psychologisch-physiologischer Seite sind genauere Messungen über die Lokalisationsentfernung vom Auge unter verschiedenen ähnlichen Bedingungen mitgeteilt. Diesem durch die Struktur des Gesichtsfeldes bedingten „Nahegefühl" schreibe ich auch die Tendenz zu Nahelokalisation bei Verwendung optischer Geräte zu, vielleicht neben dem Bewusstsein der Nähe des Okulares. Bei Divergenzschielen ist die Verbindung des Nahegefühls mit der Konvergenz aus irgend welchen Gründen oft nicht vorhanden.

Herr Hessberg
konnte zwei überaus schwere Fälle von Pseudotumoren der Orbita beobachten, bei denen trotz dem Fehlen sonstiger luetischer Erscheinungen

im Körper der Blut-Wassermann vierfach positiv war. Die Augen waren in den Höhlen auf der Höhe der Erkrankung wie festgemauert, der Krankheitsverlauf erfolgte in Schüben und führte trotz der Durchführung jeder möglichen Behandlung einschliesslich parenteraler und Fieberbehandlung (Malaria) zu schwersten Ernährungsstörungen im Bereich der Hornhaut mit Ulcerationen und Einschmelzung des Gewebes, so dass im Fall 1 insbesondere auch wegen der unerträglichen Schmerzen die Exenteratio orbitae auf beiden Seiten notwendig wurde. In Fall 2 konnte das zweite Auge durch Röntgenbestrahlung erhalten werden; auch spätere noch mehrfach aufgetretene Rückfälle sind jeweils auf kleinere Röntgendosen zurückgegangen. Die anatomische Untersuchung ergab eine ausgedehnte Periostitis mit Verknöcherung des brettharten Gewebes ohne eigentlichen spezifischen histologischen Befund; in beiden Fällen wurde ähnlich wie bei Meisner auch eine Verdickung und Vergrösserung der Muskelsubstanz gefunden, die aber als sekundäre Infiltration und nicht als ein gesonderter Befund aufgefasst wurde.

Herr Tschermak
betont, dass seine auf 30 Jahre zurückreichenden Erfahrungen an Schielenden eine hochgradige Variabilität sowohl des Schielwinkels als des Winkels evtl. sensorischer Anomalie, somit der motorischen und der sensorischen Beziehung der Augen dargetan haben. Speziell hat sich eine Abhängigkeit beider Anomalien von den jeweiligen Abbildungsverhältnissen — auch von der Entfernungsvorstellung — ergeben. So ist ein bei vollständiger Trennung beider Gesichtsfelder bestimmter Schielwinkel nicht einfach auf die Verhältnisse bei gewöhnlichem Sehen übertragbar. Das gilt speziell von den Bestimmungen an den verschiedenen üblichen Phorometern. Bei dem von Tschermak 1927 vorgeführten Kongruenzapparat zur Untersuchung Schielender — welcher eine rasche diagnostische Unterscheidung der drei Gruppen im Sinne von Tschermak gestattet —, ebenso bei einer eigenen neuen Apparatur zur Bestimmung von Schielwinkel und Lokalisationswinkel mittels der Nachbildmethode ist dieser Mangel vermieden. Die Veränderlichkeit der Amblyopia strabotica — für welche Tschermak den Begriff der inneren Hemmung eingeführt hat — wird dadurch illustriert, dass nach eigenen Beobachtungen die Leseschärfe des schielenden Auges — auch bei Vermeidung jeder Stellungsänderung — eine messbar verschiedene ist, je nachdem die Fixationsabsicht auf dem führenden oder auf dem geführten, sonst schielenden Auge ruht.

Herr Weckert:
Bei Prüfung eines schielamblyopen Auges erhöht sich der Visus zusehends, wenn man das zu erkennende Objekt allein dem Auge darbietet, weil dadurch ein grosser Teil der konkurrierenden Netzhautstellen ausgeschaltet wird. Zur Dauererhaltung dieser Ausschaltung wird auf den Demonstrationsvortrag (Blechklappe gegen Schielamblyopie) verwiesen.

Herr Gilbert:
Die Beobachtungen von Pseudotumor der Orbita, die sich den Typen Birch-Hirschfelds schwer einreihen lassen, sind meines Wissens doch nicht ganz so vereinzelt, wie nach Herrn Meisners Ausführungen

4*

angenommen werden könnte. Auch ich beobachtete eine hochgradige Myositis bei einem 49 Jahre alten Luetiker, dessen linksseitigen Orbitalinhalt ich untersuchen konnte. Ausser der Myositis ergaben sich hochgradige endovasculitische Veränderungen, die zu der kaum behandelten Lues des Mannes passten. Nach vergeblicher Salvarsan- und Malariabehandlung kam auch hier auf der anderen Seite das Leiden erst durch eine energische Röntgenbehandlung zum Stillstand und das Auge blieb jetzt bei einem Exophthalmus von 19 mm schon mehrere Jahre funktionstüchtig erhalten. Die Lues scheint mir ein wichtiger ätiologischer Faktor dieser Myositis.

Herr Sattler:

Bei Schielamblyopie kann sich nach Ausschluss des führenden Auges das Sehvermögen einer 30^0 exzentrischen Netzhautstelle auf $1/_{12}$ bis $1/_{10}$ bessern.

Ich halte es für einen Kunstfehler, wenn der Augenarzt nicht mit der grössten Energie versucht, eine bei einem jungen schielenden Kind bestehende Amblyopie durch genügend langes und sicheres Ausschliessen des führenden Auges zu beseitigen (am besten Mastisolverband). Hat das amblyope Auge volle Sehschärfe erreicht, so darf man die Hände nicht in den Schoss legen. Jetzt gilt es, den binokularen Sehakt wieder herzustellen und zwar durch Kombination der Brille mit Prismen bis zu 20 Grad, bzw. bei stärkerem Schielwinkel durch frühzeitige Operation und wenn nötig nachfolgende Prismenbrillenverordnung, wobei Übungen im Stereoskop mit Tiefenwahrnehmung gebenden Bildern und Nachzeichnen des mit dem linken Auge gesehenen Bildes auf der rechten Seite (Maddox) unterstützend wirken. Es gelingt dann meist nicht nur den Rückfall der Amblyopie zu verhüten, sondern auch den Verschmelzungszwang so zu steigern, dass allmählich Prismen bis über 40 Grad unter binokularer Fixation überwunden werden können. Die technische Durchführung und die Erfolge dieser Behandlungsmethode werde ich im September auf der Naturforscherversammlung in Königsberg demonstrieren.

Herr v. Hippel:

Ich erinnere an einen dem Meisnerschen durchaus analogen Fall, den ich vor einigen Jahren an dieser Stelle kurz demonstrierte und der dann von meinem Assistenten Dr. Kiel ausführlich in Graefes Archiv beschrieben wurde.

Herr Comberg (Schlusswort):

Die in der Diskussion für wahrscheinlich gehaltene psychogene Komponente habe ich in der Tat bei den Untersuchungen mehrfach feststellen können. So findet man z. B. gar nicht selten bei Frauen und Kindern zu Anfang der Untersuchung eine Art Befangenheitsreaktion, die sich in einer kräftigen Verstärkung des Konvergenztonus zeigen kann, und zwar auch bei genauer Einstellung akkommodationsfreier Fixation.

Herr vom Hofe (Schlusswort):

Es wird noch einmal auf die Unterschiede in der Höhe der Sehschärfe hingewiesen, wie sie sich bei Prüfung mit komplizierten und einfachen Gestalten gefunden haben.

IX.

Über meine derzeitige Technik der Goninschen Operation.

Von

K. Lindner (Wien).

Mit 11 Abbildungen im Text.

Die Operationstechnik für die Behandlung der Netzhautabhebung ist derzeit noch keineswegs vollkommen ausgearbeitet. Trotzdem möchte ich Ihnen eine Beschreibung meiner gegenwärtigen Operationsweise geben, weil wir doch einige wichtige Richtlinien durch die Erfahrung gewonnen haben, die der Mitteilung Wert sind und vor allem, weil ich auf Grund der bisherigen Operationserfahrungen zu einer neuen Auffassung der Entstehung der Abhebung gelangt bin, die ich bei dieser Gelegenheit wenigstens in groben Umrissen vorbringen möchte.

Über das Aufsuchen des Risses.

Das Aufsuchen des Risses erfordert viel Übung, besonders dann, wenn es sich um ganz peripher gelegene und kleine Netzhautlöcher handelt oder solche am hinteren Augenpol bei hoher Myopie. In vielen Fällen kann man nur im aufrechten Bilde kleine Öffnungen in der Netzhaut auffinden und auch nur mit den besten erreichbaren Instrumenten. Zu diesen rechne ich in erster Linie das May-Ophthalmoskop, das in seiner Handlichkeit und technischen Vollendung anderen mir bekannten Ophthalmoskopen überlegen ist. Beim Suchen nach dem Riss sollte der Patient in einem Lehnstuhl mit verstellbarer Kopfstütze und der Möglichkeit des Höher- und Tieferstellens sowie Umlegens ruhen, dann ist dieses Suchen weniger ermüdend für Arzt und Patient. Hat man den Riss gefunden, so soll man sofort die ungefähre Gegend desselben aufzeichnen, weil es sonst später Schwierigkeiten machen kann, diesen Riss am Lokalisationsophthalmoskop von Guist wieder aufzufinden. Ich habe einige Male beim Aufsuchen peripherer Risse Kontaktgläser eingelegt, fand aber, dass ihre Verwendung nur bei ganz unregelmäßiger Brechung von merkbarem Vorteil ist.

Wenn man den Riss nicht findet, so ist eine vorläufige Punktion mit dem Elektrokauter zu empfehlen. Man kann dann den nächsten Tag manchesmal in dem kleiner gewordenen Abhebungsgebiet einen Riss feststellen, der vorher nicht sichtbar war. Zum mindesten hat man bei totaler Abhebung nach der Punktion oft Gelegenheit, die periphere Risslage mit gewisser Wahrscheinlichkeit dadurch festzustellen, dass bei vorübergehendem Verschwinden der Abhebung der letzte Rest derselben oder ihr neuerlicher Beginn fast immer der Gegend des Risses entspricht.

Ich habe auch versucht, das Vorhandensein und die ungefähre Lage des Risses durch subretinale Injektion einmal von isotonischer Fluorescinlösung, einmal mit defibriniertem Eigenblut, zweimal mit gekochter frischer Milch herauszufinden. Fluorescin erwies sich als völlig ungeeignet, weil es alsbald durch die unversehrte Netzhaut diffundiert, noch bevor es sich in dem betreffenden Falle subretinal bis zur Lochstelle ausgebreitet hatte. Auch Blut erwies sich als ungeeignet. Den Milchinjektionsversuch von 0,4 ccm unternahm ich das erstemal bei einer Abhebung durch metastatischen Ca-Tumor, um zu sehen, ob eine solche Injektion ungefährlich sei. Man konnte nach der subretinalen Milchinjektion ausserordentlich schön die Netzhautgefässe wie auf Milchglas verlaufend sehen; ein Riss, wie zu erwarten war, bestand in diesem Falle nicht. Nach zwei Tagen kam es zu einer subakuten Iridocyclitis, die jedoch alsbald zurückging.

Ich habe diesen Milchversuch noch einmal in einem Falle von totaler Abhebung, wo auch die Punktion ganz erfolglos war, wiederholt und dazu 0,2 ccm vollkommen frisch gemolkener und sofort sterilisierter Milch ($^1/_4$ Stunde kochen) verwendet, um möglichst jede Entzündung zu vermeiden. Doch sogar hier kam es zu einer leichten Cyclitis, ohne dass wir die Risslage sicher feststellen konnten, obwohl Milch in den Glaskörper gelangte. Ich werde an anderer Stelle auf diese Fälle näher eingehen und wollte nur hier erwähnen, dass diese Wege zur Auffindung des Risses bis jetzt erfolglos waren.

Lokalisation.

Ich muss nochmals betonen, dass die richtige Lokalisation des Risses den wichtigsten Akt der ganzen Operation darstellt. Ein Verfehlen des Risses vermindert die Heilungsaussichten. Guist wird sein neues Lokalisations-Ophthalmoskop in diesem Kreise vortragen, so dass ich auf die Art der Messungen hier nicht weiter einzugehen brauche. Der einzige Nachteil seines Apparates besteht wohl in dem recht kleinen Gesichtsfeld. Die Messergebnisse sind aber vorzügliche. Ich möchte gleich hier hervorheben, dass mit der Messung zugleich auch der horizontale Meridian des Auges angezeichnet werden soll. Bei sehr stark abgehobener Netzhaut in der Rissgegend habe ich gelegentlich eine Vorpunktion ausgeführt, um den Lokalisationsfehler, der durch die Abhebung entsteht, für die Messung zu verringern.

Operationstechnik für Risse bis knapp
hinter den Äquator.

Auf Grund der Messung am Lokalisationsophthalmoskop von Guist wird an der Tabelle die Entfernung Hornhautrand-Rißstelle abgelesen und das von mir angegebene Schema vorgerichtet. Man schneidet den Zeiger auf die richtige Länge zu und schraubt ihn in die richtige Meridianstellung ein. Sollen mehrere Risse zu gleicher Zeit kauterisiert werden, was ich einer Teilung der Operation vorziehe, so werden die entsprechenden Zeiger im Zusammenhange aus einem Blech herausgefeilt. Wenn man die Zeiger einzeln anschrauben würde, so ist schon das richtige Festschrauben am Schema eine Schwierigkeit und weiter können während der Operation gegenseitige Verschiebungen auftreten. Das Belassen der Zeiger in einem Stück verhindert solche Fehler. Ich zeige

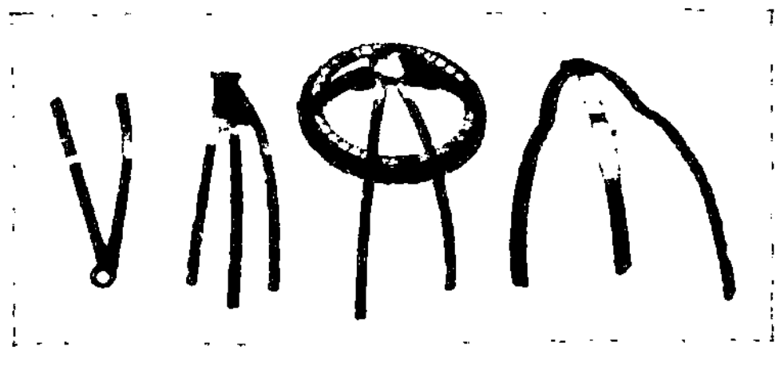

Abb. 1.

Ihnen hier als Beispiel solche Zeigerverbände, darunter einen, mit welchem fünf Löcher zu gleicher Zeit kauterisiert wurden (Abb. 1). Zwei Fälle mit je fünf Löchern wurden operiert und bisher geheilt; der eine davon musste allerdings zweimal nachoperiert werden[1].

Der Patient wird dann in der für Operationen gewohnten Weise cocainisiert. Ausserdem injiziert man ½–1 ccm einer 3 %igen Cocainlösung mit Adrenalinzusatz unter die Bindehaut des entsprechenden Bulbusteiles, wobei die Injektion stets um ein Gutes hinter die zu kauterisierende Skleralstelle reichen soll. Ausserdem geben wir stets eine retrobulbäre Injektion von 1 ccm 2 %iger Novocainlösung mit Adrenalinzusatz, um den Glaskörperverlust möglichst einzuschränken. Bei Wiederholung der Operation geben wir überdies vorher Modiscop, da im entzündeten Gewebe die örtliche Betäubung nicht ausreicht.

Nach 20 Minuten wird in jenem Bereiche, wo der Riss kauterisiert werden soll, die Bindehaut der Sklera mitsamt der Tenonschen Kapsel zungenförmig abgetragen. Bei paralleler Schnitt-

---

[1] Auch der andere Fall recidivierte und steht neuerlich in Behandlung.

führung zum Limbus würde man nicht so weit nach rückwärts gelangen wie bei einem solchen Zungenschnitt, weil sich sonst die Bindehaut an beiden Seiten anspannt (Abb. 2). Sind Augenmuskeln im Wege, so werden sie einstweilen abgetragen. Mit einer kleinen

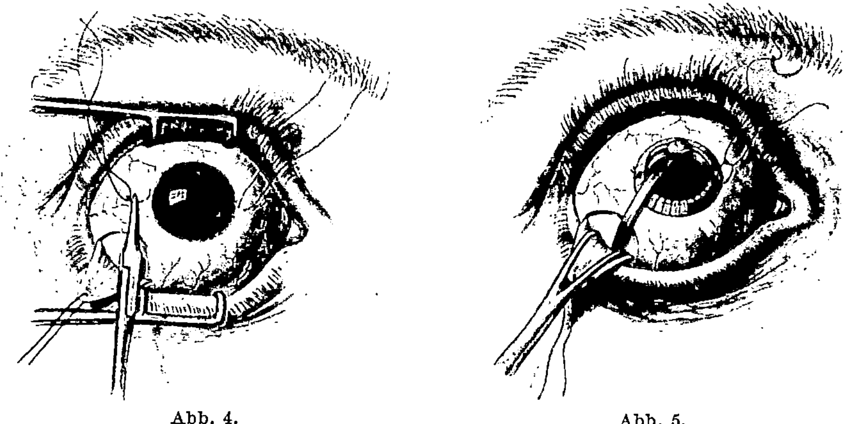

Abb. 2.   Abb. 3.

gekrümmten Schere versucht man noch, ob der Weg für den Zeiger vollkommen frei ist und setzt dann probeweise das Schema mit samt dem Zeiger auf (Abb. 3). Das Ende des Zeigers muss abgerundet sein, sonst verhängt es sich leicht. Kann man das Schema

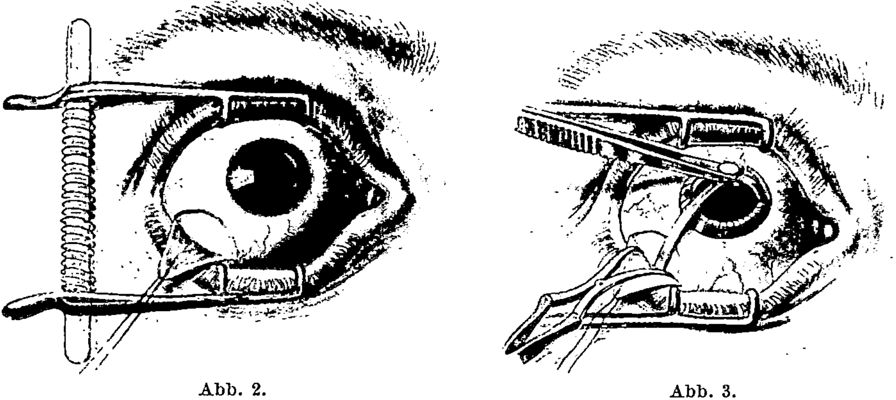

Abb. 4.   Abb. 5.

gut ansetzen, so geht man nunmehr an seine Aufnähung. Mit scharfen Nadeln wird entsprechend der Horizontalmarkierung etwa 1 mm aussen vom Limbus in die Sklera eingestochen und die Nadelspitze genau am Limbus wieder herausgeführt (Abb. 4). Dies geschieht beiderseits. Dann werden die Nadeln durch die Ösen des Schemas durchgezogen und die Fäden sofort geknüpft (Abb. 5).

Wenn die horizontale Markierung richtig war, so bietet das wag-rechte Aufnähen des Schemas keinerlei Schwierigkeit.

Ich hatte früher das Schema mit je zwei Löchern angegeben, was jedoch leicht zu einer Fehlannähung führen kann. Es ist schwer, genau in derselben Entfernung unter der Markierung herauszu-kommen, wie man über der Markierung eingestochen hat. Mit dem einen Loch und der vorgesehenen Kerbe schmiegt sich das Schema verlässlich horizontal an das Auge an.

Am besten ist es, wenn man nach dem Annähen den Lidhalter entfernt und die weitere Operation mit einseitiger Einlegung eines schmalen Lidlöffels ausführt.

Markierung.

Der Bulbus wird nun knapp neben dem Zeiger mit einer Haken-pinzette gefasst und entsprechend gedreht. Zugleich soll der Assistent mit einem schmalen Lidhaken nach Bachstez die Bindehaut mit samt dem Lid von der zu markierenden Stelle abhalten. Liegt die Stelle weit rückwärts, so verwende ich ein eigenes Spreizinstrument Abb. 8. Bisher habe ich zur Markierung mit dem Elektrokauter die Sklera an der betreffenden Stelle ganz leicht angebrannt. Bei hohen Myopen musste man be-sonders vorsichtig sein, weil die Sklera bei ihrer Dünnheit

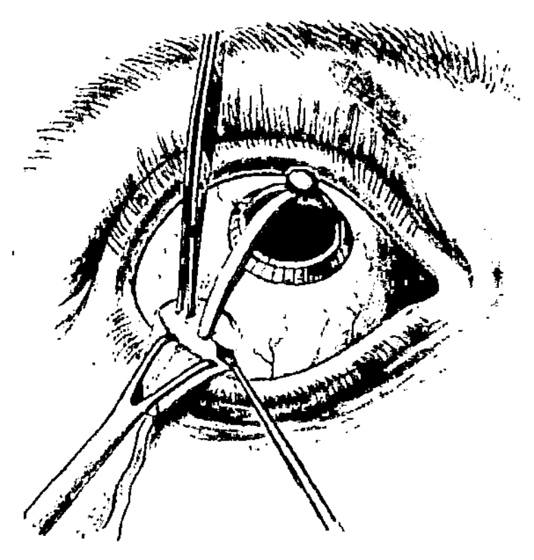

Abb. 6.

leicht durchbohrt werden kann. In der allerletzten Zeit ver-wende ich jedoch für die Markierung Tusche (Abb. 6). Es hat dies den Vorteil, dass man bei mehrmaliger Operation, wenn der neue Riss knapp an der Kauterisationsstelle liegt, auf die nochmalige Annähung des Schemas verzichten kann, weil ja die frühere Operationsstelle markiert ist. Ist nämlich das Auge schon ein- oder zweimal operiert worden, so schneiden die Fäden leicht durch. Z. B. bei einem Fall, den ich das viertemal operierte, war es ganz unmöglich, das Schema anzunähen. Wir haben es dann mit freier Hand anhalten müssen. Nach der Markierung wird sofort das ·ganze Schema abgenommen, weil es bei der eigentlichen per-forierenden Kauterisierung hindern würde.

Eigentliche Operation.

Alles bisher Gesagte waren gleichsam Vorbereitungen zur Operation. Die Stelle, wo man eingehen muss, ist jetzt gezeichnet. Wenn irgend möglich, wird vor der eigentlichen Operation eine Katgutnaht entsprechend der Zeichnung gelegt, damit man nach der Operation die gesetzte Skleralöffnung sofort verschliessen kann (Abb. 7). Die Katgutnaht darf nicht zu nahe der Perforationsstelle verankert werden, sonst leidet ihre Festigkeit durch den Elektrokauter. Nunmehr wird der Bulbus mit einer Hakenpinzette neuerlich gefasst und soweit herausgedreht als dies eben möglich ist, wobei

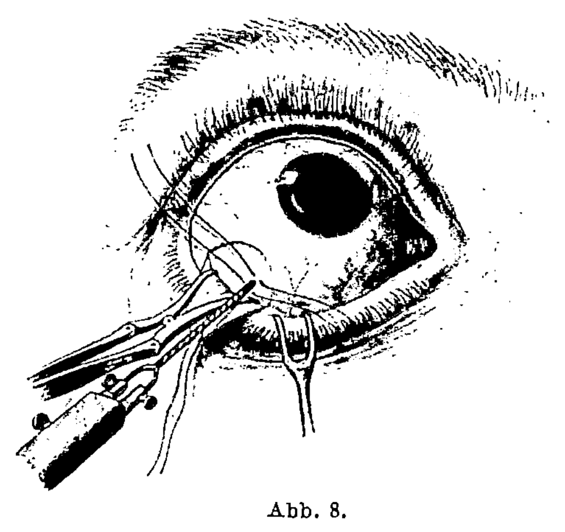

Abb. 7.

der Assistent wiederum Bindehaut und Lid mit einem Lidhaken abzieht und gegebenenfalls auch den Spreizer einlegt. Dann wird der Elektrokauter, dessen Draht sehr dünn sein soll (0,4 mm) und dessen Schlinge möglichst aneinandergedrängt sein muss, damit die Skleralöffnung recht klein bleibt, langsam in das Auge eingesenkt und sofort die Kauterisierung angeschlossen. Wenn es sich nicht um traumatische Abhebungen handelt, also um normale Netzhäute, soll die Kauterisierung bei Rotglut 10—15 Sekunden andauern. In den meisten Fällen genügt es, die Glühschlinge etwa 2 mm tief einzuführen; nur bei langen peripheren Abrissen,

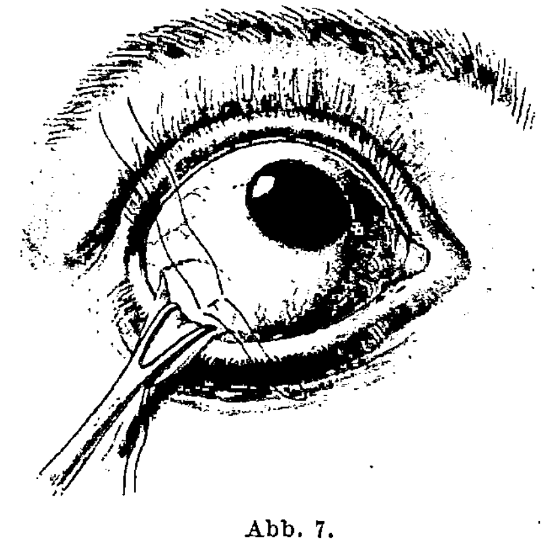

Abb. 8.

wo man den Elektrokauter nach beiden Seiten umzulegen gedenkt, führt man ihn tiefer ein. Ich habe in solchen Fällen stets 8 bis 10 Sekunden nach jeder Seite kauterisiert (Abb. 8).

Von Gonin sowohl wie von Vogt wird die Sklera zuerst mit dem Schmalmesser durchbohrt und dann erst der Kauter eingeführt: Vogt allerdings kauterisiert zur Vorsicht noch den Schnittrand.

Auch ich habe eine Zeitlang diese Operationsweise versucht, bin aber wieder von ihr abgekommen. Erstens kann es dadurch leichter zu Blutungen in den Glaskörper kommen. Weiter hebe ich gleich an dieser Stelle hervor, dass der rasche und gute Verschluss der Operationsstelle für den Erfolg der Operation sehr wichtig ist, besonders in Fällen mit normalem oder wenig verflüssigtem Glaskörper. Bei Verwendung eines dünnen Elektrokauters schliesst sich die Operationsstelle oft von selbst, wenn man den Kauter herauszieht. So konnten wir in einem der Fälle mit fünf Löchern ohne merkliche Kollabierung des Augapfels alle fünf Stellen nacheinander perforierend kauterisieren. Bei Verwendung des Schmalmessers dürfte dies kaum möglich sein, weil aus den Schnittenden dauernd Flüssigkeit heraussickert. Ja, in neuerer Zeit bin ich dazu übergegangen, den raschen und sicheren Verschluss der Operationsstelle, wenn dies irgend möglich ist, ausserdem noch durch eine Katgutnaht zu sichern (Abb. 9). Wenn die Katgutnaht nicht dicht schliesst, so kauterisiert man den Knoten oberflächlich.

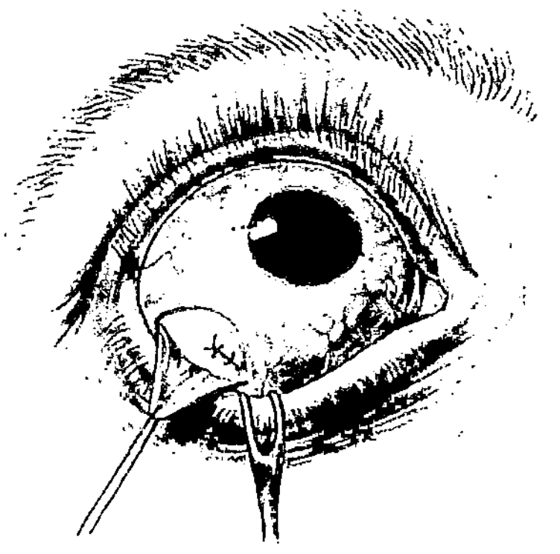

Abb. 9.

Bezüglich der Kauterisationsdauer habe ich in diesem Jahre versucht, kürzer zu kauterisieren. Erstens hat die längere Kauterisierung den Nachteil, dass es zu stärkeren Trübungen kommen kann und dadurch der Einblick in den Fundus und die Überwachung des Operationsergebnisses sehr erschwert wird. Es kann auf diese Art der Zeitpunkt für eine zweite Operation verpasst werden. Zweitens hoffte ich, dass in vielen Fällen auch eine kleinere Brandstelle, wenn sie nur den Riss getroffen hat, genügen wird. Wir hatten jedoch dieses Jahr weit mehr Rückfälle als das vergangene, so daß ich wieder zur längeren Kauterisationsdauer zurückkehren musste.

Keinesfalls soll der Kauter mehr als rotglühend sein, sonst kommt es viel leichter zu intraocularen Blutungen, da bei dem rasch schneidenden, weissglühenden Kauter das Blut in den Blutgefässen keine Zeit zur Gerinnung hat.

Nach der Kauterisierung soll die Bindehaut in ihrer ganzen Wundlänge vernäht werden, wozu ich fortlaufend Matratzennaht verwende (Abb. 10). Eine solche genaue Bindehautnaht ist vor allem dann wichtig, wenn die Skleralwunde nicht vernäht werden konnte.

Als Nachbehandlung sei kurz erwähnt, dass die Patienten durch 4 Tage mit beiderseits verbundenen Augen strenge Bettruhe einzuhalten haben. Erst nach 8 Tagen von der Operation an erlaube ich stundenweises Aufsetzen und erst 14 Tage nach der Operation zeitweise Bewegungen ausser Bett. Ich halte die Patienten 4 Wochen im Spital.

Ich hatte oben angeführt, dass der gute Verschluss der Kauterisationsstelle für den Erfolg der Operation sehr wichtig sei. Damit komme ich zur Besprechung meiner neuen Auffassung von der Entstehung der Netzhautabhebung, die ich auf Grund klinischer Beobachtungen gewonnen habe.

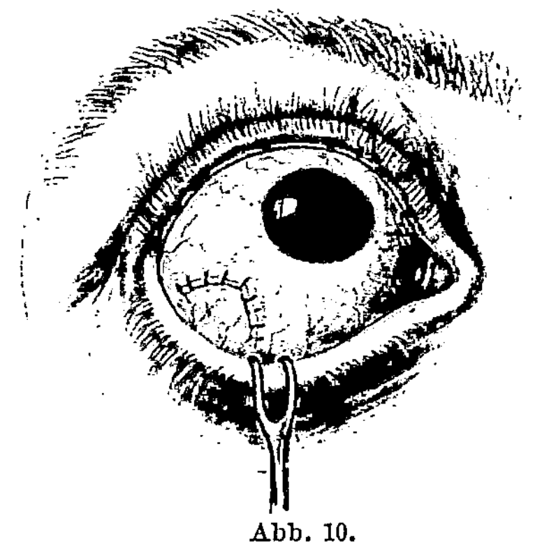

Abb. 10.

Nehmen wir als Beispiel eine frische, traumatische Netzhautabhebung in einem nichtmyopen Auge. Da sieht man merkwürdigerweise oft, dass die Netzhaut stark buckelig in den Glaskörper vorgedrängt ist, als ob sie durch Flüssigkeitsdruck prall gespannt wäre. Merkwürdigerweise deshalb, weil sich zugleich auf dem Buckel der Abhebung ein Netzhautriss findet. Die buckelige Vorwölbung kann also ganz gewiss nicht durch subretinalen Flüssigkeitsdruck erklärt werden, denn der Riss müsste ja jeden Druckunterschied ausgleichen. Es kann dies um so weniger der Fall sein, als die von der Netzhaut entblösste normale Chorioidea nach unseren neueren Erfahrungen für Flüssigkeit eine ausserordentlich starke Aufsaugekraft besitzt.

Unsere Operationserfahrungen, sowie auch Einzelbeobachtungen aus früherer Zeit haben dies gezeigt. Ausgedehnte Abhebungen sind oft schon nach 2—3 Tagen nach der Operation verschwunden, wenn es gelungen war, den Riss operativ zu schliessen, und zwar selbst dann, wenn gelegentlich der Operation fast keine Flüssigkeit abfloss. Auch bei Spontanrezidiven von Abhebungen kann es sein, dass eine solche Abhebung den Tag darauf wieder geschwunden ist. Diese starke Aufsaugekraft der Chorioidea erklärt es auch, warum vor allen bei grösseren Rissen der Druck des Auges ein niederer ist, ja warum es manchmal zu dem Bilde der akuten Hypotonie kommt, worauf ich noch zu sprechen komme.

Es muss also vielmehr eine Zugkraft wirksam sein, die von der Glaskörperseite her auf die Netzhaut einwirkt. Der Glaskörper muss die eigentliche Ursache der Abhebung sein. Dafür bleibt nur die eine Erklärung, dass n a c h Entstehen des Risses der Glaskörper in stärkerem oder geringerem Maße schrumpft und so die Netzhaut, mit der er ja vielfach verbunden ist, zugartig abhebt.

Wodurch kommt diese Schrumpfung des Glaskörpers zustande ? Meiner Meinung nach muss dieselbe derart erklärt werden, dass es bei Rissen in der Netzhaut infolge der eintretenden starken Absaugung von Flüssigkeit durch die Chorioidea zu einem Ersatz dieser Flüssigkeit durch vermehrte Kammerwasserabsonderung und zu einem Rückströmen dieser Kammerwasserflüssigkeit durch den Glaskörper hindurch nach der Rißstelle kommt. Dieses rückläufige Kammerwasser muss nun auf den Glaskörper je nach seinem jeweiligen Zustande in mehr oder minder starkem Grade schrumpfend einwirken. Noch mehr muss sich diese Neubildung des Kammerwassers und ihre schrumpfende Wirkung auf den Glaskörper einstellen, wenn es durch die perforierende Kauterisation zu einer Fistulierung des Augapfels nach aussen oder in den Tennonschen Raum kommt. In solchen Fällen kann es in der Tat zur schwersten akuten Hypotonie mit tief nach rückwärts gesunkener Linse und heftiger Iritis kommen. Bei einem dieser Fälle trat eine so starke Schrumpfung des Glaskörpers ein, dass es ausserdem zur Choreoidealabhebung von beiden Seiten kam, wobei die Buckel der Choreoidea sich fast in der Mitte berührten und man das Rot des Fundus nur durch einen schmalen Spalt sehen konnte. Nun bin ich Ihnen noch die Erklärung schuldig, warum es dabei zu einer Iritis kommt. Zweifellos ist in solchen Fällen das neugebildete Kammerwasser bei dem starken Bedarf nach Flüssigkeitsersatz kein normales, sondern reicher an Eiweißstoffen und wirkt so wahrscheinlich auf Teile des Glaskörpergerüstes auflösend ein, so dass es zu entzündlichen Abbauprodukten des Glaskörpers kommt.

Mit dieser neuen Erklärung der Abhebung wäre also der Riss in der Netzhaut oder das Netzhautloch immer das Primäre. Während nun für traumatische Fälle die Entstehung des Risses keine Schwierigkeiten macht, muss bei der spontanen Abhebung der Riss in anderer Art entstehen. Meine Ansicht geht dahin, dass der Zug von flottierenden geballten Glaskörpertrübungen, die so oft an den vorderen Anteilen der Netzhaut festgeheftet erscheinen, bei den raschen Augenbewegungen zum Einreissen der ohnedies degenerierten Netzhaut führen, wodurch es dann ganz automatisch nach meiner

Erklärung zur Abhebung kommt. Manchesmal sieht man sehr schön, wie solche Trübungsballen bei Bewegungen des Auges hin- und hergeschleudert werden, so dass man sich wohl vorstellen kann, dass vor allem die vorderen cystoid degenerierten Teile der Netzhaut rein mechanisch aufgerissen werden können. Hanssen hat übrigens nachgewiesen, dass sogar Netzhautlöcher im myopen Auge durch Degeneration entstehen können.

Ausserdem glaube ich jedoch, dass auch die periphere Chorioiditis gelegentlich eine Rolle spielt. Sie findet sich bei Abhebungen im myopischen Auge so ausserordentlich häufig. Es ist gut denkbar, dass im Verlaufe einer solchen Entzündung die ohnedies atrophische Netzhaut über den Rand des chorioiditischen Herdes hinaus aufgelöst wird und dadurch sofort der schädliche Aufsaugungsprozess der Chorioidea mit dem verderblichen Rückwärtsströmen des Kammerwassers und der zuerst rein örtlichen Glaskörperschrumpfung einsetzt.

Es war mir wichtig, Ihnen diese meine Erklärung des Abhebungsmechanismus vorzutragen, weil sie uns nicht nur die Klinik der Abhebung verstehen lehrt, sondern wahrscheinlich auch in Zukunft unsere Operationsweise weitgehend beeinflussen dürfte. Ich denke dabei an die Notwendigkeit, in manchen Fällen von besonders starker Glaskörperschrumpfung, die trotz Verschluss des Risses neuerlich zu Einrissen führt, Glaskörperdurchschneidungen im Sinne Deutschmanns zu versuchen.

Die von Leber angenommene primäre Schrumpfung des Glaskörpers, später seine Präretinitis, wird durch diese Erklärung unnötig, und es ist nun auch verständlich, dass Deutschmann mit seiner Glaskörperdurchschneidung bemerkenswerte Einzelerfolge erzielte, desgleichen Sourdille mit seiner Vereinigung von Glaskörperdurchschneidung und Setzen einer starken Entzündung. Es wäre noch eine Unmenge bemerkenswerter Einzelheiten hier zu besprechen, ich muss mich jedoch aus Mangel an Zeit auf diese allgemeinen Gesichtspunkte beschränken und werde meine Auffassung in einer ausführlichen Arbeit in allen ihren Auswirkungen behandeln.

Operationstechnik bei Rissen am hinteren Augenpol.

Es wäre nur noch kurz einiges über die Operation bei Rissen im hinteren Bulbusabschnitt hinzuzufügen. In solchen Fällen schlage ich eine andere Operationsweise vor, die bei hochmyopen Augen wohl die einzig mögliche ist, wenn man sich nicht zur operativen Aufklappung der Orbita nach Krönlein entschliessen will.

Bei dieser Operation wird wieder ein Lappenschnitt der Bindehaut angelegt, der entsprechende Muskel vorübergehend abgetragen
und bei Rissen in der Macula auch eine vorübergehende Kanthotomie ausgeführt. Man präpariert stumpf die Tenonsche Kapsel bis
an den Opticus. In diese Tasche führt man den gestielten Elektrokauter, der in einem Elfenbeinstreifen steckt, hinter den Bulbus.
Das Loch im Elfenbeinstreifen muss der Lage des Risses dann entsprechen, wenn der Streifen an den Opticus anstösst. Dazu rechne
ich 1 mm für die Sehnervenhüllen. Der Elektrokauter wird also in
das Loch des gebogenen Elfenbeinstreifens gesteckt und nun Kauter
und Elfenbeinhalter so weit hinter den Bulbus geschoben, bis man
mit dem Elfenbeinstreifen den Opticus fühlt; dann erst wird
kauterisiert (Abb. 11).

Ich habe bisher drei Fälle auf diese Art operiert, wovon jedoch
nur einer geheilt geblieben ist. Das gesetzte Zentralskotom ist klein.

Abb. 11.

In den beiden anderen Fällen waren je zwei Risse vorhanden, und es
gelang mir nur, einen derselben zur Verheilung zu bringen, weil es
durch die erste Operation zu einer flächenhaften Gewebsvernarbung
am hinteren Augenpol gekommen war, was die richtige Ausführung
der zweiten Operation vereitelte. Ich zeige Ihnen die beiden
Bilder. Im ganzen ist diese Technik also noch nicht befriedigend
ausgebaut und es ist möglich, dass für solche Fälle das von Guist
gebaute Kauterophthalmoskop Verwendung finden wird.

Ich möchte diesen Vortrag nicht schliessen, ohne darauf hin-
zuweisen, dass die operative Behandlung der Netzhautabhebung in
einzelnen Fällen die höchsten Anforderungen an das Können, die
Geduld und die Gewissenhaftigkeit des Augenarztes stellt. Die bis-
herige Erfahrung hat gezeigt, dass es oft allein auf die Ausdauer von
Patient und Arzt ankommt, damit ein als hoffnungslos angesehener
Fall nach mehreren Operationen doch noch zur Heilung kommt.

Aussprache.

Herr Clausen:

Die Lokalisation des Netzhautrisses nehmen wir in Halle in ähnlicher
Weise, wie soeben von Herrn Lindner beschrieben, vor. Am Perimeter
wird unter Benützung des Augenspiegels genau der Meridian, in dem sich
die Ruptur befindet, bestimmt und dann auf dem Perimeterbogen der
Grad festgelegt. Aus Meridian- und Gradeinstellung lässt sich die Ent-

fernung des Netzhautrisses vom Hornhautrand verhältnismäßig leicht errechnen. Die Markierung des Meridians erfolgt am kokainisierten Auge durch Anbringung nicht zu winziger Kopierstiftpunkte an den einander gegenüberliegenden Stellen des Hornhautrandes, wobei ein Fixationsring benützt wird, dessen Durchmesser den der Hornhaut etwas übertrifft und der an seiner Oberfläche eine Gradeinteilung aufweist. Nach Einzeichnung des Meridians empfiehlt es sich, mit dem Augenspiegel zu kontrollieren, ob sich vorher bestimmter Meridian und Netzhautriss decken. Gelegentliche Fehlbestimmungen lassen sich dann leicht noch korrigieren. Die vorher in seiner Bogenlänge errechnete Einstichstelle wird dadurch festgelegt, dass man durch die vorher am Limbus markierten Kopierstiftpunkte einen feinen Seidenfaden legt, an dem durch einen Knoten, der an den Limbus gelegt wird, die entsprechende Bogenlänge vorher genau abgemessen ist. Auf diese Weise gelingt es leicht, einmal in der Verlängerung des am Limbus markierten Meridians zu bleiben und auf der anderen Seite durch Anlegen des Seidenfadenendes an die Bulbuswandung die vorher errechnete Lage der Rißstelle möglichst genau bei der Ignipunktur zu treffen. Für den Erfolg der Ignipunktur ist die genaue Deckung des lokalisierten Meridians mit dem Netzhautriss wichtiger als ein kleiner Irrtum in der Bogenlänge, zumal die Ignipunkturstelle doch eine Ausdehnung von 3—4 mm im Durchmesser besitzt und bei einigermaßen genauer Lokalisation des Netzhautrisses dieser bei richtig bestimmtem Meridian unbedingt getroffen werden muss. Dieses soeben gekennzeichnete Lokalisationsverfahren hat uns im allgemeinen so gute Dienste geleistet, dass durchweg schon bei der ersten Ignipunktur der Netzhautriss getroffen wurde. An der lokalisierten Sklerastelle ist Vortragender zunächst mit einem fast rechtwinklig abgebogenen Starmesser, wie es Vogt angegeben hat, eingegangen. Dann wird für 6—8 Sekunden der Paquelin in den Glaskörper eingeführt. Die Skleralwunde hat Vortragender nicht genäht, die Conjunctivalwunde aber sehr sorgfältig vernäht. Blutungen wurden unmittelbar nach der Ignipunktur nicht beobachtet, dahingegen treten solche gelegentlich noch nach 6—8, ja 14 Tagen ganz spontan auf und können dann den Erfolg der Operation völlig in Frage stellen.

Netzhautrisse lassen sich bei entsprechendem sorgfältigen und wiederholten Suchen in der Mehrzahl der Fälle von Netzhautlösung fast stets auffinden. In frischen Fällen ist ein Riss so gut wie immer feststellbar. Gelegentlich kann es zweckmäßig sein, den Patienten einige Tage Bettruhe einhalten zu lassen, weil dann gelegentlich mit der Änderung der Netzhautablösung der Netzhautriss erst zutage tritt. Bei älteren Netzhautablösungen ist es manchmal nicht möglich, den Riss nachzuweisen.

Von 20 vom Vortragenden nach dem Goninschen Verfahren operierten Fällen von Netzhautablösung liess sich bei fünf Patienten eine Ruptur nicht auffinden, obwohl auf das sorgfältigste mehrere Tage danach gefahndet worden war. In all diesen Fällen handelte es sich um schon längere Zeit bestehende Netzhautablösungen. In einem Falle wurde die Rupturstelle erst gefunden, nachdem der Patient eine Reihe von Tagen Bettruhe eingehalten hatte.

Bei fünf Patienten wurde durch die wenige Tage nach dem Auftreten der Netzhautablösung ausgeführte Ignipunktur eine völlige Wiederanlegung der Netzhaut erzielt. Darunter befand sich eine Patientin mit einer Kurzsichtigkeit von 19 Dioptr. Bei einem zweiten Patienten lag eine Netzhautablösung auf beiden Augen vor. Ein Auge war an alter Netzhautablösung seit längerer Zeit völlig und unheilbar erblindet, auf dem anderen Auge wurde durch eine treffsichere Ignipunktur völlige Wiederanlegung der erst kurze Zeit bestehenden Netzhautablösung mit einem Sehvermögen von $5/6$ erzielt. In allen übrigen drei völlig geheilten Fällen lagen Myopien bis zu 20 Dioptrien vor. Auch in diesen Fällen liess sich durch die Ignipunktur eine völlige Wiederanlegung der Netzhautablösung erreichen.

Dreimal wurde das Resultat der Operation durch schwere Glaskörperblutungen, die etwa 1—2 Wochen nach der Operation ganz spontan auftraten, vereitelt. Nachträglich ist bei zwei Fällen eine Aufhellung des Glaskörpers mit einer geringen Wiederherstellung des Sehvermögens noch eingetreten. In zwei Fällen war das Resultat der Ignipunktur, obwohl eine Blutung nicht eingetreten war, unbefriedigend. In dem einen Falle handelte es sich um eine Netzhautablösung, die sich 7 Jahre nach einer Kataraktextraktion eingestellt hatte. In allen anderen Fällen war eine wesentliche Besserung des Sehvermögens mit einer Erweiterung des Gesichtsfeldes erreicht worden.

Ist durch die Ignipunktur das Netzhautloch nicht genügend verschlossen worden oder hat sich, wie das gelegentlich vorkommt, in der Nachbarschaft des verschlossenen Loches ein zweites eingestellt, so soll man sich vor einer zweiten, selbst dritten Ignipunktur nicht scheuen.

Vortragender betrachtet die Goninsche Ignipunktur in allen Fällen von Netzhautablösung, bei denen aus dem ophthalmoskopischen Befund und aus sonstigen Symptomen nicht auf eine Kontraindikation zu schliessen ist, zur Zeit als die Methode der Wahl. Jedenfalls hat uns die Goninsche Ignipunktur in der Behandlung der Netzhautablösung um ein gewaltiges Stück vorwärts gebracht. Bei frischen Fällen von Netzhautablösung verzichtet der Vortragende auf jede konservative Behandlung. Je früher bei der Netzhautablösung die Ignipunktur ausgeführt wird, desto günstiger ist ihr Resultat. Ein definitives Urteil über den Wert der Goninschen Ignipunktur sowie über damit zu erreichende Dauerheilungen der Netzhautablösung kann erst in 4—5 Jahren abgegeben werden.

Herr Axenfeld (Freiburg):

M. H.! Die Ignipunktur Gonins ist ein bedeutsamer Fortschritt, das entspricht auch meiner Erfahrung; alle Verbesserungen der Lokalisation und Technik sind zu begrüssen und wir alle haben die Pflicht, sie in Anwendung zu ziehen. Es ist aber nicht richtig zu sagen: die Netzhautablösung ist prognostisch so hoffnungslos, dass in jedem Falle ohne weiteres die Ignipunktur angewandt werden muss und darf. Gewiss, bei allen Fällen, die durch ihren Befund und Verlauf sicher zeigen, dass sie zur Erblindung führen, ist das Verfahren angezeigt. Es wird da auch der subjektiven Beurteilung des behandelnden Arztes Spielraum gelassen werden müssen. Aber es darf nicht vergessen werden, dass nicht wenige Fälle partiell oder peripher bleiben. Kenne ich doch einen Mediziner mit doppelseitiger peripherer Amotio retinae, der seinen Beruf ungehindert erledigte, und manches andere bedeutsame Beispiel dieser Art. Es wird alle Sorgfalt und Mühe angewendet werden müssen, solche Fälle in ihrer Eigenart zu erkennen. Wenn eine Netzhautablösung partiell peripher ist, wird man wenigstens eine Reihe Tage ganz genau beobachten, ob sie sich ausbreitet; man wird im Gesichtsfeld beobachten, ob und wie die Funktionsstörung sich abgrenzt, besonders auch die des Lichtsinns. Und dann im ophthalmoskopischen Bild die Zeichen der Demarkation: die groben Bilder der Grenzleisten, Streifen und Randpigmentierungen dürfen wohl als allgemein bekannt angenommen werden. Aber der erste Beginn, die feinen Andeutungen werden nicht immer erkannt. Das habe ich oft genug erlebt, und wenn ich solche Zeichen fand, den Fall als ein Noli me tangere bezeichnet, es müsste denn sein, dass die Macula lutea in die Netzhautablösung einbegriffen ist und wir deshalb nicht viel wesentlich schaden, vielleicht aber die Macula zur Wiederanlegung und besseren Funktion bringen können. Bei rein peripherem Sitz mit Demarkationsandeutungen oder wenig progressivem Charakter aber ist Zurückhaltung geboten. Denn die Ignipunktur kann auch Opfer fordern! Davon ist bisher zu wenig die Rede. Ich kenne Fälle, wo nach ihr ein wertvolles Sehen dauernd erlosch und der Kranke, der das erlebt, wird nicht dadurch getröstet, dass das Verfahren anderen geholfen hat. Ich will damit keinerlei Anklage gegen die Ignipunktur erheben; es ist selbstverständlich, dass ein so heroisches Verfahren auch Opfer erfordert, wie das bei allen operativen Maßnahmen gegen schwere Leiden unvermeidlich ist. Man darf nicht feige sein und ungebührlich mit einem Eingriff abwarten. Aber wir werden alles tun müssen, die Zahl der Opfer zu beschränken und wir werden nicht unterschiedslos, auch wenn ein Riss nachweisbar ist, jeden Fall ohne weiteres der Ignipunktur unterwerfen. Ich habe solchen Überlegungen vor einem halben Jahr in der Freiburger Med. Gesellschaft Ausdruck gegeben und unmittelbar vor diesem Kongress haben Elschnig und Wessely ähnliches geäussert. Ich bin auch unterwegs zu Fällen zugezogen worden und habe z. B. bei einem Fall in Moskau mit guter Sehschärfe und peripherer Amotio pellucida, die also jedenfalls schon viel länger bestand, als sie entdeckt worden war, geraten, die Ignipunktur zu unterlassen.

Für diese ganze Frage wird von grösster Bedeutung sein, ob es wirklich von so entscheidender prognostischer Bedeutung ist, dass man sofort eingreift. Diese Diskussion ist im Fluss, die Fälle liegen wohl in dieser Hinsicht verschieden und wir werden auch hier uns bemühen müssen, zu unterscheiden und zu individualisieren.

Herr Comberg

hält es für besser, einen Paquelin zu nehmen. Beim Einführen des Galvanokauter in flüssigkeitshaltige Räume werden die Durchströmungsverhältnisse in dem Kauterdraht ganz geändert, weil ein Teil des Stromes durch die Flüssigkeit seinen Weg nimmt. Mit dem Pacquelin kann man lokal eine viel stärkere Wärmewirkung erzielen. Auch in Lausanne wird, soviel Comberg bekannt, nur der Pacquelin genommen.

Allzu grosse Genauigkeit lässt sich bei den Messungen des Netzhautrisses am sitzenden Patienten deshalb nicht erzielen, weil sich die abgehobene Netzhaut meistens etwas verschiebt, wenn der Pat. auf den Rücken gelegt wird. Am besten wäre es, an dem Pat. auf dem Operationstisch unmittelbar vor oder bei der Operation die Lokalisation vorzunehmen. Deshalb hat Comberg ein besonderes Gerät angegeben, welches nachmittags in der Demonstration gezeigt werden soll.

Herr v. Hippel:

Ich habe bis jetzt drei Heilungen nach Goninscher Operation, ein vierter Fall bekam ein Rezidiv. Ich möchte aber auf die Beobachtungen hier nicht eingehen, sondern mir eine historische Bemerkung erlauben. Vogt (Kl. Mbl. 82, 619) schreibt: „Leber hat an grossem Material nachzuweisen versucht, dass diese spontane Ablösung durch eine Präretinitis zustande kommt. Diese Präretinitis erzeugt, so meint Leber, ein Exsudathäutchen, das dann schrumpft und die Netzhaut schliesslich von ihrer Unterlage losreisst und ablöst. Viel mehr Wahrscheinlichkeit hat die durch Gonin, Hanssen und mich begründete Annahme, dass der spontanen Ablösung eine Rissbildung, ein Netzhautloch voranzugehen pflege." Weiter schreibt er in den Klin. Mbl. 84, 324 und zwar in Sperrdruck: „Eine gewichtige Stütze erhält diese Annahme durch meine vieljährige Beobachtung, dass der Deckel des Lochs niemals chorioidealwärts, sondern stets glaskörperwärts gerichtet und gebogen ist und dass ebenso regelmäßig die Lochränder glaskörperwärts umgekrempelt sind, niemals chorioidealwärts" . . . . „sie beweisen geradezu die Aufreissung des Loches durch eine Kraft, die vom Glaskörper ausgeht." Diesen Angaben möchte ich folgende Sätze aus Lebers Vortrag: Über Entstehung der Netzhautablösung, Heidelberg 1882, 18, gegenüberstellen: „Ich habe in den letzten 2 Jahren möglichst jeden sich darbietenden Fall von ophthalmoskopisch diagnostizierbarer Netzhautablösung auf das Vorhandensein einer Perforation der Netzhaut untersucht und habe dabei in frischen Fällen eine Perforation fast ausnahmslos, in älteren Fällen so häufig gefunden, dass man ihr Vorkommen wohl für konstant zu halten berechtigt ist . . . ." Nachdem er ausgeführt hat, dass bei Entstehung des Risses die präretinale Flüssigkeit hinter die Netzhaut tritt, heisst es weiter: „Da die Perforation stets zugleich mit der Ablösung entsteht, so findet sie sich immer an demjenigen Teil der Netzhaut, wo die Ablösung begonnen hat." „Die hier dargelegte Ansicht über die Bedeutung der spontanen Perforation für die Entstehung der Netzhautablösung hat Wecker bereits im Jahre 1870 ausgesprochen, ohne aber viel Beachtung gefunden zu haben . . . ., für die Konstanz der Perforation bei akuter Ablösung glaube ich erst jetzt den Nachweis geliefert zu haben." „Bemerkenswert ist das weite Klaffen der Netzhautlücke, ihre nach innen, niemals nach aussen umgeschlagenen Ränder, die oft sehr zackigen Formen des Risses, wobei der abgerissene Lappen oder Zipfel stets mit nach vorne gerichteter

Basis ansitzt und oft weit in den Glaskörper hineinragt, ohne zu flottieren, alles Eigentümlichkeiten, die auf einen vom vorderen Teil des Glaskörperraumes her auf die Innenfläche ausgeübten Zug hinweisen." Die Präretinitis ist für Leber die Erklärung für das Zustandekommen des Netzhautrisses, dieser bewirkt die Ablösung, während er ursprünglich die Zugwirkung dem Glaskörper zuschrieb. Die genaue historische Darstellung der ganzen Frage findet sich im Handbuch.

Herr Schreiber:

Dass der exakte Skleral-Verschluss, wie Herr Lindner meint, für den Erfolg der Goninschen Operation von ausschlaggebender Bedeutung sei, kann ich auf Grund früherer Experimente, die ich 1913 in Straßburg vorgetragen habe (Klin. Mbl. Augenheilk. 52, 1914, Sitzungsber.) nicht annehmen. Damals erzeugte ich eine künstliche Netzhautablösung bei Kaninchen durch Glaskörperabsaugung und behandelte nun die Tiere in der Weise, dass ich durch Sklerochorioideal-Trepanation eine in das Orbitalgewebe führende Dauerfistel anlegte. Entgegen der Lindnerschen Vorstellung führte die Skleraltrepanation zur Wiederanlegung der Netzhaut. Auch beim Menschen habe ich — allerdings nur in wenigen Fällen, die mir hierfür nach Lage der Netzhautablösung geeignet erschienen — die Operation mit bestem Erfolge vorgenommen, wie auch Ohm nach meinem Verfahren über erzielte Heilungen berichtet hat. Bei einem Knaben mit myopischer Ablatio und sehr grossen arkadenförmigen Netzhautrissen besteht die Heilung mit Visus $^1/_7$ seit vollen 8 Jahren.

Herr Löhlein

hat in der Diskussion zu Gonins Vortrag vor 2 Jahren darauf aufmerksam gemacht, dass im Gegensatz zu seinem Verfahren der flächenhaften Kauterisation bei Ablatio das Punktieren des Netzhautrisses mit dem Paquelin die Gefahr mit sich bringen müsse, dass durch sekundäre Narbenbildung und Zugwirkung ähnlich wie bei einer Retinitis proliferans entfernte Teile der Netzhaut der Zerreissung, also einer sekundären Lochbildung ausgesetzt werden dürften.

Zu einer grundsätzlichen Bewertung des Goninschen Verfahrens reichen seine inzwischen gesammelten Erfahrungen noch nicht aus, er berichtet aber über einen Fall, der für die Richtigkeit der damals ausgesprochenen Befürchtung spricht: Bei einem jungen Mädchen mit emmetropischen, sonst völlig gesund erscheinenden Augen bestand bei gutem zentralem Sehvermögen beiderseits eine periphere Ablatio retinae mit grossem peripherem Riss, der jeseits nasal unten lag. Auf dem rechten Auge kam nach zweimaliger Paquelinbehandlung nach Gonin der Riss zum Verschluss, die Netzhaut legte sich an und das Sehvermögen blieb gut. Danach einmaliger gleicher Eingriff am zweiten Auge; zunächst gut vertragen, dann aber Lochbildung in der Macula mit V. $^1/_{10}$ und zunehmender Ablatio. Die Wahrscheinlichkeit, dass diese sekundäre Rissbildung durch eine Zugwirkung von der Kauterisationsstelle begünstigt wurde, liegt so nahe, dass sie zur Vorsicht mit der Anwendung des Goninschen Verfahrens ermahnt. Immerhin hat dieses die Durchschnittsprognose der Ablatio so gebessert, dass Erfahrungen damit gesammelt werden müssen. Löhlein bittet aber, dass jeder, der jetzt über gute Ergebnisse des Verfahrens berichtet, sich verpflichtet fühlen möchte, nach 1. oder 2 Jahren auch über den Endausgang zu berichten.

Herr Amsler:

Gestatten Sie mir, einige Worte zu richten an alle die Herren Kollegen, welche, über kein grosses klinisches Material verfügend, doch die Goninsche Operation genauer kennen und auch ausführen möchten.

Es ist als ganz natürlich zu bezeichnen, dass von diesem neuen Verfahren vorzüglich das technische Moment heute berücksichtigt wird. Es wird sicher noch zu einer technischen Überproduktion kommen, in welcher es manchem von uns schwer sein wird, sich zurechtzufinden.

Nun möchte ich hier dringend betonen, dass bei der Goninschen Operation die theoretische Lehre und die klinische Erkenntnis wichtiger sind als alle die Fragen, die die Herren Techniker hier vor uns diskutieren. Wer diese Operation ausführen will, muss sich unbedingt zuerst in die Gedankenwelt von Gonin hineinarbeiten, und einigermaßen denselben Weg gehen, den Gonin selbst, vom anatomischen und klinischen Studium bis zur eingreifenden Therapie, beschritten hat.

Wenn einmal die technischen Fragen endgültig gelöst sein werden, dann bleibt noch das grosse Problem der Indikationen und der Kontraindikationen der tiefen Ignipunktur. Neben den verschiedenen Goninschen Publikationen, die aufmerksam durchzustudieren sind, erlaube ich mir, einen Vortrag zu erwähnen, den ich im letzten Februar vor der Pariser Ophthalmologischen Gesellschaft gehalten habe, und wo ich es versucht habe, Richtlinien zu ziehen, nach denen es möglich wird, die Ablatiofälle in günstige und ungünstige für die Goninsche Operation zu unterscheiden.

Herr Wessely:

Zu den vielen Fragen, die uns trotz der Goninschen Ergebnisse hinsichtlich der Pathogenese und Therapie der Netzhautablösung heute alle noch bewegen, möchte ich hier nicht Stellung nehmen, zumal ich das in einem kürzlich in der Dtsch. med. Wschr. erschienenen Aufsatze ausführlicher getan habe. Nur auf einen Punkt der Technik will ich kurz eingehen, nämlich, ob Galvanokauter oder Paquelin vorzuziehen sei. Augenscheinlich hat man sich noch nicht genauer gefragt, bis zu welcher Tiefe die beiden Instrumente in der üblichen Form und Grösse eine Glühwirkung im Auge entfalten. Überschichtet man aber im Modellversuch Tiernetzhaut mit Glaskörper, so kann man feststellen, dass die im allgemeinen am Bulbus verwendete Glühschlinge nur bis zu 1 mm unter der Flüssigkeitsoberfläche eine sichtbare Hitzewirkung an der Netzhaut hervorzurufen vermag, während selbst ein verhältnismäßig zierlich ausgeführter Paquelin eine entsprechende Wirkung noch in 3 mm Tiefe zuverlässig entfaltet. Wenn also Herr Lindner mit der dünnen Glühschlinge mindestens ebenso gute Erfolge erzielt hat — allerdings unter hierbei möglichem längerem Verweilen des Instruments im Innern des Auges, — wie Gonin mit dem sehr viel gröberen Paquelin,

so legt das doch den Gedanken nahe, dass vielleicht der Hitzeein-
wirkung auf die Aderhaut an der Stelle, wo der Kauter diese durchbohrt,
und in deren Umgebung die grössere Bedeutung für den therapeutischen
Effekt zukommt als das, was man im strengen Sinne des Wortes unter
Ignipunktur des Netzhautrisses verstehen möchte.

Herr Igersheimer:

Jeder operative Eingriff bei Netzhautablösung stellt zweifellos eine
sehr grosse Verantwortung für den Operierenden dar. Die Lokalisation
des Risses ist natürlich von grösster Wichtigkeit und sie zu verfeinern,
sicher ein sehr erstrebenswertes Ziel. Was die Frage der Schädigung
durch die Goninsche Operation anbelangt, so verfüge ich über einen
Fall, bei dem man wohl von einer solchen Schädigung sprechen muss.
Es handelte sich um einen stark papillenwärts liegenden grossen Riss,
der durch die Kauterisation gut getroffen wurde. Nach dem Eingriff
aber verschob sich die Ablösung, die vorher die Macula verschont hatte,
nach dem hinteren Pol zu und das Sehvermögen sank infolgedessen
erheblich. Ob es gelingt, durch einen zweiten Eingriff die Ablatio zu beseitigen, muss abgewartet werden. Im übrigen aber habe ich so viel
Günstiges von der Kauterisation der Rißstelle gesehen, dass ich sie nach
wie vor für einen ausserordentlichen Fortschritt unserer therapeutischen
Bestrebungen halte. Sehr merkwürdig sind die Fälle, bei denen der Riss
sehr gross ist und trotzdem durch eine Kauterisation die Netzhaut angelegt wird. In der Frage, ob man den Paquelin oder den elektrischen
Kauter verwenden soll, kann ich nur so viel sagen, dass ich zuerst nach
den Angaben Gonins stets den Paquelin benutzte, in letzter Zeit aber
auch mit dem Elektrokauter gute Erfolge hatte. Die dankbarsten Fälle
sind sicher diejenigen, die noch relativ frisch sind und bei denen die
Rißstelle peripher sitzt. Sehr interessieren würde mich, von dem Vortragenden zu hören, wie er sich zu den Fällen von Netzhautablösung
ohne Rissbildung verhält.

Herr Vogt:

Zum Votum v. Hippel: Gewiss hat Leber schon Anfang der
80er Jahre von Lochbildung als Ursache der Netzhautablösung gesprochen, aber sie war für ihn nicht Bedingung und vor allem dachte er
ihr Zustandekommen als Folge eines chronischen Schrumpfungsprozesses.
Dieser sollte zunächst im Glaskörper vor sich gehen, schrumpfende Glaskörperstränge sollten nach Leber die Netzhaut von ihrer Unterlage
abziehen. Später verliess er diese Auffassung, nahm vielmehr Präretinitis
im myopischen Auge an, welche zur präretinalen Häutchenbildung und
Schrumpfung führe und auf diese Weise die Netzhaut zerreisse oder
von der Unterlage abziehe. Eine Schrumpfung des Glaskörpers als Ursache
der spontanen myopischen und senilen Ablösung kann schon deshalb
nicht in Frage kommen, weil die Spaltlampenmikroskopie in achsen-
myopen Augen gerade umgekehrt einen Zerfall des Glaskörpergerüstes
immer und immer wieder erkennen lässt. Das letztere ist destruiert, zu
Fetzen und Klumpen zerfallen, die mit grosser Geschwindigkeit ge-
schleudert werden und so sehr wohl zu Rissbildung des zerreisslichen

Gewebes, an dem sie adhärieren, führen können. Das ist Schleuderung zerfallenen Gerüstes, nicht Schrumpfung oder Dauerzug im Sinne Lebers, welcher Zug ja schon deshalb schwer denkbar wäre, weil sich z. B. eine oben beginnende Ablösung bald senkt, oben aber wieder verschwindet, ein Beweis dafür, dass ein Dauerzug nicht vorliegt.

Gewiss gibt es Glaskörperstränge bei Netzhautablösung, aber nur bei inveterierten Formen mit sekundären entzündlichen Veränderungen. Da sieht man die Stränge mittels Spaltlampe. Sie sind gestreckt und derb und haften an der losgelösten Netzhaut, und in diesen alten Fällen kann die Durchschneidung vielleicht manchmal etwas nützen, wiewohl die Stränge, die ich demnächst abbilden werde, auch dem scharfen Messer leicht ausweichen. Solche Stränge haben aber mit myopischer Glaskörperdestruktion nichts zu schaffen. Sie sind sekundäre entzündliche Erscheinungen.

Hinsichtlich der Dauererfolge ergänze ich meine letzte Mitteilung dahin, dass der dort genannte 32jährige einäugige Trepp mit 11 Lochbildungen geheilt ist. Heilungsdauer 7 Monate, Myopie 15 D. Die ältesten Heilungen dauern jetzt 3 Jahre.

In bezug auf die Technik rate ich, bei nicht sehr grosser Lochbildung die Ignipunktur eher leicht und schwach zu setzen. Zu lange Dauer bei grosser Hitze, oder Flächenkauterisation kann für den Fall, dass das Loch nicht getroffen wurde, die Orientierung bei der zweiten Ignipunktur erschweren.

Auf eine Gefahr, die bisher nicht erwähnt wurde, sei hingewiesen: die Gefahr sekundärer Lochbildungen nach oder durch die Ignipunktur. Sofort oder wenige Tage nach dem Eingriff können multiple neue Löcher sichtbar werden, entstanden nicht durch Zug, sondern durch Zerfall des vielleicht durch den Eingriff geschädigten Netzhautgewebes. Solche Beobachtungen lassen es ratsam erscheinen, mit Temperatur und Kauterisationsdauer vorsichtig zu sein.

Herr Stock:

Ich bin Herrn Kollegen Amsler (Ass. v. Prof. Gonin) ganz besonders dankbar, dass er uns gesagt hat, bei der Operation der Netzhautablösung nach Gonin sei die Technik weniger wichtig als die genaue Untersuchung vor der Operation, um damit die Möglichkeit zu haben, den Erfolg oder Misserfolg der Operation mit einer gewissen Sicherheit vorauszusagen.

Auch ich habe die Technik nicht für das Entscheidende gehalten. Ich habe deshalb auch an den Angaben von Gonin gar nichts geändert. Ich benütze wie Gonin den Paquelin.

Allerdings bin ich noch nicht so geübt, dass ich vor der Operation den Erfolg voraussagen kann. Ich hoffe aber, dass nicht nur ich, sondern wir alle in absehbarer Zeit soweit kommen, dass wir das können.

Herr Jess

berichtet, dass nach einer Ignipunktur, welche in die Nähe des primären Netzhautloches traf, ein ausserordentlich grosses rundes sekundäres Netzhautloch sich ausbildete, so dass man gleichsam von einer umschriebenen Sequestrierung der Netzhaut sprechen konnte. Man nahm an, dass hier grössere Partien der Netzhaut schon vorher cystoid entartet waren und dass bei dem infolge der Vernarbung nach der Ignipunktur auftretenden Zug die grosse Lochbildung verursacht wurde. In einem Fall sah man bei einer Netzhautablösung ohne primärem Loch, wie nach der Probepunktion an einer vorher zweifellos intakten Netzhautstelle ein schlitzförmiges Loch auftrat. Hier hatte die Probepunktion nicht etwa das Netzhautloch aufgedeckt, sondern erst geschaffen.

Herr Blaickner:

Für die Lokalisierung ganz peripherer Risse kommt übereinstimmend nur mehr die Berechnung der Lochstelle vom Limbus an in Frage. Vogt gibt eine Entfernung von 8—9 mm der Ora serrata vom Limbus an. Es gelingt jedoch auch bei weitester Pupille im umgekehrten Bilde nie, die Ora serrata zu sehen, sondern man erreicht bestenfalls nur den Äquator. Dies ergibt nach der in Czermak-Elschnigs Operationslehre enthaltenen Berechnung aus dem Gesamtumfang des Bulbus von 74 mm eine Entfernung Limbus-Äquator von $12\frac{1}{2}$ mm. In eigenen Fällen hat nur diese zweite Berechnung richtige Ergebnisse gehabt, während der Einstich nach Vogt viel zu peripher gelegen war.

Für die Erklärung der Wirkung der Operation kommt vor allem die Fähigkeit der Chorioidea zu einer traumatischen exsudativ fibrinösen Entzündung in Frage. Nur dort, wo diese Fähigkeit vorhanden ist, kann die Netzhaut anwachsen. Bei narbig-atrophischer Veränderung der Chorioidea blieb in einem eigenen Falle trotz wiederholter Ignipunktur bei guter Einstichstelle und normalem Verlauf während und nach der Operation jeder Erfolg aus.

Herr Erggelet:

Die Frage Galvanokauter oder Paquelin erledigt sich, wenn man die Masse der glühenden Körper vergleicht. Beide sind ja aus Platin gefertigt, so dass die physikalischen Eigenschaften, Wärmeleitung, spezifische Wärme usw. gleich sind. In der Regel sind aber die augenärztlichen Ansätze der Galvanokauter sehr zierlich und die Masse viel kleiner als am Paquelin. Verwendet man am Galvanokauter grössere, chirurgische Ansätze von der Masse und Form des Paquelin, so dürften beide dasselbe leisten.

Herr Hegner:

Im allgemeinen ist die Auffassung herrschend, dass für die Indikation und die Prognose des Verfahrens die Auffindung und die Kauterisation von Netzhautrissen Voraussetzung sei. Und doch gibt es Fälle, welche zur Heilung gelangen, ohne dass irgend ein Riss vorgefunden wird. Vor 2 Jahren wurde von mir eine Patientin mit beinahe totaler Ablösung, wo keine Risse auffindbar waren, nach Gonin behandelt. Die Ignipunktur wurde zweimal an der Stelle der grössten Abhebung vorgenommen, mit dem Resultat, dass vollständige Heilung erzielt wurde mit Restitution des Gesichtsfeldes und des zentralen Sehens. Etwas später konnte ein weiterer Fall mit Abhebung der Netzhaut im Bereich eines Quadranten behandelt werden. Auch hier war kein Riss zu finden und auch hier erzielte eine zweimalige Ignipunktur vollständige Heilung. Man kann also nicht annehmen, dass eine Verlötung der Rissränder stattgefunden hat, und als Erklärung dieser eklatanten Heilerfolge muss wohl die Überlegung herangezogen werden, die Herr Wessely erwähnte.

Herr Lindner (Schlusswort):

Ich würde es für einen Fehler halten, bei Netzhautabhebungen mit der Operation zu warten[1]. Bis Ende 1929 kamen 43 Fälle von Abhebung zur Beobachtung, davon waren 29 mit Rissen. Von diesen 29 wurden 25 operiert, 11 geheilt. Zieht man jedoch nur die frischen Abhebungen bis zu 6 Wochen Dauer in Betracht, so heilten von 14 : 9, also 64%. Diese Ziffern habe ich in einer Mitteilung der Wien. med. Wschr. bekanntgegeben. Seither ist es jedoch noch gelungen, einen weiteren Fall, eine Einäugige, nach drei Operationen zur Heilung zu bringen. Da jedoch einer der geheilten Fälle später eine periphere Abhebung bekam, die bei gutem Visus unverändert geblieben ist, so bleibt die Gesamtheilungsziffer unverändert. Von den Fällen ohne Riss wurden 7 operiert. Ich hatte damals zwei als geheilt angegeben, nachträglich ist jedoch noch ein dritter Fall nach der vierten Operation zur Abheilung gelangt. Ich erwähne einen Fall, der nach über ein und einhalb Jahren Dauer der Abhebung seit über 4 Monaten geheilt ist.

Unsere Art der Lokalisation hat sich ausgezeichnet bewährt. Eine erstmalige Fehloperation ist deshalb von Nachteil, weil durch die Operation ein gewisses Gebiet der Netzhaut schrumpft, so dass die Gefahr von Rückfällen bei weiteren Operationen eine grössere wird. Die alten Netzhautabhebungen haben deshalb so wenig Aussicht auf Dauerheilung, weil die Netzhaut inzwischen schon atrophisch geworden ist und sehr viel leichter einreisst. Das von Comberg angeführte Instrument ist bereits von Sachs in Wien in der Ophthalmologischen Gesellschaft angegeben worden, hat sich jedoch nicht bewährt.

Es ist richtig, dass manche Fälle weniger Aussicht auf Heilung haben. So z. B. vor allem Abhebungen nach Staroperation oder überhaupt solche mit nicht myopischem Auge.

In Fällen ohne Riss, wo man den Riss besser gesagt nicht findet, habe ich in einem solchen Falle den ganzen Sektor der Abhebung durch vier Operationen systematisch durchkauterisiert. Es kam zur Heilung.

Die ganze Frage der Rolle des Glaskörpers ist noch unbearbeitet. Jedenfalls ist die Glaskörperschrumpfung im Normalauge eine wesentlich stärkere als im höher myopen Auge, wo der Glaskörper schon stark verflüssigt ist. Auf andere Einzelheiten werde ich in einer ausführlichen Arbeit eingehen.

---

[1] Nur bei Fällen mit starkem Glaskörperzug ist Zuwarten geboten.

Zweite wissenschaftliche Sitzung.

Freitag, den 13. Juni 1930, vormittags $8^1/_2$ Uhr.

Vorsitzender: Herr v. Imre (Budapest).

X.

Zur Pathologie menschlicher Stare.
(Trockensubstanzbestimmungen.)

Von

J. Kubik (Prag).

Im Arch. Augenheilk. habe ich im Februar dieses Jahres die Resultate von Wägungen verschiedener Starformen mitgeteilt, welche im Laufe mehrerer Jahre durch die intrakapsulare Extraktion nach Stanculeanu-Töröck an unserer Klinik gewonnen worden waren. Aus dem grossen Tatsachenmateriale, um dessen Mitteilung es sich hauptsächlich gehandelt hat, konnten mit grosser Wahrscheinlichkeit nur zwei Schlüsse gezogen werden: 1. dass es für die verschiedenen Formen des Altersstares keine einheitliche Genese gibt und 2. dass der Prozess der Reifung und der Überreifung bei Alterskatarakten durchweg mit einer Gewichtsverminderung verbunden ist.

Ich berichte heute als Ergänzung zu der erwähnten Arbeit über Trockensubstanzbestimmungen an 260 menschlichen Staren verschiedenster Ätiologie, welche teilweise in der erwähnten Arbeit bereits mit verarbeitet wurden, teilweise in der späteren Zeit neu hinzugekommen sind. Die Wägung der intrakapsular extrahierten Linse erfolgte sofort nach der Extraktion im Operationssaale auf einer analytischen Wage, um Gewichtsverluste durch Eintrocknen zu vermeiden. Das manchmal den Linsen anhaftende Blut wurde ganz kurz mit physiologischer Kochsalzlösung abgespült. Die Gewichtsverluste während der Wägung sind minimal, sie betragen nur Bruchteile vom Milligramm, so dass die Resultate für Vergleichswerte absolut brauchbar sind. Die Trocknung der Linsen erfolgte auf Porzellanschalen im Trockenschrank bei 110—120° Temperatur. Nach 6 Stunden ist Konstanz des Gewichtes der

Trockensubstanz erreicht. Die Wägung wurde, um ganz sicher zu gehen, immer erst nach 24 oder 48 Stunden Aufenthalt im Trockenschrank vorgenommen. Die Trockensubstanz der Linse besteht nach den Autoren fast durchweg aus Eiweiss, es wird angegeben, dass die Linse zu 25—30 % aus Eiweiss besteht und ungefähr ½ % auf Salze, ebensoviel auf Lipoide entfällt. Zahlreiche Aschenbestimmungen, über die ich hier nicht berichten kann, haben ergeben, dass auch bei den Starformen mit gewissen Ausnahmen die Trockensubstanz fast ausschliesslich aus Eiweiss besteht und maximal 1 % auf die Asche zu rechnen ist. Wir bestimmen demnach mit der Trockensubstanz indirekt den Wassergehalt der Linse.

In der Tabelle I ist das Durchschnittsgewicht der Trockensubstanz bei den verschiedenen Starformen festgelegt.

Ta b elle I.

260 Stare:

26 incip.	64,8 mg	(46,3—84,2)
40 nucleare	65,6 ,,	(21,4—89,7)
98 immat.	60,8 ,,	(31,5—88,4)
52 mat.	48,6 ,,	(26,7—70,5)
12 hypermat.	41,9 ,,	(21,1—67,0)
8 kompl.	73,0 ,,	(60,0—98,0)
13 cykl.	64,0 ,,	(42,3—79,4)
3 traumat.	54,6 ,,	(50,4—56,9)
2 diab.	44,6 ,,	(42,8—66,5)
3 luxierte	62,2 ,,	(50,1—69,0)
3 klare Linsen . . .	56,2 ,,	(49,7—67,5)

Wir sehen aus dieser Tabelle, dass mit zunehmender Reifung des Stares das Durchschnittsgewicht der Trockensubstanz abnimmt. Die Abnahme des Durchschnittsgewichtes der Trockensubstanz geht annähernd parallel der Abnahme des Totalgewichtes der Starlinse, wie ich dies im Arch. Augenheilk. bereits mitteilen konnte. Die nuclearen Stare nehmen hier wie dort eine Sonderstellung ein; der Durchschnitt ihres Totalgewichtes sowohl als auch ihrer Trockensubstanz ist grösser als der Durchschnitt bei den anderen senilen Staren. Die Zahlen sind immerhin gross genug, um Zufälligkeiten mit grosser Wahrscheinlichkeit ausschliessen zu können. Auffallend regellos sind die Gewichtsschwankungen der Trockensubstanz bei den übrigen Starformen, wiederum ganz analog wie bei den seinerzeit mitgeteilten Totalgewichtsbestimmungen. Es müssten noch viel mehr Bestimmungen gemacht werden, um über die Zufälligkeiten und die Fehlerquellen der kleinen Zahl hinauszukommen.

Ihre volle Bedeutung gewinnt die Tabelle I erst im Vergleich mit der folgenden Tabelle II, welche den durchschnittlichen Prozentgehalt derselben Stargruppen an Trockensubstanz enthält.

Tabelle II.

260 Stare:

26 incip.	33,78 %	(25,5—42,8)
40 nucl.	32,10 ,,	(10,2—38,4)
98 immat.	28,75 ,,	(14,5—41,4)
52 mat.	25,5 ,,	(14,8—38,7)
12 hypermat.	22,2 ,,	(13,3—30,4)
8 kompl.	35,0 ,,	(25,4—42,7)
13 cykl.	32,3 ,,	(14,8—44,3)
3 traumat.	23,2 ,,	(19,7—27,5)
2 diabet.	19,5 ,,	(17,6—21,4)
3 luxierte	32,7 ,,	(31,1—33,8)
3 klare Linsen . . .	32,6 ,,	(31,2—33,8)

Aus dieser Tabelle ist ersichtlich, dass die Trockensubstanz der senilen Stare mit zunehmender Reifung abnimmt, mit anderen Worten, dass die Starbildung einhergeht mit einer relativen und absoluten Zunahme des Wassergehaltes. Diese Tatsache steht im Gegensatz zu der Verschiebung des Wassergehaltes in der alternden klaren Linse, welche allerdings nur an Tieraugen bestimmt werden konnte. Jess gibt an, dass beim Altern der klaren Linse nur eine relative Wasserabnahme eintritt, während der absolute Gehalt sowohl an Wasser wie auch an Trockensubstanz steige. Diese Angabe ist für die klare Linse ohne weiteres plausibel, da die Linse als epitheliales Organ während des ganzen Lebens durch das ständige Auswachsen der äquatorialen Epithelzellen zu Linsenfasern an Volumen zunimmt. Wir sehen also hier die Tatsache statistisch erhärtet, dass die Starbildung als absolut pathologischer Vorgang von den physiologischen Alterserscheinungen der Linse sich abhebt.

Die in dem unteren Teil der Tabelle angeführten Gewichtsverhältnisse beziehen sich auf zu wenig Wägungen, als dass daraus irgendwelche Schlüsse gezogen werden könnten. Auffallend ist immerhin die ausserordentliche prozentuelle Wasserzunahme bei der diabetischen Katarakt. Die Werte für die klare Linse, von

denen allerdings nur drei untersucht werden konnten, stimmen mit
den Angaben der Handbücher überein.

In der Tabelle III wurden die 260 Stare ohne Rücksicht auf
ihre Form nach dem Alter der Starlieferanten geordnet.

Tabelle III.

260 Linsen:

Alter bis 40 Jahre	5 Fälle	63,2 mg
,, ,, 45 ,,	6 ,,	58,8 ,,
,, ,, 50 ,,	10 ,,	59,3 ,,
,, ,, 55 ,,	17 ,,	50,66 ,,
,, ,, 60 ,,	28 ,,	57,33 ,,
,, ,, 65 ,,	50 ,,	56,9 ,,
,, ,, 70 ,,	60 ,,	61,7 ,,
,, ,, 75 ,,	48 ,,	59,1 ,,
,, ,, 80 ,,	27 ,,	58,4 ,,
,, über 80 ,,	9 ,,	66,2 ,,

Wir sehen in dieser Tabelle ein absolut regelloses Schwanken
der Durchschnittsgewichte der Trockensubstanz bei den einzelnen
Altersstufen. Diese Tabelle steht wiederum in scharfem Gegensatze
zu den Altersvorgängen klarer Linsen, deren Trockensubstanz nach
den Angaben aller Untersucher mit zunehmendem Alter zunimmt.
Es ist dies wieder ein Beweis dafür, dass durch die Starbildung
die physiologischen Altersvorgänge menschlicher Linsen absolut
durchbrochen werden. Dasselbe Bild zeigt die Tabelle IV, welche
das Prozentverhältnis der Trockensubstanz zum Totalgewicht
der Linse bei den verschiedenen Altersstufen ohne Rücksicht auf
die Starform zeigt.

Tabelle IV.

260 Linsen:

Alter bis 40 Jahre	5 Fälle	36,1 %
,, ,, 45 ,,	6 ,,	29,3 ,,
,, ,, 50 ,,	10 ,,	28,8 ,,
,, ,, 55 ,,	17 ,,	27,23 ,,
,, ,, 60 ,,	28 ,,	29,3 ,,
,, ,, 65 ,,	50 ,,	28,6 ,,
,, ,, 70 ,,	60 ,,	30,55 ,,
,, ,, 75 ,,	48 ,,	29,8 ,,
,, ,, 80 ,,	27 ,,	28,25 ,,
,, über 80 ,,	9 ,,	30,8 ,,

Wir sehen in dieser Tabelle, dass sich die prozentuellen Werte im allgemeinen unter den Normalwerten der klaren Linse halten, was nur eine Bestätigung dessen ist, was die früheren Tabellen gezeigt haben, dass die Starbildung mit einer absoluten und relativen Wasserzunahme verbunden ist. Dass die Differenzen nicht so gross sind, wie wir es nach den Erfahrungen bei der senilen Katarakt erwarten würden, ist dadurch zu erklären, dass viele andersartige Katarakte mit ihren ganz unregelmäßigen Werten die Durchschnittsresultate der verschiedenen Altersgruppen etwas verschieben. Man könnte fast zu dem Schluss kommen, dass die chemischen Vorgänge bei der Starbildung unabhängig sind von dem physiologischen Zustande der Linse im Moment des Beginnes der Starbildung.

Dass im Einzelfall die Verhältnisse der Starbildung noch viel komplizierter liegen, als es nach den mitgeteilten Durchschnittsresultaten zu sein scheint, ist aus den eingeklammerten Werten in den beiden ersten Tabellen zu entnehmen. Die eingeklammerten Werte enthalten die Minimal- und die Maximalwerte bei den einzelnen Gruppen. Es müssen besondere Vorgänge mit im Spiele sein, welche diese horrenten Differenzen, in einzelnen Stargruppen bis zu 400 %, erklären. Es bleibt gegenwärtig noch vollständig unerklärlich, wie beispielsweise der prozentuelle Trockensubstanzgehalt bei den nuclearen Katarakten zwischen 10,2 % und 38,4 % schwanken kann. Ich habe versucht, den Beziehungen zwischen den niedrigen Prozentwerten der Trockensubstanz und den Starformen und zwischen den hohen Prozentwerten der Trockensubstanz und den Starformen nachzugehen. Zu dem Zwecke habe ich den Prozentgehalt von 5 zu 5 % abgestuft und die dazugehörigen Starformen herausgesucht. Ich war ursprünglich der Meinung, dass bei den niedrigen Prozentgehalten andere Starformen vorherrschen müssten als bei den hohen. Doch hat sich das nicht bestätigt. Es sind in sämtlichen Prozentstufen die senilen Katarakte ziemlich gleichmäßig verteilt. Der niedrigste Prozentgehalt wurde bei einem 70jährigen Patienten mit nuclearer Katarakt und hoher Myopie bestimmt, welcher bei einem Linsengewicht von 210 mg, also ein etwas vermindertes Linsengewicht gegenüber dem Durchschnitt dieser Altersstufe, nur 10,2 % Trockensubstanz aufwies. Den höchsten Prozentgehalt an Trockensubstanz von den senilen Katarakten hatte ein 70jähriger Mann, der eine incipiente Katarakt aufwies mit 42,8 % Trockensubstanz bei einem Totalgewicht von 171,6 mg. Es ist gegenwärtig vollständig unverständlich, wodurch derart hohe Differenzen zu erklären sind. Den höchsten Gehalt an Trockensubstanz, den ich während meiner Messungen überhaupt beobachten konnte, zeigte eine 45jährige Frau mit cyclitischer, stark verkalkter Linse, welche 44,3 % Trockengehalt aufwies.

Inwieweit die gefundenen Werte für einzelne Kataratttheorien verwertbar sind, kann gegenwärtig noch nicht angegeben werden; in dem gegenwärtigen Stadium kann es nur unsere Aufgabe sein, weiteres Tatsachenmaterial bereitzustellen.

Aussprache.

Herr Jess
weist darauf hin, dass er im Jahre 1913 ganz ähnliche Wägungen normaler und kataraktöser Rinderlinsen durchgeführt und in der Z. Biol. veröffentlicht hat. Auch hier fand sich eine ständige Gewichtsabnahme der Starlinsen, verursacht durch Abnahme des Eiweiss- und des Wassergehaltes. Untersuchungen an kataraktösen Menschenlinsen waren wegen Fehlens von mit der Kapsel extrahierten Staren nicht möglich. Jedoch erlaubten die vorhergegangenen Wägungen und Bestimmungen an normalen Rinderlinsen der verschiedenen Altersstufen einen einwandfreien Vergleich.

Herr Kubik (Schlusswort):
Die in der Z. Biol. erschienene Arbeit von Jess war mir nicht bekannt. Der prinzipielle Unterschied im Wassergehalt der alternden klaren Linse und der Stare kann nur durch grosse Wägungsreihen festgestellt werden. Der von Jess erwähnte Gegensatz zu den Trockensubstanzen der tierischen Stare erklärt sich durch die geringe Zahl der von Jess vorgenommenen Starwägungen.

XI.

Typischer und atypischer Krankheitsverlauf bei Augentuberkulose.

(Mit Demonstrationen.)

Von

Ed. Werdenberg (Davos).

Die Mannigfaltigkeit der Augentuberkuloseformen ist, wie wir wissen, bedingt durch den verschiedenartigen und wechselnden Charakter der chronischen Infektionskrankheit. Verlauf, Prognose und Therapie werden dadurch in hohem Grade bestimmt. Dem Charakter nach lassen sich nach den Kenntnissen des letzten Jahrzehnts typische Hauptkrankheitsbilder abgrenzen, am deutlichsten bei der tuberkulösen Uveitis.

Rein pathologisch-anatomisch erkennen wir dabei am Hornhautmikroskop drei Krankheitsformen: die exsudative, produktive und fibröse. Bei dem häufigen gemischten Auftreten ist gewöhnlich eine Krankheitsform vorherrschend. Die Heilung erfolgt meist in der angegebenen Stufenfolge: die exsudative Form wandelt sich in die gutartigere produktive und heilt als fibröse aus.

Bei der täglichen Untersuchung an einem grossen Krankenmaterial fällt aber bereits ein erstes, zunächst schwer erklärliches Missverhältnis auf: Wir sehen z. B., dass schwere produktive, sogar exsudative tuberkulöse Uveitiden rasch ausheilen und gut ansprechen können auf energische differente Therapie, dass aber im Gegensatz scheinbar leichte, ja minimale Prozesse sehr hartnäckig sein können und sogar bösartig auf differente vorsichtigere Behandlung antworten. Es besteht also ein greifbares, aus dem Augenbefund allein nicht erklärliches Missverhältnis zwischen Quantität und Qualität des Krankheitsprozesses.

Beurteilung der Qualität ist Beurteilung des Charakters der tuberkulösen Augen- und Gesamterkrankung, erkennbar aus dem Typus der Organerkrankungen und den Symptomen der Allgemeinerkrankung, wie ein früherer Klassifikationsversuch zu zeigen versuchte. Anhaltspunkte für das Gleichgewichtsverhältnis zwischen Infektion und Immunität, also vorhandene Kompensation oder Inkompensation der Abwehr, geben die Immunitätsreaktionen im Rahmen des lokalen und gesamten Krankheitsbildes.

Im Anschluss an das Rankesche System lassen sich bekanntlich an den meisten Augengeweben, besonders instruktiv bei der tuberkulösen Uveitis, drei Hauptkrankheitsbilder genauer präzisieren als: sekundäre exsudative Form mit Giftüberempfindlichkeit einerseits, produktive und fibröse Form mit mehr primärer normaler oder tertiärer herabgesetzter Giftempfindlichkeit andererseits. Das sekundäre überempfindliche Krankheitsbild steht also in einem gewissen Gegensatz zu den beiden nicht überempfindlichen Formen.

Zum einzelnen, pathologisch-anatomisch gekennzeichneten Krankheitsbild gehört demnach, wie ich ausdrücklich betonen möchte, eine für dasselbe typische Immunitätsreaktion, schon bei kleinen, therapeutischen subepidermalen Dosen erkennbar. Bei den typischen Krankheitsbildern der tuberkulösen Uveitis müssen deshalb den grössten Gegensatz bilden Jugend und Alter,

sekundäre exsudative überempfindliche Iridocyclitis des kindlichen und jugendlichen Alters gegenüber der spätsekundären
fibrösen Altersiridocyclitis mit herabgesetzter Giftempfindlichkeit, letztere besonders häufig bei Frauen im Klimakterium
auftretend.

Meine statistische Untersuchung an bisher gegen fünf-
hundert klinisch behandelten und dauernd genau beobachteten,
meist schweren tuberkulösen Augenerkrankungen ergab eine
weitere merkwürdige Überraschung. Die Mehrzahl der schweren
juvenilen Iridocyclitiden gerade mit exsudativem intrathorakalem
Befund war gar nicht tuberkulinüberempfindlich, häufig sogar
unempfindlich, eine grosse Zahl der Altersuveitiden, gewöhnlich mit
leichterem fibrösem Lungenprozess, dagegen ganz hochgradig überempfindlich. Bei den typischen Krankheitsbildern versagt
also ein Hauptmerkmal, die zugehörige Rankesche Immunitätsreaktion. Dieselbe ist oft atypisch. Das System hat
hier scheinbar ein Loch, denn der Rankesche Schlüssel scheint
nicht in das Schloss der Augentuberkulose zu passen.

Wie sind aber diese atypischen Reaktionen in der Praxis
zu bewerten? Sie bedeuten Warnungssignale, den Nachweis
unerwartet erhöhter Kompensationsstörung der Immunität. Bringt nämlich der juvenile Organismus mit schwerer Uveitis
und toxischer Allgemeinerkrankung die dem geschlossenen Krankheitsbild zugehörige Überempfindlichkeitsreaktion nicht auf, so ist
die ersetzende negative Anergie ein schlechtes Zeichen schwer
darniederliegender Abwehr. Ist dagegen eine scheinbar spätsekundäre Altersuveitis noch überempfindlich, so ist die Giftigkeit
der Allgemeinerkrankung noch grösser, als ein fibröser Augen- und
Lungenbefund erwarten lassen, der Charakter sekundär und noch
nicht tertiär. Auf diese Weise werden uns die für die Krankheitsbilder atypischen Reaktionen zu einem verfeinerten
diagnostischen Merkmal für Beurteilung des Krankheits-
charakters und für vorsichtige Konsequenzen in bezug auf die
differente Therapie. Krankheits- und Heilverlauf bei Augentuberkulose sind eben biologisches Geschehen. Wie der
pathologisch-anatomische Typus, so wechselt auch der
Immunitätstypus im Einzelverlauf. Mit der Heilung nimmt
atypische herabgesetzte juvenile Giftempfindlichkeit zu, Alters-
überempfindlichkeit ab. Die Abwehr wird dadurch beidemal
kompensierter. Die ausgebaute biologische Untersuchungsmethode, basiert auf der empirischen Grund-

lage absoluter Tatsachen, macht das Rankesche System freier von Schematismus und dadurch erst fruchtbar für die Verwertung beim Krankheitsverlauf der Augentuberkulose.

Eine weitere Gruppe von Krankheitsbildern mit atypischem Heilverlauf ist gekennzeichnet durch das anfangs erwähnte Missverhältnis zwischen Quantität und Qualität, das wir nach diesen Ausführungen nun verstehen lernen als Missverhältnis zwischen Ausdehnung oder Extensität der Organerkrankung und Giftigkeit oder Intensität der Allgemeinerkrankung. Eine doppelte Beobachtung war bei meinen Krankheitsbildern häufig:

1. sind Augen- und auch intrathorakaler Befund geringgradig, die Allgemeinerkrankung giftig, dann kann der Verlauf am Auge hartnäckig, ja bösartig sein und Monate, selbst Jahre dauern. Die primäre ursächliche giftige Quelle ist in solchen Fällen wohl meist in der intrathorakalen Lymphdrüsenkette zu suchen, worauf Herr Geheimrat Krückmann vor zwei Jahren hinwies. Die Erkrankung reagiert in diesem inkompensierten Stadium meist schädlich auf differente Therapie.

2. Augen- und oft auch Lungenprozess sind quantitativ ausgedehnt, können trotzdem rasch und gut ausheilen bei günstigem Ansprechen auf differente Therapie. Hier besteht das umgekehrte Verhältnis zwischen Organ- und Allgemeinerkrankung, es tritt schon ein hochgradig kompensierter Krankheitscharakter zutage.

Ein drittes bekanntes und im gleichen Sinn erklärliches Missverhältnis ist dasjenige zwischen der Schwere des Augen- und Lungenbefunds: schwerer Augenbefund, leichter Lungenbefund, und umgekehrt. Häufig konnte ich schwere Uveal- und Netzhautvenentuberkulosen beobachten bei geringgradigem Lungenbefund, und im Gegensatz leichte Augentuberkulosen bei schwerem Lungenbefund, u. a. bei ca. zehn schweren Pneumothoraxfällen.

Die zahlreichen Komplikationen als lokale Folgeerscheinung, wie Drucksteigerung usw. gehören nicht in den Rahmen dieses Vortrags.

Die aus der Beobachtung des Krankheitsverlaufs der Augentuberkulose gefundenen Richtlinien waren mir bestimmend für Lokal- und Allgemeinbehandlung und bedingten häufig die Heilerfolge:

Bei nahezu 500 tuberkulösen Augenerkrankungen wurde Heilung in 60%, Besserung in 30% erzielt. Ein grosser Teil blieb rezidivfrei. Bei 100 Augen mit unbrauchbarem Anfangssehvermögen von einigen Zweihundertsteln bis $^1/_{10}$, in der Mehrzahl schwere alte vorbehandelte tuberkulöse Uveitiden, erhielten 70 wieder brauchbares Sehvermögen, 48 dieser Augen konnten auf gegen halbe bis volle Sehschärfe gebessert werden. Bei nicht wenigen dieser Patienten war das andere Auge bereits phthisisch oder enukleiert. Arbeitsfähigkeit nach langer Arbeitsunfähigkeit konnte z. B. bei mehreren staatlich bereits pensionierten Patienten wieder erzielt werden.

Wenn auch der Kampf gegen die Augentuberkulose ein äusserst schwerer bleibt, so hoffe ich doch, gezeigt zu haben, dass die qualitative Beurteilung des Krankheitsverlaufs und der Krankheitsform, die daraus abgeleitete Behandlung und die Heilresultate heute ein einigermaßen brauchbares Ganzes darstellen.

Demonstrationen.

I. Die drei typischen Krankheitsformen der tuberkulösen Uveitis.

1. Exsudative juvenile Form mit zugehöriger Überempfindlichkeit.

2. Produktive Form mit nicht erhöhter Giftempfindlichkeit.

3. Fibröse Form mit zugehöriger tertiärer herabgesetzter Giftempfindlichkeit.

II. Der typische Heilablauf (Umwandlung der exsudativen Form in die produktive und fibröse).

Verschiedene Behandlung im Stadium der Inkompensation (Umstimmung durch Allgemeinbehandlung, Domäne klimatische Hochgebirgskur) und der Kompensation (nützliches Ansprechen auf differente Therapie).

III. Krankheitsformen mit atypischen Reaktionen.

1. Juvenile Uveitis mit negativer Anergie.

2. Altersuveitis mit Überempfindlichkeit.

IV. Missverhältnis zwischen Quantität und Qualität des Krankheitsprozesses.

1. Geringgradiger Augen- und intrathorakaler Befund bei nicht gutartiger Allgemeinerkrankung (Inkompensation).

2. Ausgedehnter Augen- und intrathorakaler Befund bei gutartiger Allgemeinerkrankung (vorwiegende Kompensation).

Demonstration dieser Gegensätze bei Cyclitis, Chorioiditis, sowie miliarer und submiliarer Chorioidealtuberkulose.

V. Missverhältnis zwischen Augen- und Lungenbefund bei Netzhautvenentuberkulose.

VI. Heilerfolge und Resorptionsfähigkeit bei schweren alten vorbehandelten Fällen von tuberkulöser Iridocyclitis mit sklerosierender Keratitis (Erzielung eines brauchbaren Sehvermögens nach unbrauchbarer Anfangssehschärfe).

1. Exsudativ-überempfindliche Formen.

2. Spätsekundäre Formen.

Aussprache.

Herr Bartels:

1. Den überempfindlichen Verlauf der tuberkulösen Iridocyclitis bei älteren Individuen kann ich bestätigen. Ein Beispiel: Bei einer älteren Frau wurde das noch bis auf wenige Präcipitate gesunde Auge vor der Injektion genau untersucht. 24 Stunden nach der Injektion von 0,1 der 4. Verdünnung Tbc.-Emulsion traten etwa 10—20 deutliche Tuberkelknötchen an der Iris auf.

2. Welche Erfahrungen hat der Vortragende über den Heilerfolg der Kataraktoperation bei bzw. nach abgelaufener Tbc.-Iridocyclitis? Ich konnte in einigen Fällen nach dieser Operation eine auffällige Besserung feststellen.

Herr Lauber:

Löwenstein, Wien, hat ein Verfahren ausgearbeitet, um Tuberkelbacillen direkt aus dem Blut zu züchten. Es hat sich herausgestellt, dass auch bei tuberkulöser Iridocyclitis bei manchen Kranken sich Tuberkelbacillen im Blute vorfinden, folglich eine Bacillämie besteht. Es wird sich darum handeln, festzustellen, wie weit die Fälle mit Bacillämie sich ihrem Verlaufe nach und in bezug auf ihre Behandlung sich von den Fällen ohne Bacillen unterscheiden.

Herr Krückmann:

Die Mitteilungen des Herrn Kollegen Werdenberg haben mich sehr für sich eingenommen und zwar deswegen, weil sie etwas Prinzipielles bringen. Wir haben von einer autoritativen Stelle, die viel mit anderen Tuberkuloseärzten zusammenarbeitet, erfahren, und es ist auch an Beispielen demonstriert worden, dass das Rankesche Gesetz für die Augentuberkulose durchgängig nicht aufrecht zu erhalten ist. Ich will mich hier nicht lange ausbreiten und beschränke mich auf die Bestätigung der Mitteilung, dass die exsudative Tuberkulose des zweiten und dritten Jahrzehnts trotz stürmischen Auftretens viel günstiger verlaufen kann als eine zunächst milde erscheinende Tuberkulose des höheren Alters: die exsudative Alterstuberkulose.

Nun möchte ich Herrn Werdenberg noch zwei Fragen vorlegen, und zwar hinsichtlich der Blutungen: er hat uns hiervon nichts mitgeteilt. Zunächst ganz allgemein; wie verhält er sich überhaupt bei Blutungen der Augentuberkulose und zweitens speziell: wie verhält er sich zur Netzhautblutung bei der sog. Periphlebitis während der Schwangerschaft. Es ist mir genau bekannt, dass diese Netzhautblutungen beim männlichen Geschlecht viel häufiger auftreten als beim weiblichen. Dafür sind sie aber während der Schwangerschaft beim weiblichen Geschlecht mitunter recht gefährlich. Hier liegt vielleicht der einzige Fall vor, wo der Augenarzt sich gelegentlich schnell zu einer Unterbrechung entschliessen muss. Ich würde es freudig begrüssen, wenn ich hierüber die Ansicht im speziellen noch hören könnte.

Herr Stock:

Herr Werdenberg hat in einzelnen Fällen ein Missverhältnis von erwarteter Wirkung der Therapie und klinischem Befund festgestellt. Ich möchte das unterstreichen und mitteilen, dass einzelne Fälle von Iridocyclitis auf Röntgenbestrahlung so gut wie gar nicht reagieren, während man bei anderen einen prompten Erfolg feststellen kann. Ein klinischer Unterschied solcher Fälle ist nicht da. Das hat mir die Überzeugung gegeben, dass es sich vielleicht bei den Fällen, die auf Röntgenbestrahlung nicht reagieren, gar nicht um eine Tuberkulose handelt, sondern dass die Ätiologie dieser Fälle eine Infektion ist, die wir bis jetzt noch nicht kennen. Ich bin der Ansicht, dass wir etwas zu häufig die chronische Iridocyclitis für tuberkulös halten.

Ich möchte nur mitteilen, dass Herr Liebermeister Tuberkelbacillen im Blut schon oft festgestellt hat bei relativ leichten Allgemeintuberkulosen.

Die chronische Iridocyclitis hat mich bis jetzt noch in keinem Fall veranlasst, eine Schwangerschaft unterbrechen zu lassen. Blutungen, sowohl in die Retina als in den Glaskörper, sind bei Frauen relativ sehr selten; ich habe nie feststellen können, dass ein Zusammenhang dieser Blutungen einmal mit der Menstruation und dann mit der Schwangerschaft besteht.

Ich habe mit ausgezeichnetem Erfolg mindestens 50 Katarakte bei chronischer Iridocyclitis — aber nur in der Kapsel — extrahiert; die Augen ertragen diese Operation ausgezeichnet, wenn man nur wartet, bis die Iridocyclitis zur Ruhe gekommen ist.

Herr Axenfeld:

1. Ich bezweifle nicht die objektiven Unterlagen der Fälle, bei denen Herr Kollege Bartels nach Extraktion der kataraktösen Linse Besserungen der tuberkulösen Iridocyclitis erlebte; es ist das vielleicht verständlich durch die Erleichterung der Zirkulation resp. des Flüssigkeitswechsels durch die bis dahin adhärente Pupille. Aber hoffentlich lässt sich durch diese Mitteilung niemand veranlassen, Cataracte im Interesse der Therapie bei florider tuberkulöser Iridocyclitis zu extrahieren; viel eher als eine Besserung könnte dann eine Verschlimmerung durch vermehrte

Exsudation, Blutung, Organisation eintreten. Warten müssen diese Leute mitunter jahrelang, bis der entzündliche Zustand zum Stillstand oder zur Abheilung gekommen ist, und dann kann man allerdings oft noch viel leisten durch Extraktion der Linse in der Kapsel, wie ich das hier in einem Vortrag im Jahre 1920 näher ausgeführt habe.

2. Es ist bezüglich der Lungenbefunde bei der tuberkulösen Iridocyclitis in dem „Kurzen Handbuch", das soeben erschienen ist, ein Widerspruch gesehen worden zwischen der ersten Mitteilung darüber, die ich 1909 mit de la Camp bekannt gab und dem, was man heute dazugelernt hat. Die Hauptsache ist, dass unsere damalige Feststellung auch heute noch gilt, dass zwar Bronchialdrüsenschatten und einzelne Verdichtungen im Röntgenbild nachweisbar und uns damit ein wertvoller Hinweis auf die Ätiologie sind, insofern die Lungen bzw. Bronchien die Eintrittspforte darstellen, dass aber progressive zerstörende Prozesse der Lungen, offene Phthisen sich mit der intraocularen Tuberkulose geradezu ausschliessen, seltene Ausnahmen abgerechnet. Es ist das eine sehr interessante Tatsache, vielleicht aus dem Gebiet gegenseitiger Immunität.

3. Die künstliche Unterbrechung der Gravidität und, was dem nahesteht, die Verhütung einer Gravidität bei tuberkulöser Iridocyclitis der Mutter, kann nicht schematisch so gehandhabt werden, dass man für alle Fälle ein radikales Verbot erlässt oder unbedingt unterbricht. Bei schweren floriden Entzündungen, bei Blutungen, kann das geboten sein. Aber bei zur Ruhe gekommenen Fällen braucht man nicht immer so hart zu sein. Die psychische Schädigung durch das unbedingte Verbot kann allgemein und örtlich sich schlimmer auswirken, als die Erlaubnis schaden kann. Nur muss natürlich eine fortgesetzte allgemeine und augenärztliche Kontrolle stattfinden, und wenn eine Verschlimmerung eintritt, die das Fortbestehen der Gravidität verbietet, dann wird man natürlich einschreiten. Ich kenne aus dem grossen Tuberkulosematerial meiner Klinik manche Fälle, wo doch die Familie sich vermehren konnte, ohne dass die Mutter an ihren Augen schwer geschädigt wurde. Ähnlich liegt es mit der Heirat. Auch hier darf individualisiert und hier und da eine bedingte Zustimmung gegeben werden, wenn auch allen schwer Beschädigten oder noch florid Kranken der Rat zu geben ist, nicht zu heiraten. Jedenfalls liegen die Verhältnisse hier ganz anders, als bei den Phthisikern: Unsere Patienten haben ja nicht den konstitutionellen phthisischen Habitus, der sich als Disposition vererbt, und auch bezüglich einer Ansteckung der Familie und Nachkommen liegen die Dinge wohl viel günstiger.

Herr v. Hippel:

Die Möglichkeit, dass man häufiger Tuberkulose diagnostiziert als sie wirklich vorliegt, hat mich schon vor vielen Jahren veranlasst, ein grosses anatomisches Material auf diese Frage hin zu untersuchen. Dabei hat sich eine überraschende Übereinstimmung zwischen klinischer Diagnose und anatomischem Befund ergeben.

Bei ausgeheilter tuberkulöser Iridocyclitis steht nicht selten das Sehvermögen in auffallendem Missverhältnis zu dem scheinbar normalen Augenhintergrundbefund. Im allgemeinen wird dies auf Miterkrankung

des Sehnerven bezogen. Ich habe kürzlich einen Fall anatomisch untersucht, wo das Pigmentepithel vollkommen normal war, also auch der
ophthalmoskopische Befund normal erschienen wäre und wo der gänz-
liche Schwund der äusseren Netzhautschichten die Erklärung für die
Sehstörung abgab.

Herr Rohrschneider:

Bei der Frage der Schwangerschaftsunterbrechung wegen tuberkulöser Augenerkrankungen spielten nach den Erfahrungen der Berliner
Augenklinik Blutungen in die vordere Kammer bis jetzt keine Rolle.
Es handelt sich vielmehr um Blutungen in der Netzhaut und im Glaskörper. Auf letztere hat Herr Geh. Rat Krückmann soeben in seiner
Diskussionsbemerkung hingewiesen. Dass aber auch unter Umständen
tuberkulöse Erkrankungen des vorderen Augenabschnittes eine Unterbrechung der Schwangerschaft notwendig machen können, geht aus
einem jüngst beobachteten Falle hervor: Bei einer jungen Frau mit
schwächlichem Körperbau war im Anschluss an zwei kurz hintereinander
durchgemachte Schwangerschaften eine tuberkulöse Iridocyclitis aufgetreten, die nach einem bald darauf erfolgten Abort sich verschlimmerte.
Als das schwere Augenleiden nach mehrjähriger Behandlung gebessert
war, trat wiederum Konzeption ein. Um eine erneute Verschlimmerung
des Augenbefundes zu verhindern, wurde in diesem Falle die künstliche
Unterbrechung der Schwangerschaft veranlasst. Hierdurch sollte ver-
hütet werden, dass das dritte lebende Kind mit der Erblindung der
Mutter erkauft würde.

Herr Werdenberg (Schlusswort):

Zu Krückmann: Über das Votum von Herrn Geh. Rat Krückmann habe ich mich besonders gefreut. Die exsudative Alterstuberkulose
macht für das Rankesche System grosse Ausnahmen. Es ist schwierig,
das grosse Thema auf die knappe Zeit zu bringen und dadurch fällt bei
allen Kongressvorträgen die Formulierung zu schematisch aus, weil das
Nuancieren zu viel Zeit in Anspruch nimmt.

Was die Blutungen anbelangt, so will ich zunächst auf die Blutungen
bei Abort eingehen. Ich formuliere folgendermaßen: Wenn auf beiden
Augen Blutungen auftreten, oder wenn auf einem Auge die Blutung
rasch zunimmt, so ist die Unterbrechung der Schwangerschaft ernstlich
in Erwägung zu ziehen. Man muss aber beobachten und bei weiterer
Zunahme der Blutung sich bald entschliessen, um den Zeitpunkt für die
Unterbrechung nicht zu verpassen. Ist ein Auge schon durch Blutung
verloren gegangen und tritt auf dem anderen Auge Blutung auf, so ist
der Abort sofort einzuleiten.

Zu Bartels: Von Extraktion der Cataracta complicata nach Augen-
tuberkulose habe ich gute Resultate gesehen, wenn bis zur völligen
Heilung genügend lang zugewartet wird. Die Zeit kann, wie Herr Geh. Rat
Axenfeld betont, auch mehrere Jahre betragen. Was die operativen
Eingriffe im allgemeinen am noch tuberkulösen Auge anbelangt, so
beschränke ich mich auf die schonendsten Noteingriffe (Drucksteigerung).

Zu Axenfeld: Demonstration des Missverhältnisses von Augen- und Lungenbefund bei Netzhautvenentuberkulose:

1. schwerste Netzhautgefässerkrankung bei minimem intrathorakalem Befund,

2. stationäre gutartige Blutungen bei cavernöser Phthise.

Zu Stock: Ich kann den Erfolg der Röntgenbestrahlung bei der chronischen Uveitis bestätigen. Ich habe gegen 400 Röntgenbestrahlungen bei Augentuberkulose vornehmen lassen, die besten Erfolge bei den produktiven Prozessen gesehen. Für exsudative Fälle ist auch die Röntgenbestrahlung eine differente Therapie, die gelegentlich bei geringen Dosen schon starke Frühreaktionen auslösen kann. Jedenfalls ist die Röntgenbestrahlung mit ein wertvoller Hilfsfaktor bei Augentuberkulose geworden.

XII.

Weitere Studien über die Feinstruktur von Augengeweben.

Von

E. Hertel (Leipzig).

Mit 24 Abbildungen im Text.

Wie aus meinen Ausführungen in unserer Sitzung vor drei Jahren hervorgegangen sein dürfte, können wir zur Erforschung des Feinbaues der Augengewebe, d. h. also ihrer submikroskopischen Beschaffenheit neben den älteren Untersuchungsmethoden, wie die Ultramikroskopie und die Untersuchung auf Doppelbrechung, auch die Röntgenstrahlen in der Form des Debye-Scherrerschen Röntgendiagrammes anwenden. Ich möchte mir erlauben, über weitere derartige Untersuchungen, die in unserer Klinik ausgeführt sind, zu berichten.

Ich möchte darauf hinweisen, dass wir nach allgemein für solche Untersuchungen üblichem Verfahren Röntgenröhren mit Kupferantikathoden benutzen, deren monochromatische Strahlen in einem durch geeignetes Blendensystem abgegrenzten Bündel durch die zu untersuchenden Objekte, die in einem besonderen Rahmen gehalten werden, geleitet werden. Der auffangende Film zeigt nun, wenn das durchstrahlte Objekt kristallinische Struktur hat, um die Primärstrahlenschwärzung mehr oder weniger scharfe Interferenzen infolge der Abbeugung der Strahlen an den mit Atomen besetzten Netzebenen der Kriställchen. Ganz amorphe Substanzen — wie etwa Flüssigkeiten — geben nur eine diffuse und verschieden breite Schwärzung. Der Abstand der Interferenzschwärzung von der vertikalen

Symmetrieebene der Aufnahme, ihre Intensität und Breite geben Aufschluss über die Beschaffenheit und Grösse der kristallinischen Stoffe. Die Form und Anordnung der Interferenzen erlauben Rückschlüsse auf die Orientierung dieser submikroskopischen Teilchen, die man nach K. H. Meyer auch als Mizellen bezeichnen kann.

Wenn Sie nun die Bilder der herumgereichten Tafeln betrachten, so finden Sie ohne weiteres die grossen Unterschiede bei den verschiedenen durchstrahlten Geweben.

Abb. 1 in der ersten Reihe stammt von einer frischen menschlichen Hornhaut,

Abb. 4 von der Sklera,

Abb. 7 vom Linsenkern eines Kindes,

Abb. 10 vom Linsenkern eines alten Mannes.

Abb. 11 wurde erhalten bei Durchstrahlung der kindlichen Rinde und

Abb. 12 von der Rinde eines alten Mannes.

Die darüberstehenden Abb. 8 und 9 zeigen die Diagramme der Linsenkapsel.

Abb. 22 auf der zweiten Tafel wurde erhalten bei Durchstrahlung von Glaskörper.

Die Abgrenzung der Ringe, ihre Intensität und Ausdehnung sind überall verschieden. Der Glaskörper zeigt nur das Bild eines amorphen Körpers ohne abgrenzbare Ringbilder. Wir können also aus diesen Bildern wesentliche Differenzen im submikroskopischen Aufbau der durchstrahlten Gewebe folgern.

Es schien mir aber zur Klärung biologischer und pathologischer Fragen von besonderer Wichtigkeit zu sein, festzustellen, welche Änderung dieser Aufbau erfährt, wenn die Gewebe vor der Durchstrahlung von der Norm abweichenden, physikalisch oder chemisch wirkenden Einflüssen ausgesetzt wurden.

So lag es bei der kolloiden Natur des untersuchten Materiales nahe, festzustellen, ob sich das Bild der Interferenzen ändert mit einer Änderung des Wassergehaltes der Gewebe. Sie sehen in

Abb. 2 das Bild einer menschlichen Hornhaut, die durch Alkohol teilweise entquollen war,

in Abb. 3 das Bild einer Hornhaut, die an der Luft noch weiter getrocknet war.

Vergleichen wir diese Bilder mit Abb. 1, so fällt sofort auf, dass aus der breiten Ringschwärzung an der Peripherie sich ein scharfer Ring herausdifferenziert hat, vor dem nach innen dann ein schwächerer, weniger scharfer liegt.

Ähnliche Veränderungen waren auch bei der Sklera zu erzielen.

Sie sehen in Abb. 5 eine menschliche Sklera, die mit Alkohol vorbehandelt war,

in Abb. 6 dieselbe, die nachträglicher Lufttrocknung ausgesetzt war. Auch hier finden wir als Auffallendstes die Differenzierung des äusseren Ringes aus der mehr diffusen Schwärzung der Abb. 4. Auch die übrige Schwärzung ist etwas kräftiger herausgetreten bzw. schärfer abgesetzt.

Da nun die äussere, schärfere Interferenz erst nach Entquellung aufgetreten ist, im normal gequollenen Zustande weder bei der Hornhaut (Abb. 1) noch bei der Sklera (Abb. 4) zu sehen war, können wir annehmen, dass schon der Wassergehalt der normalen Hornhaut und Sklera genügt, den Gitteraufbau in den Mizellen, auf dem ja das Auftreten der Röntgeninterferenzen beruht, zu beeinflussen. Erst nach Herausziehen der in die Mizellen eingedrungenen Flüssigkeit tritt die kristallinische Natur des Kolloides deutlicher hervor. Wir hätten also mit einem intramizellaren Ablauf der Quellung bei Hornhaut und Sklera zu rechnen.

Gehen wir jetzt auf die Linsenbilder ein, so bieten die Interferenzen der kindlichen Linsenpräparate gegenüber denen des alten Mannes in bezug auf Anordnung und Deutlichkeit keine wesentlichen Differenzen. Es fällt nur auf, dass der Interferenzring des Kernbildes beim alten Mann deutlich kleiner ist als der des Kindes. Man wird diese Verkleinerung des Interferenzabstandes im Alter wohl in Zusammenhang zu bringen haben mit dem Altern des kolloiden Systems der Linse.

Um den Einfluss der Trocknung, also der Entquellung der Linse, auf die Röntgeninterferenzen zu studieren, habe ich auch Linsen getrocknet.

Ich bitte, die Abb. 19, 20, 21 zu betrachten, es sind Rindenbilder, und zwar ist Abb. 19 von einer frischen Kaninchenlinse, Abb. 20 von einer getrockneten Kalbslinse und Abb. 21 von einer getrockneten Ochsenlinse. Man sieht, dass durch den Trocknungsprozess die diffuse Schwärzung der Interferenzen abgenommen hat, es ist aber nichts von einer ähnlichen Differenzierung zu sehen, wie sie bei der Hornhaut und Sklera konstatiert werden konnte. Wie in den frischen Präparaten ist auch in den getrockneten Linsen der Interferenzring deutlich zu sehen, und zwar an gleicher Stelle. Daraus dürfen wir schliessen, dass die Wasserentziehung nicht, wie bei der Hornhaut und Sklera, in das Mizellargefüge eingegriffen hat, das

Vorhandensein gleicher Interferenz im getrockneten und wasserhaltigen Zustand deutet vielmehr darauf hin, dass in der Linse auch im frischen Zustande ungequollene Mizellen vorhanden sind, deren Raumgitter gut darstellbar ist.

Es würde das im Einklang stehen damit, dass ja schon Leber und später auch Wessely darauf hingewiesen haben, dass von einer kolloidalen Quellung wohl bei Hornhaut und Sklera, aber nicht ohne weiteres bei der Linse gesprochen werden kann.

Des weiteren fiel nun auf, dass das getrocknete Linsenmaterial, das allerdings sehr alt war, eine grosse Neigung hatte, von selbst zu zerfallen. Die noch fest gebliebenen Partikelchen konnten im Mörser durch leichten Druck pulverisiert werden. Dagegen waren die Hornhäute auch nach jahrelanger Trocknung ausserordentlich fest, hornartig, und hatten ihr Gefüge beibehalten. Die Skleren waren lederartig, von Zerfall war auch hier keine Rede. Sklera und Hornhaut liessen sich auch im Mörser nicht zerkleinern, erst nach Zermahlen in verschiedenartigen Mühlen gelang es, eine gewisse körnige Pulverisierung dieser Gewebe zu erreichen. Ich erlaube mir, Proben, in denen diese Unterschiede hervortreten, herumzureichen.

Diese verschiedenartige Festigkeit der Häute deutet auch auf Differenzen in der Feinstruktur hin, wenigstens wissen wir aus den Mitteilungen, die über die Struktur von Metallen und Cellulose, Seide usw., aber auch von Sehnen, Muskeln vorliegen, dass besondere Festigkeit in einer Richtung ein Anzeichen für parallele Lagerung der die Mizellen bildenden Hauptvalenzketten ist (K. H. Meyer). Bei der Röntgendurchstrahlung zeigt sich eine derartige Anordnung dadurch an, dass ein aus Punkten und Streifen bestehendes Diagramm (sog. Faserdiagramm, Polanyi) erscheint. Andeutungen derartiger Faserdiagramme haben wir bei der Untersuchung von Hornhaut und Sklera auch gefunden, ich werde an anderer Stelle darauf eingehen. Heute möchte ich aber noch einen anderen Unterschied zwischen den Diagrammen dieser Häute und denen der Linse erwähnen, der wohl auch mit der verschiedenen Lagerung der Kriställchen in Verbindung gebracht werden kann.

Vergleichen wir nämlich die Röntgendiagramme der zerkleinerten Hornhaut, Sklera und Linse, so sehen wir folgendes:

Abb. 13 gibt die Interferenzen einer noch im Zusammenhang gebliebenen, jahrelang getrockneten Ochsenhornhaut wieder,

14 und 15 zeigen die Bilder der verschieden stark zermahlenen Häute.

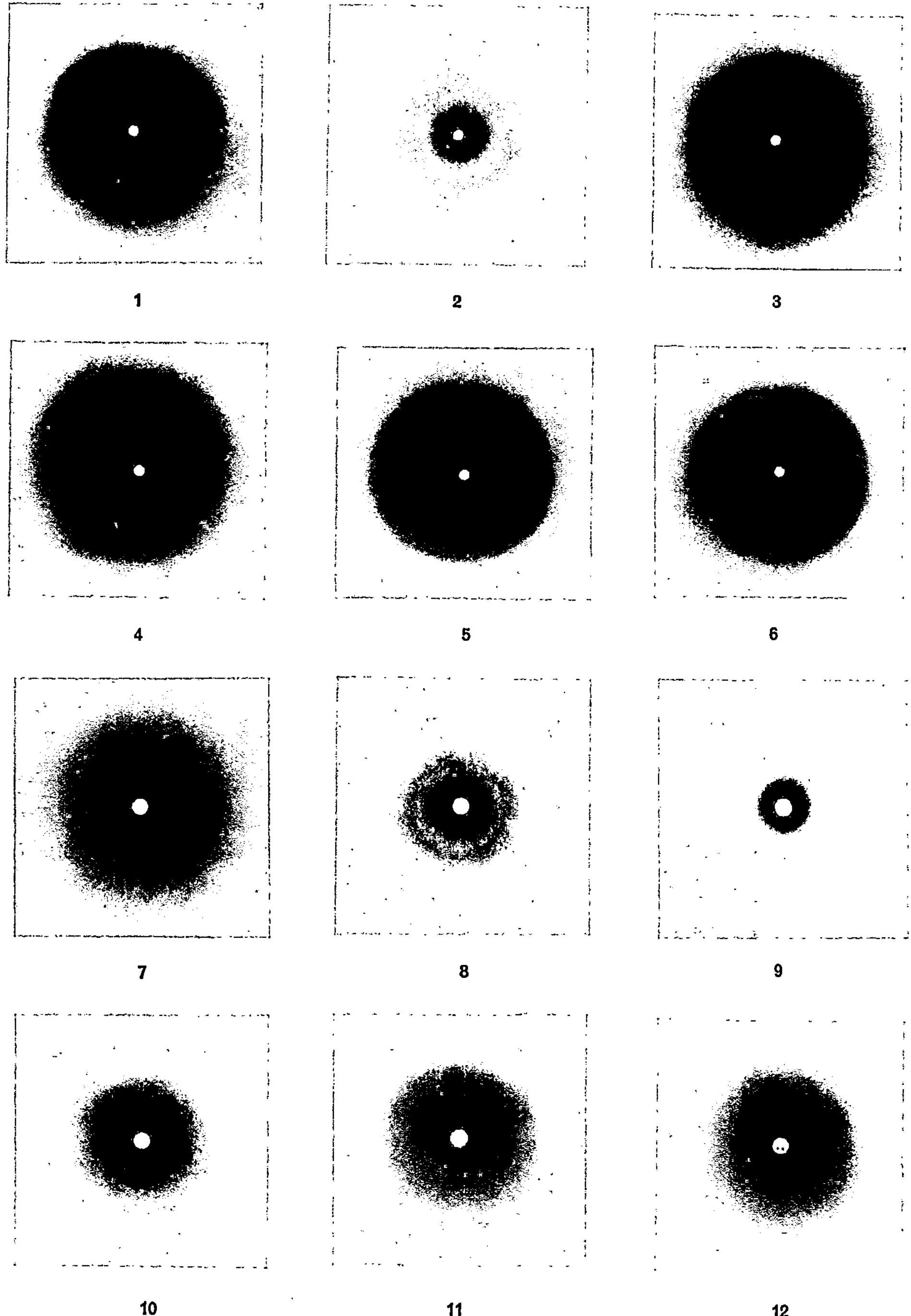

1

2

3

4

5

6

7

8

9

10

11

12

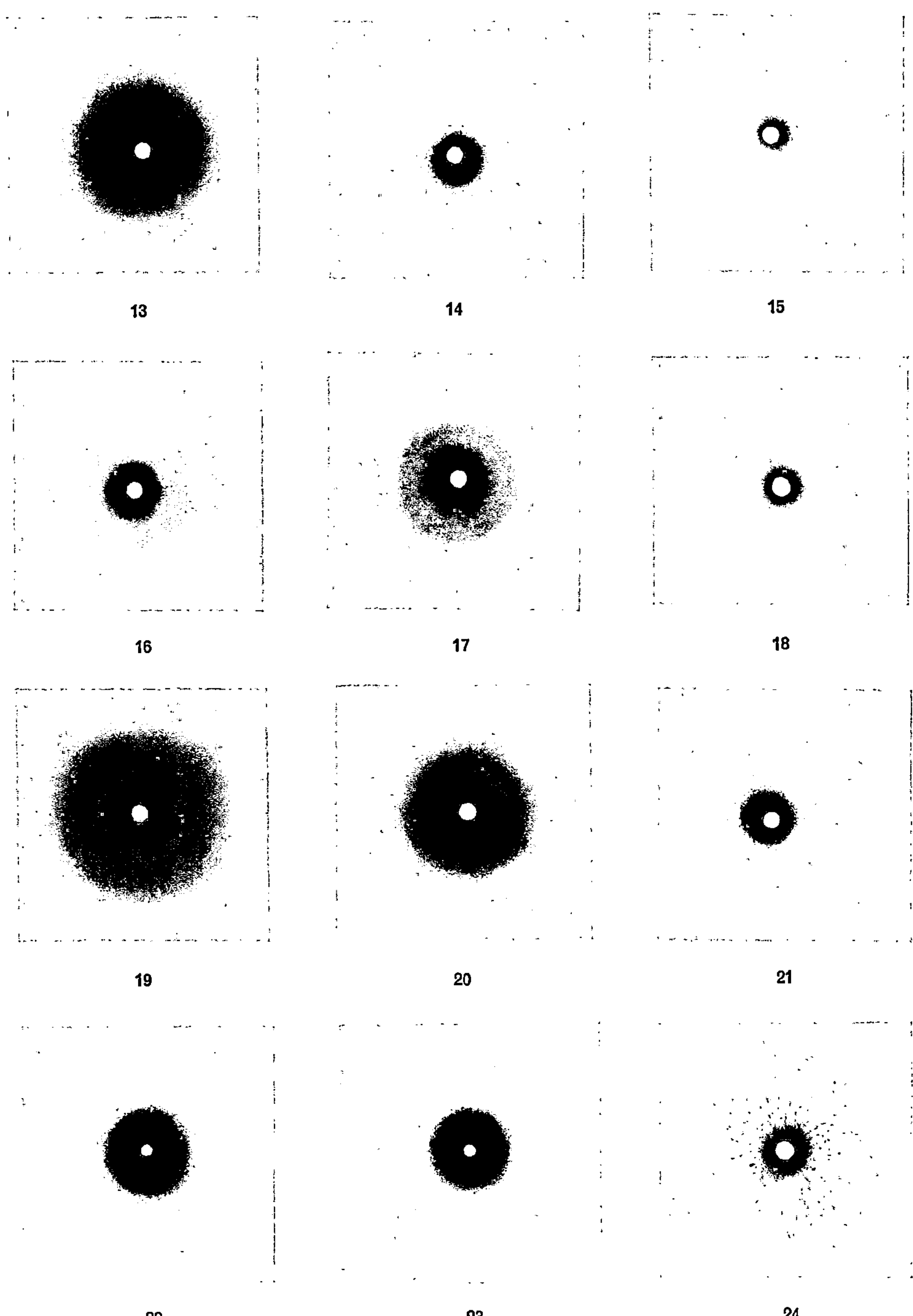

13

14

15

16

17

18

19

20

21

22

23

24

Abb. 16 gibt das Röntgenbild eines Stückchens einer ebenfalls jahrelang getrockneten Sklera.

Abb. 17 und 18 lassen den Einfluss der Zerkleinerung erkennen.

Wir sehen, dass der äussere Interferenzring, der bei 13 und 16 noch ganz deutlich zu sehen ist, bei den zerkleinerten Präparaten verschwindet. Bei dem am feinsten zermahlenen Hornhautpräparat (Abb. 15) war dann auch der diffuse Ring verschwunden. Demgegenüber sind die Interferenzringe bei der getrockneten und im Mörser zerriebenen Kalbslinse (Abb. 20) und der noch feiner zerriebenen Ochsenlinse (Abb. 21) noch deutlich zu erkennen. Wir haben also bei den getrockneten Hornhaut- und Sklerapräparaten einen Einfluss der Zerkleinerung auf die Interferenzringe, während bei der Linse dieser Einfluss nicht feststellbar war. Das würde dafür sprechen können, dass bei den ersten beiden Häuten durch die Zerkleinerung die Schichtung der Mizellen beeinflusst worden sei, während bei der Linse eine solche gerichtete Orientierung der Mizellen wohl nicht anzunehmen ist, die Mizellen liegen hier viel wahlloser verfilzt und geben daher auch nach hochgradiger Zerkleinerung der Substanz noch ein Diagramm.

Ich möchte noch erwähnen, dass diese Annahme, dass der Unterschied in der Festigkeit unserer Objekte mit der Differenz in der Anordnung der mizellaren Struktur zusammenhängt, auch dadurch zu stützen ist, dass die Hornhaut eine positive, einachsige Doppelbrechung zeigt, während die Linse eine negative, einachsige Doppelbrechung aufweist (Ebner). Ersteres würde mit einer Faserstruktur der Hornhaut übereinstimmen, während das letztere für eine Schichtstruktur der Linse zu verwerten ist.

Gehen wir nun zum Glaskörper über, so konstatierten wir schon die in Abb. 22 zum Ausdruck gekommene diffuse Schwärzung durch die Röntgenstrahlen.

Abb. 23 zeigt das Bild eines lufttrockenen Glaskörpers. Dieses ist gegenüber Abb. 22 nicht wesentlich verschieden, nur ist die Breite der Schwärzung zurückgegangen. Dagegen ist auf

Abb. 24 ein wesentlicher Unterschied zu sehen, indem ausser der verschmälerten diffusen Schwärzung eine radiär zur Symmetrie der Aufnahme angeordnete fleckförmige Schwärzung eingetreten ist; die Flecken sind ungleichmäßig. Diese Aufnahme stammt von einem Glaskörperpulver, das gewonnen wurde durch langes Trocknen vieler Glaskörpermassen. Wir sehen also, dass hier durch lange Trocknung ganz ausserordentliche Differenzen gegenüber von frischem, aber auch gegenüber einer kurzen Trocknung unterworfenem Material aufgetreten sind. Während bei dem frischen Glaskörper der oben schon konstatierte Einfluss des Quellmittels sich so stark bemerkbar macht, dass wir gar keine Kristallstruktur finden, ist in dem hochgradig getrockneten Präparat (Abb. 24) nach Wegfall des Einflusses des Lösungsmittels ein Auftreten von kristallinischen, ungeordneten Elementen zu sehen. Ihrer Natur nach anorganisch, wie hierauf besonders gerichtete Untersuchungen ergaben, müssen sich diese Kriställchen, nach dem Röntgenbild zu schliessen, durch Zusammenlegen vergrössert haben. Es ist also nach Wegfall der solvatisierenden Zwischensubstanz eine Art von Rekristallisationsprozess ermöglicht worden.

Diese Feststellungen würden übereinstimmen mit dem von Baurmann vertretenen Standpunkt, dass der Glaskörper normalerweise im Höchstgrade der Quellung sich befindet. Unser Röntgenbild des frischen Glaskörpers zeigte diffuse Schwärzung, wie wir sie sonst nur bei Flüssigkeiten haben, würde also den Schluss auf eine Mizellarlösung gestatten.

Wir haben nun noch andere Eingriffe in die Substanz der untersuchten Augenhäute vor der Bestrahlung vorgenommen und haben auch pathologische Fälle untersucht. Wenn ich auf diese Versuche aus Zeitmangel auch nicht mehr eingehen kann, so glaube ich doch, dass schon der wiedergegebene Ausschnitt aus unseren zahlreichen Beobachtungen genügen dürfte, zu zeigen, wie wertvoll diese Feinbaustudien nicht nur für die Kenntnis der normalen, sondern auch pathologischer Vorgänge sein müssen.

XIII.

Ein Versuch, den Energiewechsel des Auges zu bestimmen.

Von

F. P. Fischer (Leipzig).

Untersuchungen über den Energiewechsel können ausgeführt werden, wenn erstens die Durchblutungsgrösse des Auges, zweitens sein Sauerstoffverbrauch und drittens die Verwendung des Sauerstoffes bekannt sind.

1. Die **Durchblutungsgrösse** kann gemessen werden· nach dem Vorgang von Kaneko (1). Man misst mit Hilfe gewogener Bangscher Papierchen die in der Zeiteinheit aus einer Vena

vorticosa ausströmende Blutmenge. Aus dem vierfachen Wert ergibt sich das Tagesvolumen, das ist die Blutmenge, die in einem Tag durch das Auge strömt. Kaneko hat Zahlen bekannt gegeben, aus welchen ein Tagesvolumen von nur 8 ccm Blut resultiert. Eine so geringe Durchblutung wurde noch an keinem Organ beobachtet!

Kaneko kam zu so kleinen Werten, weil er zur Vermeidung zentralen Rückflusses in die Vena vorticosa Kapillaren einführte, die sich leicht verstopfen. Eröffnet man die Vena vorticosa mit breiter Lanze, deren Unterseite die rückfliessende Blutung ableitet, so kann man exakt das peripher ausströmende Blut isoliert gewinnen. Nach diesem Vorgang erhielt ich ein Tagesvolumen von 1,7 l.

Tabelle I.

Gemessen		Berechnet			
gr	Sekunden	gr pro Min	ccm pro Min	gr pro die	ccm pro die
0,1359	22	0,372	0,338	535,68	486,98
0,0337	6	0,337	0,506	485,28	441,16
0,9298	6	0,298	0,271	429,12	390,11
0,0246	4	0,369	0,335	531,36	483,05
0,0157	3,5	0,270	0,245	388,8	353,45
0,0149	3	0,298	0,271	429,12	390,11
0,0176	3	0,352	0,320	506,88	460,80

In der ersten Tabelle sehen Sie in der ersten Spalte die gemessenen Werte, in der zweiten das Minutenvolumen, in der dritten das Tagesvolumen berechnet. Die Zahlen differieren in geringem Ausmaß. Berechnet man aus dem Minutenvolumen die Durchblutungsgrösse von 100 g Auge pro Minute, so erhält man denselben Wert, der für die Niere und das narkotisierte Gehirn des Kaninchens bekannt ist, nämlich 40 ccm.

2. Misst man den Sauerstoffgehalt des arteriellen und venösen Blutes, so ist die Differenz die Sauerstoffausnützung und in Kombination mit dem Tagesvolumen der Sauerstoffverbrauch im Tag. Kaneko fand eine Sauerstoffausnützung von 4,9 Volumsprozent, ich 5,6 im Mittel, bestimmt nach Barcroft. Das Auge veratmet demnach 136 mg Sauerstoff oder 4,5% seines fünffachen Trockengewichts. Berücksichtigt man, dass der Sauerstoffverbrauch der Netzhaut in die Rechnung nicht eingeht, weil die Messungen

in der Carotis und der Vena vorticosa vorgenommen werden mussten, die intraoculare Flüssigkeit nicht atmet, so veratmet das so reduzierte Auge 45% seines fünffachen Trockengewichtes, wiederum so viel wie das Gehirn.

3. Was geschieht nun mit diesem Sauerstoff.

Bestimmt man den respiratorischen Quotienten, also das Verhältnis der abgegebenen Kohlensäure zum aufgenommenen Sauerstoff bzw. den Kohlensäuregehalt des arteriellen und des venösen Blutes, so ist der respiratorische Quotient des Auges, Carotis und Vorticosa, immer gleich 1,0. Das ist nur möglich, wenn das Auge Kohlehydrate verbraucht. Es muss daher untersucht werden, wie viel Kohlehydrate das Auge verbraucht und in welcher Weise. Misst man den Blutzuckerspiegel in der Carotis und der Vena vorticosa, so ergibt sich ein Zuckerverbrauch von 0,025% im Mittel.

Tabelle II.

Zuckergehalt in %		
Carotis	V. vorticosa	Differenz
0,297	0,268	0,029
0,119	0,110	0,009
0,213	0,191	0,022
0,142	0,123	0,017
0,207	0,184	0,023
0,278	0,239	0,39
0,104	0,07	0,03
0,236	0,2	0,036
0,146	0,122	0,024

Sie sehen in der zweiten Tabelle in Prozenten den Zuckerspiegel im arteriellen Blut unter Carotis, im venösen Blut unter Vena vorticosa verzeichnet. Aus der Differenz errechnet sich unter Kombination mit dem Tagesvolumen ein Zuckerverbrauch von 0,438 g im Tag.

Zucker kann oxydiert werden zu Kohlensäure und Wasser, er kann fermentativ abgebaut werden bis zur Milchsäure und erst diese verbrannt werden, oder wieder oxydativ zu Zucker resynthetisiert werden. Im allgemeinen gehen Oxydation und Glykolyse nebeneinander, abhängig von der verfügbaren Sauerstoffmenge.

Ich habe, wie Ihnen die dritte Tabelle zeigt, im arteriellen und venösen Blut den Zucker- und Milchsäurespiegel bestimmt.

Tabelle III.

| Carotis | | Vena vorticosa | | Oxydierter Zucker |
Zucker	Milchsäure	Zucker	Milchsäure	
0,232	0,05	0,195	0,055	0,032
0,230	0,05	0,214	0,055	0,011
0,162	0,05	0,154	0,06	0,000
0,153	0,06	0,140	0,06	0,013
0,143	0,05	0,125	0,05	0,018
0,149	0,05	0,152	0,05	0,000
0,251	0,055	0,205	0,09	0,011
0,252	0,06	0,222	0,09	0,000

Subtrahiert man von der Differenz des arteriellen und venösen Zuckerspiegels die Differenz des venösen Milchsäurespiegels vom arteriellen, so erhält man den Prozentbetrag Zucker, der nicht glykolysiert, sondern oxydiert wurde. Kombiniert mit dem Tagesvolumen erhält man einen Wert von 0,2 g. 0,2 g Zucker brauchen zur Oxydation 212 mg Sauerstoff. 136 mg Sauerstoff stehen dem Auge im Tag durch den Blutkreislauf zur Verfügung. 11 mg Sauerstoff entnimmt das Auge durch die Hornhaut der Luft, wie ich (2) früher feststellte, da die Hornhaut 17% ihres fünffachen Trockengewichtes veratmet und 65 mg wiegt. Das Auge hat also ein Sauerstoffdefizit, das allerdings kleiner sein muss als die Rechnung ergibt, weil die Bestimmungen ja nicht fehlerlos sein können. Bei der Oxydation von 0,2 g Zucker wird Energie frei gleich 800 kleinen cal. Bei der Glykolyse von 0,238 Zucker werden nur 5,5 kleine cal. frei, was man vernachlässigen kann. Die Bedeutung der Glykolyse besteht nicht in ihrer molaren Energie. Sie ist wichtig aus Gründen, die hier nicht zu besprechen sind. Dem Auge stehen daher in Summa rund 800 kleine cal. im Tag zur Verfügung.

Wie steht nun das Auge energetisch zum ganzen Körper. Da die Messungen an Kaninchen gemacht sind, so muss der calorische Bedarf eines Kaninchens zugrunde gelegt werden. Ein Kaninchen von 2000 g, so schwer waren im Mittel die Versuchstiere, braucht in der absoluten Ruhe, also zum Ruhestoffwechsel 717 grosse Cal., 1 g Kaninchen daher 0,36 Cal., 1 g Auge 0,4. Der Energiebedarf des Auges ist demnach so gross wie der der Körpergewebe im Mittel.

Überschlägt man nun den Energiebedarf der noch verbleibenden Gewebe, Netzhaut, intraoculare Flüssigkeit und Hornhaut müssen abgerechnet werden, denn die Netzhaut geht in die Rechnung nicht ein, weil sie ein gesondertes Gefäßsystem hat, in dem man nicht messen kann, die Hornhaut bezieht ihren Sauerstoff fast vollkommen aus der Luft, so bleiben Uvea, Glaskörper und Linse. Entfernte ich nun die Linse, so schien, so weit meine Versuche zu einer Aussage berechtigen, also mit Vorbehalt, im linsenlosen Auge der Zuckerverbrauch nahezu völlig zu sistieren. Ich sage mit Vorbehalt, weil nach operativer Entfernung der Linse auch bei noch so gutem Operationserfolg normale Verhältnisse erst nach sehr langer Zeit wiederkehren. Demnach spielt die Hauptrolle im Energiehaushalt des Auges die Linse, nicht die Uvea und der Glaskörper.

Literaturverzeichnis.

(1) K a n e k o: Pflügers Arch. **209**, 122 (1926).
(2) F. P. F i s c h e r: Arch. Augenheilk. **102**, 146 (1929).

XIV.

Blutgasanalysen am Kaninchenauge.

Von

A. Meesmann (Berlin).

Den messenden Bestimmungen des Gaswechsels einzelner Organe liegt der Wunsch zugrunde, Aufschluss über die oxydativen Vorgänge zu erhalten. An Messmöglichkeiten liegen vor: Gaswechselversuche am überlebenden, isolierten Organ oder Organteil, an der Linse von S c h m e r l und K r o n f e l d durchgeführt; Durchströmungs- und Farbstoffreduktionsversuche, am Auge sind letztere z. B. von S e i d e l und S c h a l l ausgeführt und dienen quantitativen und topographischen Bestimmungen. Messungen der Verminderung des Gesamtgaswechsels nach Exstirpation einzelner Organe hat nur bei grossen Organen mit reichlichem O_2-Verbrauch Zweck, kommt daher für das Auge nicht in Betracht.

Die wichtigste und am meisten geübte Methode ist die direkte Bestimmung des O_2-Verbrauchs und der CO_2-Bildung durch gasanalytische Untersuchung des Blutes vor und nach Durchtritt durch das Organ, das möglichst unbeeinflusst in situ zu belassen ist.

Eine grosse Zahl solcher Messungen sind bisher an den verschiedensten Organen ausgeführt worden und haben wichtige Aufschlüsse über den Sauerstoffverbrauch in der Ruhe und bei Tätigkeit gebracht. Für die normale und pathologische Physiologie haben sich daraus wesentliche Erkenntnisse ergeben. Erwähnt seien u. a. Untersuchungen an der Speicheldrüse, am Muskel, an der Lunge,

7*

Leber, Herz, Pankreas, Nebenniere und Niere. Für die letzte konnten Barcroft und Brodie z. B. einen ausserordentlich hohen O_2-Verbrauch feststellen, der von Loewy auf 4—5% des Gesamtkörperumsatzes berechnet wurde. Bestimmungen am Gehirn von Hill und Nabarro ergaben wegen methodischer Schwierigkeit bisher kein genügend sicheres Resultat.

Messungen am Auge schienen besonders aussichtsvoll. Beeinflussung durch strahlende Energie, chemische, pharmakologische und entzündungserregende Mittel sind relativ leicht zu erreichen. Dagegen ergaben sich nicht unerhebliche methodische Schwierigkeiten.

Quantitative Bestimmungen verlangen ausser gasanalytischer Untersuchung des Blutes einen genauen Durchströmungswert. Das gesamte venöse Blut zu erhalten, erschien am Auge technisch nicht ausführbar, es blieb vielmehr nur die Möglichkeit einer Entnahme venösen Blutes an einer Vena vorticosa. Dieser Wert wurde mit 4 multipliziert, um dem Gesamtwert näher zu kommen. Weiter ist der Druckunterschied nach Eröffnen der Vene und beim Einfliessen in die Messpipette nicht zu schätzen, ganz abgesehen davon, dass durch geringfügige Verstopfung an der Einlaufsstelle falsche Werte erhalten werden können. Es war daher zu vermuten, dass bei kritischer Beurteilung von vornherein eine Anzahl von Versuchen als unbrauchbar ausfallen würden. 35—40% haben sich dementsprechend auch bei den praktischen Versuchen als wertlos erwiesen. Noch eine Reihe anderer Möglichkeiten lässt sich gegen die Brauchbarkeit der Methode anführen. Es blieb daher nur die Wahl, einfach praktisch zu versuchen, ob sich nach Ausbau und Einüben der Methodik am unbelichteten Auge ein genügend genauer Standardwert bestimmen liess.

Die am meisten geübte gasanalytische Bestimmung ist die mittels des Differentialmanometers von Barcroft, die mit 0,1 ccm und 1,0 ccm ausführbar ist. Bei einer grossen Anzahl von Messungen (über 100) wurde diese Methode angewandt, aber schliesslich aufgegeben, da sich bei der geringen Sättigungsdifferenz zwischen arteriellem und venösem Blut Ausschläge bis unter 1 mm ergaben. Ablesungen in diesem geringen Ausmaße liegen aber innerhalb der Fehlergrenze der Methodik.

Verwertbare Zahlen liessen sich dagegen mit der Gasanalyseapparatur nach van Slyke für 1 ccm gewinnen. Es wurde ein neueres Modell benutzt, bei dem sämtliche Messungen bei gleichem Gasvolumen und erniedrigtem Druck ausgeführt werden.

Im einzelnen gestaltete sich die Methode folgendermaßen: Freilegen der Carotis, Durchtrennen der Bindehaut am oberen Äquator und Abtrennen des Rectus superior, Aufheben der Blutgerinnung durch intravenöse Injektion von Heparin. Blutentnahme an der Vena vorticosa mit besonders geformter Pipette, mit spitzen oder stumpfen Platinnadeln, dessen untereinander gleicher Durchmesser etwas grösser gewählt wurde, als der Durchmesser der Vena vorticosa. Die Pipette hatte einen etwa 7 cm langen engen Auslauf, dann folgt der zylindrische Messteil, der 1 ccm in $^{1}/_{10}$ ccm unterteilt fasst und daran anschliessend ein etwa 10 cm langes enges Rohr. Bei dieser Form enthält die Pipette zu beiden Seiten der zur Bestimmung benutzten Blutmenge eine genügend grosse Blutschicht, so dass eine Arterialisierung ausgeschlossen ist. Die Pipette wurde während des Einlaufens möglichst genau horizontal gehalten, die Einlasszeit für je 0,1 ccm mit Stoppuhr gemessen und aufnotiert. Zur Bestimmung wurden stets nur die Blutmengen benutzt, die in gleichmäßigem Strom in die Pipette hineinflossen. Bei fortschreitender Übung gelang es oft, mehrmals hintereinander je 1,0 ccm zu entnehmen, ausnahmsweise konnte nur 1 ccm im ganzen gewonnen werden. Schwierigkeiten entstanden gelegentlich durch mangelhafte Gerinnungshemmung, die von individuellen Unterschieden der Blutzusammensetzung abhängig zu sein schienen. Das venöse Blut wurde sofort nach der Entnahme in die Apparaturen gebracht, anschliessend arterielles Blut aus der Carotis entnommen und bis zum Einfüllen zur Vermeidung der Blutkörperchensenkung in einer besonderen Vorrichtung in langsamer Rotation parallel zur Längsachse der Pipette gehalten. Mittels der Apparatur von van Slyke wurde Kohlensäure und Sauerstoff und zwar in Volumprozenten bestimmt. Aus der Sättigungsdifferenz, der Durchströmungsmenge und dem Bulbusgewicht, das in jedem einzelnen Falle mit analytischer Waage bestimmt wurde, als Endwert der Sauerstoffverbrauch für 1 g Bulbus in einer Minute berechnet.

Ergebnisse:

Zunächst wurden die Dunkelwerte bestimmt. Die Tiere wurden $^{1}/_{2}$ Stunde und darüber nach Präparation des Auges und der Carotis im Dunkeln gehalten, zum Einführen der Kanüle der Messpipette, wie übrigens bei allen Bestimmungen, der Bulbus etwas nach unten luxiert und, sobald Blut in den Auslauf der Pipette einströmte, in seine normale Lage zurückgebracht und so bis zur Beendigung der Entnahme belassen.

Tabellarische Übersicht über die Ergebnisse.

	Zahl der Messungen	Blut-menge g/min	σ	Grenz-werte	Zahl der Messungen	Sauer-stoff-verbrauch g/min	σ	Grenz-werte
Dunkelauge	20	0,476 ccm	± 0,093	0,569 ccm 0,383 ,,	18	4,24 cmm	± 1,684	5,942 cmm 2,556 ,,
Ultrarot 45 %, der Gesamt-intensität	13	0,518 ccm	± 0,137	0,655 ccm 0,381 ,,	12	10,90 cmm	± 3,391	14,291 cmm 7,509 ,,
Sichtbares Licht 3—4 % der Gesamt-intensität	12	0,486 ccm	± 0,087	0,573 ccm 0,399 ,,	12	6,03 cmm	± 1,109	7,139 cmm 4,921 ,,
Ultrarot 3—4 % der Gesamt-intensität	7	0,549 ccm	± 0,122	0,671 ccm 0,437 ,,	7	4,843 cmm	± 1,249	6,092 cmm 3,594 ,,

In der Tabelle sind die einzelnen Werte zusammengestellt. Sie enthalten die Anzahl der Messungen, die Durchströmungsmenge für g/min, den Streuungswert σ, der nach der bekannten Newtonschen Formel berechnet wurde und den oberen und unteren Grenzwert. Entsprechend sind auch die Werte für den Sauerstoffverbrauch aufgeführt. Die Kohlesäurewerte sind zunächst nicht berücksichtigt, da sie infolge der bisher, z. T. wenigstens, angewandten Methodik nicht verwertbar sind.

Des weiteren wurde die Beeinflussung des Sauerstoffverbrauchs durch strahlende Energie geprüft und zwar vorläufig in zwei Hauptgruppen. Die eine umfasst das sichtbare Licht unter genügendem Ausschluss des ultravioletten und des ultraroten Lichtes ausschliesslich des sichtbaren Rot. Die zweite Gruppe enthält im Gegensatz hierzu nur kurzwellige Wärmestrahlen und sichtbares Rot. Als Lichtquelle wurde eine 5-Ampère-Bogenlampe (Koeppesche Bestrahlungslampe mit Glaskondensor und Irisblende) benutzt. Fokus der Strahlen in 50 cm Entfernung vom Kondensor, Ablenkung der Strahlen in das Tierauge durch oberflächenversilberten Spiegel, so dass der Fokus ungefähr in der Ebene der Iris lag. Für die Versuche mit sichtbarem Licht wurde eine Glasküvette mit 5 % Kupfersulfatlösung in den Strahlengang eingeschaltet, Dicke der Lösungsschicht 5 cm. Für die Wärmeversuche wurden ein bzw. zwei

Rubingläser benutzt, deren Durchlässigkeitskurve in meinem Referat über die Demonstration der experimentell erzeugten Ultrarotkatarakt enthalten ist. Die Irisblende wurde bei diesen beiden Versuchen gleich weit gelassen, Durchmesser 6,0 cm. Im fokalen Abschnitt wurde bei dem sichtbaren Licht mit dem berussten Thermometer eine Temperatursteigerung von 1—2⁰ über Zimmertemperatur gemessen, während sie beim Wärmeversuch 70⁰ betrug. Vergleicht man (s. Tabelle) die Werte für den Sauerstoffverbrauch, so ergibt sich für den Dunkelversuch aus 18 Messungen ein solcher von 4,24 cmm für g/min, bei dem Wärmeversuch eine Steigerung auf 10,90 cmm und bei Bestrahlung mit sichtbarem Licht eine nur geringe Erhöhung auf 6,03 cmm. Die Streuungswerte sind für Dunkel- und Lichtversuche ziemlich gleich, beim Wärmeversuch dagegen grösser, da wegen der hohen Energie schon geringe Unterschiede der Pupillenweite und Bestrahlungsrichtung grössere Fehler machen mussten. Bestimmungen der Energien der einzelnen Bestrahlungsarten führte Herr Dr. Goldhaber, Assistent am Bestrahlungsinstitut der Universität Berlin (Direktor Prof. Friedrich) aus, wofür ihm an dieser Stelle bestens gedankt sei. Mittels des Universalaktinimeters nach Prof. Linke bestimmte er die prozentualen Unterschiede, verglichen mit der Gesamtenergie der Einrichtung ohne Filter und bei Blendenstellung, wie sie bei beiden Versuchsarten eingehalten worden ist. Dabei ergab sich, die Gesamtintensität der Lampe $= 100$ gesetzt, bei Vorschalten eines Rotfilters bei den Wärmeversuchen eine Herabsetzung der Intensität auf 45%, bei Vorschalten des Kupfersulfatfilters dagegen auf 3—4%. Durch diesen erheblichen Unterschied der Strahlenintensität dürften die hohen Werte des O_2-Verbrauchs des Kaninchenauges zu erklären sein.

Es lag daher nahe, bei einer weiteren Versuchsreihe die Intensität der Ultrarotstrahlen soweit zu vermindern, dass sie gleich der des benutzten sichtbaren Lichtes wurde, d. h. ebenfalls $= 3$—4% der Gesamtenergie der Lampe. Unter Vorschalten beider Rotfilter und Verkleinern der Blende konnte Herr Dr. Goldhaber die Bestrahlungsapparatur unter Kontrolle mit dem Universalaktinimeter mit genügender Genauigkeit auf diese Intensität einstellen. Es ergab sich hierbei ein Sauerstoffverbrauch von 4,84 cmm pro g/min, der sich demnach, bei unserer Messmethodik wenigstens, nicht ganz sicher von den Dunkelwerten unterscheiden lässt.

Eine Reihe weiterer Messungen, namentlich bei pharmakologischer Beeinflussung, ist noch nicht zum Abschluss gebracht, so dass als bisheriges Gesamtergebnis folgendes bekannt zu geben ist.

Der Sauerstoffverbrauch des Dunkelauges wurde als Grundlage für die Beurteilung weiterer Messergebnisse in einer grösseren Versuchsreihe bestimmt. Es ergab sich als Mittelwert für g/min 4,24 cmm. Um die Brauchbarkeit der Methodik, gegen die eingangs eine Reihe von Bedenken erhoben wurde, zu prüfen, war die Beurteilung der Streuungswerte besonders wichtig. Sie betragen bei 18 Einzelwerten ± 1,684 cmm. Demnach ist das Ergebnis ein befriedigendes und der Beweis geliefert, dass auf Grund der angewandten Methodik ein genügend genauer Ausgangswert bestimmt wurde, der Vergleiche mit weiteren Messergebnissen erlaubt. Ebenso wichtig ist der Vergleich der Durchströmungsmengen, es wurde für g/min eine Blutmenge von 0,476 ccm gemessen, mit ebenfalls nur geringer Streuung ± 0,093 ccm. Unterschiede der Durchströmungsmenge sind durchaus nicht ohne weiteres als Messungsfehler zu betrachten, sondern ausschlaggebend ist letzten Endes der Endwert für den Sauerstoffverbrauch, berechnet für g/min. Namentlich bei gesteigertem Sauerstoffverbrauch fand sich, dass das Auge diesem, wie auch von anderen Organen bekannt, sowohl durch Änderung der Strömungsgeschwindigkeit als auch durch vermehrte Sauerstoffabgabe gerecht werden kann. Beide Möglichkeiten wurden in wechselndem Ausmaß im Einzelfalle gefunden.

Der Sauerstoffverbrauch des Dunkelauges ist sehr gering und steht ungefähr auf der Höhe des Verbrauches des ruhenden Muskels, bei dem als unterster Wert 3,0–5,0 cmm pro g/min von verschiedenen Autoren angegeben wurde. Am Auge wurde der Wert ebenfalls auf 1 g des Gesamtorgans berechnet. Bei der verschiedenartigen Zusammensetzung des Auges wird aber der Sauerstoffverbrauch für die einzelnen Organteile verschieden angenommen werden müssen. Der Hauptsauerstoffverbraucher kann mit Recht in der Uvea und Retina gesucht werden, während für die Linse und namentlich die grosse Glaskörpermasse nur ein geringer Sauerstoffverbrauch notwendig sein wird. Durch wiederholte Wägungen konnte das Gewicht frischer Aderhaut-Netzhaut im Vergleich zum Gewicht des frischen Gesamtbulbus mit $^1/_{10}$ bestimmt werden. Bei dieser Betrachtungsweise kann daher der Sauerstoffverbrauch der Aderhaut-Netzhaut als erheblich höher angenommen werden, allerdings fehlen für genauere Berechnungen fast sämtliche Grundlagen.

Durch Bestrahlung mit hohen Wärmeenergien wurde, wie zu erwarten, der Sauerstoffverbrauch erheblich gesteigert und zwar bei unserer Anordnung etwa auf das 2,5fache des Dunkelwertes. Die vermehrten oxydativen Vorgänge sind zu den schädigenden Einflüssen durch die Wärmeenergien in Beziehung zu bringen, ohne dass es bisher möglich wäre, genaueres über Einzelheiten anzugeben. Ganz allgemein könnte man einen schnelleren Abbau des Gewebes vermuten.

Die Steigerung des Sauerstoffverbrauches durch Bestrahlung mit sichtbarem Licht, von 3—4% der Gesamtenergie der Lampe, betrug ungefähr das 1,5fache der Dunkelwerte. Diese Steigerung in der Hauptsache auf die Vorgänge in der Netzhaut zu beziehen, dürfte durchaus erlaubt sein. Es sei erwähnt, dass bei Bestrahlungen mit sichtbarem Licht von einer Pupillenerweiterung abgesehen wurde. Bei Untersuchungen an atropinisierten Augen, die noch nicht zum Abschluss gebracht sind, wurde nämlich eine deutliche Veränderung der Strömungsgeschwindigkeit gefunden. Die Pupillen waren daher während der Bestrahlung fast maximal eng.

Pupillenverengerung trat dagegen bei Ultrarotbestrahlungen von 2—4% der Gesamtenergie nicht auf, trotzdem wurde hierbei eine nennenswerte Erhöhung des Sauerstoffverbrauches im Vergleich zum Dunkelwert nicht nachgewiesen. Dieses Ergebnis ist besonders bemerkenswert, da bei gleicher Intensität ein deutlicher Unterschied in Sauerstoffverbrauch herauskommt und zwar ein erhöhter oxydativer Umsatz unter dem Einfluss des sichtbaren Lichtes. Es dürfte sich daraus der Schluss ziehen lassen, dass unter dem Einfluss adäquater Reize eine Steigerung der Zelltätigkeit entsteht, die im Bereich des Physiologischen liegt, während die ultraroten Strahlen erst bei höherer Energie eine nachweisbare Steigerung des Sauerstoffverbrauchs hervorrufen, die dann über die bei physiologischer Beanspruchung weit hinausgehen kann.

Zu einer grösseren Zahl von Fragen, die sich schon aus dem bisherigen Ergebnis ableiten lassen, kann zunächst keine Stellung genommen werden, da hierfür erst weitere Grundlagen geschaffen werden müssten.

Aussprache.

Herr Fischer:

Herr Meesmann hatte die Freundlichkeit, mir seine Ergebnisse gestern zu zeigen und ich konnte aus seinen Zahlen einen Sauerstoffverbrauch im Tag errechnen, der von dem meinen nur um 8% differiert. Herr Meesmann hat mit der besseren Methode gearbeitet und deswegen ist das Sauerstoffdefizit, von dem ich vorhin sprach, das sich rechnungsgemäß ergibt, unter Zugrundelegung seiner Zahlen nur noch etwa 13%

gross. In Anbetracht der Schwierigkeit der Messungen und der Versuchsfehler, eine ausgezeichnete Übereinstimmung. Ich bin Herrn Meesmann zu grossem Dank verpflichtet, denn seine Untersuchungen beruhigen den Zweifel, der sich Überschlagsberechnungen mit Recht immer entgegenstellt.

Herr Meesmann (Schlusswort):

Die Übereinstimmung der Werte des Hellauges mit denen Fischers ist eine gute und es ist daher zu erwarten, dass auch die Ultrarotwerte genügend genau sind.

XV.

Ballistische Elastometrie und Auge.

Von

K. Vogelsang (Bonn).

Mit 3 Abbildungen im Text.

Vor drei Jahren berichtete ich über Versuche, die angestellt waren, um neue Aufschlüsse über die elastischen Eigenschaften der Bulbushüllen zu erhalten (1). Die Methodik bestand darin, dass ein kleines Hartgummikügelchen auf das Zentrum der Cornea zu fallen kam und mit Hilfe elektrischer Übertragung die Schwingungen des Kügelchens registriert wurden. Diese Anordnung entspricht in der Muskelphysiologie dem ballistischen Sklerometer von Noyons, bei dem die Dämpfung bestimmt wird, die ein auf das Versuchsobjekt klopfendes Hämmerchen bei sich wiederholendem An- und Abprallen erfährt. Die theoretische Unzulänglichkeit beider Apparaturen besteht darin, dass die in den Kurven zum Ausdruck kommende Dämpfung ausser von der Druckelastizität von der inneren Reibung des Objektes abhängig ist, aus diesem Grunde wurden die Versuche am Auge nicht weitergeführt.

Im folgenden soll über neue Elastizitätsmessungen am Auge berichtet werden, deren Methode der letzten Entwicklung der Muskelphysiologie entnommen und für das Auge modifiziert ist. Will man Elastizitätsmessungen an lebenden Geweben vornehmen, so kann man sich statischer und ballistischer Methoden bedienen. Statische Methoden sind solche, bei denen ein länger anhaltender Druck auf das zu untersuchende Gewebe ausgeübt und die Restitution nach Wegnahme der Belastung verfolgt wird (Schade). Abb. 1 zeigt den Verlauf eines orientierenden Versuches über

statische Elastometrie an einem normalen Auge. Als Versuchsanordnung diente das Mangoldsche (2) Tonometer, bei dem sich
an einem ausbalancierten Hebel eine Pelotte von 3 mm Durchmesser
befindet, die in unserem Falle mit 4 g Belastung auf eine 4 mm vom
Hornhautlimbus temporal gelegene Stelle der Sklera aufgesetzt
wurde. Dient das Mangoldsche Sklerometer als Tonometer, so wird
die Eindruckstiefe der Pelotte bestimmt, woraus sich der intra-
okulare Druck berechnen lässt. In dem zu schildernden Versuch
wurde das Mangoldsche Tonometer in Analogie des Schadeschen (3)
Elastometers modifiziert, d. h. es wurde nicht bloss die Eindruckstiefe
der Pelotte gemessen, sondern weiterhin verfolgt, wie sich die Eindruckstiefe bei längerer Belastung und nach Aufhören der Belastung verhält.
Aus der graphischen Darstellung geht hervor, dass mit der Belastung
ein rasches Einsinken der Pelotte erfolgt, das bis zu einer Zeitdauer
von 10 Sekunden noch zunimmt (Fliessung); bei einer Belastungs-
dauer von einer Minute
kehrt nach Wegnahme
des Gewichtes die Pe-
lotte in die Ausgangs-
stellung zurück, es be-
steht nach Schades
Terminologie voll-
kommene Elastizität.

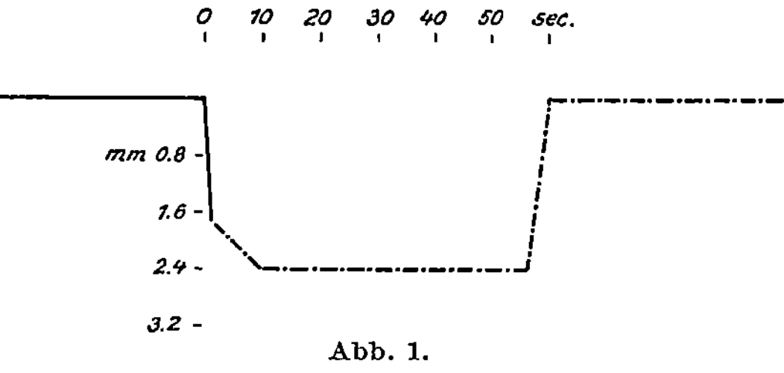

Abb. 1.

Es wird später auszuführen sein, warum statische Elastometrie
gerade für Messungen am Auge ungeeignet ist; nunmehr sei zu der
von mir (in bezug auf das Auge) ausgearbeiteten ballistischen
Elastometrie übergegangen. Weder Zeit noch Raum gestatten an
dieser Stelle ein ausführliches Eingehen auf die Entwicklung der
Methodik, zumal eine grössere Arbeit darüber im Erscheinen be-
griffen ist (1). Kurz sei gesagt, dass die ballistische Elastometrie auf
dem Prinzip beruht, dass eine mit dem Untersuchungsobjekt ver-
bundene Masse unter dem Einfluss der im Objekt wachgerufenen
elastischen Gegenkräfte eine oder mehrere Schwingungen vollführt.
Zur Ermittlung der Elastizitätsgrösse wird die Schwingungsdauer
und die Grösse der verwandten Maße berechnet. Nimmt man die
schwingende Masse klein genug, so lässt sich die Schwingungsdauer
so kurz halten, dass sie vor der Entwicklung irritativer Veränderungen und Deformationen des lebenden Gewebes abläuft. Die
ballistische Elastometrie ist im wesentlichen von Gildemeister
benutzt und von Bethe, Steinhausen (4) und Richter zu grundlegenden Arbeiten über die Muskelfunktion ausgebaut worden.

In Zusammenarbeit mit Prof. Steinhausen und Dr. Richter (Greifswald) habe ich zum erstenmal mit einem ballistischen Elastometer Versuche am Auge gemacht. Für Messungen am Auge liegt eine Schwierigkeit in der Unmöglichkeit, den intraokularen Druck auszuschalten. Als Vorversuche dienten Bestimmungen an enukleierten Schweinsaugen, bei denen manometrisch der Augendruck auf gleicher Höhe gehalten wurde, während die Augenhüllen durch eine Reihe von Agentien (Jodtinktur, Kalilauge, Zitronensäure) in ihrer Beschaffenheit verändert wurden. Aus der

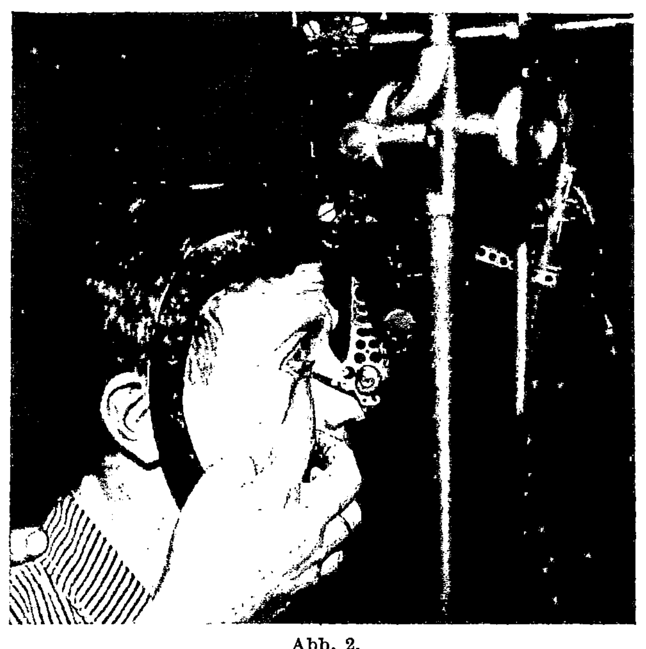

Abb. 2.

früheren Arbeit (dort Abb. 9) sei ein charakteristisches Beispiel mitgeteilt (Veränderung der Kurve nach Jodeinwirkung).

Heute möchte ich über die Fortschritte der ballistischen Elastometrie am Patientenauge und über die Diskussion neuerer Literatur berichten. Will man das ballistische Elastometer nach Bethe-Steinhausen-Richter für Messungen am Patienten benutzen, so ist es bei der fertig montierten Apparatur das Gegebene, möglichst gleiche Bedingungen wie bei den Vorversuchen zu wählen, d. h. die Versuche bei sitzendem Patienten auszuführen; bei liegendem Patienten würde eine weitgehende Änderung der Montage notwendig sein. Der Patient sitzt auf einem Schemel innerhalb des Dunkelzimmers, der Kopf ist durch Kinn- und Stirnstütze fixiert. Diese

ist an einem in horizontaler Richtung verschiebbaren Schlitten
befestigt, so dass für jedes Auge eingestellt werden kann. Wie aus
Abb. 2 ersichtlich ist, wird die Einstellung so vorgenommen, dass
die Pelotte des Elastometerhebels (besteht aus Hartgummi; Durchmesser 1,5 mm; kann ausgewechselt werden) bei Blickwendung nach
oben (die Ruhigstellung des Auges wird durch ein Fixierzeichen
erleichtert) 2 mm unterhalb des Hornhautlimbus unten anliegt. Bei
der geringen Masse des Hebels (30,5 g) wird das Anliegen auch
an der unbetäubten Bindehaut nur als Berührungs-, nicht als
Schmerzempfindung wahrgenommen. Dies ist bei der grösseren
Sensibilität der Hornhaut nicht der Fall, infolgedessen tut man besser
daran, auf corneale Messungen zunächst zu verzichten, ebenso auf
dieVerwendung vonAnästheticis,
um die Beschaffenheit der Gewebe nicht zu verändern. Eine
Schwierigkeit liegt beiMessungen
am Patientenauge darin, dass an
das lebende menschliche Auge
infolge des Lidschlusses schwerer
heranzukommen ist als an das
frei liegende Modellauge. Es
erwies sich als zweckmäßig,
vom Einlegen eines Lidsperrers

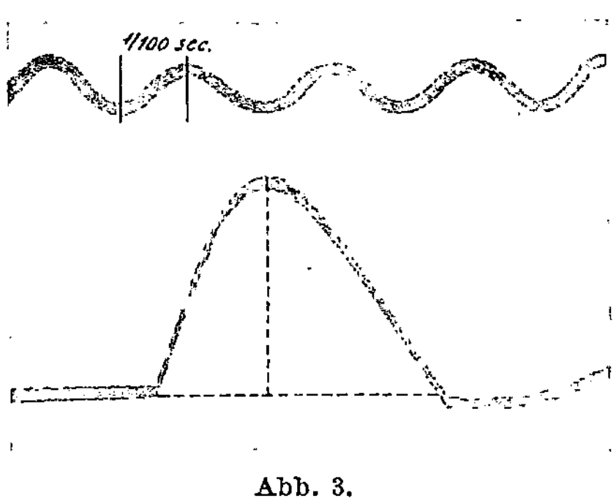

Abb. 3.

abzusehen, es genügt, wenn das Unterlid von einer Hilfskraft
unter Vermeidung jeglichen Druckes leicht nach unten gezogen wird. Ein Abweichen in den Versuchsbedingungen gegenüber den Vorversuchen liegt insofern vor, weil in diesen die Conjunctiva bulbi abpräpariert war, während am Lebenden die Pelotte
an Sklera + Conjunctiva bulbi anschlägt.

Aus Abb. 2 ist ferner ersichtlich, wie der Hammer des
Elastometers bei geschlossenem Kontakt an seinem Träger haften
bleibt. Bei Vornahme des Versuches öffnet sich gleichzeitig mit dem
Kontakt, der den Hammer fallen lässt, der Spalt am Photokymo-
graphion, die Belichtung findet statt, d. h. die Schwingung des Hebels
am Auge wird photographiert. Abb. 3 demonstriert Ihnen die an
einem normalen Auge gewonnene Kurve. Es ist besonders darauf
zu achten, dass der Elastometerhebel mit der Pelotte am
Auge nicht zu fest anliegt, weil sonst ein in seiner Stärke un-
berechenbarer Gegendruck ausgeübt wird. Man muss dem Hebel
etwas Spielraum lassen, was darin zum Ausdruck kommt, dass der
absteigende Schenkel der Kurve die horizontale Verlängerung des

Anfangspunktes des aufsteigenden Schenkels unterschreitet. Sämtliche Kurven sind gedämpfte halbe Sinusschwingungen, die Berechnung geschieht nach der von Steinhausen mitgeteilten Gleichung:

$$\mu = \frac{2\,\pi\,m}{T}\,\cotg\left(\frac{\varphi}{1+\varphi}\,\pi\right).$$

Vergleicht man Abb. 1 und Abb. 3 miteinander, so treten die Unterschiede zwischen statischer und ballistischer Elastometrie klar hervor. Im ersten Falle beträgt die Eindruckstiefe der Pelotte in den Bulbus 2,4 mm, die zeitliche Dauer des Versuches eine Minute, ausserdem tritt die elastische Nachdehnung störend in Erscheinung. Demgegenüber ist in dem ballistischen Versuch die Grösse der Bulbuseindellung 1,8 mm, die zeitliche Dauer des Schwingungsvorganges $^{40}/_{1000}$ Sekunden. Wie oben ausgeführt, passt sich die ballistische Methode durch die Kürze des Schwingungsablaufes in besonders glücklicher Weise den Eigentümlichkeiten der lebenden Gewebe an.

Betrachtet man die Apparatur der ballistischen Elastometrie am Auge vom speziellen ophthalmologischen Standpunkt, so scheint eine Diskussion verschiedener Fragen angezeigt. Es ist an die Methoden zu erinnern, die versuchen den Blutdruck in den intraokularen Gefässen zu ermitteln durch Bestimmung des auf den Bulbus ausgeübten Gegendruckes, der zu einer Unterbrechung der Blutzirkulation führt (Bliedung, Baillart, Dieter). Seidel (5) ist in seiner Pelottenmethode zur Bestimmung des Blutdruckes im extraokularen Verzweigungsgebiet einer perforierenden vorderen Ciliararterie übergegangen aus der Erwägung heraus, dass bei steigendem Augendruck die Zunahme der pulsatorischen Exkursionen (bei oszillatorischer Methode) nicht nur von der Zunahme der durch die pulsatorische Ausdehnung der intraokularen Arterien bedingten Volumenvermehrung, sondern auch von der veränderten Dehnbarkeit der Augenkapsel abhängt. Der Betrag der Druckzunahme, der durch gleiche Inhaltsvermehrung hervorgerufen wird, steht im Verhältnis zur Dehnbarkeit der Augenhüllen. Gleiche Vermehrung des Bulbusinhaltes vermag bei Änderung des Elastizitätsverhältnisses der Augenwand verschiedene Zunahme des intraokularen Druckes zu erzeugen. Wenn demnach bei auf die Messung des intraokularen Blutdruckes gerichteten Untersuchungen die Dehnbarkeit der Bulbuskapsel zu berücksichtigen ist, so muss andererseits bei der elastometrischen Methode daran gedacht werden, ob auch wirklich die elastische Beschaffenheit der vom Elastometer getroffenen Gewebe in den Kurven rein zum Ausdruck kommt. Dies ist für den Versuch mit statischer Elastometrie zu verneinen, denn eine über eine Minute ausgedehnte Eindellung des Bulbus zieht in ihren Ausmaß schwer zu übersehende Folgen nach sich (Massagewirkung, Änderung des intraokularen Druckes, Kompression einzelner Gefässbezirke). Diese Faktoren sind bei Anwendung der ballistischen Elastometrie auszuschalten, weil, wie oben ausgeführt, bei der minimalen Schwingungsdauer des Elastometers reaktive Gewebsveränderungen keine Zeit finden, eine störende Wirkung auszuüben. Auch ist das Elastometer daraufhin konstruiert, mit denkbar geringer mechanischer Gewalt die Beanspruchung des zu untersuchenden Gewebes herbeizuführen.

Aus jüngster Zeit ist die Arbeit von Thiel (6) über Hornhautpulsation, Blutdruck und Augendruck zu erwähnen, in der die elastische Augapfelhülle als Plethysmograph dient. Die Amplitude der Hornhautpulskurve ist am grössten bei Augen mit niedrigem Augendruck, mit steigendem Innendruck werden die Ausschläge flacher. Diese Tatsachen stehen in Beziehung zu den experimentellen Untersuchungen von Wegner (7) über die pulsatorischen Schwankungen des menschlichen Bulbus und seiner Hüllen. In Übereinstimmung mit der bei Besprechung der Seidelschen Arbeit erwähnten Tatsache, dass eine Abhängigkeit zwischen intraokularem Druck und elastischer Dehnbarkeit der Hornhaut-Lederhaut besteht, suchte Wegner nach einer Methode, die pulsatorischen Bulbusdruckschwankungen am menschlichen Auge zu registrieren. Es gelang ihm, unter Einwirkung eines allseitig gleichmäßig auf den Bulbus wirkenden messbaren Luftdruckes Plethysmogramme der Orbita aufzunehmen, in denen die pulsatorische Ausdehnung der Bulbushüllen zum Ausdruck kommt. Ein wesentlicher Unterschied zwischen der ballistischen Elastometrie und den eben genannten Methoden besteht darin, dass bei Verfolgung der rhythmischen pulsatorischen Vorgänge ein länger dauernder Vorgang registriert wird, während die ballistischen Kurven absichtlich nur den ersten Ausschlag festhalten.

Die einzigen sich ausdrücklich mit elastometrischen Untersuchungen am Auge beschäftigenden Arbeiten sind die von Kalfa (8). Die von ihm vorgeschlagene Methode besteht aus wiederholten Messungen des Augendruckes mit verschiedenen Gewichtssätzen (5,5; 7,5; 10,0; 15,0 g) des Maklakoffschen Applanationstonometers. Misst man mit diesen vier Gewichten nacheinander, so stimmen die erhaltenen Druckwerte nicht überein, zeigen vielmehr eine Steigerung des Augendruckes mit Zunahme des Gewichtes. In dieser Steigerung sieht Kalfa einen Ausdruck der elastischen Kräfte des Sklerocornealgewebes. Mit zunehmendem Alter, ferner bei Myopie und Glaukom treten Änderungen ein. Dass die Elastometrie des Auges für die Glaukomforschung von Belang ist, geht daraus hervor, dass Elschnig (9) in seiner Funktionsgleichung über die bis jetzt bekannten Grundlagen des intraokularen Druckes, wenn auch an letzter Stelle, die Elastizität der Bulbuswandung anführt und ihr speziell für den Ausgleich von plötzlichen Druckschwankungen eine Rolle zuweist. Schliesslich findet sich in der letzten zusammenfassenden anatomischen Darstellung über den Bau der Sklera die Bemerkung, dass dieser zwar grosse Zugfestigkeit und erhebliche Biegsamkeit, aber nur geringe Elastizität zuzuschreiben sei [Eisler (10)]. Es bleibt abzuwarten, wie weit die ballistische Elastometrie als physiologische Methode die bisher vorliegenden Kenntnisse erweitern wird.

Literaturverzeichnis.

(1) Vogelsang, K.: Zur Elastometrie des Auges. Vers. Ophthalm. Ges. Heidelberg **46**, 61—64 (1927); Über Elastizitätsmessungen am Auge (erscheint im Arch. Augenheilk.).

(2) Mangold, E. u. Detering C.: Eine neue Methode zur Augendruckmessung. Pflügers Arch. **201**, 202—213 (1923).

(3) Schade, H.: Gewebselastometrie zu klinischem und allgemeinärztlichem Gebrauch. Münch. med. Wschr. **1926**, 2241—46.

(4) Steinhausen, W.: Die theoretischen Grundlagen der Methoden zur Prüfung der elastischen Eigenschaften des Muskels. Handbuch d. biolog. Arbeitsmethoden, Abt. 5, **5**, 575—610 (1928).

(5) Seidel, E.: Prinzipielles zur Blutdruckmessung in den intraokularen Arterien. Arch. Ophthalm. **116**, 537—552 (1926).

(6) Thiel, R.: Hornhautpulsation, Blutdruck und Augendruck. Vers. Ophthalm. Ges. **47**, 198—206 (1928).

(7) Wegner, W.: Neue Ergebnisse über die pulsatorischen Schwankungen des menschlichen Bulbus und seiner Hüllen. Arch. Augenheilk. **102**, 1—32 (1929).

(8) Kalfa, S.: Zur Theorie der Ophthalmotonometrie mit Applanationstonometern. Russk. oftalm. Z. **6**, Nr. 11, 1132—1141 (1927); Über die Elastizitätsmessung des Auges. Ebendort, **8**, 250—262 (1928).

(9) Elschnig, A.: Glaukom. Henke-Lubarsch. Handb. d. spez. pathol. Anat. u. Histologie. **11 I**, 965.

(10) Eisler, P.: Kurzes Handb. d. Ophthalm. Bd. 1 (1930).

XVI.

Über die Bedeutung der Lipoide und verwandter Stoffe für das primäre Glaukom.

(Mit einer Beobachtung über die Wirkung des Rose bengale auf das Auge.)

Von

A. Passow (München).

Mit 4 Abbildungen im Text.

Es ist möglich, dass der Zustand der intraocularen Gefässe für die Entstehung des Glaukoms von Bedeutung ist. Hieraus ergibt sich die Frage, ob Stoffe, die eine Änderung der Beschaffenheit der Gefässwandung hervorrufen, auch eine Wirkung auf den Flüssigkeitswechsel des Auges ausüben. Zu den Stoffen, die auf die Gefässwandung einwirken — und zwar im Sinne einer Sklerosierung — gehören das Cholesterin und das bestrahlte Ergosterin (Vigantol).

Verfüttert man Cholesterin bei Herbivoren, so kommt es nach Wacker, Hueck u. a. zu Verfettung der Gefässwandung und schliesslich zu einem der menschlichen Atheromatose ähnlichen Befund. In Übereinstimmung hiermit findet man bei Arteriosklerotikern den Cholesteringehalt des Blutes oft erhöht, und nach Westphal soll dem erhöhten Cholesterinspiegel auch für den arteriellen Hochdruck eine ursächliche Bedeutung zukommen.

Durch Verfütterung von bestrahltem Ergosterin, „Vigantol", vollzieht sich nach Kreitmeier, Moll u. a. der Sklerosierungsprozess an den Gefässen der Versuchstiere noch viel schneller als durch Cholesterinfütterung, und zwar ohne dass eine lipoide Degeneration vorausgeht. Bei geeigneter Dosierung gelingt es schon nach 8—14 Tagen ausgedehnte Verkalkungen der Arterien hervorzurufen.

Was die bisher bekannten Beziehungen des Cholesterins zum Auge anlangt, so sei hier besonders auf die Arbeiten von v. Szily, Versé, Rohrschneider und Jess hingewiesen; für unsere Fragestellung ist von Wichtigkeit, dass es durch Cholesterinfütterung nicht gelingt, eine Fettablagerung innerhalb des Bulbus, z. B. der Vorderkammer, zu erzeugen, obwohl sich hierbei starke Fetteinlagerungen in Cornea, Sklera und Uvea, vor allem dem Ciliarkörper zeigen. Salvati untersuchte, nachdem ich schon im Jahre 1926 empfohlen hatte, den Cholesterinhaushalt bei Glaukomkranken zu berücksichtigen, bei einer grossen Zahl von Glaukomatösen den Blut-Cholesterinspiegel und fand ihn vielfach erhöht; bei cholesteringefütterten Hunden beobachtete er Drucksteigerung auf 50 mm Hg. Hieraus und auf Grund seiner histologischen Befunde, die für das Glaukom typisch sein sollen, schliesst er, dass auch beim Menschen Hypercholesterinämie Glaukom hervorrufen kann.

Schliesslich haben Kobashi, Seiko und Takamaro Nakanoin Lanolinfütterungen bei Kaninchen vorgenommen und Fettablagerung auch im Glaskörper und der Linse gefunden. Auch diese Autoren beobachteten Drucksteigerung bei einigen Versuchstieren.

Es erschien mir notwendig, diese Verhältnisse genauer kennen zu lernen und ebenso auch die Wirkung des Vigantols, welches sich besonders zur künstlichen Erzeugung einer Gefäßsklerose eignet.

Zunächst wurde der Cholesterinspiegel im Blut von 30 Glaukomkranken mit Hilfe einer neuerdings von Bohn und Bickenbach modifizierten Methode nach Autenrieth-Funk bestimmt[1].

Tabelle I.

Nr.	Name	Alter	Blut-druck	Cholesterin mg%	Nr.	Name	Alter	Blut-druck	Cholesterin mg%
1	Ludwig A. . .	56	145:80	250	16	Alex. W. . . .	35	135:90	167
2	Karl B. . . .	64	190:90	225	17	Sebastian B. .	76	135:85	163
3	Georg St. . .	51	115:75	210	18	Georg A. . .	76	140:90	163
4	Lorenz M. . .	59	120:80	205	19	Anna St. . . .	40	195:100	162,5
5	Nikolaus Sp. .	58	145:75	197,5	20	Alois B. . . .	58	135:80	162
6	Otto St. . . .	57	120:70	193	21	Benedikt R. .	56	105:75	158
7	Franz Z. . . .	60	150:110	188	22	Johann K. . .	61	170:90	150
8	Magdalene N.	55	150:75	183	23	Jgnatz R. . .	69	175:75	150
9	Rosa F. . . .	50	140:80	177,5	24	Franz K. . .	69	120:85	150
10	Josef G. . . .	62	110:75	175	25	Rosa H. . . .	62	160:80	147
11	August G. . .	62	165:90	175	26	Heinrich K. .	53	130:85	145
12	Georg Sch. . .	77	145:85	173	27	Wilhelm Sch. .	66	145:105	142
13	Michael B. . .	65	175:85	170	28	Wendelin E. .	69	155:90	138
14	Anton D. . .	53	150:90	170	29	Mathias W. .	71	160:85	138
15	Robert V. . .	58	140:95	167	30	Sebastian W. .	70	140:75	123

[1] Hans Bohn und Otto Bickenbach: Die Cholesterinbestimmung nach Autenrieth-Funk, ausgeführt mit dem Pulfrichschen Stufenphotometer. Z. exper. Med. 71, H. 3 u. 4, 1930.

Die Normalwerte betragen 100—200 mg-%. Wie die Tabelle zeigt, war nur in vier Fällen eine Hypercholesterinämie vorhanden; die übrigen Werte liegen in normalen Grenzen zwischen 120 und 200 mg-%. Aus diesen Resultaten lassen sich keine Beziehungen zwischen Glaukom und Cholesterinhaushalt herleiten. Auch die Höhe des Blutdrucks war nicht proportional der Höhe des Cholesterinspiegels; so bestand z. B. bei den vier Patienten mit erhöhten Cholesterinwerten nur einmal eine Blutdrucksteigerung.

Zur experimentellen Untersuchung des Einflusses der Gefässsklerose auf den Flüssigkeitswechsel des Auges wurden 6 Kaninchen und 4 Katzen mit Cholesterin und ebenso viele Tiere jeder Gattung mit Vigantol gefüttert. Die Cholesterintiere erhielten auf die Dauer von 3—4 Monaten täglich 0,5 g Cholesterin in Olivenöl, die Kaninchen mit der Schlundsonde, die Katzen in Fleisch vermengt. Nach Ablauf dieser Zeit wurden die Tiere zu den im folgenden beschriebenen Versuchen benutzt. Den Vigantoltieren wurden täglich 5—10 mg des Vitamin D-Präparats (1%ige Vigantollösung in Öl) mit der Schlundsonde gegeben. Bei dieser Dosierung magern die Tiere ab und kommen bei Fütterung mit 5 mg nach 4—5 Wochen, bei Fütterung mit 10 mg nach ca. 2 Wochen ad exitum. Die Versuche wurden einige Tage vor dem zu erwartenden Exitus angestellt, zu einer Zeit, in der gemäß den Befunden bei Tieren, die in diesem Stadium anatomisch untersucht wurden, bereits das Bestehen einer deutlichen Gefässverkalkung angenommen werden muss.

Nach Abschluss der Versuche wurden die Tiere getötet und die Augen sowie andere Organe und Gefässteilchen zur mikroskopischen Untersuchung fixiert. Für die Organe der Cholesterintiere wurde vorwiegend die Sudanfärbung angewendet, für die Organe der Vigantoltiere die Methode des Kalknachweises nach Kossa.

Bei den Cholesterintieren wurde von Zeit zu Zeit der Cholesterinspiegel im Blut bestimmt. Schon nach einmonatlicher Fütterung betrug der Blutcholesterinspiegel bei den Kaninchen ca. 300, bei den Katzen ca. 200 mg-% gegenüber Normalwerten von ca. 100 mg-% bei diesen Tieren. Entsprechend den Befunden von Jess, der beim Rind in der Glaskörperflüssigkeit nur etwa 5 mg-% fand gegenüber 100 mg-% im Blut, fand ich auch in Analogie mit den Angaben Duke Elders bei normalen Kaninchen und Katzen nur Spuren von Cholesterin im Kammerwasser. Der Höchstwert, den ich bei Cholesterintieren im Kammerwasser ermittelte, betrug ca. 40 mg-%, das war in diesem Falle etwa $^1/_{10}$ des Blutcholesteringehaltes, wobei jedoch zu berücksichtigen ist, dass auch das zweite und dritte

Kammerwasser zu dieser Bestimmung benutzt wurde. Hierdurch wird die Angabe von Jess, wonach es auch nach wiederholter Punktion bei Cholesterintieren nicht zum Ausfall von Cholesterin ins Augeninnere kommt, bestätigt.

Zur Feststellung, ob und in welcher Weise der Flüssigkeitswechsel des Auges bei den Cholesterin- und Vigantoltieren von der Norm abweicht, bediente ich mich zunächst der Fluorescinbestimmung im Kammerwasser. Den Tieren wurde eine 10%ige Fluorescinnatriumlösung — 1 ccm auf 1 kg Körpergewicht — und zwar den Kaninchen in die Ohrvene, den Katzen in die Halsvene eingespritzt. In dem zu verschiedenen Zeiten abgenommenen Kammerwasser wurde der Fluorescingehalt mit dem Nephelometer nach einer Methode von Linksz festgestellt. Die resultierenden Werte waren starken Schwankungen unterworfen, so dass diese Untersuchungen statistisches Arbeiten erforderten. Die durchschnittlichen Werte sind aus Tabelle II ersichtlich.

Tabelle II.

| | Zeit der Punktion nach der Injektion (in Stunden) | | | | |
	$^1/_2$	1	5	8	24
Normales Kaninchen	1:70 000	1:90 000	1:370 000	1:1—2 000 000	Spuren
Cholesterin-Kaninchen	1:110 000	1:105 000	1:580 000	1:1—2 000 000	Spuren
Vigantol-Kaninchen	1:240 000	1:225 000	1:2—3 000 000	⟶	1:∞

Vergleicht man den Grad der Fluorescinverdünnung im Kammerwasser der Cholesterin-Kaninchen mit dem der Normaltiere, so ergibt sich zwar kein wesentlicher Unterschied in der Konzentration des Fluorescins; immerhin war fast bei allen mit Cholesterin gefütterten Tieren eine deutliche Verringerung der Konzentration vorhanden. Eine ganz bedeutende Verringerung des Fluorescingehaltes im Kammerwasser bestand jedoch stets bei den mit Vigantol gefütterten Tieren. Die Verminderung des Fluorescinübertritts nach Vigantolfütterung lässt sich auch bei demselben Tier nachweisen, wenn man vor und nach der Fütterungsperiode den Fluorescingehalt des Kammerwassers bestimmt. Es fiel bei den Vigantoltieren auch auf, dass sich nach der Punktion die Kammer zuweilen langsamer wieder herstellte und das zweite Kammerwasser weniger Fluorescin und Eiweiss enthielt als bei den unter gleichen Bedingungen behandelten Normaltieren.

Der Augendruck war während der Cholesterinfütterungsperiode teils normal, teils leicht erniedrigt; nach genügend langer Vigantolfütterung konnte in allen Fällen eine deutliche Druckverminderung festgestellt werden.

Bei einigen Kaninchen wurde auch die Cerebrospinalflüssigkeit auf den Fluorescingehalt untersucht. Normalerweise ist nach Fluorescininjektion im Liquor eine geringere Fluorescinmenge als im Kammerwasser zu finden. Bei den Cholesterin- und Vigantoltieren war die Fluorescinkonzentration im Liquor gegenüber der Norm ebenso vermindert wie die im Kammerwasser. Auch der Liquordruck schien bei den Vigantoltieren zuweilen herabgesetzt zu sein.

Die gleichartigen Versuche an Katzen führten zu denselben Ergebnissen wie die an Kaninchen, doch waren hier die Abweichungen von der Norm meist so gering, dass diesen Resultaten allein — besonders bezüglich der Cholesterintiere — keine Bedeutung zukommt.

Statt des Fluorescins wurde in einer Reihe von Versuchen das Dichlortetrajodfluorescin (Rose bengale) in 3—5%iger Lösung unter sonst gleichen Bedingungen injiziert. Bei Verwendung dieses Farbstoffes sieht man besonders schön bei normalen Katzen, wie sich die Gefässe auf der grünen Regenbogenhaut zuerst im Limbusgebiet, dann auch in den zentralen Teilen rosarot färben. Zuweilen war dies schon ohne Vergrösserung bei Tageslicht zu erkennen. Durch Belichtung des Auges wird diese Rotfärbung beschleunigt und verstärkt. Nimmt man — wie bei den Fluorescinversuchen — das Kammerwasser zu verschiedenen Zeiten ab, so fällt schon bei Normaltieren auf, dass der rote Farbstoff in geringeren Konzentrationen in das Kammerwasser übergeht als das Fluorescin.

Am punktierten Katzenauge sieht man nach Fluorescininjektion (ebenso wie beim Kaninchen) das gefärbte Kammerwasser aus der Pupille austreten; der Pupillenrand ist dadurch unscharf. Wurde jedoch statt Fluorescin Rose bengale verwendet, so sieht man nach Punktion schon ohne Vergrösserung und ohne künstliche Beleuchtung, dass zunächst die Irisgefässe stellenweise stark rosarot injiziert sind und der Farbstoff dann aus den Gefässen in die Kammer eintritt, wobei das Sphinktergebiet der Iris zunächst normal grün und die Pupille scharf begrenzt bleibt. Die stereoskopischen Aufnahmen lassen diesen Vorgang klar erkennen. Schliesslich wird das

Kammerwasser rosarot gefärbt. Ob das gefärbte Kammerwasser wie beim Fluorescin später auch aus der Pupille in die Vorderkammer eintritt, vermag ich nicht sicher zu entscheiden, da der rote Farbton auf dem schwarzen Hintergrund — der Pupille — nicht sichtbar ist. Auffallend ist jedoch das unterschiedliche Verhalten der beiden Farbstoffe, indem das Fluorescin nach Punktion aus der Pupille hervorquillt, während man das Rose bengale nur aus den Gefässen der Irisvorderfläche austreten sieht. Ein weiterer Unterschied beider Farbstoffe ist der, dass bei Normaltieren die Kammer beim Rose bengale-Versuch sich langsamer wiederherstellt, der Augendruck sich später normalisiert und der Eiweissgehalt des neugebildeten Kammerwassers meist geringer ist als beim Fluorescinversuch. Injiziert man einem Kaninchen zuerst Rose bengale und anschliessend Fluorescin, so wird der Fluorescinübertritt in das Kammerwasser verzögert.

Bei den Cholesterin- und Vigantoltieren, bei denen, wie gezeigt, ohnehin schon eine Verminderung des Fluorescin- und Eiweissübertritts in die Kammer und eine Neigung zur Hypotension des Auges besteht, war nach Rose bengale-Injektion die Verminderung des Farbstoff- und Eiweissübertritts sowie die Verzögerung der Kammerwiederherstellung noch stärker als nach Fluorescininjektion. Auch hier war der Augendruck stets unternormal. Zuweilen konnte ich beobachten, dass das Rose bengale bei diesen Tieren aus der Vorderkammer langsamer als bei Normaltieren wieder verschwand.

Bekanntlich fand Wessely bei faradischer Reizung des Halssympathicus eine durch Vasoconstriction bedingte Verminderung des Fluorescin- und Eiweissübertritts in das Auge. Dieselben Erscheinungen verursachte bei meinen Versuchen die Fütterung der Tiere mit Cholesterin und Vigantol (und die hierdurch bedingte Gefäßsklerose), sowie aber auch das Rose bengale. Um zu entscheiden, ob in dem letzten Fall eine Vasoconstriction im Spiele sein könnte, habe ich diesen Farbstoff mit dem Froschgefässpräparat Trendelenburgs untersucht und gefunden, dass das Rose bengale auf das Gefäßsystem des Frosches stark vasoconstrictorisch wirkt. Eine ähnliche, wenn auch schwächere Wirkung hatte das Eosin, während z. B. das Fluorescin und andere Farbstoffe (Methylenblau, Alizarinblau, Trypanblau, Methylgrün, Safranin, Neutralrot) keine oder nur eine unwesentliche Gefässverengerung hervorriefen. Ich möchte hiernach den Unterschied in der Wirkung des Rose bengale gegenüber dem Fluorescin im wesentlichen mit der vasoconstrictorischen Wirkung des Rose bengale erklären.

Bei der Bedeutung, die dem Jod bei sklerotischen Veränderungen des Gefäßsystems zugeschrieben wird, war es von Interesse, bei einigen unserer Versuchstiere noch den Jodgehalt des Blutes und des Kammerwassers zu bestimmen. Nach Duke Elder besteht eine freie Diffusion des Jodions von Blut zu Kammerwasser auf Grund proportionaler Mengen, die bei verschiedenen Jodmengen im Blut auch im Kammerwasser gefunden wurden. Nach Salvati kann bei Hunden, die mit Cholesterin gefüttert wurden, durch Jodinjektionen die Ausbildung sklerotischer Gefässveränderungen verhindert werden.

Tabelle III.

Jodgehalt	im Blut mg %	im Kammerwasser mg %
Normale Katze	12,23	4,9 (40 % des Blutjodes)
Cholesterin-Katze	11,4	4,22 (37 % des Blutjodes)
Vigantol-Katze	9,24	3,32 (36 % des Blutjodes)

Wie aus Tabelle III ersichtlich ist, war bei Cholesterin- und Vigantolkatzen der Blutjodgehalt niedriger als bei der Normalkatze; der Jodgehalt des Kammerwassers betrug beim Normaltier 40 %, beim Cholesterintier 37 % und beim Vigantoltier 36 % der entsprechenden Blutjodwerte. Es liegt hiernach vielleicht eine geringe, sicherlich aber keine wesentliche Behinderung der Diffusion des Jodes bei den mit Cholesterin und Vigantol gefütterten Tieren vor. Beachtenswert ist indessen die Erniedrigung des Jodspiegels bei diesen Tieren. Es wäre von Interesse, diese Beziehungen weiter zu verfolgen.

Was die anatomischen Organveränderungen bei den Cholesterinkaninchen anlangt, so zeigten grössere Gefässe, wie die Aorta, Verfettung ihrer Wandung, besonders der Intima (Abb. 1). Im Auge fand sich starke Lipoidspeicherung vor allem an der Hornhaut-Lederhautgrenze, im Corpus ciliare und in den Ciliarfortsätzen (Abb. 2). Bei den Vigantolkaninchen war die Aorta fast vollständig verkalkt; auch die Carotis wies ausgedehnte Verkalkungen auf. Die Arterienverkalkung liess sich bis zum Auge verfolgen. Im Auge selbst sind die Wandungen der Gefässe der Iris und des Ciliarkörpers zwar auch auf Sklerose verdächtig, doch ist hier ein sicherer Kalknachweis nicht zu erbringen (Abb. 3). Schwere Verkalkungserscheinungen zeigten sich indessen in den auch sonst für Verkalkung disponierten Organen, wie in Lunge, Magen, Herz und ganz besonders in den Nieren (Abb. 4). Bei den Katzen fehlten die beschriebenen Veränderungen oder sie waren nur spärlich vorhanden.

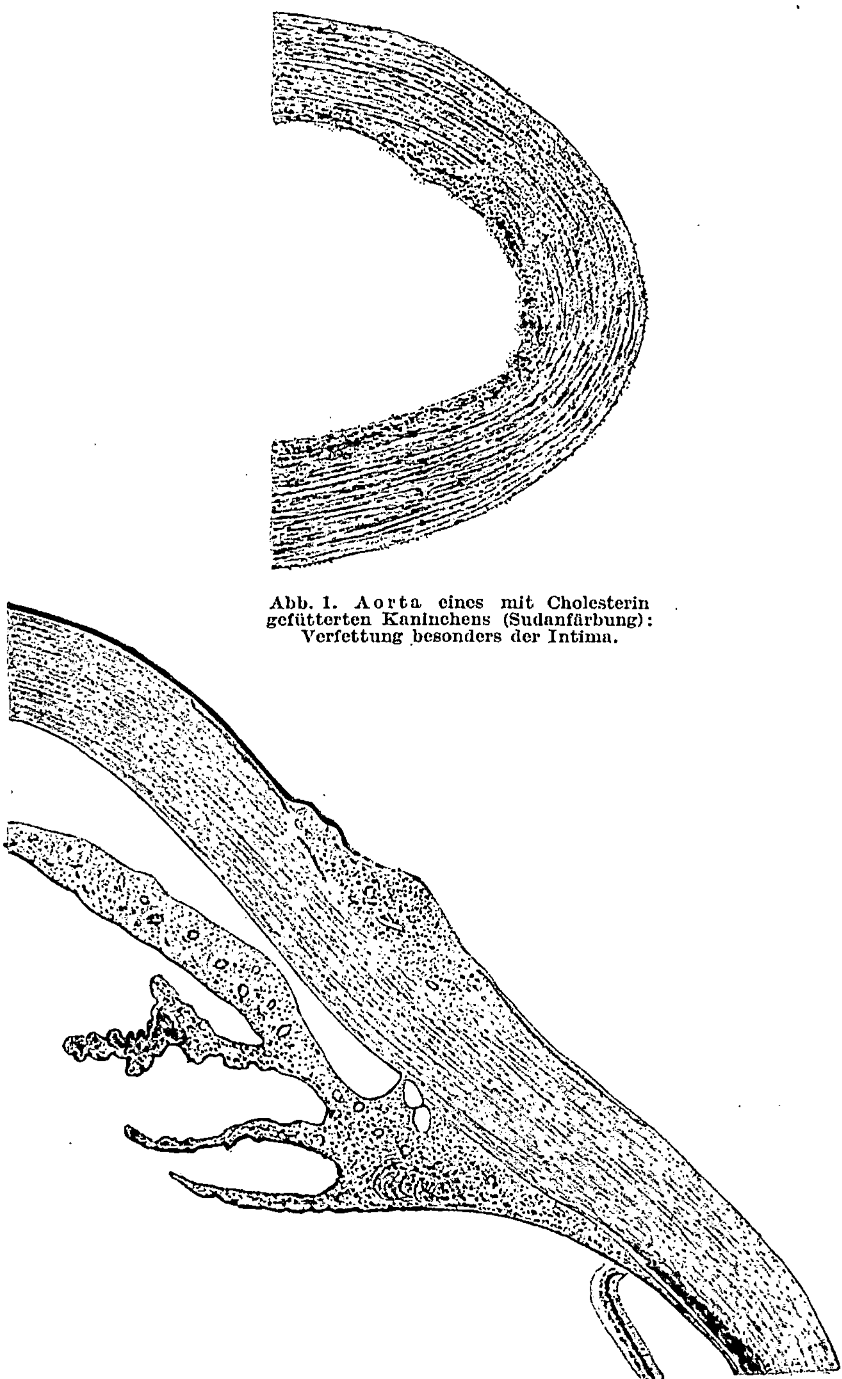

Abb. 1. Aorta eines mit Cholesterin gefütterten Kaninchens (Sudanfärbung): Verfettung besonders der Intima.

Abb. 2. Auge eines mit Cholesterin gefütterten Kaninchens (Sudanfärbung): Lipoid-speicherung an Hornhaut-Lederhautgrenze, im Corpus ciliare und in den Ciliarfortsätzen.

Nach unseren bisherigen Befunden ergibt sich im wesentlichen, dass das Cholesterin und Vigantol im Tierexperiment gleichzeitig mit der gefäßsklerosierenden Wirkung auch eine hemmende Wirkung

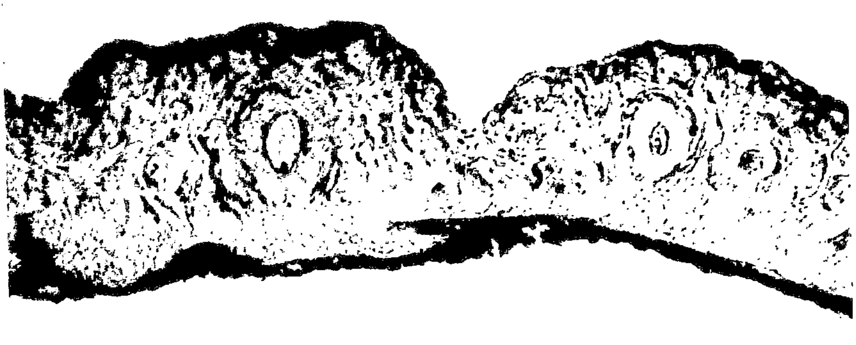

Abb. 3. Iris eines mit Vigantol gefütterten Kaninchens (Methode Kossa): Die Wandung der Irisgefässe zeigt deutlichere und ausgedehntere Schwärzung als die Wandung normaler Irisgefässe unter gleichen Bedingungen. (Skleroseverdächtig; kein sicherer Kalknachweis).

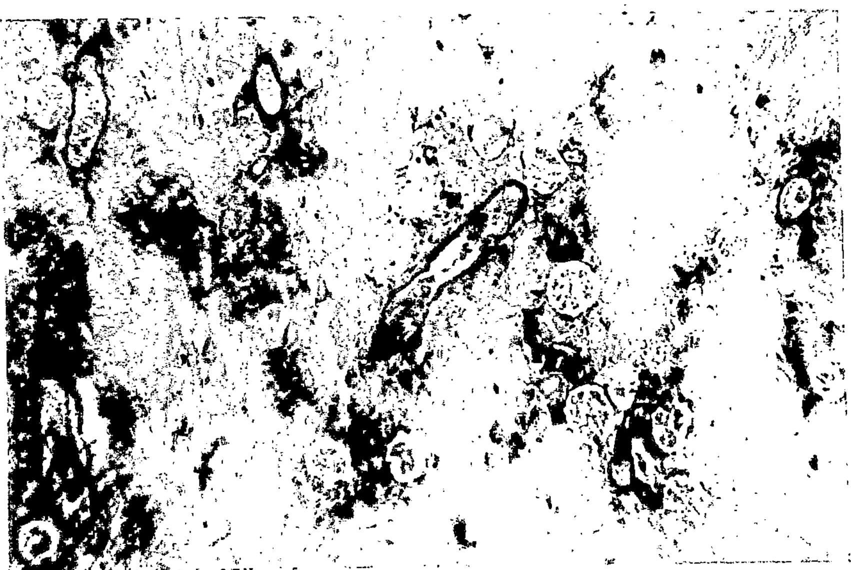

Abb. 4. Niere eines mit Vigantol gefütterten Kaninchens (Methode Kossa): Die Gefässwandungen und das umgebende Gewebe sind stark mit Kalk durchsetzt.

auf den Übergang diffusibler Stoffe vom Blut zum Kammerwasser und eine augendrucksenkende Wirkung besitzt. Da auch der Cholesterinspiegel bei Glaukomkranken meist normal war, möchte ich es als ganz unwahrscheinlich bezeichnen, dass lipoiden und verwandten Substanzen eine Bedeutung für die Entstehung des Glaukoms zukommt.

XVII.

Über morphologische Veränderungen bei pharmakotoxischen Reaktionen am Auge.

Von

Fr. Poos (Münster i. Westf.).

Mit 2 Abbildungen im Text.

Der Wirkungsmechanismus unserer verschiedenen, den Augendruck beeinflussenden Mittel ist noch ein sehr umstrittenes Problem. Eine Reihe von Autoren erblickt in dem Nerv-Muskeleffekt an Ciliarkörper und Iris die wesentliche Ursache für beschleunigten Abfluss und Stagnation. Andere Autoren stellen die pharmakologische Gefässreaktion, Vasoconstriction und Vasodilatation mit den entsprechenden Permeabilitätsschwankungen der Gefässwand in den Vordergrund. Eine dritte Gruppe hält eine günstige oder ungünstige Zusammenwirkung beider Faktoren maßgebend für Druckanstieg oder Druckabfall.

Ein befriedigendes Verständnis für die den medikamentösen Druckabfall begleitenden komplizierten Vorgänge vermitteln jedoch alle heute vorherrschenden Theorien nicht; insbesondere macht uns die Erklärung der langdauernden Hypotonie nach subkonjunktivaler Applikation verschiedener Substanzen grosse Schwierigkeiten.

Die vorliegenden Untersuchungen befassen sich mit einem dritten Faktor, der in engster Beziehung zu jener Wirkungsphase, die mit „reaktiver Hyperämie" bezeichnet wird, steht und welcher die langdauernde Hypotonie nach einmaliger Dosis hinreichend erklärt: Das ist die pharmakotoxische Wirkung der angewandten Mittel; bezogen auf die Gefässe, also nicht die pharmakologische Beeinflussung physiologischer Fähigkeiten und Qualitäten der Gefässwand, sondern eine rein pathologisch-toxische Schädigung mit allen ihren Folgeerscheinungen wie bei einer echten Entzündung.

Einer solchen toxischen Komponente, die vielen Mitteln in hohem Maße zukommt, ist bisher noch nicht die genügende Beachtung geschenkt worden, weshalb man auch nicht systematisch nach morphologischen Grundlagen solcher Wirkungen gesucht hat.

Nach einer subkonjunktivalen Injektion der Adrenalinstammlösung entwickelt sich sehr schnell eine dichte leukocytäre Infiltration, die entsprechend der Ausbreitung des Adrenalins sehr weit um den Bulbus herum und nach hinten reicht. Diese Infiltration geht erst nach mehreren Tagen allmählich zurück.

Entsprechend der lokalen Ausbreitung des Adrenalins durch Gewebsdiffusion füllen sich alle Gewebsspalten der Sklera mit Leukocyten in langen Reihen an. Man sieht häufig, wie diese direkt in Ciliarkörper und Suprachorioidea übertreten. Gleichzeitig sieht man überall eine starke Filtration ins Gewebe und mächtige Erweiterung der Gefässe, die teils ganz leer, teils vollgepfropft mit roten Blutkörperchen sind.

Mittlerweile gehen am Ciliarkörper durchgreifende Veränderungen vor sich, die nur als toxische Reaktion der Gefässe auf die in den Bulbus hineindiffundierende Giftmenge gedeutet werden kann.

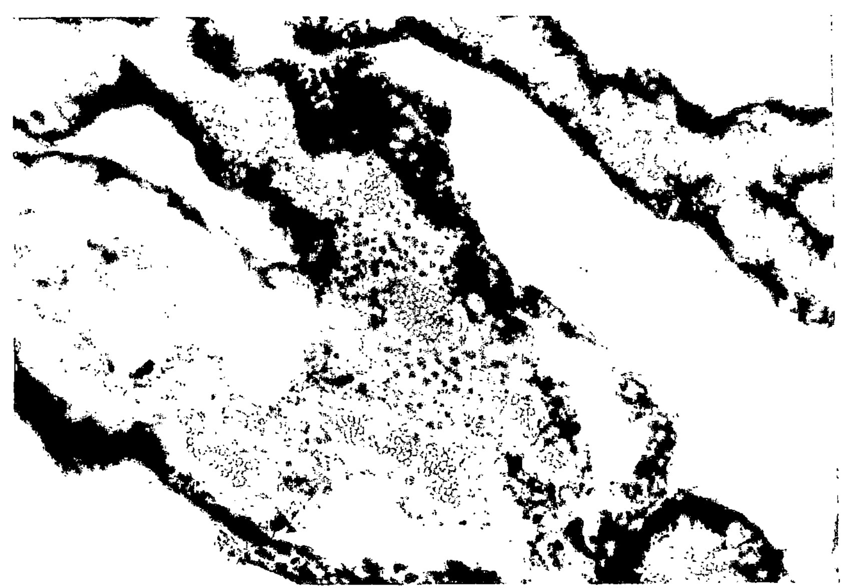

Abb. 1. Kan. 247. Perivasculäre Infiltration im Ciliarkörper. 2 1/2 Stunden nach subkonjunktivaler Injektion von 0,5 ccm Adrenalin 1 : 1000.

Diese führt zu einem, in den verschiedenen Bezirken sehr ungleich starken Ödem; an manchen Stellen ist das Filtrationsödem maximal, so dass Einzelheiten der Struktur und Gefässe in ihrem Verlauf nicht mehr erkannt werden können. An anderen Stellen finden sich nur grosse Greeffsche Blasen, wiederum an anderen Stellen vollständige Stase der mit roten Blutkörperchen vollgepfropften Gefässe, die die flüssigkeitsarme Ciliarkörperfalte knotenförmig auftreiben.

Bei Durchsicht der Schnitte findet man hier und da Leukocyten und Lymphocyten im Gewebe verstreut, und gelegentlich treten auch dichtere Infiltrate um die Gefässe herum auf (Abb. 1), oder es kann

z. B. nach vier Injektionen von 0,2 ccm in Abständen von 4—5 Tagen zu stärkeren Leukocytenauswanderungen aus dem Ciliarkörper kommen. Diese sammeln sich auch im Kammerwinkel an, wo sie das Gerüstwerk des Kammerwinkels ganz verstopfen können.

Ob der Einwirkung des Adrenalins auf die Ciliarkörperepithelien die Bedeutung zukommt, die Seidel ihr zuschreibt, möchte ich vorerst nicht entscheiden. Eine Schädigung dieser Zellen liegt ohne Zweifel vor. Eine direkte narkotisch-toxische Wirkung erscheint jedoch sehr unwahrscheinlich, und ich möchte eher annehmen, dass es sich hierbei um eine sekundäre Folge der allgemeinen toxischen Reaktion des Capillarsystems handelt.

Hyperämie, Filtrationsödeme und Zellauswanderungen sind nun aber auch im hinteren Bulbusabschnitt nachweisbar. Hier findet man auf kleineren Strecken auch dichtere Infiltrationen. Im übrigen muss die Aderhaut durchweg als auffallend lymphocytenreich bezeichnet werden.

Besonders gut sieht man im Grunde dieselben Veränderungen nach einer einmaligen subkonjunktivalen Insulininjektion (20E), die diffuse leukocytäre Durchsetzung der Sklera bis weit über die Gegend der Ora serrata nach hinten und das Übertreten dieser Infiltrationen auf die Suprachorioidea und Chorioidea (s. Abb. 2). Der Ciliarkörper zeigt alle Stadien der Ödembildung mit Zellauswanderungen aus den Gefässen. Im hinteren Bulbusabschnitt wiederum erhebliche Lymphocytenvermehrung und kleinere Infiltrationsherde.

Nach subkonjunktivalen Injektionen von Histamin und Dionin sieht man, je nach der Dosis in geringerem oder stärkerem Maße dieselben Anzeichen für eine durchgreifende toxische Schädigung der Gefässe in Form von Filtrationsödemen, mächtigen Gefässerweiterungen und Austritten von Exsudatzellen.

In schwächerem Maße trifft man auch dieselben Veränderungen an, wenn man die Substanzen nur in den Bindehautsack einbringt. Um die Einwirkung auf die Gefässe hierbei morphologisch sichtbar zu machen, müssen allerdings höhere Konzentrationen angewendet werden, z. B. zwei- bis dreimal das Dionin in Substanz oder Adrenalin und Histamin, z. B. in Form von Hamburgers Glaukosan und Aminglaukosan einige Tage tgl. 1—2 Tr. Man sieht nach Dionin den unmittelbaren Übertritt der leukocytären Infiltration und Hyperämie auf den Ciliarkörper; die Leukocyten liegen teils frei im Kammerwinkel, teils im ganzen Ciliarkörper verstreut. Gleichzeitig besteht ein starkes Ciliarkörperödem und diffuse Lymphocytenvermehrung in der Aderhaut.

Bei Einträufelung von täglich ein- bis zweimal einem Tropfen von Aminglaukosan in den Bindehautsack findet man ebenfalls dieselben toxischen Veränderungen am Gefäßsystem, diffuse Durchsetzung der Aderhaut mit Exsudatzellen, ferner Lymphocyten- und Leukocytenauswanderungen in den Ciliarkörper, Ciliarkörperödeme und auch mehr abgegrenzte Lymphocytenherde in der Aderhaut

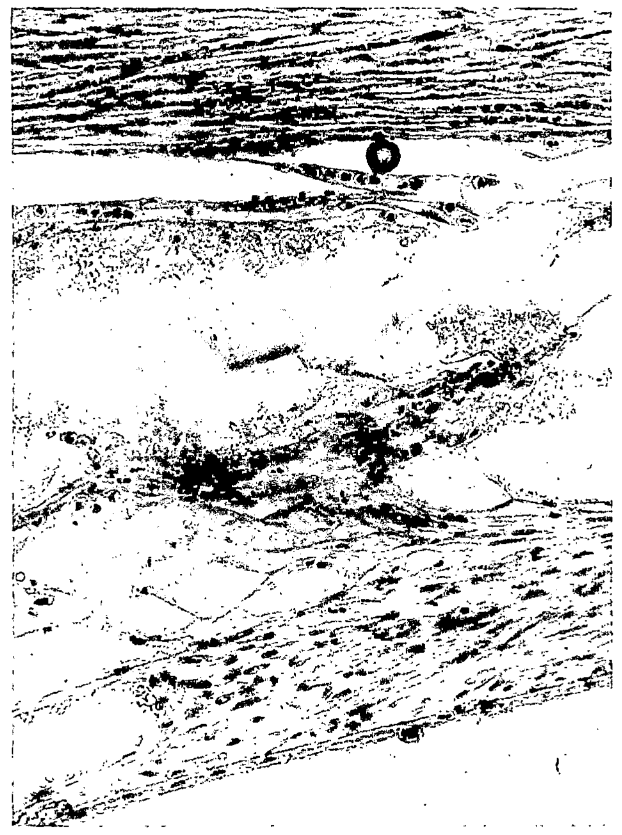

Abb. 2. Kan. 418. Subkonjunktivale Insulininjektion (20 E). Leukocytäre Infiltration der Sklera und Chorioidea.

nach Glaukosan. Der Grad dieser akuten Veränderungen nimmt bei längerer Behandlung der Augen eher ab als zu.

Die oben geschilderten morphologischen Veränderungen am Auge nach Anwendung von Adrenalin, Insulin, Dionin und Histamin gestatten uns einen tieferen Einblick in die eigentlichen Vorgänge bei der bisher nur in allgemeiner Form angenommenen Einwirkung auf die uvealen Gefässe, sowie die faktischen Zustandsänderungen, die der sog. langdauernden Phase der „reaktiven Hyperämie" zugrunde liegen.

Diese Zustandsänderung, die durch den direkten Kontakt der toxisch wirkenden Substanzen mit den Gefässwandzellen zustande kommt, trägt alle Merkmale, wie wir sie bei echten Entzündungen zu sehen gewohnt sind. Dieses bezieht sich nicht nur auf die histologischen Einzelheiten, sondern auch auf den ganzen klinischen Verlauf, der langsamen Reparation der einmal akut gesetzten Schädigung. Doch gestatten die bisherigen morphologischen Befunde eine Abgrenzung dieser entzündlichen Reaktionsweise als eine besondere Entzündungsform von der gewöhnlichen echten oder Vollentzündung, bei der alle Gewebselemente mitbeteiligt sind. Hier handelt es sich um eine durch lokale Giftapplikation erfolgte ausschliessliche Schädigung der Capillaren und kleineren Gefässe, die zu sekundären Symptomen Anlass gibt, die denen bei der Entzündung sehr ähnlich sind und ihnen wohl auch im Prinzip gleichen. Heubner und nach ihm auch Krogh und andere unterscheiden streng zwischen solchen entzündungerregenden Giften, die allgemein das Gewebe angreifen und solchen, die vorzugsweise für das Nervengewebe toxisch sind und solchen, die eine selektive Wirkung auf die Capillarwand besitzen, deren Tonus sie vermindern oder aufheben, was zu Exfiltration eiweisshaltiger Flüssigkeit und Auswanderung von weissen Blutzellen führt, während sie Schmerzreceptoren nicht reizen und für gefässloses Gewebe indifferent sind.

Diese selektiv die Gefässwand angreifenden Gifte bezeichnet Heubner als Capillargifte und mit einer solchen typischen Capillargiftwirkung mit ihren sekundären entzündlichen Merkmalen haben wir es bei lokaler Anwendung von Adrenalin, Insulin, Histamin und Dionin am Auge zu tun.

Dionin und Histamin galten immer schon als typische Capillargifte. Die Wirkung von Adrenalin und Insulin war am Kaninchenauge nicht nur gleichartig, sondern sicherlich auch stärker.

Die Vorgänge, die nach einer Adrenalindosis im Bulbus ablaufen und zu einer langdauernden Hypotonie führen, können also durchaus, wie es ja von Hamburger immer geschah, in Parallele gesetzt werden zu den Vorgängen bei einer klinischen Entzündung. Ebenso wie z. B. bei Iritiden auch Drucksteigerungen auftreten können, treten solche ja auch nicht selten nach Adrenalininjektionen oder Glaukosan in Erscheinung. Diese erklären sich befriedigend durch mechanische Behinderung der durch die erhöhte Flüssigkeitsbewegung quer durch das Auge stark belastenden Abflusswege. Andererseits ist durch die Feststellung eines entzündlichen Zu-

standes noch keine Erklärung des den Augendruck niedrig haltenden
Wirkungsmechanismus gegeben. Hinweise auf die veränderte
Durchströmungsmenge in der Zeiteinheit, Erhöhung des Gewebs-
stoffwechsels, Temperaturerhöhung usw. sind lediglich Aufzählungen
der Attribute einer Entzündung. Warum diese aber trotz der
stärkeren Blutfülle, der lebhaften Filtration, Gewichtszunahme des
ganzen Bulbus und der ungünstigen Verschiebung der kolloid-
osmotischen Druckverhältnisse eine Hypotonie unterhalten, ist
ihnen nicht ohne weiteres zu entnehmen.

Die bei den vorliegenden Untersuchungen erzielten Resultate
bereichern unsere Kenntnisse von der Wirkungsweise der Mittel,
die nach einmaliger Dosis den Augendruck über lange Zeit erniedri-
gen und die mitgeteilten Befunde müssen bei theoretischen Erwägungen über den Mechanismus dieser Augendrucksenkungen mit
in Rechnung gesetzt werden.

<h1 style="text-align:center">XVIII.</h1>

Untersuchungen über Zusammenhänge zwischen Wasserhaushalt und Glaukom.

Von

W. Wegner (Greifswald).

Mit 2 Abbildungen im Text.

Bei aller Vielgestaltigkeit der Versuche, die Frage nach der
Genese des Glaukoms einer Lösung näher zu bringen, wird die
besonders von Wessely betonte Tatsache wohl allgemein anerkannt,
dass nämlich der Wechsel der Blutfülle in den intraocularen Gefässen von wesentlichem Einfluss auf die Höhe des intraocularen
Druckes ist. Die Ursachen dieser vasomotorischen Vorgänge bleiben
dabei belanglos. Sie sind ja auch so vielgestaltig, dass es bisher
unmöglich ist, einen genauen Einblick in diese verwickelten Vorgänge zu erlangen.

Erheblichen Einfluss auf die Blutverteilung im Körper hat die
Nahrungsaufnahme, deren Bedeutung für das Zustandekommen
der Tagesdruckkurven im gesunden und kranken Auge durch Blut-
ansammlung im Splanchnicusgebiet wohl anerkannt ist. Andere
Vorgänge spielen sich nach der Aufnahme von Flüssigkeit ab. Wir
wissen, dass das Trinken den Anstoss zu Austauschvorgängen
zwischen Blut und Gewebe gibt, bei denen es sich nicht etwa ledig-

lich um Resorption und Ausscheidung der getrunkenen Menge handelt. Vielmehr werden komplizierte Vorgänge im Flüssigkeitshaushalt in Gang gesetzt, die bei Gesunden in ganz typischer Form ablaufen. Diese Vorgänge sind jedenfalls in bezug auf den Verlauf der Plasmaverschiebungen durch fortlaufende Bestimmungen des Hb-Gehaltes des Blutes einigermaßen einwandfrei zu verfolgen. (Die Hb-Bestimmungen können mittels des Bürkerschen Kolorimeters sehr exakt erfolgen. Dabei wird das Hb als ein in Flüssigkeit suspendierter Farbstoff aufgefasst, der auf colorimetrischem Wege die Mengenschwankungen seines Suspensionsmittels anzeigt.)

Die allgemeinen Vorgänge nach Flüssigkeitsaufnahme sind durch Siebeck und seine Schüler sehr eingehend untersucht. Dabei hat sich ergeben, dass der sog. Trinkversuch bei Gesunden stets in typischer Weise verläuft, dass es also im Anschluss an das Trinken zu einer initialen und einer sekundären Blutverdünnung kommt, bei denen die Plasmavermehrung stets grössere Ausmaße annimmt als der getrunkenen Menge entspricht, d. h. dass also Körperflüssigkeit in die Blutbahn eintritt, und dass diese Flüssigkeitsbewegungen weitgehend unabhängig von der Menge der getrunkenen Flüssigkeit sind. Bei Nierenkranken, bei Kreislaufkranken, bei Störungen der inneren Sekretion, Diabetes und anderen Erkrankungen haben Marx u. a. pathologisch veränderten Ablauf des Trinkversuchs gesehen. Sie schliessen daraus auf eine allgemeine Schädigung der Capillarendothelfunktion, bedingt entweder durch anatomische Veränderung der Capillaren selbst oder eine Störung der übergeordneten Centren.

Es war nun sehr interessant, dass Schmidt ähnliche Störungen im Ablauf des Trinkversuchs bei fast allen seinen darauf untersuchten Fällen von Glaucoma simplex feststellen konnte. Dabei erfolgte in allen Fällen ausnahmslos eine deutliche, über die Fehlergrenze der Messung hinausgehende Steigerung des intraocularen Druckes, während, wie Schmidt und de Decker feststellten, an gesunden Augen jede Drucksteigerung ausblieb. Die Erhöhung des intraocularen Druckes erfolgte stets gleichzeitig mit der Plasmavermehrung. Schmidt schliesst auf Grund seiner Versuche auf eine allgemeine Störung der Capillarendothelfunktion beim Glaukom und nimmt an, dass das Glaucoma simplex der örtliche Ausdruck dieser Störung ist.

Wir wissen nun allerdings schon seit den grundlegenden Versuchen von Hertel, dass Füllungsänderungen der Blutbahn und damit Änderungen der Blutkonzentration von Einfluss auf die Höhe des intraocularen Druckes sind derart, dass Bluteindickung zu Druckabfall, Blutverdünnung zu Druckerhöhung führen kann. Immerhin war es mir sehr interessant, weitere Untersuchungen in dieser Richtung vorzunehmen. Ich habe bisher bei 25 unbehandelten Patienten mit primärem Glaukom den Einfluss der Plasmaverschiebungen speziell im Trinkversuch auf die Höhe des intraocularen Druckes untersucht. Hierbei hielt ich mich im allgemeinen an das auch von Schmidt geübte Verfahren.

Die Versuchsergebnisse waren nicht einheitlich. Von 21 dem Trinkversuch unterworfenen Patienten mit Glaucoma simplex zeigten 7 einen Ablauf des Trinkversuchs, der durchaus als normal angesehen werden muss. Die übrigen 14 hatten allerdings einen pathologisch veränderten Ablauf des Trinkversuchs, sei es in bezug auf den Verlauf der Hb-Kurve, sei es in bezug auf die Diurese oder auf beides. Da nach Siebeck nicht daran zu zweifeln ist, dass der Trinkversuch eine Funktionsprüfung der Capillarendothelien darstellt, in denen sich die Vorgänge des Wasserhaushaltes abspielen, ist aus den Untersuchungen unmittelbar zu folgern, dass bei der grösseren Hälfte meiner untersuchten Fälle Störungen im Wasserhaushalt vorliegen müssen. Welcher Art diese Störungen sind und ob sie ihren Sitz in den Capillarendothelien oder in den regulierenden Centren haben — dabei muss auch an das endokrine System gedacht werden — ist zunächst nicht zu entscheiden. Dabei muss aber berücksichtigt werden, dass diese krankhaften Prozesse durchaus nicht zwangsläufig zu Glaukom führen müssen, denn gleicher pathologischer Ablauf des Trinkversuchs kommt nach Marx bei Nieren- und Kreislaufkranken, auch solchen mit Störungen des endokrinen Systems, besonders der Hypophyse, vor, ohne dass Glaukom aufzutreten braucht.

Ich muss allerdings gleich betonen, dass irgendwelche Parallelen zwischen der Schwere des glaukomatösen Symptomenkomplexes und der Schwere der pathologischen Störungen im Ablauf des Trinkversuchs nicht festgestellt werden konnten. Obgleich fast alle von mir dem Trinkversuch unterworfenen Patienten ein ziemlich weit fortgeschrittenes Glaukom hatten, möchte ich nach meinen Ergebnissen sagen — ohne dass ich damit etwas Grundsätzliches feststellen will —, dass gerade diejenigen Kranken, die einen normalen Ablauf des Trinkversuchs zeigten, ein ganz besonders weit fortgeschrittenes Glaukom hatten. Das kann Zufall sein. Umgekehrt aber konnten schwerste Störungen im Trinkversuch festgestellt werden an einem Patienten, bei dem bisher nur das eine Auge an Glaukom erkrankt war.

Wie schon kurz angedeutet, zeigten 7 von meinen 21 Patienten mit Glaucoma simplex normalen Ablauf des Trinkversuchs. Hierfür sehe ich verschiedene Erklärungsmöglichkeiten: Einmal muss daran gedacht werden, dass diese Fälle in keinerlei Beziehung zu allgemeinen Störungen der Capillaren stehen. Andererseits ist aber auch noch gar nicht erwiesen, dass bei bestimmten krankhaften Veränderungen im Capillarendothelsystem der Ablauf des Trinkversuchs pathologisch sein muss. Durch die Hypnoseversuche von Marx ist die schon durch das Studium des Diabetes insipidus bekannte Tatsache noch einmal erhärtet, dass die Vorgänge im Wasserhaushalt einer centralen Steuerung unterliegen. Es ist deshalb denkbar, dass diese Funktionsstörungen nur dann eintreten, wenn der centrale Impuls dazu vorhanden ist. Schliesslich zwingt die jedem Augenarzt geläufige Tatsache, dass das Glaucoma simplex fast nie beide Augen gleichzeitig und gleich stark befällt, zu der Überzeugung, dass derartige Störungen in den Capillaren nicht auf alle Gebiete gleichmäßig verteilt sein können. Durch die Annahme örtlicher Störungen ohne wesentliche Beteiligung weiter Capillargebiete lässt sich der normale Ablauf des Trinkversuchs bei einem Drittel meines untersuchten Glaukommaterials erklären. Daraus ergibt sich aber zwangsläufig, was Wessely neuerdings wieder betont hat, dass wir bei der Frage nach der Genese des Glaukoms ohne die Annahme örtlicher, auf das Auge beschränkter Veränderungen nicht auskommen. Veränderungen, wo auch immer im Auge sie liegen mögen, die dem Glaukomauge die Möglichkeiten der Regulation nehmen, mit deren Hilfe das normale Auge trotz aller allgemeiner und lokaler Einwirkungen imstande ist, sein physiologisches Druckgleichgewicht zu erhalten.

Diese Annahme lokaler Veränderungen wird weiter bekräftigt durch das verschiedene Verhalten der Glaukomaugen im Trinkversuch. Im Gegensatz zu Schmidt und de Decker konnte ich ebenso wie Poos feststellen, dass auch normale Augen nach Aufnahme von Flüssigkeit mit Druckanstieg um mehrere mm Hg reagieren können. Schmidt fand nun bei allen seinen Glaukomkranken deutliche über die Fehlergrenze hinausgehende Drucksteigerung im Trinkversuch gleichzeitig mit der Plasmavermehrung.

Auch hierin waren meine Ergebnisse nicht einheitlich. Ich fand bei meinen 21 Patienten mit 36 verwertbaren Augen mit sicherem Glaucoma simplex an 23 Augen Drucksteigerung um 3—20 mm Hg. An 13 Augen blieb der Druck unbeeinflusst oder er sank. Es ist aber nicht etwa so, dass diejenigen Glaukome, bei denen der Ablauf des

Trinkversuchs pathologisch war, mit Erhöhung des intraocularen Druckes reagierten. Vielmehr konnte ich erhebliche Drucksteigerung bei normal verlaufendem Trinkversuch, andererseits Sinken des Druckes bei gestörtem Trinkversuch feststellen und umgekehrt. Die Drucksteigerung erfolgte aber auch in keiner Gesetzmäßigkeit gleichzeitig mit der Plasmavermehrung, sie trat vielmehr sogar auf, wenn es überhaupt nicht zu Blutverdünnung, sondern nur zu Bluteindickung kam. Während Schmidt schliesslich stets mangelhafte und verzögerte Diurese fand, zeigten 5 von meinen 21 Patienten mit

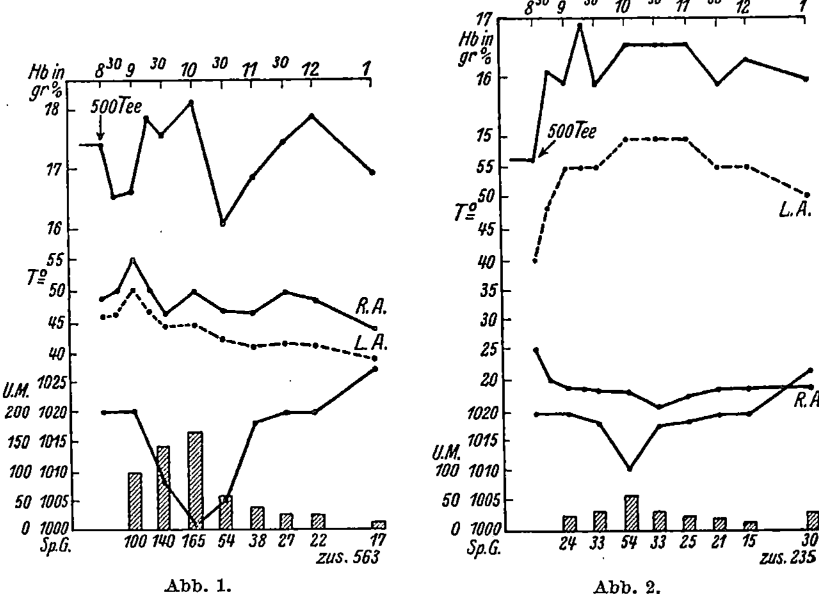

Abb. 1.   Abb. 2.

Glaucoma simplex frühzeitige und stark überschiessende Diurese. Die gesamten Vorgänge im Trinkversuch erfolgen selbst bei derselben Versuchsperson nicht etwa stets gleichmäßig. Sie sind vielmehr dem grössten Wechsel unterworfen. Das möchte ich Ihnen an einem Beispiel zeigen.

Beide Kurven stammen von einem 63jährigen Kranken mit links mehr als rechts vorgeschrittenem Glaucoma simplex. Die beiden Trinkversuche liegen zeitlich 5 Wochen auseinander. Während das eine Mal ein wenn auch stark abweichender, so doch diphasischer Verlauf der Blutverdünnung zu erkennen ist, kommt es das zweite Mal während des ganzen Versuchs überhaupt zu keiner Blutverdünnung, sondern nur zu einer kräftigen Eindickung. Während die Diurese und Urinverdünnung einmal annähernd normal ist,

9*

kommt es das andere Mal zu einer starken Retention mit mangelhafter Verdünnung des Urins, obgleich der Patient beide Male durch längere gleichartige Vorperioden ging. Auch das Verhalten des intraocularen Druckes ist verschieden. Im ersten Versuch kommt es gleichzeitig mit der initialen Blutverdünnung zu geringer Erhöhung des Druckes beider Augen, während die kräftige sekundäre Verdünnung ohne sichtbaren Einfluss auf den intraocularen Druck ist. In der Zeit zwischen beiden Trinkversuchen ist das rechte Auge nach Elliot trepaniert worden. Sein Druck liegt in normalen Grenzen. Obgleich es nun im ganzen Verlauf des Versuchs zu keiner Blutverdünnung, sondern nur zu einer kräftigen Eindickung kommt, steigt der Druck des linken Auges gleichzeitig mit der Eindickung um 20 mm Hg, um dann wohl zufällig und zwar parallel mit der Hb-Kurve zu verlaufen, also gerade umgekehrt, als man erwarten sollte.

Aus diesen und ähnlichen Versuchen ist zu folgern, dass etwa vorhandene Störungen im Capillarendothelsystem sich nicht in einer bestimmten Abweichung von der normalen Form des Flüssigkeitswechsels äussern, dass hier vielmehr komplizierte, durch den Trinkversuch nicht näher zu erklärende Vorgänge stattfinden, die einzelne getrennte Capillargebiete einmal in dieser, das andere Mal in anderer Weise auf Flüssigkeitszufuhr reagieren lassen. Dass für diese verschiedenartigen Reaktionen neben der centralen Steuerung der Vorgänge das endokrine System nach den verschiedensten Richtungen hin maßgebend verantwortlich gemacht werden muss, ist nach den Untersuchungen von Passow u. a. als sehr wahrscheinlich anzusehen. Stets bleibt hier für den einzelnen Glaukomfall unentschieden, ob die Störungen des intraocularen Druckes auf Veränderungen in den Capillaren oder deren regulierenden Centren oder auf Dysfunktion des endokrinen Systems zu beziehen sind. Schliesslich kann ja alles, was im Blut gelöst ist, die Endothelien und ihre Funktion beeinflussen.

Die Vielgestaltigkeit der Versuchsergebnisse zwingt notwendigerweise zu der Überzeugung, dass es nicht angängig ist, von Funktionsstörungen des allgemeinen Capillarsystems in jedem Fall auf gleichartige Veränderungen in den Capillaren des Auges zu schliessen, dass vielmehr dem Gefäßsystem des Auges eine ziemlich weitgehende Selbständigkeit zuerkannt werden muss.

Es ist jedenfalls nicht möglich, die Entstehung des Glaukoms ausschliesslich auf einen einzelnen Vorgang im Gesamtorganismus, wie z. B. Dysfunktion des gesamten Capillarendothelsystems, zurückzuführen.

Zum Schluss meiner Ausführungen will ich nur noch kurz erwähnen, dass bei vier Fällen von Glaucoma inflammatorium der Ablauf des Trinkversuchs durchaus pathologisch war. In allen vier Fällen stieg der intraoculare Druck ohne sichtbaren Zusammenhang mit der Blutverdünnung erheblich an. Die Drucksteigerung war bei dem einen Fall so ausgesprochen und anhaltend, dass man direkt von der Einleitung eines Glaukomanfalles durch das Trinken von ½ Liter Wasser sprechen kann.

Bei einem Fall von Hydrophthalmus verlief der Trinkversuch normal, der intraoculare Druck blieb unbeeinflusst.

XIX.

Glaukom ohne Hochdruck.

Von

R. Thiel (Berlin).

Zwischen der Grösse der Sehnervenexkavation und der Höhe des Augendrucks besteht bekanntlich kein absoluter Parallelismus (Elschnig, Magitot).

Es gibt Glaukomfälle mit hoher Tension ohne jede Exkavation des Sehnervenkopfes und andererseits eine Sehnervenatrophie mit randständiger Exkavation ohne Drucksteigerung. Für das letzte Krankheitsbild hat Elschnig die Bezeichnung „Glaukom ohne Hochdruck" eingeführt; denn jede tiefe randständige Exkavation soll nach seiner Ansicht glaukomatösen Ursprungs sein.

Andererseits bleibt jedoch noch die Möglichkeit offen, dass eine randständige, tiefe Exkavation auch durch descendierende Atrophie des Sehnerven (atrophische Exkavation) bedingt wird (S c h m i d t - R i m p l e r , G l a u n i n g , C a s p a r , R ö n n e).

Der Sehnerv ist — im Gegensatz zu seinem Verlauf in der Orbita — in der mittleren Schädelgrube fast unnachgiebig in seiner Lage fixiert. Infolgedessen ist er bei Veränderungen seiner Nachbarorgane hier besonders leicht mechanischen Schädigungen ausgesetzt. In erster Linie kommen die H y p o p h y s e und die A. c a r o t i s i n t e r n a bzw. der C i r c u l u s W i l l i s i i in Frage.

A. V e r ä n d e r u n g e n i m B e r e i c h d e r H y p o p h y s e.

1. 79jähriger Patient, seit 7 Jahren bei uns in ständiger Kontrolle. Beiderseits Atrophie mit randständiger Exkavation (3 bis 3,5 dptr), nasale Verdrängung und parallaktische Verschiebung der

Gefässe. Drucksteigerungen wurden weder am Tage, noch in der Nacht, noch nach Belastungsproben nachgewiesen. Trotz druckentlastender Operation (L. A.: Elliotsche Trepanation) und dauernden Gebrauches von Pilocarpin nahm bei normalem Augendruck das Sehvermögen beiderseits allmählich ab. Die Röntgenaufnahme ergab einen von der Hypophyse oder der Hirnbasis ausgehenden Tumor, der zur vollständigen Zerstörung der Sella turcica geführt hatte.

2. Beiderseits typisch glaukomatöse Exkavation (3 dptr) und Atrophie. Pathologische Drucksteigerungen waren nie festzustellen. Bitemporale Hemianopsie, hemianopische Pupillenstarre. Wa.-R. stark positiv.

Das Röntgenbild zeigte eine Verkürzung und Abschrägung des Dorsum sellae. Die Grundumsatzbestimmung und die Bestimmung der spezifisch dynamischen Eiweisswirkung ergab eine Herabsetzung der Hypophysenfunktion um 80—100%. Neurologisch wurde ausserdem eine Tabes festgestellt.

Wenn auch gelegentlich bei Tabes bitemporale Hemianopsien beobachtet werden (E. Fuchs), so ist als Ursache des symmetrischen Gesichtsfeldausfalles auf Grund des Röntgenbefundes und des Funktionsausfalles der Hypophyse hier zweifellos eine syphilitische, (gummöse) Erkrankung der Hypophyse anzunehmen.

B. Die Mehrzahl der Fälle von Glaukom ohne Hochdruck hatte nachweisbare Veränderungen der A. carotis interna bzw. des Circulus Willisii.

Durch das Röntgenogramm kann beim Lebenden eine Sklerose der A. carotis und ihrer Nebenäste nachgewiesen werden, worüber Horniker auf der hiesigen Tagung 1924 berichtete. Die Aufnahmen können in zwei Richtungen erfolgen.

a) Dorso-anteriore Aufnahme. Bei ihr wird der Kalkschatten der A. carotis in die Fissura orbitalis superior projiziert.

b) Bitemporale Aufnahme: Sie ergibt wesentlich deutlichere Bilder, da der Schatten des verkalkten Gefässrohres im Gebiete der Sella turcica erscheint, d. h. an einer Stelle, an der normalerweise keine Knochenschatten liegen. Wird die Einstellung so gewählt, dass der Zentralstrahl durch die Sella geht (Schüller, Pincherle), so erscheint in ihr der Kalkschatten der A. carotis.

Da Kalkeinlagerungen auch in der Hypophyse selbst und im Diaphragma sellae (sog. Brücke der Hypophyse) vorkommen, sind unbedingt stereoskopische Röntgenaufnahmen erforderlich. Nur an ihnen ist mit Sicherheit zu erkennen, ob der Schatten extrasellär liegt, d. h. der A. carotis wirklich angehört.

1. 70jähriger Patient. Kapseltrübungen der Linse, randständige Exkavation und Atrophie der Papille. Niemals pathologische Drucksteigerungen. Hochgradige Arteriosklerose bei alter Lues.

Das Röntgenbild zeigte sowohl in der bitemporalen wie dorsoanterioren Aufnahme den typischen Kalkschatten der A. carotis.

2. 76jährige Frau, seit 1926 in Beobachtung. Randständige Exkavation (4 dptr) mit Atrophie. Nie Drucksteigerungen. Allmählich fortschreitender Verfall der Sehschärfe und des Gesichtsfeldes trotz regelmäßiger Pilocarpinbehandlung. Hochgradige Arteriosklerose. Im Röntgenbild deutlicher Schatten der verkalkten A. carotis.

Kennzeichnend für eine durch Arteriosklerose der A. carotis hervorgerufene Sehnervenatrophie ist das Verhalten des Gesichtsfeldes. Es finden sich, worauf Wilbrand-Saenger, Fuchs, Horniker u. a. hingewiesen haben, binasale Quadrantenausfälle, vom blinden Fleck ausgehende Skotome und sehr häufig centrale Skotome.

Für die Entstehung der randständigen Exkavation bei nachweisbarer Sklerose der A. carotis kommen wahrscheinlich zwei nebeneinander hergehende Prozesse in Frage:

1. Direkte Schädigung der Sehnervenfasern durch Druck der verkalkten Gefässe,

2. Bildung von Erweichungsherden durch Verschluss der Ernährungsgefässe des Sehnerven. Neben spastischen Kontraktionen (Bailliart) kommen in erster Linie degenerativ-entzündliche Gefässwandschädigungen durch Arteriosklerose und Lues in Frage (Fuchs, v. Stief).

Liegen die Erweichungsherde dicht hinter der Lamina, so kann, wie auch vom Hofe annimmt, durch Zurückweichen derselben auch im nicht glaukomatösen Auge eine randständige Sehnervenexkavation entstehen.

In den selteneren Fällen von pseudoglaukomatöser Exkavation bei Tumoren der Hirnbasis oder der Hypophyse handelt es sich wahrscheinlich um eine reine Druckatrophie. Es ist vorstellbar, dass der Gewebsschwund zur allseitigen Erweiterung einer bereits vorher bestehenden centralen, napf- oder schüsselförmigen Exkavation geführt hat (Schweigger, Knies). Möglicherweise spielt auch eine abnorm rückwärtige Lage der Lamina cribrosa eine Rolle. Vorbedingung für die Entstehung einer randständigen Exkavation wäre also in diesen Fällen von Sehnervenatrophie ein gewisses Abweichen vom normalen anatomischen Bau der Papille.

Aus den Ausführungen ergibt sich, dass nicht jede randständige tiefe Exkavation ein sicheres Zeichen für eine glaukomatöse Erkrankung sein muss. Man sollte den Ausdruck „Glaukom ohne Hochdruck" überhaupt vermeiden, da er einen Widerspruch in sich selbst trägt. Bezeichnen wir doch als Glaukom gerade ein Krankheitsbild, dessen Hauptsymptom die intraoculare Drucksteigerung ist.

XX.

Experimentelle Analyse der medikamentösen Augendrucksenkung durch Erythrophlein.

Von

K. W. Ascher (Prag).

Vor zwei Jahren habe ich an dieser Stelle über langdauernde Herabsetzung der Hornhautsensibilität und des Augendruckes durch Nervocidin berichtet. Meine am Tier- und Menschenauge gewonnenen Erfahrungen wurden von J. John, Wien, bestätigt. Inzwischen bin ich sowohl im Tierexperiment als auch an Glaukomaugen zur Verwendung des dem Nervocidin nach Hesse chemisch ungemein ähnlichen, wenn nicht identischen Erythrophleins übergegangen, weil der Verbreiter des Nervocidins nicht gewillt oder nicht in der Lage war, die Herkunft der das Alkaloid liefernden Droge aufzuklären.

Als Beispiel der klinischen Wirkung des Erythrophleins sei eine Patientin mit beiderseitigem Hydrophthalmus erwähnt, deren rechtes Auge 1917 enukleiert wurde, während das linke seit 1911 nicht weniger als 16 Glaukomoperationen verschiedenster Art überstanden hat. Pilocarpin und Adrenalin sind wirkungslos gewesen, auch Limbusätzungen mit Höllenstein brachten nur eine unwesentliche Druckherabsetzung von 24 stündiger Dauer zuwege. Herr Prof. Elschnig gestattete einen Versuch mit Erythrophlein und es gelang tatsächlich, durch subkonjunktivale Injektion von 0,3 ccm einer 0,2⁰/₀ igen Erythrophleinlösung den Druck für 4 Tage von Schiötz II/1 auf I/5—3 herabzusetzen. Einen Monat später, im April 1930, führte an demselben Auge die gleiche Erythrophleindosis mit Zusatz je eines Tropfens Novocain (um die Injektion weniger schmerzhaft zu machen), Pilocarpin (um einer unerwünschten Pupillenerweiterung entgegenzuwirken) und Adrenalin (um den Abtransport des Erythrophleindepots zu verzögern) zu einer Herabsetzung des Augendrucks von II/1 auf I/5—3 für 6 Tage.

Ich habe mir seinerzeit die Augendruckherabsetzung durch Erythrophlein als eine reversible Vergiftung der für die Aufrechterhaltung des normalen Augendruckes wesentlichen Teile des Auges zu erklären versucht. J. John denkt an die Ausschaltung eines Reflexbogens, der sonst nach sensibler Irritation zu Vasodilatation und erhöhter Gefässdurchlässigkeit führe. Indessen leiteten mich Spaltlampenbeobachtungen erythrophleinbehandelter Augen auf eine Betrachtungsweise, welche dem Mechanismus der Augendruckherabsetzung auf anderem Wege näher zu kommen sucht.

Wiederholt hatte ich bei Menschen und Versuchstieren im schmalen Büschel der Spaltlampe eine Dickenzunahme der Hornhaut des mit Erythrophlein behandelten Auges beobachtet. Es schien daher die Frage berechtigt, wie sich die einzelnen Bestandteile des Auges nach Erythrophleinbehandlung verhielten.

Bei Wägungen behandelter und unbehandelter Augen und ihrer Hüllen, welche ich 1928 im experimentell-pathologischen Institut Prof. Biedls in Prag begann und 1929 und 1930 in der Universitäts-Augenklinik Geheimrat Hertels in Leipzig fortsetzte, ergaben sich überaus markante Unterschiede zwischen der behandelten und unbehandelten Seite. (S. Tabelle I, S. 138.)

Regelmäßig waren die Hüllen des subkonjunktival mit Erythrophlein behandelten Auges beträchtlich schwerer als die des unbehandelten. Der Unterschied war schon am Tage nach der Injektion deutlich und überdauerte eine Woche. Er betrug beim Kaninchen bis über 0,1 g, beim Meerschweinchen bis über 0,02 g, in Prozenten einer Zunahme bis zu 40, ja über 60 Prozent entsprechend. Bei sämtlichen darauf untersuchten Versuchstieren (11 an Zahl) war diese Erscheinung nachweisbar.

Mit keinem anderen der zum Vergleich verwendeten Stoffe erzielte ich Gewichtsunterschiede von dieser Grössenordnung. Pilocarpin z. B. bewirkte ebenfalls eine Zunahme, aber eine bedeutend geringere als das Erythrophlein, Atropin eine geringe Abnahme des Hüllengewichtes. Subkonjunktivale Injektion von Adrenalin und von 9% Kochsalzlösung hatten eine geringe, destilliertes Wasser eine stärkere Vermehrung des Hüllengewichtes zur Folge, doch lag auch diese letztere unterhalb der für das Erythrophlein gefundenen Werte.

Tabelle I.

Unterschiede im Hüllengewicht nach Erythrophlein und Vergleichsversuchen.

Subconjunctivale	Tier Nr.	Hüllengewichtsdifferenz
Erythrophlein-Inj. vor 1 Tag	Kaninchen 104	+ 0,0600 g = + 31,98 %
,, ,, ,, 1 ,,	,, 106	+ 0,0854 ,, = + 29,86 ,,
,, ,, ,, 2 Tagen	,, 69	+ 0,0733 ,, = + 28,7 ,,
,, ,, ,, 2 ,,	,, 105	+ 0,0932 ,, = + 34,08 ,,
,, ,, ,, 2 ,,	Meerschw. 119	+ 0,0230 ,, = + 51,80 ,,
,, ,, ,, 2 ,,	,, 120	+ 0,0261 ,, = + 58,39 ,,
,, ,, ,, 3 ,,	Kaninchen 110	+ 0,0436 ,, = + 15,57 ,,
,, ,, ,, 3 ,,	,, 111	+ 0,1265 ,, = + 52,16 ,,
,, ,, ,, 5 ,,	,, 115	+ 0,0592 ,, = + 24,07 ,,
,, ,, ,, 5 ,,	,, 114	+ 0,1486 ,, = + 67,54 ,,
,, ,, ,, 8 ,,	,, 112	+ 0,0643 ,, = + 28,57 ,,
2% Pilocarpin- ,, ,, 1 Tag	,, 146	+ 0,0073 ,, = + 2,6 ,,
1% Atropin- ,, ,, 1 ,,	,, 145	− 0,0038 ,, = − 1,4 ,,
1%₀ Adrenalin- ,, ,, 2 Tagen	,, 148	+ 0,0051 ,, = + 2,04 ,,
Aq. dest.- ,, ,, 4 ,,	,, 149	+ 0,0188 ,, = + 6,05 ,,
9% NaCl- ,, ,, ½ Tag	,, 174	+ 0,0091 ,, = + 2,93 ,,
HCl- ,, ,, 2 Tagen	,, 150	+ 0,0105 ,, = + 3,4 ,,
Neutr. Ery.- ,, ,, 5 ,,	,, 153	+ 0,0286 ,, = + 11,80 ,,
Saur. Phosph.-* ,, ,, 6 ,,	,, 154	− 0,0004 ,, = − 0,14 ,,

Da die verwendete Erythrophleinsulfatlösung sauer reagiert, wurden zu Vergleichszwecken auch andere Lösungen gleichen Säuregrades injiziert, eine stark verdünnte Salzsäurelösung, sowie ein Puffergemisch aus primärem und sekundärem Natriumphosphat. Subkonjunktivale Injektion der ersteren führte zu einer kleinen Zunahme des Hüllengewichtes, während das Phosphatgemisch sogar eine geringe Verminderung desselben, ähnlich wie das Atropin, bewirkte. Lediglich die zu Vergleichszwecken mit sekundärem Natriumphosphat neutralisierte Erythrophleinlösung hatte wiederum eine beträchtliche Zunahme des Bulbushüllengewichtes zur Folge. Diese Wirkung scheint somit dem Alkaloid eigentümlich und nicht von der H-Ionen-Konzentration der Lösung abhängig zu sein.

---

* Vgl. Seite 146.

Tabelle II.

Gewichtsunterschiede der Bulbushüllen (Hornhaut und Sklera)
behandelter gegenüber unbehandelten Augen desselben Tieres.

Subconj.-Inj.		Kaninchen Nr.	Unterschiede des absoluten Gewichtes in %	
			der Hornhaut	der Sklera
Erythro	vor 3 Tagen	110	+ 45,3	— 1,11
	vor 5 ,,	114	+ 182,40	— 2,0
	vor 5 ,,	115	+ 72,75	+ 4,66
Pilocarpin-Inj. vor 1 Tag		146	+ 35,31	—16,08
Adrenalin-Inj. vor 2 Tagen		148	+ 9,27	— 0,74
dest. Wasser-Inj. vor 4 Tagen		150	+ 14,24	+ 0,45
9 % NaCl-Inj. vor $^1/_2$ Tag		174	+ 16,62	— 1,12
Atropin-Inj. vor 1 Tag		145	— 1,4	— 1,5
Saures Phosphat vor 6 Tagen		154	+ 0,5	— 0,36
Neutral. Erythroph. vor 5 Tagen		153	+ 42,6	+ 0,52

Wurde vor der Wägung die Hornhaut im Limbus von der Sklera
abgetragen, so ergab die gesonderte Wägung von Hornhaut und
Sklera, dass die Gewichtszunahme der Hüllen nach Erythrophleinbehandlung hauptsächlich durch eine Gewichtszunahme der Hornhaut bedingt war, welche sich um 40, 70, ja 180% schwerer erwies
als auf der unbehandelten Seite, während die sorgfältig frei prä-
parierte, von Muskelansätzen, Uvea und Opticusstumpf sauber
befreite Sklera keine wesentlichen Gewichtsveränderungen zeigte.
In gleicher Weise wirkte das neutralisierte Erythrophlein. Kleinere,
aber doch deutliche Gewichtszunahmen der Hornhaut wurden auch
durch Wasser und 9%ige Kochsalzlösung bewirkt, Atropin setzte
das Gewicht der Hornhaut sowie der Sklera herab, während beim
Pilocarpinversuch einer beträchtlichen Zunahme des Hornhaut-
gewichtes eine geringere, aber deutliche Abnahme des Skleragewichtes gegenüberstand.

Für das Verständnis der Augendruckherabsetzung durch Erythrophlein ist nun die Frage wichtig, wodurch diese Zunahme des
Bulbushüllengewichtes bedingt sei. Trocknungsversuche im Exsic-
cator ergaben, dass die Gewichtszunahme der behandelten Bulbushüllen fast ganz durch Wasseraufnahme zu erklären ist. Der

Wasserverlust beim Trocknen war auf der behandelten Seite regelmäßig grösser, die getrockneten Hüllen blieben zwar auf der behandelten Seite schwerer, doch war der Gewichtsunterschied gegenüber den getrockneten Hüllen der unbehandelten Seite nicht nur absolut, sondern auch percentuell viel geringer als vor der Trocknung. Der Wasserverlust beim Trocknen der behandelten Hüllen übertraf den Wasserverlust beim Trocknen der unbehandelten Hüllen um einen Betrag, welcher dem Gewichtsunterschied zwischen behandelter und unbehandelter Hülle vor dem Trocknen annähernd gleichkam.

Tabelle III.

Wasserverlust beim Trocknen der gesamten Bulbushülle (Hornhaut mit Sklera) nach Erythrophleïnbehandlung in vivo.

Tier Nr.	Inj. vor	ge- trock- net	Gewichtsverlust		Gewichts- verlust in %		Gewicht des Rückstandes	
			unbeh. Auge	behand. Auge	unbe- hand.	be- hand.	unbehand.	behand.
Kan. 104	1 Tg.	20 Std.	0,1273	0,1815	67,85	73,30	0,0603	0,0661
„ 69	2 „	3 Tg.	0,1951	0,2606	67,37	71,81	0,0945	0,1023
„ 105	2 „	6 Std.	0,1707	0,2539	70,60	75,79	0,0711	0,0811
Mschw. 120	2 „	4 Std.	0,0317	0,0559	71,59	78,79	0,0130	0,0149

Tabelle IV.

Differenz der Hüllengewichte behandelter und unbehandelter Augen, verglichen mit der Differenz zwischen der Wasserabgabe der behandelten und unbehandelten Hüllen beim Trocknen.

Erythrophleïn- Inj. vor	Tier Nr.	Hüllengewichts- differenz vor dem Trocknen	Unterschiede der Gewichtsverluste behandelter u. unbehandelter Bulbus- hüllen beim Trocknen
1 Tag	Kan. 104	0,0600	0,0542
2 Tagen	„ 69	0,0733	0,0755
2 „	„ 105	0,0932	0,0832
2 „	Mschw. 120	0,0261	0,0242

Woher stammt nun das in die Hornhaut eingedrungene Wasser? Wenn es von aussen in das Auge eingedrungen wäre, so müsste der Wassergehalt ebenso wie das Gewicht des behandelten Auges wenigstens zeitweilig grösser sein als auf der unbehandelten Seite. Durch Exsiccationsversuche ganzer Augen liess sich aber zeigen, dass nach Behandlung mit Erythrophleïn,

Tabelle V.

Wasserverlust beim Trocknen ganzer Bulbi nach Erythrophleinbehandlung
in vivo.

Tier Nr.	Inj. vor	Gewichtsverlust		Gewichtsverlust in %		Gewicht des Rückstandes	
		unbeh. Auge	behand. Auge	unbeh. Auge	behand. Auge	unbeh. Auge	behand. Auge
Mschw. 117	1 Tag	0,5090	0,5194	88,23	87,71	0,0679	0,0728
,, 74	4 Tagen	0,4694	0,4661	87,74	87,78	0,0656	0,0649
,, 80	5 ,,	0,3721	0,3126	88,79	87,64	0,0470	0,0441
,, 127	5 ,,	0,3649	0,3477	89,22	88,95	0,0441	0,0432
,, 128	8 ,,	0,3674	0,3544	88,47	87,66	0,0479	0,0499
,, 155 (Neutralis. Ery.)	4 ,,	0,5147	0,5260	89,20	88,36	0,0623	0,0693

auch mit neutralisiertem Erythrophlein, der Wassergehalt des behandelten Auges von dem des unbehandelten nicht wesentlich verschieden ist. Eher könnte das Verhalten des Bulbusgewichtes für eine anfängliche Wasseraufnahme von aussen sprechen, da in den ersten zwei Tagen nach der Behandlung das behandelte Auge öfter schwerer erschien als in den folgenden Tagen, in welchen das behandelte Auge regelmäßig das leichtere war. (S. Tabelle VI, S. 142.) Da aber diese Bulbusgewichtsunterschiede nur unter der Voraussetzung beweisend wären. dass rechtes und linkes Auge vor dem Versuch gleich schwer waren, was ja nach Tabelle VII zumindest nicht selten ist, möchte ich diese Tatsache nicht zu weiteren Schlüssen verwerten. (S. Tabelle VIII, S. 143.)

Jedenfalls spricht die Gleichheit der Wasserabgabe bei Exsiccation der ganzen — behandelten und unbehandelten — Augen dafür, dass trotz der bedeutenden Wasseranreicherung in der Hornhaut, der Wassergehalt des ganzen Auges mit grosser Zähigkeit aufrechterhalten wird. Da der Wassergehalt der Hüllen nach Erythrophleinbehandlung regelmäßig zunimmt, in einem Maße, welches etwaige Fehlerquellen bei Wägungen weit übertrifft, da andererseits der Gesamtwassergehalt des behandelten Auges mit derselben Regelmäßigkeit dem des unbehandelten gleicht, da ferner der Wassergehalt der Linse des behandelten Auges gleich oder um ein geringes grösser ist als der Wassergehalt der Linse des unbehandelten Auges, so muss der Wassergehalt des Bulbusinneren nach Erythrophleinbehandlung kleiner geworden sein. Ob dies

Tabelle VI.

Gewichtsunterschiede behandelter und unbehandelter Augen desselben Tieres, in verschiedenem Zeitabstand seit der Erythrophleinbehandlung.

| Inj. vor | Behandeltes Auge leichter als unbehandeltes | | | Behandeltes Auge schwerer als unbehandeltes | | |
| | Tier Nr. | Unterschied | | Tier Nr. | Unterschied | |
		in g	in %		in g	in %
1 Tag	Kan. 66	0,0522	1,88	Kan. 104	0,0138	0,66
1 „	—	—	—	„ 106	0,1018	4,18
2 Tg.	Kan. 90	0,0338	1,47	„ 94	0,0016	0,05
2 „	—	—	—	„ 105	0,0523	2,45
3 „	Kan. 110	0,0077	0,27	—	—	—
4 „	„ 89	0,0462	2,22	—	—	—
5 „	„ 115	0,0750	3,40	Kan. 114	0,0816	3,65
8 „	„ 112	0,0762	3,25	—	—	—
1 Tag	Mschw. 74	0,004	0,74	Mschw. 28. X. 28	0,019	2,75
1 „	—	—	—	„ 117	0,0153	2,65
1 „	—	—	—	„ 118	0,0467	8,84
2 Tg.	Mschw. 71	0,015	2,19	„ 119	0,0330	5,79
2 „	„ 120	0,0141	2,47			
4 „	„ 73	0,011	2,04			
5 „	„ 79	0,0081	1,84			
5 „	„ 80	0,0624	10,08			
5 „	„ 127	0,0181	4,64			
6 „	„ 15. X. 28	0,0378	5,12			
7 „	„ 16. X. 28	0,022	3,66			
7 „	„ 75	0,0032	0,61			
8 „	„ 128	0,0110	2,75			
12 „	„ 81	0,0031	0,72			
13 „	„ 24. X. 28	0,0078	1,23			
2 „	Ratte	—	0,72			
1 „	Frosch	0,0010	3,50			

Tabelle VII.

Gewichtsunterschiede unbehandelter Augenpaare.

Bei Kaninchen in g	0,0288	0,0388	0,0484	0,0684			
„ „ „ %	1,12	1,53	1,6	2,22			

1 mm Sehnerv wog 0,0029 g = 0,09 %

bei Meerschw. in g	0,001	0,001	0,001	0,0005	0,005	0,0002	0,0047
„ „ „ %	0,15	0,14	0,14	0,08	0,07	0,04	0,96

Tabelle VIII.

Wasserverlust beim Trocknen der isolierten Hornhaut nach Erythrophleinbehandlung in vivo.

Auge Nr.	Inj. vor	ge-trocknet	Gewichts-unterschiede		Gewichts-untersch. in %		Gewicht des Rückstandes	
			unbeh. Auge	behand. Auge	unbeh. Auge	behand. Auge	unbeh. Auge	behand. Auge
Frosch	1 Tag	1 Stunde	0,0028	0,0037	80,00	88,10	—	—
Kan. 68	1 ,,	4 Stunden	0,0526	0,1073	73,91	81,90	0,0187	0,0247
Glaukom-Pat. S.	1 ,,	2 Tage	—	—	—	75,70	—	—
Mschw. 71	2 Tagen	2 Stunden	0,0066	0,0203	71,74	83,54	0,0026	0,0040
Kan. 110	3 ,,	2 Tage	0,2563	0,2968	77,72	82,51	0,0227	0,0258
Kan. 114	5 ,,	3 ,,	0,0602	0,1948	72,01	82,89	0,0234	0,0402
Mschw. 84	6 ,,	2 ,,	0,0108	0,0089	72,48	73,55	0,0041	0,0038

Wasserverlust beim Trocknen der isolierten Hornhaut nach Pilocarpinbehandlung in vivo.

Kan. 146	1 Tag	1 Tag	0,0692	0,0915	74,01	72,22	0,0243	0,0352

Wasserverlust beim Trocknen der isolierten Hornhaut nach 9 % Na Cl-
Behandlung in vivo.

Kan. 174	$^1/_2$ Tag	2 Tage	0,0131	0,0150	75,42	76,15	0,0043	0,0047

Tabelle IX.

Wasserverlust beim Trocknen der Linse nach Erythrophleinbehandlung
in vivo.

Tier Nr.	Inj. vor	ge-trocknet	Gewichts-verlust		Gewichts-verlust in %		Gewicht des Rückstandes	
			unbeh. Auge	behand. Auge	unbeh. Auge	behand. Auge	unbeh. Auge	behand. Auge
Frosch	1 Tag	1 Tag	0,0207	0,0251	54,21	58,24	0,0170	0,0180
Ratte	2 Tagen	1 ,,	0,0231	0,0245	51,56	52,69	0,0217	0,0220
Mschw. 73	4 ,,	3 Tage	0,0555	0,0567	58,79	59,43	0,0389	0,0387
Mschw. 84	6 ,,	2 ,,	0,0559	0,0567	56,29	56,64	0,0434	0,0434

durch teilweise Entleerung der Uveagefässe oder durch Aufnahme
von Wasser aus der Vorderkammer, vielleicht auch aus dem Glaskörper vor sich geht, oder ob beide Möglichkeiten in Betracht
kommen, ist einstweilen nicht zu entscheiden. Bestimmt man durch
Subtraktion des Hornhaut- und Skleragewichtes vom Augengewicht
das Gewicht des Bulbusinneren, so erweist sich dieses fast regelmäßig auf der behandelten Seite als niedriger. Unter der sicher nicht

Tabelle X.

Unterschiede im Bulbusinhalt nach Erythrophlein und Vergleichsversuchen.

	Tier Nr.	Bulbusinhaltsdifferenz
Erythrophlein-Inj. vor 1 Tag	Kaninchen 104	— 0,0462 g = — 2,47 $^0/_0$
„ „ „ 2 Tagen	„ 105	— 0,0409 „ = — 2,19 „
„ „ „ 2 „	Meerschw. 120	— 0,0402 „ = — 8,20 „
„ „ „ 3 „	Kaninchen 110	— 0,0513 „ = — 2,01 „
„ „ „ 5 „	„ 115	— 0,1342 „ = — 7,11 „
„ „ „ 5 „	„ 114	— 0,0670 „ = — 3,48 „
„ „ „ 8 „	„ 112	— 0,1405 „ = — 6,82 „
Pilocarpin- „ „ 1 Tag	„ 146	— 0,0039 „ = — 0,16 „
Atropin- „ „ 1 „	„ 145	+ 0,040 „ = + 1,83 „
Adrenalin- „ „ 2 Tagen	„ 148	— 0,0264 „ = — 1,27 „
Aq. dest.- „ „ 4 „	„ 149	— 0,0175 „ = — 0,71 „
Na Cl- „ „ ½ Tag	„ 174	— 0,0091 „ = — 0,4 „
HCl- „ „ 2 Tagen	„ 150	— 0,0427 „ = — 1,70 „
Neutr. Ery.- „ „ 5 „	„ 153	— 0,1154 „ = — 6,13 „
Saur. Phosph.- „ „ 6 „	„ 154	— 0,0009 „ = — 0,004 „

Tabelle XI.

Vergleich des spezifischen Gewichts unbehandelter und behandelter Augen.

	Tier Nr.	Unbehand. Auge	Behand. Auge	Unterschied in $^0/_0$
Erythrophlein-Inj. vor 2 Tagen	Kan. 105	1,0075	1,0080	+ 0,04
„ „ „ 2 „	„ 94	1,0725	1,0504	— 2,11
„ „ „ 3 „	„ 110	1,0181	1,0082	— 0,98
„ „ „ 3 „	„ 110	1,0373	1,0414	+ 0,4
„ „ „ 4 „	„ 89	1,052	1,062	+ 0,95
„ „ „ 5 „	„ 115	1,0056	1,0342	+ 2,84
„ „ „ 1 Tag	Mschw.117	1,0489	1,0613	+ 1,18
„ „ „ 1 „	„ 118	1,0318	1,0175	— 1,40
„ „ „ 2 Tagen	„ 120	1,0367	1,0038	— 3,27
„ „ „ 7 „	„ 75	1,0865	1,0888	+ 0,21
„ „ „ 12 „	„ 81	1,088	1,069	— 1,70
Saur. Phosph.- „ „ 6 Tagen	Kan. 154	1,0121	1,0341	+ 2,17
9 $^0/_0$ Na Cl- „ „ ½ Tag	„ 174	1,0177	1,0340	+ 1,62
Adrenalin- „ „ 1 „	„ 148	1,1113	1,0361	— 7,83
Atropin- „ „ 1 „	„ 145	1,0353	1,0137	— 2,14

Unterschiede des spezifischen Gewichtes unbehandelter
Augen desselben Tieres.

	Nr.	rechts	links	Unterschied in %
Kaninchen	18/12	1,056	1,042	1,34
,,	23	1,049	1,0309	1,75
Meerschw.	18/12	1,0907	1,0803	0,96

Tabelle XII.

Volumina unbehandelter und behandelter Augen desselben Tieres.

	Tier Nr.	Unbehand. Auge	Behand. Auge	Unterschied in %
Erythrophlein-Inj. vor 2 Tagen	Kan. 105	2,179	2,130	— 2,3
,, ,, ,, 2 ,,	,, 94	2,7769	2,8384	+ 2,21
,, ,, ,, 3 ,,	,, 110	2,820	2,840	+ 0,71
,, ,, ,, 4 ,,	,, 89	1,9723	1,9353	— 1,93
,, ,, ,, 5 ,,	,, 115	2,2530	2,1180	— 6,37
,, ,, ,, 1 Tag	Mschw. 117	0,550	0,558	+ 1,4
,, ,, ,, 2 Tagen	,, 120	0,550	0,554	+ 0,70
,, ,, ,, 7 ,,	,, 75	0,4923	0,4884	— 0,81
Saur. Phosph.- ,, ,, 6 ,,	Kan. 154	2,293	2,243	— 2,24
9 % Na Cl- ,, ,, 1/2 Tag	,, 174	2,54	2,50	— 1,60
Adrenalin- ,, ,, 1 ,,	,, 147	2,330	2,253	— 3,41
Atropin- ,, ,, 1 ,,	,, 145	2,357	2,443	+ 3,6

Unterschied der Volumina unbehandelter Augen
desselben Tieres.

	Nr.	rechts	links	Unterschied in %
Kaninchen	18/12	2,4076	2,4060	0,41
,,	23	2,5461	2,500	1,84
Meerschw.	18/12	0,4538	0,4538	gleich

immer zutreffenden Annahme, dass vor dem Versuch die Bulbus-
inhalte des rechten und linken Auges annähernd gleich gross gewesen sind, ergeben sich zum Teil recht merkliche percentuelle
Unterschiede im Sinne der Abnahme des Bulbusinhaltes, besonders
bei den später als zwei Tage nach der Injektion untersuchten Augen.
Es ist ohne weiteres verständlich, dass sich die Bulbuskapsel um

einen 2, 6, ja 8% kleineren Bulbusinhalt mit geringerer Spannung herumlegt, dass der innerhalb der Bulbushüllen herrschende Druck unter solchen Umständen wesentlich kleiner sein muss.

Bei Vergleichsversuchen verhielt sich das neutralisierte Erythrophlein ebenso wie das Erythrophleinsulfat; stark verdünnte Salzsäure und Natriumphosphatgemisch vom gleichen Säuregrad wie die Erythrophleinsulfatlösung bewirkten eine geringere Bulbusinhaltsabnahme. Auch die übrigen Versuche ergaben keine grossen Ausschläge, nur nach Atropin war eine mäßige Zunahme des Bulbusinhaltsgewichtes festzustellen. (S. Tabelle XI u. XII, S. 144/145.)

Die spezifischen Gewichte und die Volumina der behandelten und unbehandelten Augen, gemessen mit einem nach meinen Angaben vom Leipziger Universitäts-Mechaniker Diehl hergestellten Apparate, zeigten keine eindeutigen Abweichungen.

Dagegen ergab sich bei Bestimmung des spezifischen Gewichtes der Bulbushüllen im Pyknometer meistens geringe Erhöhung des spezifischen Gewichtes der Bulbushüllen des behandelten Auges, was für die Frage nach der Art der Unterbringung des Wassers in der quellenden Hornhaut von grosser Bedeutung ist. Wäre z. B. nach der Wasseraufnahme das Volumen der gequollenen Hornhaut gleich der Summe der Volumina des aufgenommenen Wassers plus der ursprünglichen Hornhaut, so könnte dies unter Umständen für die Dauer der durch die Volumsvergrösserung bedingten Kompression des Augeninhaltes eine mächtige Erhöhung

Tabelle XIII.

Unterschiede der spezifischen Gewichte unbehandelter und behandelter Bulbushüllen in Prozenten.

	Kan. Nr.	Hornhaut	Sklera
Erythrophlein-Inj. vor 2 Tagen	108	+ 2,0	— 3,66
,, ,, ,, 3 ,,	111	+ 4,13	+ 2,60
,, ,, ,, 8 ,,	112	+ 3,28	+ 2,47
Atropin- ,, ,, 1 Tag	145	— 2,87	+ 2,9
Adrenalin- ,, ,, 2 Tagen	148	— 3,96	+ 0,47
Wasser- ,, ,, 2 ,,	149	Hornhaut mit Sklera + 1,08	
H Cl- ,, ,, 2 ,,	150	— 4,59	— 3,41
Neutral. Ery.- ,, ,, 5 ,,	153	+ 2,09	+ 2,09
Saur. Phosphat- ,, ,, 6 ,,	154	+ 1,84	+ 0,55

des Augenbinnendruckes herbeiführen. So aber wird umgekehrt das Wasser in der Hornhaut unter leichter Volumkontraktion, also gewissermaßen raumsparend untergebracht, wodurch es zu der vorher erwähnten Entspannung im Bulbusinnern kommt. Diese mittels Wägung messbare Verschiebung des Wassers aus dem Bulbusinnern in die unter Volumkontraktion quellende Hornhaut spricht auch gegen den möglichen Einwand, dass die tonometrisch festgestellten Drucksenkungen vielleicht nur auf einer grösseren Eindrückbarkeit der gequollenen Hornhaut bei gleichbleibendem oder gar erhöhtem Augenbinnendruck beruhen könnten, was übrigens durch manometrische Augendruckmessungen klarzustellen wäre.

Man kann sich also die Augendrucksenkung nach Erythrophleinbehandlung durch einen teilweisen Übertritt von Augeninnenflüssigkeit in die Bulbushüllen erklären, wo sie besonders in der Hornhaut zu einer Quellung mit Volumkontraktion Veranlassung gibt. Es wäre nicht ohne Interesse, ähnliche Gedankengänge auch bei anderen auf den Augendruck wirkenden Medikamenten zur Grundlage experimenteller Untersuchungen zu machen.

XXI.

Zur Messung des intraocularen Druckes.

Von

H. K. Müller (Basel).

Der Augenarzt bemüht sich, mit Hilfe der Tonometrie festzustellen, ob der intraoculare Druck des untersuchten Auges gesteigert, normal oder herabgesetzt ist, bzw. ob der Druckverlauf Schwankungen zeigt, in denen er sich von der Norm entfernt oder dieser sich nähert. Die Kenntnis der physiologisch normalen Druckhöhen bildet somit die Grundlage der klinischen Bewertung jeder intraocularen Druckbestimmung.

Die Grenzen des physiologischen Druckgebietes sind noch nicht mit Sicherheit festgestellt. Schiötz gibt für seinen Apparat bei Verwendung des 5,5-Gewichtes als Grenzwerte die Zeigerausschläge 3 und 6 an. J. Wegner setzt sich neben anderen für eine obere Grenze, die durch den Ausschlag 2 gebildet wird, ein, und Gjessing hält es für richtig, die untere Grenze, wenigstens für Jugendliche auf 8 festzulegen.

Der Beweis der Richtigkeit der Annahme dieser oder jener Grenze kann nur durch variationsstatistische Berechnung erbracht werden. Zu diesem Zweck muss aus tonometrischen Bestimmungen an zahlreichen Augen mit voraussichtlich normalen Druckverhältnissen der Mittelwert der physiologisch normalen Druckhöhen und das zugehörige Streuungsmaß, die sog. Standardabweichung, errechnet werden. Dieser Mittelwert, vergrössert oder verkleinert um den dreifachen Betrag der Standardabweichung, umgrenzt das Gebiet, in dem 99,7%, d. h. so gut wie alle physiologisch normalen Druckhöhen liegen müssen. Mit dem von Gjessing an über 2000 Augen unter den genannten Bedingungen gewonnenen Zahlenmaterial habe ich diese Berechnungen durchgeführt.

Es zeigt sich dabei, dass die von Gjessing gefundene Häufigkeit der einzelnen Druckhöhen, gemessen mit dem Schiötzschen Tonometer, bei Verwendung des 5,5-Gewichtes auf einer binominalen Streuungskurve liegt. Demnach entsprechen die Zeigerausschläge 2,2 und 8 bzw. nach den Eichkurven von Schiötz die Quecksilberdruckhöhen von 33,5 und 15 mm den Grenzen, die durch Mittelwert ± dreifacher Standardabweichung für die physiologisch normalen Druckhöhen gebildet werden. Nur was jenseits dieser Grenzen liegt, kann mit Sicherheit als pathologisch angesprochen werden. Aus dem Gesagten darf nun nicht geschlossen werden, dass der physiologisch normale Druckbereich tatsächlich zwischen 33,5 und 15 mm Hg liegt, denn die Streuungskurve ist mit Hilfe des Schiötzschen Tonometers, dessen Messungen mit Fehlern behaftet ist, aufgestellt worden. Die Grenzwerte liegen also um einen Betrag, der wohl annähernd dem mittleren Fehler der Einzelmessung mit dem Schiötzschen Apparat entspricht, zu weit nach aussen. Die tatsächliche Streuungsbreite des physiologischen Druckgebietes wird daher sicher kleiner sein, als sie sich aus meinen Berechnungen ergibt.

Durch eine genauere Methodik muss es demnach gelingen, den tatsächlichen Bereich der physiologischen Druckhöhen besser zu erfassen und so die Erkennung pathologischer Druckwerte zu verfeinern.

Ich habe deshalb versucht, die Fehlergrösse der Tonometrie festzustellen und diese Fehlergrenzen durch Ausschaltung von Fehlermöglichkeiten einzuengen.

Zur Berechnung der Fehlergrösse des Schiötzschen Tonometers genügt das von Schiötz veröffentlichte Zahlenmaterial nicht, da auch hierzu die Wahrscheinlichkeitsgesetze in Anwendung gebracht werden müssen. An 50 Leichenaugen in situ habe ich deshalb unter Manometerkontrolle die Fehlergrösse festgestellt. Für die vier Tonometergewichte wurden die Mittelwertskurven bestimmt und der mittlere Fehler der einzelnen Druckmessung berechnet.

Es zeigt sich dabei, dass die Messungen des 5,5-Gewichtes durchschnittlich mit einem Fehler von ± 5,5 mm Hg behaftet sind. Bei einem tonometrisch gemessenen Druck von 25 mm Hg wird also der tatsächliche intraoculare Druck voraussichtlich zwischen 30,5 und 19,5 mm Hg liegen. Die Fehlerbreite ist für die höheren Tonometergewichte grösser.

Da Apin für das Tonometer von Fick-Livschitz einen Fehler von ± 2 mm Hg angibt, scheint dieser Apparat wesentlich genauer zu sein als das Instrument von Schiötz. Zur Prüfung dieser Frage wurde an 20 Leichenaugen unter genauer Einhaltung der von Apin gegebenen Vorschriften die Fehlergrösse des Fick-Livschitzschen Instruments bestimmt. Nach diesen Untersuchungen beträgt der mittlere Fehler der Einzelbeobachtung ± 8 mm Hg. Die von Apin dem Apparat zugesprochene Streuung von ± 2 mm Hg kann demnach nicht bestätigt werden. Das Schiötzsche Tonometer erfasst mit Hilfe des 5,5 Gewichtes den tatsächlichen intraocularen Druck wesentlich sicherer als das Fick-Livschitzsche Instrument.

Bei der weiteren Verfolgung des Arbeitszieles, durch Ausschalten von Fehlermöglichkeiten die Tonometrierung exakter zu gestalten, wurde deshalb das Augenmerk lediglich auf das Tonometer von Schiötz gerichtet.

Die Hauptfaktoren, die die Fehlergrösse der Druckmessung mit dem Schiötzschen Apparat bedingen, haben ihre Ursache in den individuell verschiedenen physikalischen Eigenschaften der Bulbuswandung. Teilweise sind diese Streuungsfaktoren von dem Lebensalter abhängig und lassen sich somit durch Aufstellung von Eichkurven für einzelne Lebensabschnitte ausschliessen.

Deshalb wurde das an 50 Augen gewonnene Zahlenmaterial in Gruppen geordnet, wobei als Charakteristikum der Gruppen das Lebensalter der Personen, von denen die Augen stammten, diente. Die Eichkurven des Schiötzschen Tonometers für Augen von Personen über 40 Jahren, für solche von 20—35 Jahren und für Kinder von 8—10 Jahren haben verschiedenen Verlauf. Bei gleichem intraocularen Druck sinkt der Tonometerzapfen um so tiefer ein, je niedriger das Lebensalter ist.

Interessant sind in diesem Zusammenhang die Ergebnisse von Gjessing, der eine sehr grosse Zahl von Patienten mit normalen Druckverhältnissen tonometriert und dabei keine Abhängigkeit des Tonometerausschlages vom Lebensalter gefunden hat. Für sämtliche Lebensalter stellte er einen mittleren Ausschlag von 4,5 mm fest. Aus dem Verlauf der Alterskurven ist zu sehen, dass diesem

Tonometerwert je nach dem Lebensalter verschiedene Druckwerte entsprechen. Es muss also angenommen werden, dass mit zunehmendem Alter der physiologisch-normale intraoculare Druck abnimmt, obwohl der Blutdruck mit dem Alter zunimmt. Das Eindrücken des Bulbus beim Tonometrieren ist nichts anderes, als eine Änderung des Verhältnisses von Volumen und Oberfläche in dem Sinne einer Verkleinerung der Oberfläche gegenüber dem Volumen. Es geht daher aus der genannten Tatsache hervor, dass die Augen von alten Personen trotz der rigiden Wandung durch den physiologisch niederen normalen Druck in der Lage sind, beim plötzlichen Auftreten eines solchen Missverhältnisses zwischen Volumen und Oberfläche, wie es beim Tonometrieren zustande kommt, demselben keine grösseren Widerstände entgegenzusetzen als die jugendlichen.

Durch die Aufstellung von Alterskurven gelingt es erstens, den wahrscheinlichen Wert der Druckmessung genauer zu erfassen; zweitens wird auch der mittlere Fehler der einzelnen Messung dadurch verkleinert. Während für das 5,5-Gewicht bei Verwertung sämtlicher Druckbestimmungen durchschnittlich ein Fehler von $\pm$ 5,5 mm Hg erhalten wurde, ergibt die Berechnung für die Gruppe der alten Augen nur noch einen Fehler von $\pm$ 4 mm Hg. Dieser Fehler von $\pm$ 4 mm Hg hat neben den individuellen Unterschieden der physikalischen Eigenschaften der Bulbuswandung, die trotz Berücksichtigung des Alterfaktors noch vorhanden sind, seine Ursache in den Mängeln des Schiötzschen Apparates.

Um diese Fehler, die durch das Tonometer bedingt sind, auf ein Minimum zu beschränken, wurden mit einer ballistischen Methode, die theoretisch fast fehlerfrei arbeitet, an annähernd gleichalten Augen Druckbestimmungen unter Manometerkontrolle vorgenommen. Auf Rat von Herrn Professor Broemser, unter dessen Leitung die Versuche in dem Basler Physiologischen Institut ausgeführt worden sind, wurde ein kleines Pendel gegen das zu tonometrierende Leichenauge fallen gelassen und die Eindruckstiefe des Pendels bei verschiedenen manometrisch hergestellten intraocularen Druckhöhen photographisch registriert. Diese Art der ballistischen Tonometrie ist wahrscheinlich unabhängig von Differenzen der Cornealkrümmung und der Schichtdicke der Tränenflüssigkeit, arbeitet so gut wie reibungsfrei, und die optische Registrierung schaltet jeden Subjektivismus bei der Ablesung des Ergebnisses aus. An 8 Leichenaugen von Personen, die ca. 50 Jahre alt waren, fanden wir so einen mittleren Fehler der einzelnen Druckbestimmung von $\pm$ 3 bis 3,5 mm Hg.

Diese Fehlergrösse ist fast allein durch die Unterschiede der physikalischen Wandeigenschaften der einzelnen Bulbi bedingt. Es besteht die Aussicht, auch diese Fehlergrenzen noch weiterhin einzuengen, wenn bei der Wahl der Methodik berücksichtigt wird, dass der Einfluss der individuellen Unterschiede der Augenhüllen auf ein Minimum beschränkt wird. Durch geeignete Auswahl der Pendelkonstanten, Pendelgewicht und -länge, sowie der Fallhöhe und der Form der Berührungsfläche mit der Cornea ist es wahrscheinlich möglich, diesem Ziel näher zu kommen. Unsere Untersuchungen darüber haben aber erst begonnen.

Die ballistische Methode der intraocularen Druckbestimmung lässt sich zweifellos auch am Patientenauge durchführen, wenn man statt der Registrierung der Eindruckstiefe des Pendels die Kontaktzeit, d. i. die Zeit, während der das fallende und zurückschnellende Pendel mit der Cornea in Berührung ist, nach dem Gildemeisterschen Verfahren misst. Die Handhabung eines derartigen ballistischen Tonometers würde sich sehr einfach gestalten.

Zusammenfassend können wir sagen, dass der mittlere Fehler der einzelnen Druckbestimmung mit dem Schiötzschen Apparat von ± 5,5 mm Hg sich durch Alterseichkurven auf ± 4 mm Hg herabsetzen lässt. Mit Hilfe der ballistischen Tonometrie gelingt es, diesen Fehler auf ± 3 bis 3,5 mm Hg zu vermindern, und es besteht die Aussicht, durch Änderung der Methodik noch weiterhin die Fehlergrenzen einzuengen. Dadurch sind Möglichkeiten gegeben, das physiologische Druckgebiet in Zukunft genauer zu bestimmen und somit pathologische Druckhöhen von physiologischen besser zu unterscheiden als es bis jetzt der Fall ist.

XXII.

Über die Wirkung der Injektion kleiner Mengen physiologischer Kochsalzlösung in den Glaskörper.

Von

H. Schmelzer (Erlangen).

In seinem Vortrag über die Gewebsatmung im Auge und ihre klinische Bedeutung berichtete E. Seidel 1925 an dieser Stelle über das Auftreten lange Zeit anhaltender Senkung des Augendrucks nach Injektion von Cyankali-, Cocain- und Adrenalinlösung in den Glaskörper des Kaninchenauges. Er führte diese Hypotonie auf Oxydationshemmung in den Ciliarepithelien durch die eingespritzten Mittel zurück und erblickte in seinen Versuchsergebnissen eine neue Stütze für die Anschauung von der physiologischen Bedeutung des Ciliarkörpers, bzw. seiner Epithelien als eines Sekretionsorganes des Auges. In seinen zahlreichen, gemeinsam mit Serr ausgeführten Versuchen hatte er immer in das andere Auge der Versuchstiere, das als Kontrollauge diente, genau dieselbe kleine Menge von $^1/_{20}$ bis $^1/_{10}$ ccm physiologischer Kochsalzlösung oder Ringerlösung injiziert und dabei gefunden, dass im Gegensatz zum Versuchsauge im Kontrollauge der Augendruck auf seiner ursprünglichen Höhe verharrte, abgesehen von der post inj. sofort feststellbaren, in wenigen Minuten wieder zurückgehenden Augendrucksteigerung. Bei den täglich vorgenommenen, wochenlang fortgesetzten tonometrischen Messungen war nie eine Hypotonie auf dem Kontrollauge beobachtet worden.

Demgegenüber teilte vom Hofe kürzlich auf Grund von fünf Tierversuchen mit, dass er durch solche Kochsalzinjektionen in den Glaskörper eine 3 bis 12 Tage dauernde tiefe Drucksenkung des Kaninchenauges erzielt habe, die etwa der Hypotonie entspräche, die Seidel bei der Injektion differenter Mittel, nämlich von Cyankali-, Cocain- und Adrenalinlösung in den Glaskörper beobachtet und beschrieben hatte.

Bei der grossen Bedeutung, die die erwähnten Versuche von Cyankali-, Cocain- und Adrenalininjektionen in den Glaskörper für die Theorie des Augendruckes besitzen, hielt ich es für richtig, die Frage aufzuklären, warum die verschiedenen Autoren zu voneinander abweichenden Resultaten bei anscheinend derselben Maßnahme gekommen sind.

Zunächst habe ich genau nach der von Seidel gegebenen Beschreibung bei 15 Kaninchen nach Einträufeln eines Tropfens 2%igen Holocains $^1/_{20}$—$^1/_{10}$ ccm physiologischer Na Cl-Lösung in die Mitte des Glaskörpers langsam injiziert und danach den Augendruck in der von Seidel angegebenen Weise tonometrisch kontrolliert, indem ich den Augendruck sofort unmittelbar nach der Einspritzung und dann erst wieder am nächsten Tage und weiterhin fortlaufend zwei Wochen lang täglich einmal mit dem Schiötzschen Tonometer maß. Die Injektionen wurden immer nur am linken Auge vorgenommen, während das rechte Auge bis auf die Druckmessung unberührt blieb und so als Kontrollauge diente.

Die Versuche ergaben, dass in sämtlichen 15 Tierversuchen der Augendruck, abgesehen von der sofort nach der Injektion auftretenden Drucksteigerung, durch die ausgeführten Kochsalzeinspritzungen nicht beeinflusst wurde, also keine Hypotonie danach auftrat: mit anderen Worten, ich konnte die Ergebnisse von Seidel und Serr bestätigen.

Ich habe nun weiter versucht, die Frage aufzuklären, warum vom Hofe zu anderen Ergebnissen bei seinen Versuchen kam.

Zunächst fällt auf, dass im Vorgehen vom Hofes gegenüber dem Vorgehen der genannten Autoren eine Reihe von Unterschieden besteht: einmal verwendet vom Hofe zur Anästhesie Cocain 5%ig statt Holocain 2%ig; dann spritzt er eine grössere, d. h. bis zur doppelten Menge physiologischer Na Cl-Lösung in den Glaskörper, nämlich $^1/_{10}$—$^1/_5$ ccm und schliesslich tonometrierte vom Hofe die injizierten Kaninchenaugen innerhalb der ersten Stunde nach der Einspritzung elfmal, wie aus dem einen von ihm mitgeteilten Versuchsprotokoll hervorgeht, wohingegen Seidel und Serr sofort nach der Injektion eine Druckmessung nur vornahmen und dann erst nach Stunden, meist sogar erst am nächsten Tage die zweite Messung ausführten.

Ich habe daher zunächst fünf Kaninchenversuche genau in derselben Weise wie vom Hofe angestellt, mit dem einzigen Unterschied, dass ich zur Anästhesie nicht 5%iges Cocain, sondern 2%iges Holocain verwandte, da ja Seidel und Serr gefunden hatten, dass Cocain selbst beim Einträufeln hypotonisierend wirken kann. Es ergab sich, dass bei zehnmaliger tonometrischer Kontrolle innerhalb der ersten Stunde nach der Injektion in der Tat bei vieren meiner fünf Versuche eine ausgesprochene Drucksenkung auftrat, die nach drei Tagen wieder verschwunden war. Nur in einem Falle unter diesen 5 Versuchen war keine Hypotonie festzustellen! Am unberührten Kontrollauge, das in derselben Weise tonometriert wurde wie das Versuchsauge, blieb der Druck stets auf der ursprünglichen Höhe.

Bei drei weiteren Kaninchen habe ich das linke intakte Auge innerhalb einer Stunde elfmal tonometriert und dann in den folgenden 14 Tagen täglich je einmal den Augendruck gemessen. Ich fand hierbei, dass im nichtperforierten intakten Kaninchenauge der Augendruck trotz gehäuften Tonometrierens nach Verlauf einer Stunde nicht unter die ursprüngliche Höhe gesunken war und dass auch in den nächsten 14 Tagen keine Drucksenkung auftrat, beide Augen vielmehr auf derselben Druckhöhe verharrten.

Aus diesen Versuchen ersehen wir also, dass das perforierte, bzw. injizierte Kaninchenauge auf ein gehäuftes Tonometrieren anders reagiert als das nichtperforierte, intakte Kontrollauge, insofern sich im ersteren eine 2—3 Tage dauernde Drucksenkung einstellen kann, die im letzteren ausbleibt.

Diese Tatsache kann ich mir nicht anders erklären als durch die Annahme, dass durch die häufige Belastung des eben perforierten Auges mit dem Tonometer, während welcher doch der Augendruck ansteigt und eine gewisse Dehnung der Bulbushülle eintritt, ein Tröpfchen Flüssigkeit nach und nach durch die Perforationsstelle aus dem Auge herausgepresst wird, so dass eine Art Punktion des Auges stattfindet. Nach Punktion aber tritt bekanntlich im Kaninchenauge eine mehrtägige Hypotonie ein, wie Seidel in seinem früheren Vortrage hier berichtete und Serr im Anschluss daran durch Kurven demonstrierte, eine Drucksenkung, ähnlich wie ich sie bei vieren meiner Tiere dieser Versuchsreihe fand.

Meine Versuche zeigen somit, dass nach vorausgegangener Injektion des Auges ein nachfolgendes häufiges Tonometrieren eine Fehlerquelle darstellt, die Seidel in seinen gemeinschaftlichen Versuchen mit Serr vermieden hat.

Dass bei der Einspritzung grösserer Mengen Flüssigkeit als $^1/_{20}$—$^1/_{10}$ ccm in den Glaskörper zunächst eine entsprechend stärkere und längerdauernde Augendrucksteigerung (10—20 Minuten lang) eintreten kann, besonders bei rascher Injektion, die zur Behinderung, ja vorübergehenden Unterbrechung der intraocularen Blutzirkulation führen muss, wodurch eine reversible, sich über mehrere Tage erstreckende Hypotonie eintritt — worauf Seidel in seinem Vortrag damals ausdrücklich hinwies und was Serr durch Demonstration entsprechender Kurven belegte — stellt eine zweite mögliche Fehlerquelle solcher Versuche dar.

Die dritte mögliche Fehlerquelle solcher Versuche ist in der Cocainisierung beider Augen zu erblicken, die ja an sich schon zu Hypotonie führen kann, was ich heute absichtlich nur kurz hier erwähnen möchte.

Meine Untersuchungen ergaben also folgendes:

1. Die Injektion kleiner Mengen physiologischer Na Cl-Lösung (0,05—0,1 ccm) in den Glaskörper des Kaninchenauges hat ausser der zunächst auftretenden, in wenigen Minuten wieder zurückgehenden Drucksteigerung keinen Einfluss auf den Augendruck in der Folgezeit, vorausgesetzt, dass das Auge nach der Einspritzung schonend behandelt, d. h. wenn ausser der ersten Messung unmittelbar nach der Injektion erst am nächsten Tage wieder tonometriert wird.

2. Wenn man dagegen das injizierte, also eben perforierte Auge innerhalb der ersten Stunde nach der Einspritzung häufig, d. h. 10—11mal tonometriert — was bei Befolgung der Schiötzschen Originalvorschrift, wonach jede Druckmessung ein 2—3maliges Aufsetzen des Tonometers erfordert, eine 20—30malige Belastung des injizierten Auges mit dem Tonometer bedeutet —, so tritt in einem Teil der Fälle eine mehrere Tage währende Drucksenkung ein.

3. Die Drucksenkung nach der Einspritzung kleiner Mengen physiologischer Na Cl-Lösung in den Glaskörper des Kaninchenauges ist durch das Zusammenwirken zweier Faktoren bedingt, nämlich die Injektion, bzw. Perforation des Auges und die nachfolgende häufige Gewichtsbelastung mit dem Tonometer.

4. Die Hypotonie ist in diesem Falle wahrscheinlich darauf zurückzuführen, dass durch die oft wiederholte Gewichtsbelastung des injizierten Auges eine kleine Menge Flüssigkeit durch die Perforationsöffnung des Auges herausgepresst wird, so daß eine Art Punktionsreiz entsteht, der die kurzdauernde Drucksenkung erklärt.

(Im Anschluss an den Vortrag wurden 20 Druckkurven demonstriert).

Dritte wissenschaftliche Sitzung.

Freitag, den 13. Juni 1930, nachmittags 3 Uhr.

Vorsitzender: Herr Lauber (Wien).

Zunächst erfolgt die Aussprache zu den Vorträgen XV—XXII.

Herr Lobeck:

Der Vortrag von Herrn Wegner hat mich deswegen besonders interessiert, weil Wegner zu denselben Anschauungen und Schlussfolgerungen kommt, wie ich sie schon in v. Graefes Archiv Bd. 123, Heft 4, Ende März dieses Jahres veröffentlicht habe. Besonders erfreulich war es mir, dass durch die Versuche Wegners all die Anschauungen über die Beziehungen zwischen Trinkversuch und Glaukomproblem, die ich s. Z. vertrat, nochmals experimentell bewiesen werden. Auch Wegner kommt wie ich zu dem Schluss, dass durch den Ausfall des Trinkversuchs bei Glaukomatösen bisher noch nicht bewiesen ist, dass eine Kapillarendothelstörung bei Glaukom regelmäßig vorläge und dass sie die Ursache des Glaukoms wäre.

Herr Onken:

Bei einem 48jährigen Manne, der ein Auge vor langen Jahren durch Verletzung verloren hat, tritt auf dem bisher gesunden Auge plötzlich starke Sehstörung auf. Befund: Embolie der macularen Netzhautarterien, Ödem der Netzhautmitte mit kirschroter Macula, grosses centrales Skotom. Nach einigen Wochen Auftreten zahlreicher kleiner Blutungen in den inneren Netzhautschichten. Auf der Papille allmähliche Entwicklung von Gefässanastomosen, Rückgang der Blutungen. Dann innerhalb einiger Wochen ganz rasche Entstehung einer 5 dptr tiefen randständigen Exkavation. Völliges Verschwinden der Netzhautblutungen. Befund seit über einem Jahr unverändert. Druck 30—35 mm Hg, wenig beeinflussbar. Gesichtsfeld nach wie vor grosses centrales Skotom. Man kann mit Thiel annehmen, dass es durch den Gefässverschluss, der durch ödematösen Druck auf die Vena centralis zu den Blutungen geführt hatte, zu einem weitgehenden retrolaminären Gewebsschwund gekommen ist. Durch Rücksinken der Lamina cribrosa ist die tiefe Exkavation entstanden. Es ist jedenfalls ausgeschlossen, dass die fast akut aufgetretene tiefe Exkavation allein durch den gering erhöhten Druck entstanden ist. Man kann vielleicht die Frage aufwerfen, ob die Drucksteigerung nicht auf die Zirkulationsstörungen im hinteren Augenabschnitt zurückzuführen ist.

Herr Fischer:

Ich habe an mehr als 50 menschlichen Augen Intensität und Kapazität der Wasserbindung der äusseren Bulbushüllen untersucht und bei druck-

gesteigerten Augen Veränderungen der Intensität und Form der Wasserbindung gefunden. Durch die Untersuchungen von Herrn Ascher
wird die Brücke zur Therapie geschlagen, für welche die Grundlage die
erwähnten Untersuchungen abgeben.

Herr Marchesani:

Der Befund, den Herr Thiel geschildert hat, blasse Papillen mit
Exkavation, braucht anatomisch nicht auf einer Atrophie, d. h. auf einem
Ausfall von Nervenfasern zu beruhen. Wir finden bei der Sektion alter
Leute, vor allem bei Arteriosklerotikern (nicht Hypertoniker) häufig das
Gehirn geschrumpft, reich an Windungen mit vertieften Sulcis. Dieser
Zustand beruht auf einem verminderten Wasserbindungsvermögen des
Gehirns. Der Sehnerv macht als ein Teil des Gehirns diese Veränderungen
mit. Es gibt einen Versuch, mit dem man diese Verhältnisse demonstrieren kann. Wenn man einer Katze in die rechte Carotis Aqua destillata,
in die andere 10%ige Kochsalzlösung, beides unter gleichem Druck, ein-
laufen lässt, so ist die eine Gehirnhälfte geschwollen, die andere geschrumpft. Die Papille des einen Auges ist relativ geschwollen, die andere
relativ exkaviert. Auf diese Untersuchungen werde ich an anderer Stelle
genauer zurückkommen, sie sind gemeinsam mit Herrn Prof. Spatz
ausgeführt.

Herr Wessely:

Zu den Ausführungen von Herrn Müller möchte ich bemerken, dass
es gewiss sehr zu begrüssen wäre, wenn es durch diese sorgfältigen Untersuchungen gelänge, mittels verschiedener Eichungskurven für die
einzelnen Lebensalter die Fehlergrenzen der Druckmessung mit dem
Schiötzschen Tonometer einzuengen. Vor allem aber scheint es mir
wichtig, dass auf diese Weise noch einmal eindringlich dargetan worden
ist, dass man den absoluten mit diesem Instrument gemessenen Werten
nicht zu bindende Bedeutung beimessen darf, jedenfalls nicht entfernt
die gleiche, wie den relativen Änderungen an ein und demselben Auge.
Ich habe hierauf ja wiederholt hingewiesen, unter anderem schon vor
fast 20 Jahren an dieser Stelle, als die Tonometrie erst anfing, allgemeine
Anwendung zu finden, und ich darf aus jenen Untersuchungen vielleicht
an einen Punkt noch erinnern, dass es bei Eichwertkurven, die man
am Leichenauge gewinnt, nicht nur darauf ankommt, das Lebensalter
des Individuums in Rechnung zu ziehen, sondern dass auch die Zeit,
die post mortem vergangen ist, zu berücksichtigen ist, weil die Bulbuswandungen kadaveröse Veränderungen ihrer Elastizität erleiden.

Herr vom Hofe:

Ich habe bei meinen Versuchen deshalb zuvor einen Tropfen 5%igen
Kokains eingeträufelt, um eine ausreichende Anästhesie für die Injektion
zu haben und dadurch Reaktionen des Tieres nach Möglichkeit zu vermeiden. Nach Abklingen dieser Anästhesie habe ich die folgenden
Messungen immer in Holocain-Anästhesie vorgenommen, wie auch in
meiner Arbeit vermerkt ist. Die anfängliche Drucksteigerung nach der
Injektion in den Glaskörper dauert ca. 15 Minuten. Wenn wirklich

Glaskörperflüssigkeit aus dem sehr feinen, schnell wieder verschlossenen Nadelstich austritt, sieht man eine kleine Vorbuckelung der Bindehaut und der Druck sinkt sofort. In meinen Versuchen sinkt er aber ganz allmählich von einer zunächst nicht messbaren Höhe über den Ausgangswert zu individuell verschieden tiefen Werten. Auch ist die Dauer dieser Hypotonie verschieden. Die Versuche, in denen Glaskörper ausgetreten war, habe ich nicht verwertet. Sollten es aber so kleine Mengen gewesen sein, dass man es nicht sieht, ist es verwunderlich, dass in den 15 negativen Versuchen Schmelzers nicht auch in einem oder anderen Fall dieser Vorgang eingetreten ist, auch bei nur einmaligem Tonometrieren. Die häufigen Messungen habe ich nur in der ersten Stunde ausgeführt, um die zeitlichen Verhältnisse der anfänglichen Druckänderungen zu erfassen. In den folgenden Tagen wurde nur ein Druckwert ermittelt. Aber auch dann findet man längere Zeit entweder ähnlich tiefe Druckwerte wie zuerst oder aber schwankende Werte, so dass man an einem Tage einen tiefen, an einem anderen Tage einen höheren Wert findet. Die extrem tiefen Werte lassen sich ohne weiteres palpatorisch feststellen. Ich habe die Palpation deshalb immer ausgeführt und auch ausführen lassen, weil ich von den tiefen Druckwerten überrascht war und an einen Tonometrierfehler glaubte. Denn damit muss man vor allem bei Tierversuchen rechnen. Ich glaube nicht, dass man mit einer einmaligen Tonometrie die Verhältnisse richtig erfassen wird, wie Herr Schmelzer glaubt. Man muss auch das Tonometer öfter aufsetzen, da es leicht etwas verrutscht. Ich weise ausserdem darauf hin, dass Rossin ebenfalls Drucksenkung nach Injektion von NaCl-Lösung gefunden hat. Bezüglich der injizierten Mengen ist zu sagen, dass ich auch bei 0,1 ccm starke Senkungen fand; die in meiner Arbeit publizierte Kurve stellt einen derartigen Versuch dar. Seidel und Schmelzer haben Versuche auch mit dieser Menge gemacht und keine Hypotonie gefunden. Ich bin nach wie vor der Auffassung, dass man auch durch physiologische Kochsalzlösung, selbst wenn sie in so kleinen Mengen injiziert wird, Veränderungen am Glaskörper und an den Gefässen setzt. Auch werden die Bulbushüllen wohl beeinflusst. Denn die anfängliche Drucksteigerung geht mit einer ganz flüchtigen Hornhauttrübung im Augenblick der Injektion einher. Das Gewebe wird also sicher irgendwie verändert. Dass aber diese Veränderungen den Druck ganz unbeeinflusst lassen sollen, erscheint mir nicht einleuchtend.

Herr Schreiber:

Die Röntgenbefunde des Herrn Thiel an der Carotis erscheinen mir sehr bemerkenswert. — Ich möchte an Herrn Thiel noch die Frage richten, ob unter seinen Opticusatrophien mit atrophischer Exkavation sich vielleicht auch solche befinden, deren Papillenbild vor der Atrophie ihm bekannt war? Die Voraussetzung für das Zustandekommen einer atrophischen Exkavation ist nämlich eine präexistierende physiologische Exkavation. Der atrophische Prozess an sich führt bekanntlich zur Abflachung der Papille, niemals zur Aushöhlung. So wird die atrophische Exkavation flach-muldenförmig. Wie die beiden ersten projizierten Bilder von totaler kesselförmiger Exkavation als atrophische aufgefasst werden könnten, dafür fehlt mir die anatomische Vorstellung.

Herr Vogelsang (Schlusswort):

Ich möchte auf die Beziehungen hinweisen, welche zwischen der ballistischen Elastometrie und dem von Herrn Müller angegebenen Verfahren der ballistischen Tonometrie bestehen. Die von Herrn Müller angegebene Anordnung entspricht in vielem der von mir vor drei Jahren beschriebenen elastometrischen Anordnung. Es wird die weitere theoretische und praktische Entwicklung der verschiedenen Methoden abzuwarten sein.

Herr Poos (Münster) (Schlusswort):

Wie Herr Ascher in seinem interessanten Vortrag uns demonstriert hat, entsteht nach subkonjunktivaler Injektion verschiedener Substanzen eine Gewichtszunahme der äusseren Bulbushüllen. Diese ist nach einer subkonjunktivalen Adrenalininjektion sicherlich nicht allein durch eine einfache Wasseraufnahme bedingt, sondern muss auch auf die entzündliche Infiltration, besonders der Sklera, die ich (s. oben) demonstrieren konnte, bezogen werden. — Bezüglich des Mechanismus der langdauernden Augendrucksenkung nach Injektion kleiner Mengen physiologischer NaCl-Lösung muss folgendes bemerkt werden. Wir stimmen wohl alle Herrn Schmelzer darin zu, dass fortgesetztes Tonometrieren durch Massage den Druck herabsetzt. Die langdauernde starke Hypotonie kann aber nur verstanden werden, wenn man eine starke intraoculare Wirkung annimmt. Injiziert man z. B. 0,2 ccm physiologischer NaCl-Lösung ohne Vorderkammerpunktion, so beobachtet man während der Injektion eine starke Überdehnung (vorübergehende Trübung der Cornea), die mit Schädigung durch Prellung gleichzusetzen ist. Untersucht man nach 1 oder 2 Tagen den Bulbus histologisch, so sieht man eine Alteration des Ciliarkörpers in Form von ödematösen Veränderungen, ferner Austritte von weissen Blutkörperchen in den Glaskörper. Der Bulbus braucht eben mehrere Tage bis zur Reparation der gesetzten Schädigung und solange ist er unternormal weich.

Herr Wegner hatte in seinem Vortrag schon bemerkt, dass ich auch einen Druckanstieg des normalen Auges im Trinkversuch feststellen konnte. Ich möchte noch darauf hinweisen, dass der Druckablauf selbst ein komplizierter ist. Es schliesst sich nämlich in den positiven Fällen immer eine ausgesprochene Hypotonie an, die aber nicht durch fortgesetzte Tonometermassage entstehen kann, da nach 2—3 Stunden trotz fortgesetzter Messungen sich der normale Druck wieder herstellt. Wir müssen annehmen, dass auch der osmotische Druckausgleich im Auge oszillatorisch verläuft. Die hypotonische Bewegung ist immer um das vielfache grösser als die initiale Drucksteigerung.

Herr Thiel (Schlusswort):

Zu den Ausführungen von Herrn Schreiber möchte ich folgendes bemerken: In meinem Vortrag hatte ich als Vorbedingung für die Entstehung einer tiefen randständigen Exkavation eine physiologische grosse, schüsselförmige Exkavation angenommen. Bei einem Patienten mit einseitig wachsendem Hypophysentumor konnte ich die allmähliche allseitige Erweiterung der präexistenten, napfförmigen Exkavation auf der Seite des wachsenden Tumors verfolgen (Demonstration).

Der senile Gewebsschwund, den Herr Marchesani zur Erklärung der randständigen Exkavation heranzieht, spielt zweifellos eine wichtige Rolle. Bei den von mir demonstrierten Fällen von randständiger ·Exkavation bei Sklerose der Arteria carotis — die flache senile Exkavation hatte ich von meinen Besprechungen ausgeschlossen — kommt fraglos jedoch noch eine Atrophie in Frage, wie die Gesichtsfeldausfälle und die progressive Abnahme des Sehvermögens der Patienten beweisen.

Herr Ascher (Schlusswort):

Zu Vogelsang: Es wäre sehr dankenswert, eine Vorrichtung zu besitzen, mit deren Hilfe man von dem Tonometerwert den durch die Hornhautelastizität gegebenen Faktor abrechnen könnte, um dadurch nicht nur von Bulbus zu Bulbus, sondern auch am gleichen Auge an verschiedenen Hornhautstellen wechselnde Resistenz (Narben, Ektasien) berücksichtigen zu können.

Zu Wegner: Vor 4 Jahren habe ich an dieser Stelle auf die Beziehungen zwischen Wasserhaushalt und Augendruck nach Insulinbehandlung des Diabetes hingewiesen.

Zur Diskussionsbemerkung des Herrn Poos:

Vielleicht ist nicht die gesamte Gewichtsveränderung auf Wasser zu beziehen; andererseits muss dem Wasser der Hauptanteil an den Gewichtsänderungen zugeschrieben werden, Zellvermehrung wird kaum innerhalb eines Tages das Gewicht der Hornhaut um 20, ja 50 und noch mehr Prozent steigern können, und andererseits können die Gewichtsabnahmen nach Atropin kaum anders als durch Wasserabgabe verstanden werden.

Herr Schmelzer (Schlusswort):

Auf die Ausführungen vom Hofes erlaube ich mir zu erwidern, dass ich immer ungefähr 14 Tage lang tägliche tonometrische Messungen beider Kaninchenaugen nach der Injektion von 0,05—0,1 physiologischer NaCl-Lösung vornahm, wie ich das in meinem Vortrage schon gesagt habe. Dabei sah ich eben in 15 verschiedenen Versuchen, wobei ich nach der Injektion nur eine tonometrische Messung nach der Schiötzschen Originalvorschrift vornahm und dann erst wieder am nächsten Tage tonometrierte, keine Hypotonie in den folgenden Tagen, im Gegensatz zu fünf anderen Versuchen, bei denen ich post inj. zehnmal innerhalb der ersten Stunde tonometrierte und dann viermal eine wenige Tage dauernde Hypotonie beobachten konnte. Daraus geht doch hervor, dass die Hypotonie nach der Einspritzung kleiner Mengen physiologischer NaCl-Lösung irgendwie durch das gehäufte Tonometrieren innerhalb der ersten Stunde post inj. bedingt ist. Die angezogene russische Arbeit kenne ich nur im Referat des Zentralblattes, woraus keine Einzelheiten ersichtlich und daher auch keine Beurteilung möglich ist.

Zu den Ausführungen von Poos, der nach der Einspritzung von 0,2 ccm physiologischer NaCl-Lösung in den Glaskörper längerdauernde Hypotonie und Veränderungen der Augeninnengewebe beobachtete, ist zu bemerken, dass durch die grössere injizierte Menge von physiologischer

NaCl-Lösung es zu einer stärkeren und längerdauernden Drucksteigerung sofort nach der Einspritzung kommt und dadurch eine vorübergehende Unterbrechung oder zumindest Behinderung der intraocularen Blutzirkulation herbeigeführt wird, die dann eine reversible, sich über mehrere Tage erstreckende Hypotonie zur Genüge erklären würde, wie ich das in meinem Vortrage unter Hinweis auf die Versuche von S e i d e l und S e r r mit Unterbrechung der intraocularen Blutzirkulation zum Ausdruck gebracht habe.

XXIII.

Untersuchungen über das Kammerwasser.

Von
K. Velhagen jr. (Halle a. S.).

In den letzten Jahren sind in die Lehre von der allgemeinen Physiologie der autonomen Nerven zwei neue Theorien eingebracht worden, die mit den Namen G. S. Z o n d e k und L o e w i verbunden sind.

Beide haben das Gemeinsame, dass sie behaupten, dass bei der autonomen Innervation in den Geweben chemische Veränderungen stattfinden. Über die Art dieser Vorgänge machen sie allerdings grundverschiedene Angaben. G. S. Z o n d e k nimmt an, dass bei Vagusreizung Kalium, bei Sympathicusreizung Calcium im Gewebe angereichert bzw. in den Zellen in Freiheit gesetzt werde, und dass der Spiegel des gleichen Ions im Blut entsprechend sinke, während der des anderen steige. Anders L o e w i: Er teilte eine grosse Reihe von Experimenten mit, die ihm zu beweisen scheinen, dass bei Vagusreizung ein spezifischer vagotroper und bei Sympathicusreizung ein sympathicotroper Stoff gebildet wird, der erst die Vorbedingung des Effektes ist und der es gestattet, den Nervenreizeffekt humoral zu übertragen. Z. B. enthält die Füllungsflüssigkeit eines Froschherzens nach Vagusreizung einen Stoff, der ein zweites hemmt. Die neurotropen Stoffe sind auch der Punkt, an dem die autonomen Gifte angreifen.

Über die Chemie der L o e w i stoffe ist zu sagen, dass der Vagusstoff entweder identisch mit Acetylcholin ist oder mindestens nahe verwandt mit ihm. Über den Sympathicusstoff ist weniger bekannt.

Es ist hier nicht der Platz, über die Kritik, die G. S. Z o n d e k und L o e w i erfahren haben, im einzelnen zu berichten. Man darf aber sagen, dass die Fragen noch im Fluss sind. Es schien mir daher erwünscht, auch das Auge zur Prüfung der neuen Theorien heranzuziehen, um so mehr, als sie ja u. U. für die Physiologie und Pathologie desselben eine grosse Bedeutung haben könnten.

Meine Untersuchungen wurden an Katzen in Äthernarkose vorgenommen. Auf einer Seite wurde der Halssympathicus bis zum Auftreten einer maximalen Mydriasis und Lidspaltenerweiterung oder das Ganglion ciliare bis zum Auftreten einer maximalen Miosis faradisch gereizt und nach $\frac{1}{2}$—$\frac{3}{4}$ Stunde Dauer das Kammerwasser aus dem Versuchsauge und dem unbeeinflussten Auge durch Punktion entnommen. Darauf wurden beide Kammerwässer vergleichend untersucht, zunächst darauf, ob sie irgendwelche sympathico- oder parasympathicomimetischen Eigenschaften hätten.

Das erste Ergebnis war, dass es mit Kammerwasser nicht möglich ist, unmittelbar die Loewischen Experimente, die sich des isolierten Froschherzens als Testobjekt bedienen, nachzuahmen. Überall, auch nach Alkoholextraktion, steht die unspezifische Wirkung jener aktiven Substanzen im Vordergrund, über deren Vorkommen in den Geweben des Auges ich schon in Amsterdam berichtet habe und die ich inzwischen auch im Kammerwasser nachgewiesen habe. Ich darf vielleicht kurz einige solche Herzkurven zeigen (Demonstration).

Was einen sympathicomimetischen Effekt angeht, so konnte ich einen solchen aber auch mit anderen Testmitteln nicht nachweisen. Das Kammerwasser des sympathicusgereizten Auges wirkt bei subkonjunktivaler Injektion nicht auf die Katzenpupille, Kaninchenpupille, Froschpupille und nicht auf den isolierten Kaninchendarm, auch nicht auf die durch Exstirpation des Gangl. cerv. sup. sensibilisierte Katzenpupille.

Anders war es mit dem Parasympathicuseffekt. Injizierte ich gleiche Mengen von Parasympathicuskammerwasser und normalem Kammerwasser unter die Bindehaut je eines Auges einer Katze, so bekam diese auf der Seite des Parasympathicuskammerwassers eine leichte Pupillenverengerung, die etwa $\frac{1}{2}$ Stunde anhielt. Ein solches Parasympathicuskammerwasser hat nach Isotonisierung auch eine merkwürdige Wirkung auf das isolierte Froschauge, die ich gelegentlich der Prüfung auf eine Pupillenwirkung fand: es verengt zwar die Froschpupille nicht, es ballt aber die Melanophoren der Iris desselben, hellt die Iris also auf (Demonstration einer Farbenphotographie).

Da nun das Acetylcholin, das dem Vagusstoff ja nahe steht, Kaltblütermelanophoren ballt und die Warmblüterpupille verengt, so scheinen sich hier Beweismomente für das Vorhandensein eines Parasympathicusstoffes zu ergeben.

Hier beanspruchen aber chemische Beobachtungen auch Beachtung. Angeregt durch die Arbeiten G. S. Zondeks bestimmte ich den Calciumspiegel in den verschiedenen Kammerwässern, wobei ich mich bewusst auf dieses eine Ion zunächst beschränkte, um durch Analyse möglichst grosser Einzelmengen und dadurch mögliche Doppelbestimmungen die Fehlerquellen recht niedrig zu halten. Ich fand für das Normalkammerwasser in zwölf Versuchen einen Durchschnittswert von 8,53, für das Sympathicuskammerwasser einen solchen von 7,64, für das Miosiskammerwasser von 10,89, bei einem Serumwert von 10,26 mg-% (Demonstration einer Tabelle). In Äthernarkose ist also der Calciumgehalt des Katzenkammerwassers nach Sympathicusreizung geringer und nach Parasympathicusreizung höher als am unbeeinflussten Auge. Das gleiche konnte ich mit einigen orientierenden Esbachproben für das Eiweiss feststellen (Demonstration einer Aufnahme von einer Esbachprobe im Normal- und im Sympathicuskammerwasser).

Parallel wie Eiweiss- und Kalkgehalt geht die melanophorenballende Wirkung, und die miotische tritt ein durch das Kammerwasser mit dem grössten Eiweiss- und Kalkgehalt.

Calcium ist nun ein Miotikum und ausserdem kann es, ebenso wie Acetylcholin, die Melanophoren des Kaltblüters ballen. Soll man annehmen, dass bei Parasympathicusreizung Kalium im Gewebe der Uvea und infolge davon Calcium im Kammerwasser angereichert wird und dass das Calcium die beschriebenen Phänomene verursacht, mit anderen Worten liegt hier eine Bestätigung der Theorie von G. S. Zondek vor?

Ich glaube, dass der Umstand, dass das Eiweiss sich parallel vermehrt, hier zur grössten Vorsicht mahnen sollte. Wir wissen ja durch die Untersuchungen von Wessely, Tron, Baurmann u. a. am sog. zweiten Kammerwasser, dass mit steigendem Eiweissgehalt der Calciumspiegel steigt.

Mit Pflimlin und Müller, die kürzlich bestätigten, dass in Äthernarkose der Eiweissgehalt des Kammerwassers steigt, wenn man den Sympathicus ausschaltet, stimme ich insofern überein, als ich auf der anderen Seite zeigte, dass er tiefer ist als im Normalauge, wenn man den Sympathicus reizt. Die beiden Autoren haben aber nun auch auf die Bedeutung der Narkoseart hingewiesen und gezeigt, dass die Veränderungen im Somnifenschlaf fehlen. Soweit ich bisher sehen konnte, liegen die Verhältnisse bei der Schlafmittelnarkose in der Tat völlig anders, viel komplizierter und unübersichtlicher. Hierauf kann ich jedoch heute noch nicht eingehen.

Vorläufig scheint mir am Auge der Nachweis einer bestimmten chemischen Veränderung, die parallel mit einer bestimmten Innervation und, was das wichtigste ist, unter allen Umständen eintritt, am Auge nicht erbracht. Vieles spricht dafür, dass die Eiweissverschiebung der Schlüsselvorgang ist. Erwiesen ist aber auch dies nicht sicher. Ich kann mir noch nicht erklären, warum das eiweissreichste Kammerwasser die Froschmelanophoren ballt, während Serum sie ausbreitet und zwar in so einem Grade, dass man darauf eine Nachweismethode für das melanophorenexpandierende Inkret des Hypophysenhinterlappens aufzubauen versucht hat.

Wenn ich kurz zusammenfassen darf, so konnte ich nachweisen, dass bei der Katze in Äthernarkose im Kammerwasser der Gehalt an Eiweiss und Calcium nach Reizung des Sympathicus geringer und nach Reizung des Ganglion ciliare höher ist als im unbeeinflussten Auge. Das Kammerwasser besitzt nach Isotonisierung die Fähigkeit, die Melanophoren der Froschiris zu ballen. Diese Fähigkeit nimmt nach Reizung des Ganglion ciliare zu, wobei zugleich eine schwache Fähigkeit, die Warmblüterpupille zu verengen, auftritt.

Diese Beobachtungen lassen sich an sich sowohl mit der Theorie von Loewi als auch der von G. S. Zondek über die Wirkung autonomer Nerven vereinigen. Es ist jedoch noch nicht richtig, weitgehende Folgerungen aus meinen Befunden zu ziehen, da offenbar die Art der Narkose von grösstem Einfluss auf die Phänomene ist, und da gewichtige Gründe dafür sprechen, dass die Veränderung der Eiweisskonzentration der centrale Vorgang ist. Solche Gedankengänge finden eine Stütze z. B. in der von Poos nachgewiesenen Zunahme der Durchlässigkeit der Blutkammerwasserschranke nach Ausschaltung des Sympathicus.

XXIV.
Über Kammerwasser-Agglutinine.

Von

K. Mylius (Hamburg).

Mit 6 Tabellen im Text.

Die Untersuchungen, über deren Ergebnisse ich Ihnen im folgenden berichten möchte, befassen sich mit der Frage, ob und inwieweit sich im Kammerwasser individuelle Eigentümlichkeiten nachweisen lassen, wie sie das Blut und die meisten der bisher auf diese Frage untersuchten Organe des Körpers erkennen lassen. Die Lösung dieser aufgeworfenen Fragestellung wurde mit Hilfe der Hämagglutination in Analogie zu den Forschungen über die Individualität des Blutes zu erreichen versucht. Dass eine Beantwortung dieses Problems nicht nur theoretisches Interesse beansprucht, sondern auch von praktischer Bedeutung sein kann, wird sich aus dem folgenden ergeben.

Auf Grund der antigenen Eigenschaften der menschlichen Erythrocyten, denen spezifische Agglutinine im Plasma-Serum entsprechen, sind bekanntlich von Landsteiner zunächst drei Blutgruppen aufgestellt, denen eine vierte von Decastello und Sturli hinzugefügt wurde. Die vier gefundenen Blutgruppen — das Vorkommen von Untergruppen ist noch hypothetisch und für unsere Untersuchungen auch ohne grösseren Belang — werden nun dadurch charakterisiert, dass von den vorkommenden zwei Agglutininen und zwei Receptoren, bei der ersten Gruppe beide Agglutinine im Plasma enthalten sind, den Blutkörperchen aber beide Receptoren fehlen, bei der zweiten Gruppe, dass das eine Agglutinin im Plasma und der zweite Receptor in den Blutkörperchen, bei der dritten Gruppe, dass das zweite Agglutinin im Plasma und der erste Receptor in den Blutkörperchen enthalten ist und endlich bei der vierten Gruppe, dass beide Receptoren in den Blutkörperchen enthalten sind, während beide Agglutinine fehlen (s. Tab. I).

Tabelle I.

Vier Landsteinersche Blutgruppen.

Gruppe entsprechend	Janskys	Moss'	Landsteiners ursprünglicher
O, $\alpha\,\beta$	I	IV	C
A, β	II	II	A
B, α	III	III	B
AB, o	IV	I	$\big\{$ Sturlis u. Decastellos neue Gruppe

Aus experimentellen Untersuchungen der letzten Jahre ergibt sich ferner, dass viele untersuchte Organe des Körpers, so Niere, Leber, Gehirn, eine dem Blut des betreffenden Individuums analoge Gruppendifferenzierung erkennen lassen. Nur die Linse macht nach den Untersuchungen von Kritschewski und Schapiro eine Ausnahme. Diese Feststellung kann nicht überraschen, da wir ja seit den Untersuchungen Uhlenhuts über die Fremdartigkeit der antigenen Eigenschaften dieses Organs unterrichtet sind. Allerdings soll nicht zu erwähnen vergessen werden, dass diese Fremdartigkeit der antigenen Eigenschaften nach den Untersuchungen von Krusius und von Pick keine absolute, sondern nur eine relative ist. Vorauszuschicken wäre noch, dass gruppenspezifische Agglutinine sowohl in Ex- wie in Transsudaten nachgewiesen werden konnten. Wie verhält es sich nun mit dem Kammerwasser ?

Durch die Untersuchungen von Roemer, Wessely, Bürgers, Salus, Mijashita u. a. wissen wir, dass sowohl bakterielle wie Hämagglutinine in das Kammerwasser übertreten können und kennen aus diesen Arbeiten und den in den letzten Jahren veröffentlichten Arbeiten der Basler Klinik auch die Vorbedingungen für ihr Auftreten im Kammerwasser. Es erhebt sich nun die Frage nach der Möglichkeit weiterer Differenzierung der übergehenden Heterohämagglutinine und nach dem Vorkommen von Isoagglutininen und ihrer näheren Differenzierung.

Ich beginne zunächst mit der Wiedergabe der mit Hilfe der Heterohämagglutinationsprobe auf experimentellem Wege beim Kaninchen gewonnenen Ergebnisse. Bei den Vorversuchen zeigte es sich sehr bald, dass es zweckmäßig sein musste, sich zur Klärung der Frage nach der Möglichkeit weiterer Differenzierung der im Kaninchenkammerwasser auftauchenden Agglutinine der Heteroreaktionen zu bedienen, da die Isoagglutinine und -Agglutinogene im Tierblut häufig sehr schwach und unbeständig sind, so dass Ottenberg und Friedmann, die ursprünglich beim Kaninchen recht gut ausgesprochene Gruppen gefunden haben wollten, diese Annahme wieder aufgaben. Die Heteroagglutinationsreaktion hat sich ausserdem v. Dungern und Hirschfeld bei der Differenzierung der menschlichen Erythrocyten früher bereits bewährt. Aus den eben erwähnten Vorversuchen ging dann weiter hervor, dass die Sera von Kaninchen in den meisten Fällen Agglutinine enthielten, die menschliche Blutkörperchen sowohl der Gruppe A und B, wie auch der Gruppe O spezifisch agglutinierten, dass die

Agglutinationsfähigkeit für die verschiedenen Gruppen verschieden stark war, was durch Feststellung des Agglutinationstiters nachgewiesen werden konnte, und dass endlich die Sera von einzelnen Kaninchen wohl die menschlichen Blutkörperchen der Gruppe A und B, nicht aber die der Gruppe O banden. Damit waren die Voraussetzungen für die Durchführung der Kammerwasserversuche gegeben. Um Sie nun nicht mit langen Statistiken zu ermüden, greife ich aus den zur Klärung jeder einzelnen Frage jedesmal aufgestellten Reihenuntersuchungen immer nur ein Beispiel heraus. Im ersten Kammerwasser normaler Kaninchen konnte ich in keinem einzigen Falle Agglutinine für auch nur eine der vom Serum agglutinierten menschlichen Blutgruppen mit Sicherheit finden. Anders steht es mit dem zweiten Kammerwasser normaler Kaninchen. Es enthält nach Entfernung der Gallerte stets Agglutinine für menschliche Blutkörperchen. Nun ergaben, wie Sie aus dem herausgegriffenen Beispiel sehen (s. Tab. II), die Versuche, dass für die Agglutination der menschlichen Erythrocyten nicht nur ein artspezifisches Agglutinin des Kammerwassers verantwortlich zu machen ist, sondern dass mehrere streng spezifische Agglutinine nachweisbar sind, dass also auch hier eine Gruppenspezifität zum Ausdruck kommt, wie sie vom Blut her bekannt ist.

Tabelle II.

	Erythrocyten-Aufschwemmung 1 % der Gruppen		
	O	A	B
Kaninchen 86 Serum	—	+	+ + +
I. K. W.	—	—	— + ?
II. K. W.	—	+ +	+ + +
Kaninchen 88 Serum	+ + +	+ +	+ + +
I. K. W.	—	—	—
II. K. W.	+ + +	+ + +	+ + +
Kontrollen: NaCl	—	—	—
menschl. Serum Gruppe A	—	—	+ + +
menschl. Serum Gruppe B	—	+ + +	—

Dass es sich bei der Agglutination der Blutkörperchen sämtlicher drei zum Versuch verwandten menschlichen Erythrocytengruppen nicht lediglich um eine rein artspezifische Mitagglutination handelt, wird zunächst schon einmal wahrscheinlich durch die Fälle, in denen die Blutkörperchen einer Gruppe nicht agglutiniert wurden. Der Beweis für die Anwesenheit mehrerer gruppenspezifischer Agglutinine lässt sich jedoch noch exakter erbringen, was ich Ihnen an Hand des nächsten Beispiels zeigen möchte (s. Tab. III). Sie sehen aus dem Ausfall dieser Versuche, dass Kammerwasser, das eine Agglutination der Erythrocyten einer Gruppe bewirkt hat, nach Trennung von den agglutinierten Erythrocyten durch Zentrifugieren für diese Gruppe keine Agglutinine mehr enthält, dass dagegen für die anderen Blutgruppen, wenn überhaupt im Blute konstitutionell angelegt, auch noch spezifische Agglutinine vorhanden sind. Damit ist wohl hinreichend bewiesen, dass wir es bei der Heterohämagglutinations-reaktion des Kaninchenkammerwassers mit den einzelnen Gruppen der menschlichen Erythrocyten nicht nur mit einem artspezifischen Agglutinin zu tun haben, dass sich vielmehr einwandfrei mehrere gruppenspezifische Agglutinine nachweisen lassen. Wir gehen weiter:

Tabelle III.

Kaninchen 54	Erythrocyten-Aufschwemmung 1 % der Gruppen		
	O	A	B
2 K. W.	—	+ +	+ + +
	Zentrifugieren und Abheben der überstehenden Flüssigkeit		
Abgeheberte Flüssigkeit aus Röhrchen 1 nach Kontakt mit Erythrocyten O	—	+ +	+ + +
Abgeheberte Flüssigkeit aus Röhrchen 2, die Erythrocyten A + + agglutiniert hatte		—	+ + +
Diejenige aus Röhrchen 3, die Erythrocyten B + + + agglutiniert hatte		+ +	—

Immunisiert man Kaninchen mit menschlichen Blutkörperchen, z. B. der Gruppe A, so steigt der Agglutinationstiter im Serum gegen die Blutkörperchen dieser Gruppe beträchtlich, wie Ihnen das Beispiel wieder zeigt (s. Tab. IV), aber der Agglutinationstiter für die anderen Gruppen hebt sich, wenn auch in sehr geringem Maße; bis

Tabelle IV.

Serum vor Immunisierung Verdünnung	Titerbestimmung Kaninchen Nr. 75								
	1:10	20	30	40	60	80	120	160	240
geg. Erythr. Gruppe A	+ + + +	+ + + +	+ + + +	+ + + +	+ + + +	+ + +	+ + +	+ +	+
„ „ „ B	+ + + +	+ + + +	+ + +	+ + +	+ +	+ +	+ +	+ +	+ +
„ „ „ O	+ + +	+ +	+ +	+ +	+ +	+	+ −	+ −	−
Serum nach Immunisierung mit menschlichen Erythrocyten Gr. A									
geg. Erythr. Gruppe A	+ Hämolyse	+ + + +	+ + + +	+ + +	+ + + +	+ + + +	+ + + +	+ + + +	+ + + +
„ „ „ B	+ + + +	+ + + +	+ + + +	+ + + +	+ + + +	+ + + +	+ + + +	+ + + +	+ + +
„ „ „ O	+ + + +	+ +	+ + + +	+ + +	+ + +	+ +	+	+ −	− +

Serum vor Immunisierung Verdünnung	Titerbestimmung Kaninchen Nr. 75								
	320	480	640	960	1280	1920	2560	3840	5120
geg. Erythr. Gruppe A	+	+ −	−	−	−	−	−	−	−
„ „ „ B	±	−	−	−	−	−	−	−	−
„ „ „ O	−	−	−	−	−	−	−	−	−
Serum nach Immunisierung mit menschlichen Erythrocyten Gr. A									
geg. Erythr. Gruppe A	+ + + +	+ + + +	+ + + +	+ + + +	+ + + +	+ + + +	+ + + +	+ −	−
„ „ „ B	+ +	+ +	+	+ −	+ −	−	−	−	−
„ „ „ O	−	−	−	−	−	−	−	−	−

Tabelle V.

Kaninchen 75 nach Vorbehandlung mit menschl. Erythrocyten
der Gruppe A.

Erstes Kammerwasser gegen 1 % menschl. Erythrocyten-Aufschwemmung

der Gruppe A	+ + + +
„ „ B	—
„ „ O	—

jetzt kann ich Ihnen noch keinen befriedigenden Grund für diese Beobachtung geben, wenngleich man versucht ist, hier an eine relative Mitagglutination zu denken. Sie sehen dann auf dem nächsten Bilde (s. Tab. V, S. 169), dass schon im ersten Kammerwasser derart immunisierter Kaninchen Agglutinine nachweisbar sind und zwar in meinen bisher durchgeführten Untersuchungen nur gegen die Erythrocyten derjenigen Blutgruppe, mit der immunisiert wurde. Dieses Kammerwasser agglutiniert nun nicht nur die Erythrocyten, mit denen immunisiert wurde, sondern auch andere zur gleichen Gruppe gehörige menschliche Erythrocyten. Es handelt sich also um eine ausgesprochene Gruppenspezifität der auftauchenden Agglutinine. Im herausgegriffenen Falle hielt sich der relativ hohe Serumtiter für Erythrocyten der Gruppe B sehr in der Nähe des Wertes, der ganz allgemein für den Übertritt von Agglutininen für erforderlich angesehen wird, so dass rein rechnungsmäßig auch für die Gruppe B in diesem Fall Agglutinine im Kammerwasser hätten erwartet werden können. Dass im zweiten Kammerwasser immunisierter Kaninchen alle konstitutionellen im Blut angelegten Gruppenagglutinine vertreten sind, versteht sich nach dem vorher über das zweite Kammerwasser normaler Tiere Ausgeführten von selbst, so dass ich auf diesen Punkt nicht weiter einzugehen brauche.

Wie steht es nun ferner mit dem Übertritt der Isoagglutinine des Blutes beim Menschen? In zehn zu verwertenden Fällen nicht entzündeter Augen habe ich keine Isoagglutinine und damit auch keine Gruppenspezifität nachweisen können. Ebenfalls fielen die Versuche im Kammerwasser von 15 Leichen sämtlich negativ aus, so dass daraus wohl mit Sicherheit geschlossen werden kann, dass im ersten Kammerwasser nicht entzündeter Augen keine Isoagglutinine vorhanden sind, die sich mit unseren heutigen Methoden nachweisen lassen. Nicht entzündete, der Enukleation verfallene menschliche Augen haben mir bei der Durchführung meiner Versuche nicht zur Verfügung gestanden, so dass ich über die Anwesenheit von Isoagglutininen im zweiten Kammerwasser solcher Augen nichts aussagen kann. Dagegen konnte ich im sicher blutfreien ersten Kammerwasser eines blinden Auges, das jetzt 37 Jahre nach einer Verletzung wegen einer Iridocyclitis entfernt wurde, einwandfrei ein gruppenspezifisches Agglutinin nachweisen, wie Ihnen das nächste Bild zeigt (s. Tab. VI). Dieser Fall bietet somit eine gute Ergänzung der bei den Kaninchen gewonnenen Ergebnisse.

Ta b e l l e VI.

Kammerwasser des Pat. Di. (Blutgruppe A)
(Iridocyclitis nach alter perforierender Verletzung)
gegen menschliche Erythrocyten 1 $^0/_0$

der Gruppe A	—
„ „ B	$+ + +$
„ „ O	—

Ich fasse noch einmal zusammen. Die zur weiteren Differenzierung der im Kaninchen-Kammerwasser auftauchenden Heterohämagglutinine durchgeführten Untersuchungen hatten folgendes Ergebnis. Im ersten Kammerwasser normaler Kaninchen wurden keine Hämagglutinine festgestellt, bei den im zweiten Kammerwasser normaler und immunisierter Kaninchen auftauchenden Hämagglutininen gegen menschliche Blutkörperchen handelt es sich nicht um ein artspezifisches Hämagglutinin, sondern es sind stets mehrere gruppenspezifische Partialagglutinine nachweisbar, die dem im Plasma vorhandenen konstitutionell angelegten Agglutininen entsprechen. Im ersten Kammerwasser immunisierter Kaninchen waren bisher nur Agglutinine gegen die Erythrocyten der Blutgruppe nachweisbar, mit der immunisiert wurde. Dabei muss allerdings erwähnt werden, dass der Serumagglutinationstiter für die anderen Gruppen nur einmal an einen Wert von etwa 1:1000 heranreichte. Im ersten Kammerwasser normaler Menschenaugen waren keine Isohämagglutinine nachweisbar. Im Kammerwasser eines entzündeten Auges gelang es jedoch, ein Isohämagglutinin nachzuweisen, das der Blutgruppe des betreffenden Patienten entsprach.

Wir können also sagen, dass im normalen Kammerwasser die dem Blut und vielen Organen des Körpers konstitutionell eigene Individualität nicht nachweisbar ist, dass sie vom Kammerwasser jedoch unter dem Einfluss konditioneller Faktoren im weitesten Sinne des Wortes erworben wird.

Für die Praxis ergibt sich die noch zu lösende Frage, ob für einen Erfolg bei Hornhauttransplantationen und Glaskörperübertragungen nicht eine Berücksichtigung der Blutgruppenzugehörigkeit des Spenders und Empfängers notwendig oder zum mindesten zweckmäßig ist.

XXV.

Beitrag zur Frage der Resorptionswege aus der Vorderkammer.

Von

R. Sondermann (Berlin).

Mit 10 Abbildungen im Text.

Systematische Untersuchungen über die Resorptionswege aus der Vorderkammer des menschlichen Auges sind bisher nur von Nuël und Benoit[1] gemacht worden. Sie spritzten zu diesem Zwecke Tusche in den Glaskörper ein, diese gelangte in die Vorderkammer und wurde aus ihr auf drei Wegen resorbiert, Lig. pect. — Schlemmscher Kanal, Fontanascher Raum — Ciliarkörper und Iris.

Durch einen Zufall war mir Gelegenheit geboten, ein menschliches Auge zu untersuchen, während die Resorption noch in vollem Gange war. Es handelt sich um ein an Glaucoma simplex und Ulcus corneae leidendes Auge eines 79jährigen Mannes, der in der Freiburger Augenklinik iridektomiert worden war und eine Woche nachher, als die sehr langsam verlaufende Resorption noch nicht beendet war, an einer Lungenentzündung starb. Im allgemeinen war das Resultat dasselbe wie das der beiden genannten Autoren.

Bezüglich des Resorptionsweges Lig. pect.—Schlemmscher Kanal war der Fall für mich deshalb besonders interessant, weil ich kurz vorher bei Untersuchungen über diese beiden Organe zu Ergebnissen gekommen war, die teils von den bisherigen Anschauungen abweichen, teils ein klareres Bild über den Verlauf des Resorptionsweges gebracht hatten.

Ich habe darüber in Amsterdam berichtet und möchte mir erlauben, hier einige Bilder nochmals zu zeigen, die besonders charakteristisch für diesen Resorptionsweg sind.

Auf Abb. 1, einem Schnitt durch das Auge eines 52jährigen Mannes, sehen wir am hinteren Ende des Schlemmschen Kanales (Schl. K.) an der der Vorderkammer zugewandten Innenwand die Abzweigung eines offenen Kanälchens, das mit den Spaltlücken des Lig. pect. in offener Verbindung steht. An einer Stelle wird es von einer Gewebsschicht überbrückt, die in den nachfolgenden Schnitten

---

[1] Arch. d'Ophtalm. **20** (1900).

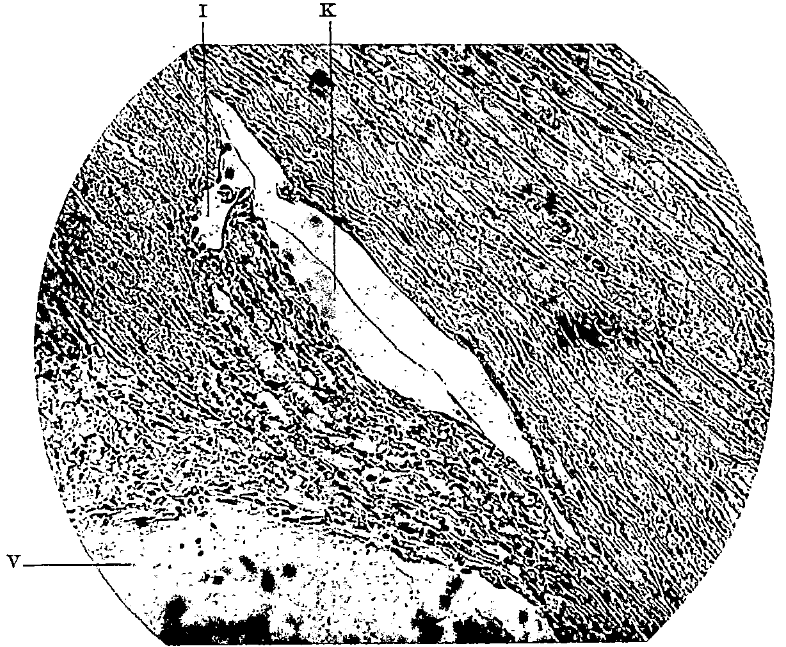

Abb. 1. Schlemmscher Kanal mit Innenkanälchen (Auge eines 52jährigen Mannes).
I = Innenkanälchen.   K = Schlemmscher Kanal.   V = Vorderkammer.

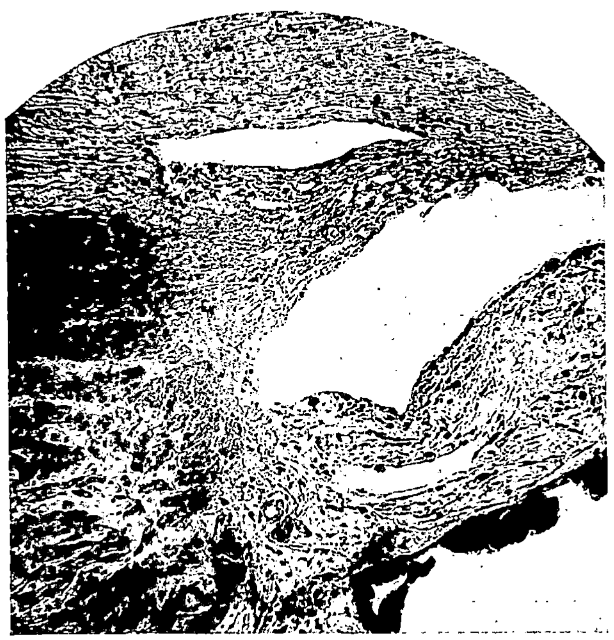

Abb. 2. Schnitt an demselben Auge wie Abb. 1.

verschwindet (Abb. 2). Am Beginne der Abzweigung ist noch eine Endothelzelle von der vorderen oder hinteren Wand getroffen.

Die Spaltlücken sind am weitesten in der Fortsetzung des Kanälchens; die seitlich von diesen sowohl nach dem Schl. K. wie nach der Vorderkammer hin gelegenen sind wesentlich enger. Unmittelbar am Schl. K. erscheint das Gewebe so dicht, dass es den Eindruck eines festen Abschlusses der Spaltlücken von dem Schl. K. macht.

Die gleichen Verhältnisse finden sich in Abb. 2, und besonders deutlich bei stärkerer Vergrösserung (Abb. 3). Bei jüngeren Per-

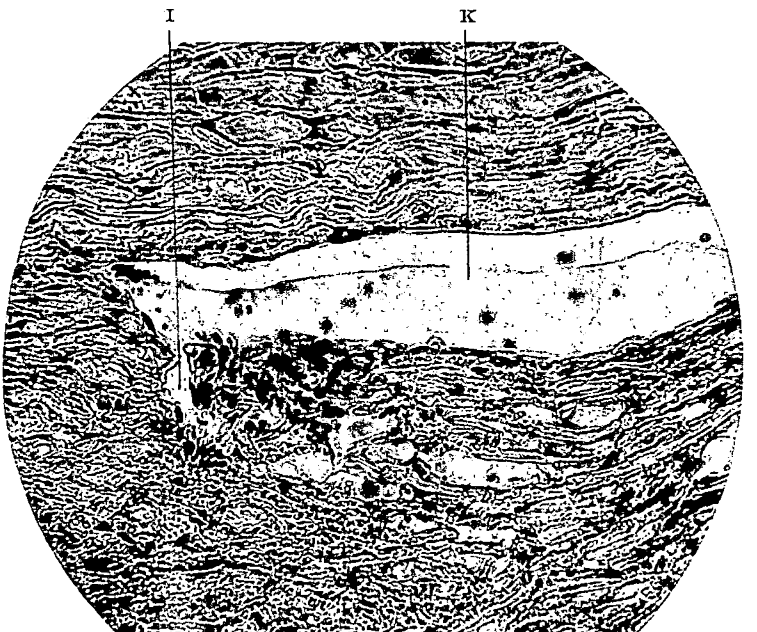

Abb. 3. Teilvergrösserung von Abb. 2. I = Innenkanälchen. K = Schlemmscher Kanal.

sonen ist diese Verdichtung des Gewebes nach dem Schl. K. hin nicht so ausgesprochen; manchmal wird sogar der Eindruck einer offenen Verbindung auch noch an anderen Stellen als an der Stelle des Kanälchens hervorgerufen.

Für die Resorption durch den Schl. K. ist weiterhin wichtig das Verhalten der den Kanal mit den vorderen Ciliarvenen verbindenden Kanälchen, von mir Aussenkanälchen genannt, im Gegensatz zu den eben beschriebenen, zu den Spaltlücken des Lig. pect. verlaufenden, die ich als Innenkanälchen bezeichnen möchte.

Sie nehmen den entgegengesetzten Verlauf wie die Innenkanälchen. Wie letztere so gut wie ausschliesslich in der lateralen Hälfte des Schl. K. in ihn einmünden, meist sogar an dessen lateralem Ende, so verlassen die Aussenkanälchen den Kanal fast stets in dessen medialer Hälfte und schlagen sofort eine scharf laterale Richtung ein. Abb. 4 und 5 von einem 84- bzw. 64jährigen Manne lassen dies deutlich erkennen.

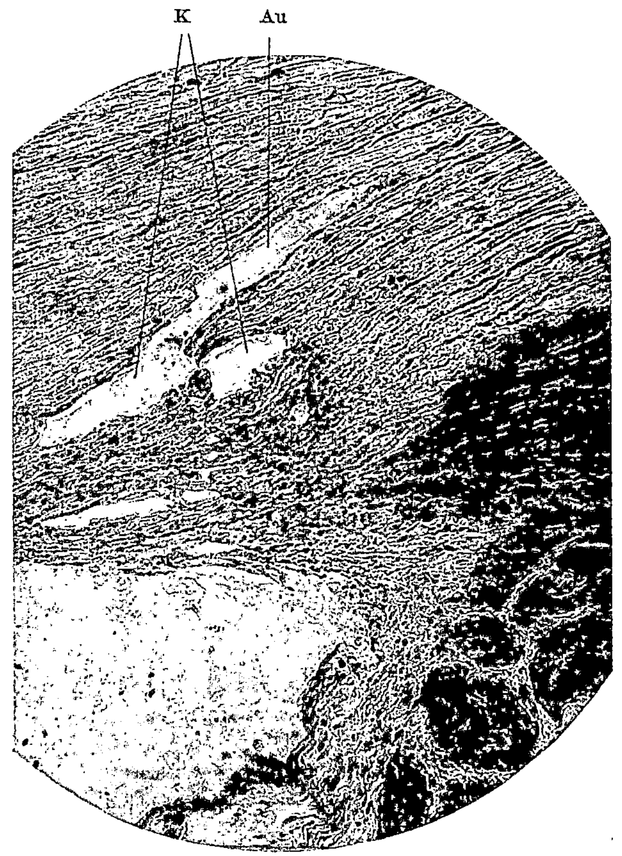

Abb. 4. Schlemmscher Kanal mit Aussenkanälchen. (Auge eines 84jährigen Mannes.) K = Schlemmscher Kanal. Au = Aussenkanälchen.

Schematisch verläuft demnach der Resorptionsweg von der Vorderkammer zu den Ciliarvenen, wie dies Abb. 6 zeigt.

Abb. 5 gibt zugleich eine Übersicht über den Verlauf des ganzen Aussenkanälchens. Abgesehen von einzelnen eingestreuten roten Blutkörperchen weist es erst nahe der Einmündungsstelle in die Ciliarvene eigentlichen blutigen Inhalt auf. Es dürfte dies dem normalen Zustand entsprechen, denn bei der offenen Verbindung des Schl. K. mit der Vorderkammer ist anzunehmen, dass der Druck

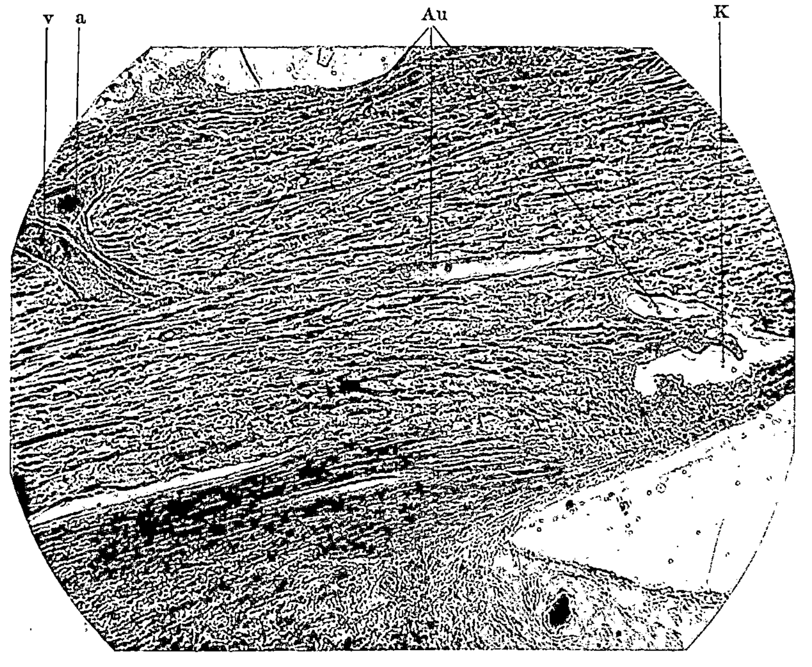

Abb. 5. Schlemmscher Kanal mit Aussenkanälchen bei einem 64jährigen Manne.
v = Vena ciliaris ant.   a = Art. ciliaris ant.   Au = Aussenkanälchen.
K = Schlemmscher Kanal.

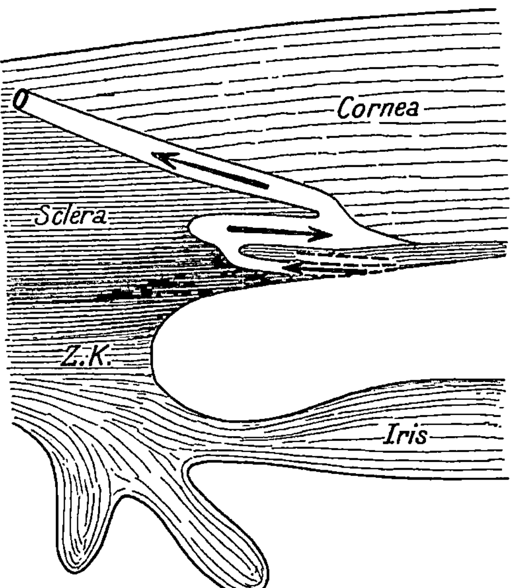

Abb. 6. Schematische Zeichnung des Schlemmschen Kanales mit Innen- und Aussenkanälchen. → = Richtung des Flüssigkeitsstromes.

in ihm nicht wesentlich geringer ist als in der Vorderkammer und auch in den Aussenkanälchen nur langsam bis zur Höhe des Druckes in der Vene absinkt.

Wäre der Schl. K. bluthaltig, so würde nicht einzusehen sein, warum durch das offene Innenkanälchen kein Blut in die vordere Kammer eindringen sollte; andererseits liegt in dem eigenartigen Verlauf des ganzen Abflussweges die Erklärung dafür, dass bei Injektionen, die von den vorderen Ciliarvenen aus am toten Auge vorgenommen wurden, die Flüssigkeit nicht in die Vorderkammer

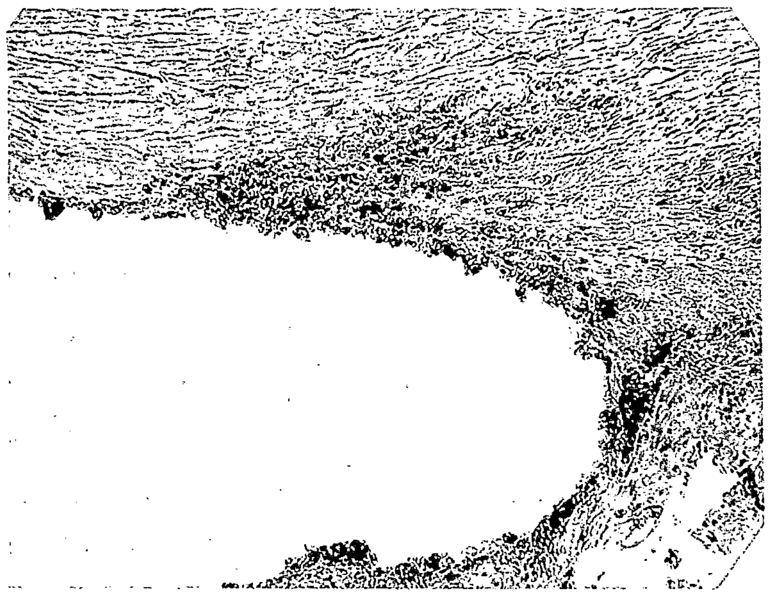

Abb. 7. Resorption eines Hyphaemas in dem an Glauk. spl. leidenden Auge eines 79 jährigen Mannes.

gelangte. Abgesehen davon, dass sich in dem erweichten Auge die Balken des Lig. pect. enger aneinander schliessen als in Augen mit normaler Spannung, wird durch den Druck der in den Schl. K. eindringenden Flüssigkeit diese Aneinanderlagerung erst recht gefördert und damit ein völliger Abschluss nach der Vorderkammer hin bewirkt. Derselbe Vorgang stellt sich bei Entleerung der Vorderkammer ein, bei der an Stelle der Injektionsflüssigkeit das Blut der Ciliarvenen in den Schl. K. vordringt.

Wenn wir mit diesen Befunden den Weg vergleichen, den die roten Blutkörperchen in dem iridektomierten Glaukomauge nahmen (Abb. 7), so sehen wir, dass er genau so verläuft, wie es nach den vorherigen Bildern zu vermuten war. Sie durchwandern nicht etwa von dem in dem Kammerwinkel liegenden Hauptdepot aus unmittelbar das Lig. pect., wie es das nächstliegende wäre, sondern sie wandern zunächst am Rande des Lig. pect. weiter medialwärts und durchsetzen es dann in schräger Richtung lateralwärts nach aussen.

Im allgemeinen weist der Hauptstrom nach dem lateral gelegenen Ende des Schl. K. hin, d. h. nach der Stelle, wo meist das Innenkanälchen verläuft. Man sieht nicht nur überall in den Spalt-

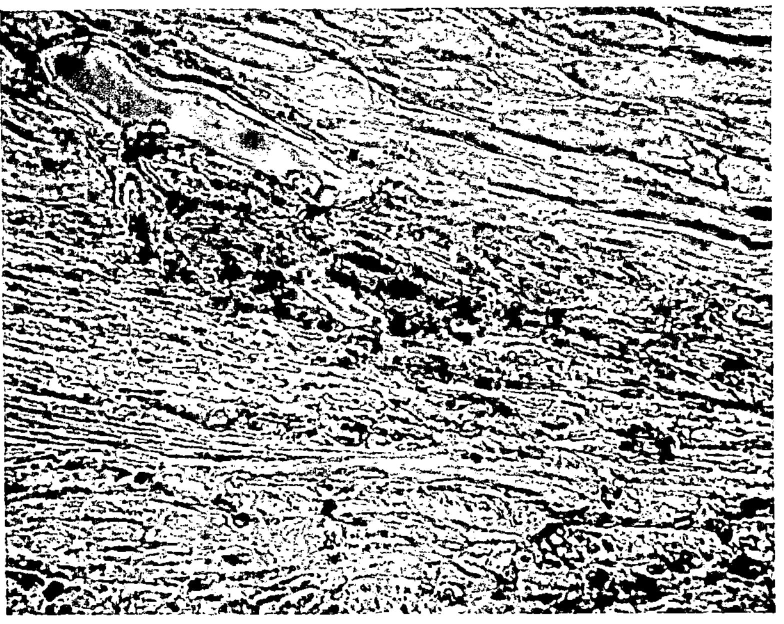

Abb. 8. Resorption eines Hyphaemas in dem an Glauk. spl. leidenden Auge eines 79 jährigen Mannes.

lücken, sondern auch mehrfach in den Innenkanälchen, die ebenso wie der Schl. K. und die Spaltlücken in dem Glaukomauge stark reduziert sind, rote Blutkörperchen liegen, z. B. in Abb. 8 an der Einmündungsstelle des Kanälchens in den Kanal.

Vereinzelt sieht man den Hauptstrom auch auf den medialen Teil des Schl. K. zu verlaufen, und es scheinen dann auch Blutkörperchen von vorne her in den Kanal einzutreten (Abb. 9). Es sind hier offenbar wieder Zugangswege zum Kanal durchgängig und dadurch benutzbar geworden, deren Existenz fetalen Ursprungs ist, worauf hier nicht näher eingegangen werden soll.

Abb. 10 zeigt die Resorption der roten Blutkörperchen im Fontanaschen Raum und Ciliarkörper. Ihre z. T. reihenweise

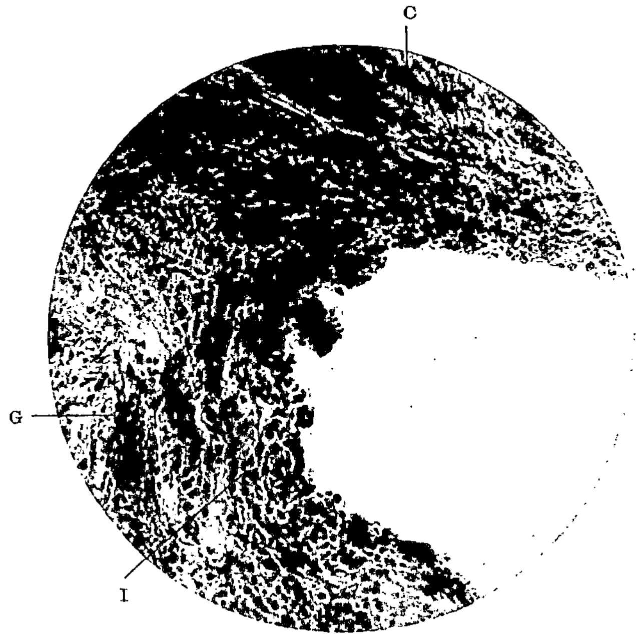

Abb. 9. Resorption eines Hyphaemas in dem an Glauk. spl. leidenden Auge eines 79jährigen Mannes. C = Cornea. I = Iris. G = Gefäss. Blutkörperchen z. T. in Streifenform angeordnet.

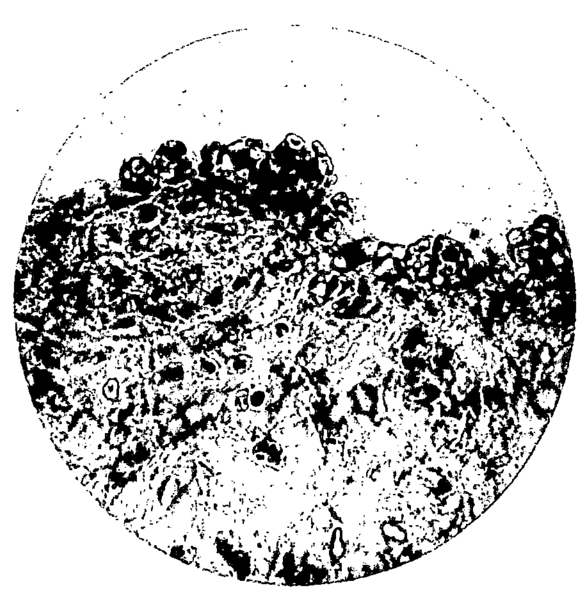

Abb. 10. Resorption eines Hyphaemas in dem an Glauk. spl. leidenden Auge eines 79jährigen Mannes. Makrophagen, mit Blutkörperchen gefüllt neben mehr oder weniger reichlichen braunroten Farbstoffpartikeln, auf und in der Iris.

Anordnung lässt annehmen, dass sie zunächst, wenigstens teilweise, von Lymphspalten aufgenommen werden.

In der Iris bilden die pupillar- und wurzelwärts gelegenen Krypten im wesentlichen die Eintrittspforten der Blutkörperchen, die übrige Oberfläche der Iris hat offenbar nur geringen Anteil an der Resorption. Eine regelmäßige Anordnung der Blutkörperchen habe ich hier nicht gefunden, sie liegen vielmehr teils vereinzelt, teils in grösseren und kleineren Haufen unregelmäßig im Gewebe, ohne besondere Bevorzugung der hinteren Schichten, wie dies Nuël und Benoit beobachteten.

Ungelöst ist die Frage nach dem weiteren Verbleiben der Blutkörperchen. Man neigt bisher zu der Ansicht, dass sie auf dem Lymphwege weiter befördert und so eliminiert werden. Die Schwierigkeit liegt jedoch darin, dass die Existenz von eigentlichen Lymphgefässen im Auge noch sehr umstritten ist, insbesondere aber solche, die durch die Augenwand hindurchführen, noch von keiner Seite beobachtet worden sind.

Es würde somit nur die Annahme übrig bleiben, dass die Blutkörperchen aus den Lymphspalten in Blutkapillaren und Venen aufgenommen werden. Dem steht wiederum entgegen, dass der Durchtritt von roten Blutkörperchen ebenfalls noch nicht beobachtet werden konnte und auch in meinen Präparaten nirgends festzustellen ist, wenn man sie auch reichlich, wie dies auch bei den Versuchen mit Tusche zu erkennen war, in der Umgebung der Blutgefässe findet.

Einen Ausweg aus diesen Schwierigkeiten scheinen Beobachtungen in meinen Präparaten insofern anzudeuten, als sich in ihnen aus roten Blutkörperchen bestehende Konglomerate zeigen, die z. T. von einer Hülle umschlossen sind, innerhalb deren ein grosser Kern zu erkennen ist; hierdurch entsteht der Eindruck, dass es sich bei ihnen um grosse Wanderzellen, sog. Makrophagen handelt, die die Blutkörperchen in sich aufgenommen haben.

Die Gebilde liegen in der Hauptsache auf der Oberfläche der den Kammerwinkel umgrenzenden · Organe, vereinzelt aber auch im Innern der Gewebe. Wenn auch dieser letztere Umstand ebenfalls für den Makrophagencharakter spricht, so muss doch betont werden, dass die Befunde nicht eindeutig genug sind, um die Auffassung nicht ausschliessen zu können, dass es sich um präcipitatähnliche Konglomerate handele (Abb. 10).

Mit der ersteren Deutung würde freilich auch besonders gut die Tatsache übereinstimmen, dass in diesen Gebilden braunrote Farbstoffpartikel, z. T. noch in der rundlichen Form der Blutkörperchen, sich finden, wie sie bei der Verdauung von Erythrocyten durch Makrophagen im übrigen Körper eine bekannte Erscheinung sind.

Die gleichen Farbstoffpartikel findet man weiterhin in feinster Verteilung in den vom Kammerwinkel entfernteren Teilen des Ciliarkörpers.

So naheliegend die Annahme ist, dass es sich bei den Farbpartikeln um Blutfarbstoff, Hämosiderin, handelt, so sehr stellt sich ihr die Tatsache entgegen, dass der Farbstoff keine Eisenreaktion ergibt.

Die gleiche Beobachtung wurde auch schon bei anderen Untersuchungen experimenteller Art gemacht, bei denen mit grösster Wahrscheinlichkeit der gleiche Farbstoff offenbar ebenfalls aus zerfallenden roten Blutkörperchen entstanden war; es handelte sich hierbei um Einspritzungen von Blut in den Glaskörper von Oguchi[1] und in die Vorderkammer von Thomas[2], beide an Kaninchen vorgenommen.

Thomas hat aus diesem negativen Ausfall der Eisenreaktion den Schluss gezogen, dass damit der hämatogene Charakter des Farbstoffes ausgeschlossen sei. Mit dieser einfachen Schlussfolgerung kann ich mich nicht begnügen: ich glaube vielmehr, dass hier vielleicht chemische Vorgänge eine Rolle spielen, deren Natur uns bisher noch unbekannt ist, und dass sich hier vielleicht ein Problem abzeichnet, das nicht nur für unsere Erkenntnis der Resorption der roten Blutkörperchen, sondern auch darüber hinaus für die Chemie des Aufbaues des Augenpigments von erheblicher Bedeutung werden kann.

---

[1] Oguchi, Graefes Arch. Ophthalm. 84.
[2] Thomas, Arch. d'Ophtalm. 46 (1929).

XXVI.

Ein Apparat zur stereoskopischen Ophthalmoskopie im rotfreien, fokalen und diffusen Licht.

Von

W. Thorner (Berlin).

Mit 5 Abbildungen im Text.

Im Jahre 1899 stellte ich auf dem Internationalen Ophthalmologen-Kongress in Utrecht einen Augenspiegel vor, bei dem es zum ersten Male möglich geworden war, die Reflexe vollständig zu beseitigen und dadurch gegenüber den bisherigen allein gebräuchlichen Untersuchungsmethoden im aufrechten und umgekehrten Bilde eine wesentliche Verbesserung zu erzielen. Das Prinzip, durch welches ich dies erreichen konnte, bestand darin, dass in dem Augenspiegel ein besonderes Beleuchtungssystem und ein besonderes Beobachtungssystem angeordnet war. Das Beleuchtungssystem hatte eine enge Öffnung als Eintrittspupille, welche auf der Pupille des untersuchten Auges reell abgebildet wurde. Das Beobachtungssystem wiederum hatte eine enge Öffnung dicht vor der Pupille des Beobachters, die ebenfalls auf der Pupille des Untersuchten reell abgebildet wurde. Diese beiden reellen Bilder, das der Eintrittsöffnung des Lichtes und das der Beobachtungsöffnung, mussten räumlich voneinander in der Pupille des Untersuchten getrennt sein. Dann konnte auch bei ausgedehntem Gesichtsfeld kein Reflex entstehen. Dieses Prinzip, welches ich das Hauptprinzip der reflexlosen Ophthalmoskopie nennen möchte, ist dann grundlegend für die ganze weitere Entwicklung der Ophthalmoskopie geworden, da hiernach alle reflexlosen Augenspiegel konstruiert sind. In der Folgezeit konnten nach diesem Prinzip vier Aufgaben gelöst werden, die bis dahin nicht lösbar waren:

1. Die mühelose Beobachtung des Augenhintergrundes in weitem Gesichtsfeld bei starker Vergrösserung,

2. die stereoskopische Ophthalmoskopie,

3. die genaue Refraktometrie des Auges,

4. die Photographie des Augenhintergrundes.

Die erste Aufgabe war in dem in Utrecht vorgestellten Apparate gelöst, die zweite, die stereoskopische Ophthalmoskopie, nahm ich dann ein Jahr später in Angriff und stellte zunächst fest, dass die Vorbedingung, welche erfüllt sein musste, die war, dass die beiden Pupillen des Beobachters in einem Abstande, der etwa der halben erweiterten Pupille entsprach, also mindestens 4 mm voneinander entfernt in der Pupille des Untersuchten abgebildet werden mussten. Nach diesem Grundsatz sind eine Anzahl von stereoskopischen Augenspiegeln konstruiert worden, die es gestatten, den Augenhintergrund in seinen natürlichen plastischen Verhältnissen zu beobachten.

Wenn wir die verschiedenen Methoden der reflexlosen Ophthalmoskopie übersehen wollen, so ergibt sich, dass sie sich nur in der Art der Strahlenteilung voneinander unterscheiden. Das Hauptprinzip der reflexlosen Ophthalmoskopie muss natürlich bei allen gewahrt sein, man hat aber Freiheit, die Strahlen nach den verschiedenen Methoden zu teilen, die vorher zum Augenspiegeln gebräuchlich waren, und dies ist auch tatsächlich ausgeführt worden. Es handelt sich also immer nur um verschiedene Ausführungsformen desselben Hauptprinzips der reflexlosen Ophthalmoskopie. Wir haben da zunächst die Methode der Untersuchung im aufrechten Bilde, die zuerst Helmholtz beschrieben hat, d. h. die Strahlenteilung mittels einer unbelegten Glasplatte. Diese Ausführungsform, welche ich in meiner ersten Arbeit über diesen Gegenstand bereits vorgeschlagen hatte, ist dann von Gullstrand weiter ausgebildet und in dem grossen Ophthalmoskop der Firma Zeiss verwirklicht. Dann folgt die Strahlenteilung nach Art der Untersuchung im aufrechten Bilde von Ruete, d. h. mittels belegten Planspiegels. Diese Ausführungsform wurde von mir als Grundlage meines ersten Apparates gewählt und ist jetzt wieder in dem Refraktometer der Firma Busch angewandt worden. Dann kann man die Strahlenteilung am Auge des Beobachters vornehmen. Das Beispiel hierfür ist die gewöhnliche Betrachtung im umgekehrten Bilde. Diese Ausführungsform ist ebenfalls von Gullstrand angewandt worden und wird von der Firma Zeiss in dem vereinfachten Ophthalmoskop benutzt. Sie hat den Nachteil, dass der Reflex in der Ophthalmoskoplinse nicht beseitigt ist. Auch diesen kann man aber beseitigen, wenn man die Ophthalmoskoplinse durch ein System zweier parallel gestellter Spiegel ersetzt, deren einer ein Hohlspiegel ist. Diese Ausführungsform habe ich in meinem Handaugenspiegel angewandt.

Ich möchte Ihnen diese vier verschiedenen Möglichkeiten, das Hauptprinzip der reflexlosen Ophthalmoskopie zur Ausführung zu bringen, an Hand von vier schematischen Diapositiven erläutern:

Abb. 1 zeigt die Strahlenteilung durch die unbelegte Glasplatte g. Die Beleuchtung tritt durch die Öffnung d″ ein, der Beobachter sieht durch die Öffnung c′. d″ und c′ werden durch die Sammellinsen in den getrennten Punkten c und d der Pupille des

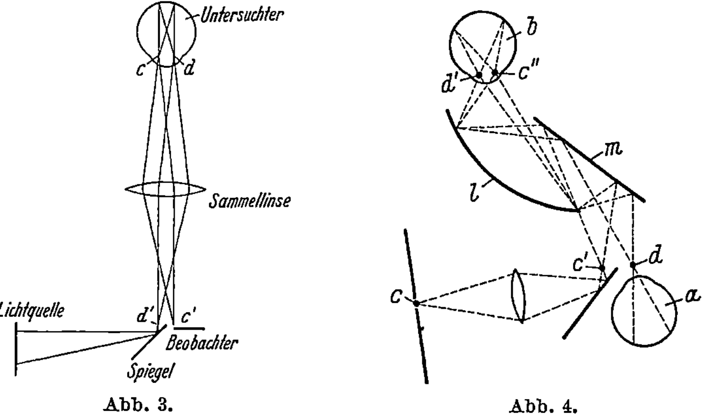

Abb. 1.

Abb. 2.

Untersuchten abgebildet. In Abb. 2 ist derselbe Strahlengang vorhanden, nur ist die unbelegte Glasplatte durch den belegten Spiegel ersetzt, welcher undurchsichtig ist, dafür aber nur in den halben Strahlengang hineinragt, wodurch sich der Nachteil einer Vignet-

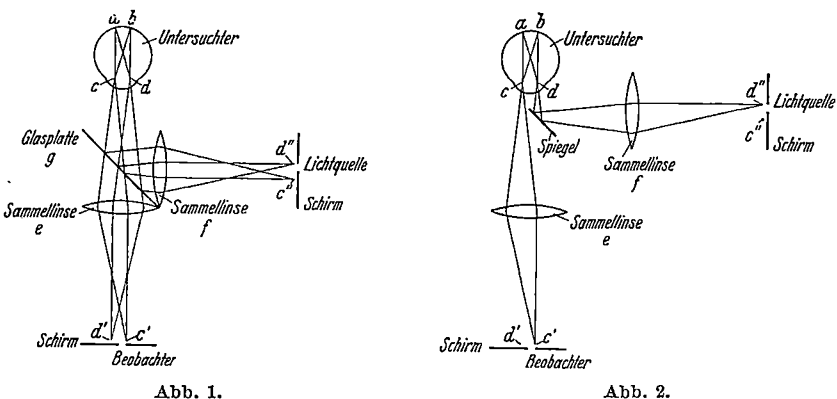

Abb. 3.

Abb. 4.

tierung des Bildes nach den Seiten und eine stärkere Annäherung an das Auge des Untersuchten ergibt.

In Abb. 3 wird die Strahlenteilung am Auge des Beobachters vorgenommen und nun die Beobachtungsöffnung c′ und die Beleuchtungsöffnung d′ in den getrennten Punkten c und d des untersuchten Auges durch die Sammellinse abgebildet. Endlich zeigt Abb. 4 dasselbe Prinzip, nur ist die Sammellinse, welche auf ihrer

Oberfläche Reflexe ergibt, durch die beiden Spiegel l und m ersetzt, welche in Wahrheit natürlich nicht so stark schräg gestellt werden dürfen, als es hier der klareren Darstellung wegen gezeichnet ist.

Mit einigen Worten wäre noch auf den Unterschied zwischen centrischer und acentrischer Ophthalmoskopie einzugehen. Es ist ja selbstverständlich, dass man bei einem optischen System möglichst die Mitte zur Durchsicht benutzen wird, denn jedes optische System, also auch das Auge, gibt bei centraler Beanspruchung die besten Bilder. Ich habe darauf schon in meiner ersten grösseren Arbeit über diesen Gegenstand hingewiesen. Man kann aber die centrische Ophthalmoskopie nur vornehmen, wo es möglich ist. Sie kann z. B. nicht ausgeführt werden bei der stereoskopischen Ophthalmoskopie, weil man hier die beiden Seiten der Pupille zur Durchsicht benutzen muss. Sie kann ferner nicht bei enger Pupille ausgeführt werden, weil hier nicht genügend Platz mehr für die Beleuchtung vorhanden ist, wenn man die Mitte zur Durchsicht benutzen will. Und sie kommt ferner nicht in Anwendung bei meinem Refraktometer, weil hier gerade die Absicht besteht, bei geringen Verschiebungen schon ein möglichst verschwommenes Bild zu bekommen, und deshalb die volle halbe Pupille zur Beleuchtung benutzt wird. Man wird die centrische Ophthalmoskopie aber überall da anwenden, wo man genügend Platz hat, wo also die Pupille weit ist und man sich mit monokularer Beobachtung begnügt. Da das Auge des Untersuchten nicht fest in den Apparaten eingespannt ist, sondern die Apparate sich leicht bewegen lassen müssen, so wird man also durch die Änderung der Einstellung sich stets den möglichst besten Teil der Pupille zur Durchsicht aussuchen. Die centrische Ophthalmoskopie stellt also eine Gebrauchsanweisung dar, aber keine neue Methode.

Wenn ich nun wieder auf die verschiedenen Ausführungsformen der reflexlosen Ophthalmoskopie zurückkomme, so hat die zuletzt beschriebene, nämlich die mit Verwendung des Hohlspiegels, nun ganz besondere Vorzüge vor den übrigen: sie erlaubt einen weiten Abstand des untersuchten Auges von dem Apparat und gibt dabei kein Reflexbild wie die einfache Konvexlinse. Sie erschien mir daher geeignet zur Vereinigung mit zwei anderen viel gebrauchten Untersuchungsmethoden, nämlich der im rotfreien Lichte und der fokalen Netzhautbeleuchtung. Die Anregung zu diesen Arbeiten gab mir Herr Kollege Meesmann, dem ich hierfür sowie für seine Ratschläge bei der praktischen Erprobung des Instrumentes besonders meinen Dank aussprechen möchte. Die Untersuchung im rotfreien

Lichte, deren Ausbildung hauptsächlich durch Vogt herbeigeführt worden ist, gibt sehr wertvolle Aufschlüsse über die Beschaffenheit der Netzhaut, die man auf keine andere Weise erhalten kann, und zwar dadurch, dass das von der Chorioidea zurückgeworfene Licht absorbiert wird, so dass nur das von der Netzhaut selbst reflektierte in Erscheinung tritt. Besonders bemerkenswert ist dabei die Gelbfärbung der Macula lutea. So wertvoll nun diese Methode ist, so ist sie doch bisher noch mit grossen technischen Schwierigkeiten verbunden gewesen. Die Apparatur von Vogt besteht in einer elektrischen Bogenlampe, die als Lichtquelle dient, während zur Untersuchung das gewöhnliche aufrechte Bild mittels Planspiegels benutzt wird. Da die Lichtquelle aber nur ein verhältnismäßig kleines Beleuchtungsfeld gibt, in dem der Spiegel gehalten werden muss, so ist die Ausführung technisch ziemlich schwierig. Ich habe nun bei dem stereoskopischen Augenspiegel, welchen ich vor zwei Jahren hier vorstellte, die Rotfrei-Beleuchtung angebracht und zwar in sehr einfacher Weise, indem in den Strahlengang das übliche Rotfrei-Filter eingeführt wurde. Auf diese Art kann man sehr bequem die Beobachtung in rotfreiem Lichte stereoskopisch vornehmen und auch sehr schön die normale Gelbfärbung der Macula erkennen. Als Lichtquelle dient eine Metallfadenlampe. Ich weiss zwar, dass Vogt die Bogenlampe vorschreibt und die Metallfadenlampe für unzureichend erklärt. Es würde auch ohne weiteres möglich sein, eine Bogenlampe an dem stereoskopischen Augenspiegel anzubringen. Die Bogenlampe erfordert aber doch eine so verhältnismäßig umständliche Handhabung, dass ich die Metallfadenlampe vorgezogen habe, und ich glaube, dass das praktische Resultat doch ein genügendes ist.

Es bleibt noch die Frage zu erörtern, warum mit den beiden andern von Gullstrand vorgeschlagenen Ausführungsformen der stereoskopischen Ophthalmoskopie die Beobachtung im rotfreien Lichte nicht möglich ist. Da das Rotfrei-Filter sehr viel Licht absorbiert, so sind sehr helle Lichtquellen erforderlich. Bei Benutzung der Glasplatte als Strahlenteilungsmittel, wie in dem grossen Gullstrandschen Apparat, ist es nun nicht möglich, die Lichtstärke so zu steigern, dass eine befriedigende Helligkeit erzielt wird, da ja die Glasplatte höchstens 10% Licht reflektiert. Bei der vereinfachten Anordnung nach Gullstrand mit der Konvexlinse dagegen ist zwar die Lichtstärke an sich genügend und das Rotfrei-Filter ist ja auch tatsächlich dort schon angebracht, aber es wird Ihnen nicht möglich gewesen sein, damit die gelbe Macula-Färbung zu beobachten.

Hier liegt der Grund in den blendenden Mittelreflexen der Linse. Diese Reflexe sind so hell, dass dadurch die zarte gelbe Färbung der Macula, welche sich in der Nähe befindet, vollständig ausgelöscht wird.

Die andere Methode, welche ich mit der stereoskopischen Ophthalmoskopie verbunden habe, ist die fokale Beleuchtung der Netzhaut. Die Köppesche Methode, mittels der Spaltlampe den Augenhintergrund dadurch direkt zu beleuchten, dass auf die Hornhaut ein Kontaktglas mit annähernd planer Oberfläche aufgesetzt wird, ist in der Praxis mit so grossen Umständlichkeiten verbunden, dass dadurch ihr Wert stark beeinträchtigt wird. Der Nutzen der Spaltlampenbeleuchtung, wie sie für den vorderen Augenabschnitt im Gebrauch ist, besteht einmal in dem starken Kontrast zwischen den dicht aneinander grenzenden hellen und dunklen Partien, ferner aber in dem grossen Winkel, den die Beleuchtungsrichtung gegenüber der Beobachtungsrichtung annehmen kann, den man unter Umständen bis zu 90° steigern kann, so dass dadurch gewissermaßen ein optischer Schnitt durch die Gewebe gelegt wird. Letztere Anwendungsmöglichkeit ist ja nun leider bei der Beobachtung der Netzhaut nicht gegeben, denn hier steht nur die Basis der erweiterten Pupille zur Verfügung. Wenn wir Beleuchtungs- und Beobachtungsöffnung in der Pupille in einem Abstand von 5 mm abbilden, so bilden Beleuchtungs- und Beobachtungsrichtung bei einer Brennweite des Auges von 15 mm einen Winkel von 18° miteinander, der sich also nicht mit den Möglichkeiten der Beobachtung des vorderen Augenabschnittes vergleichen lässt. Immerhin ist der Kontrast von hell und dunkel, wie wir ihn sonst bei der Spaltlampe haben, doch auch für die Beobachtung des Augenhintergrundes in manchen Fällen recht wertvoll. Ich habe deshalb die höhere Empfindlichkeit der stereoskopischen Tiefenwahrnehmung dadurch ausgenutzt, dass ich bei dem stereoskopischen Augenspiegel einen sehr intensiv beleuchteten Spalt, der sich beliebig verengern lässt, auf dem Augenhintergrunde entwerfe, und zwar einen senkrechten Spalt, damit sich die stereoskopische Tiefenwahrnehmung voll auswirken kann. Damit dieser Spalt möglichst nur einen Schnitt durch die Augengewebe darstellt, wird auch die Lichteintrittsöffnung in der Pupille senkrecht gelegt, zwischen die beiden Eintrittspupillen für die Beobachtung. Ausserdem aber lässt sich durch Verschiebung des Spaltes eine möglichst scharfe Einstellung auf dem Hintergrunde erzielen. Auf diese Weise kann man meiner Ansicht nach dasselbe wie bisher mit der Köppeschen Methode erreichen, jedoch auf sehr viel einfacherem Wege. Auch hier möchte ich noch anfügen, dass mit den beiden von Gullstrand angegebenen Ausführungsformen der stereoskopischen Ophthalmoskopie sich eine solche zweckmäßige fokale Spaltbeleuchtung nicht erzielen lässt. Bei Benutzung der Glasplatte als Strahlenteilungsmittel haben wir nicht die Möglichkeit, eine genügend grosse Lichtstärke zu erzielen. Bei Benutzung der Konvexlinse haben wir zwar eine genügende Lichtstärke, dafür aber wieder mit den Reflexen zu kämpfen. Nun hat Zamenhof in dem letzten Heft von Graefes Archiv bereits seine Methode beschrieben, die fokale Beleuchtung mit der Konvexlinse der Gullstrandschen Anordnung zu verbinden. Die sehr

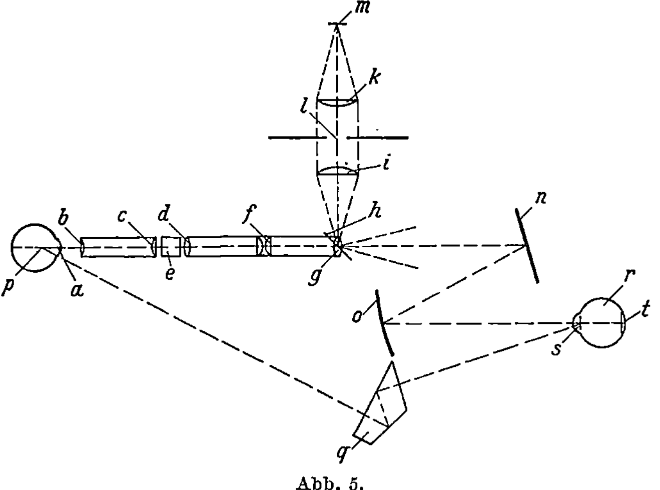

Abb. 5.

wertvollen Beobachtungen, die er auf diese Weise machen konnte, lassen erhoffen, dass durch die vollständige Beseitigung der Reflexe, die Zamenhof noch bei seiner Anordnung gestört haben und die ihn zwangen, den Lichteintrittsspalt horizontal zu legen, ein voller Ersatz der Köppeschen Methode geschaffen werden wird.

Bei dem Apparate, den ich hier ausgestellt habe, der von der Firma Emil Busch unter Leitung von Herrn Dr. Graff ausgeführt ist, haben Sie Gelegenheit, die Wirkung der Rotfrei-Beleuchtung und der fokalen Beleuchtung bei stereoskopischer Beobachtung zu sehen.

Zum Schluss zeige ich noch eine Abb. 5, welche das neue Instrument im senkrechten Durchschnitt schematisch darstellt. a ist das Auge des Beobachters. b, c, e, d, f und g ist das Beobachtungssystem, das doppelt zu denken ist, so dass also a dem linken oder rechten Auge entspricht. n und o sind die beiden Beobachtungs-

spiegel, die die Konvexlinse des umgekehrten Bildes ersetzen. r ist
das Auge des Patienten. Der Beleuchtungsspiegel ist sehr schmal
und liegt zwischen den beiden kleinen Objektiven g, die dem linken
und rechten Auge des Beobachters entsprechen. Auf dem Spiegel h
wird das Licht von dem Glühfaden m konzentriert und der Spiegel h
wieder in s abgebildet. In l befindet sich der regulierbare Spalt, der
zwischen i und k zum Zwecke der schärferen Einstellung verschoben
werden kann.

XXVII.

Zur Berichtigung der Fehlsichtigkeiten mittels der geschliffenen Zeißischen Haftgläser.

Von

H. Hartinger (Jena).

Mit 9 Abbildungen im Text.

Zur Berichtigung fehlsichtiger Augen eignen sich aus nahe-
liegenden Gründen nur geschliffene Haftgläser. Da die von Carl
Zeiß seit Jahren hergestellten vier Formen solcher Haftgläser von
den Patienten — es handelte sich wohl meist um die Korrektion
von Hornhautkegeln — häufig nicht vertragen
wurden, so haben wir seit etwa drei Jahren
auf Anregung und nach Angabe von Herrn
Geheimrat Heine eine größere Zahl verschiedener
Formen von Haftgläsern hergestellt (Abb. 1).
Zahlreiche Versuche haben schliesslich ergeben,
dass man die Krümmungsradien der Innenfläche
des Cornealteils von 5—11 mm in ganzen bzw.
halben Millimetern abstufen und in bezug auf die

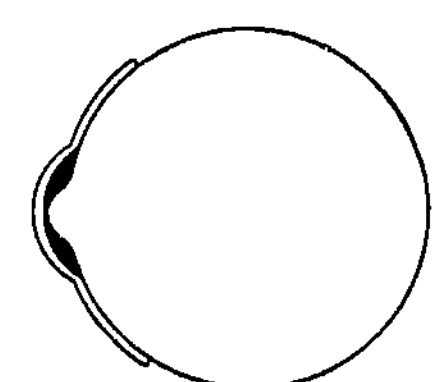

Abb. 1. Haftglas zur
Berichtigung des
Hornhautkegels.

Innenfläche des Scleralteils über Krümmungsradien von 11, 12 und
13 mm verfügen muss. Die Cornealteile aller dieser sogenannten
Probierhaftgläser stellen in Luft afokale, d. h. brechkraftslose
optische Systeme dar (Abb. 2). Die Formen dieser Probierhaftgläser werden durch Angabe der Krümmungsradien des Scleralteils und des Cornealteils genau gekennzeichnet. Um zu diesem
Zweck möglichst wenig Ziffern verwenden zu müssen, sind die
Zehner einfach weggelassen worden. Von den 39 Probierhaftgläsern sind diejenigen mit ganzzahligen Krümmungsradien des
Cornealteils und diejenigen mit auf ½ mm abgestuften Krümmungs-

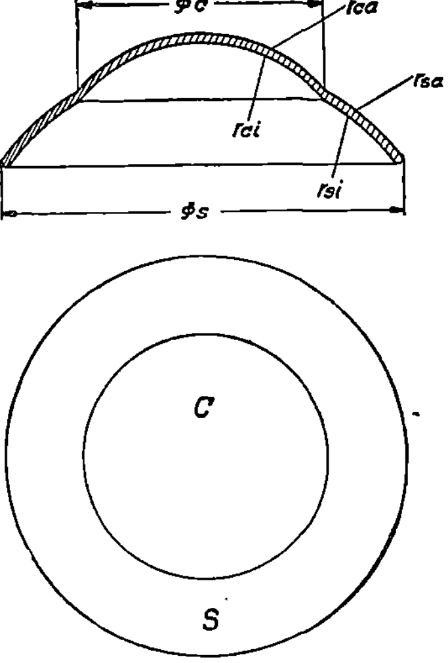

Abb. 2. Schnitt durch ein Haftglas.

radien in je einem besonderen Kasten untergebracht (Abb. 3 u. 4). Die Kennzeichen werden nur bei den Probierhaftgläsern auf der äusseren Fläche des Scleralteils angebracht. Die Krümmung der Aussenfläche der Cornealteile der für den Patienten bestimmten Gebrauchshaftgläser müssen von Fall zu Fall, d. h. je nach der erforderlichen Brechkraftswirkung des Haftglases verändert werden. Zur genauen Kennzeichnung der Gebrauchshaftgläser ist also noch die Angabe dieser zusätzlichen Brechkraftswirkung erforderlich.

Der Raum zwischen dem Haftglas und der Hornhaut des Auges muß mit Tränenflüssigkeit bzw. mit physiologischer Kochsalzlösung ausgefüllt sein. Da die Brechzahl dieser Flüssigkeiten mit der Brechzahl der Hornhaut nahe übereinstimmt, so ist die optische Wirkung

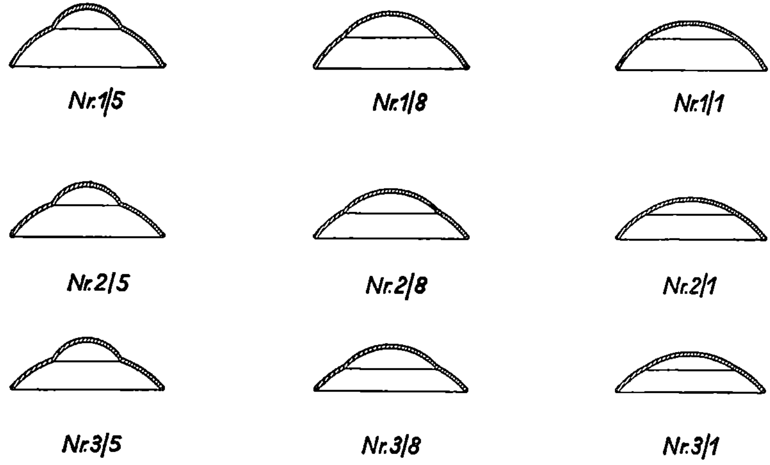

Abb. 3. Verschiedene Formen von Haftgläsern und ihre Bezeichnung.

der Hornhaut fast ausgeschaltet. Die Korrektion der Fehlsichtigkeit erfolgt durch die sich zwischen Haftglas und Auge ansammelnde Flüssigkeitslinse und (bei Gebrauchshaftgläsern) unter Umständen durch die Linsenwirkung des Haftglases. Handelt es sich um brechkraftlose Probierhaftgläser, so ist die Vollkorrektion für jede Fehlsichtigkeit dann erreicht, wenn der bildseitige Brennpunkt dieser

Flüssigkeitslinse F'_T mit dem Fernpunkt R des Auges zusammenfällt (Abb. 5 u. 6). In den meisten Fällen wird jedoch die Zahl der vorhandenen Innenkrümmungen des Cornealteils nicht ausreichen, um

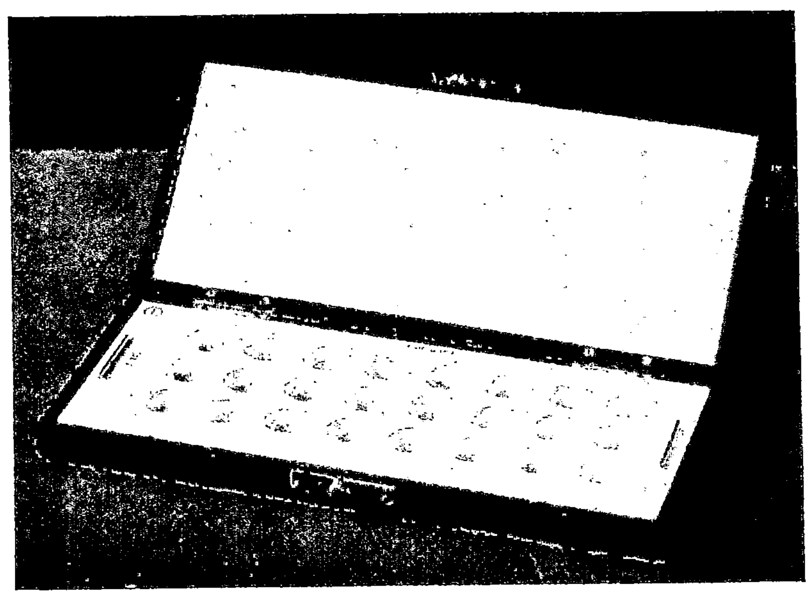

Abb. 4.

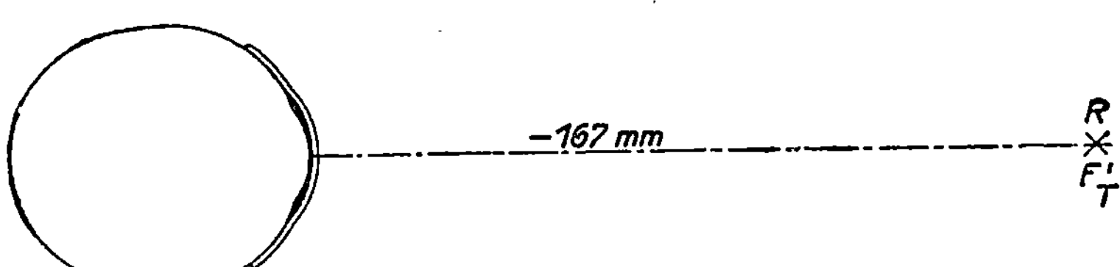

Abb. 5. Berichtigung eines kurzsichtigen Auges durch ein Haftglas.

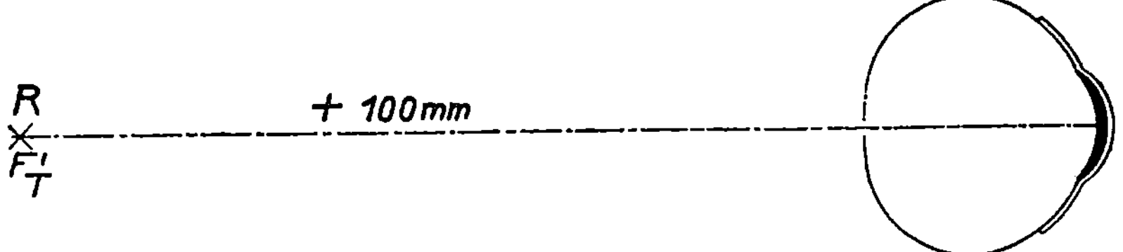

Abb. 6. Berichtigung eines übersichtigen Auges durch ein Haftglas.

Vollkorrektion zu erzielen. Deshalb sind dann eben für die Gebrauchshaftgläser die zusätzlichen Brechkraftswirkungen vorzusehen.

Da die Berichtigung der Fehlsichtigkeiten mittels der Tränenflüssigkeitslinse und dem Haftglas die optische Wirkung der Hornhaut nahezu ausschaltet, so wird damit praktisch der Hornhautastigmatismus, nicht aber etwa vorhandener Linsenastigmatismus beseitigt. Darüber hinaus bietet die Berichtigung mit Haftgläsern gegenüber derjenigen mit Brillengläsern noch eine Reihe wichtiger optischer Vorteile. Da das Haftglas alle Bewegungen des Augapfels mitmacht, so verschwinden alle optischen Fehler, die auf die Zusammensetzung des unbeweglichen Brillenglases und des beweglichen optischen Systems des Auges sowie auf den Abstand zwischen Brillenglas und Auge und auf die Begrenzung des Brillenglases zurückzuführen sind. Solche Fehler sind z. B. der Astigmatismus schiefer Büschel, die farbige Neigungsdifferenz, die Gesichtsfeldbeschränkung, der Unterschied des äusseren Akkommodationserfolges gegenüber dem inneren Akkommodationsaufwand. Für Ungleichsichtige besteht ein weiterer optischer Vorteil darin, dass keine Verlagerung der scheinbaren Augendrehpunkte eintritt und dass damit die Unterschiede der Blickwinkel für beide Augen verschwinden, die bekanntlich nach den Versuchen von Erggelet die räumliche Wahrnehmung kleinerer Gegenstände in erster Linie beeinträchtigen. In vielen Fällen werden Myope es vorteilhaft empfinden, dass das Netzhautbild bei der Berichtigung mit Haftgläsern eine stärkere Vergrösserung erfährt als bei Brillengläsern. In der Abb. 7 sind diese Vergrösserungsverhältnisse zeichnerisch dargestellt. Die Kurve V_H zeigt den Verlauf der schwachen Vergrösserung des afokalen Haftglases von der Dicke 0,5 mm in Abhängigkeit von dem Cornealinnenradius r_H des Haftglases bzw. in Abhängigkeit von dem Hauptpunktsbrechwert A des Auges, wenn nur Längenametropie vorhanden ist; die Kurve V_{TA} zeigt in der gleichen Beziehung die Vergrösserung des Netzhautbildes gegenüber einem rechtsichtigen, normalen Auge, und die Kurve V_{HTA} zeigt schliesslich die sich daraus ergebende Gesamtvergrösserung, die z. B. bei der hohen Kurzsichtigkeit von $A = -20$ dptr bis auf 50 % ansteigt.

Aus der eingangs angeführten Theorie der Korrektion mittels der Flüssigkeitslinse geht ohne weiteres hervor, dass für die Berichtigung der Fehlsichtigkeit der Cornealinnenradius r_H des Haftglases von ausschlaggebender Bedeutung ist. An Hand der folgenden Schichtendarstellung möchte ich Ihnen zeigen, wie die optische Anpassung eines Haftglases vorgenommen werden kann (Abb. 8). Auf der Abscissenachse des rechtwinkligen Koordinatensystems sind die z. B. mit einem Ophthalmometer gemessenen Hornhautkrümmungsradien von 6,0—9,0 mm, und auf der Ordinatenachse die Hauptpunktsbrechwerte des fehlsichtigen Auges von — 30 bis + 30 dptr aufgetragen. Die eingezeichneten Kurven beziehen sich nun auf die in den Heineschen Haftgläsersätzen vorhandenen Cornealinnenradien von 5—11 mm. Wenn nun der Hauptpunktsbrechwert des

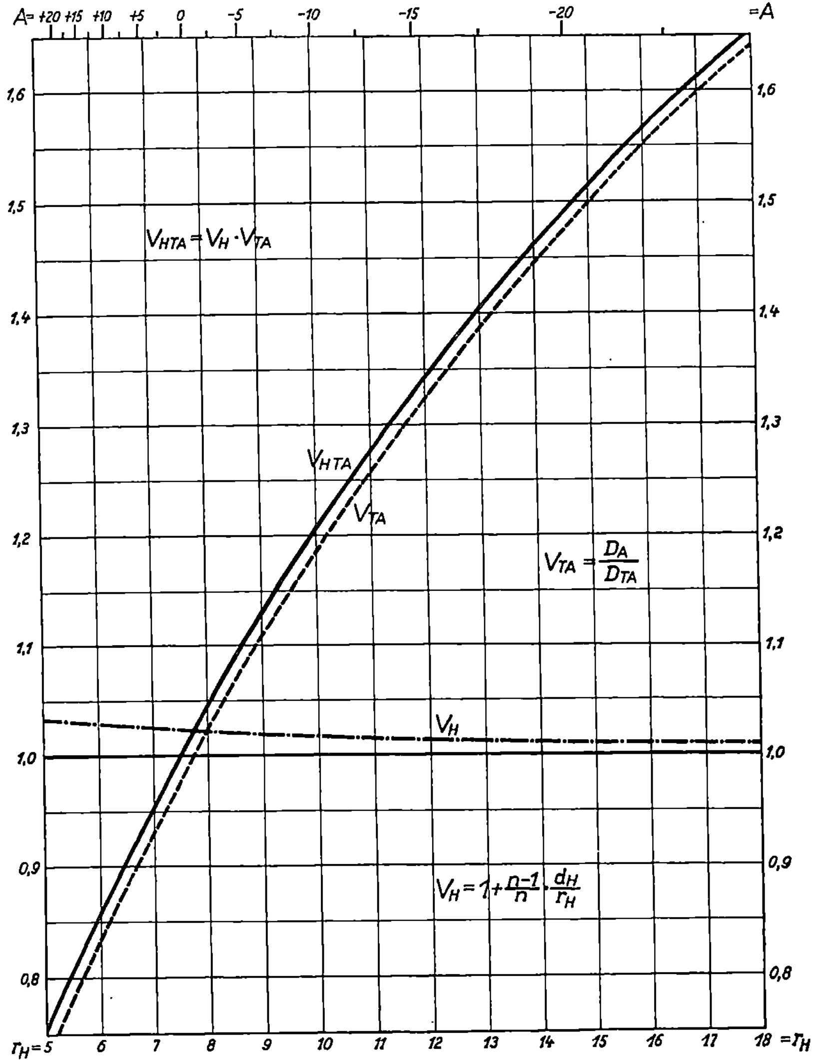

Abb. 7. Graphische Darstellung der Vergrösserungsverhältnisse.
(Die Kurven V_{TA} und V_{HTA} haben für höhere positive Werte als etwa + 12,5 dptr keine praktische Bedeutung mehr.)

Auges A und der Hornhautkrümmungsradius r_c bestimmt ist, so kann man aus dieser graphischen Darstellung das korrigierende Probierhaftglas ermitteln. Es sei z. B. A = + 8 dptr und r_c = 7,7 mm: Die beiden Punkte r_c = 7,7 mm und A = + 8 dptr bestimmen einen

Punkt der Kurve $r_H = 6{,}5$, d. h. in diesem Falle würde das Haftglas mit dem Innenradius $r_H = 6{,}5$ mm eine vollkommene Berichtigung erzielen. Ist in einem anderen Falle $A = -3$ und $r_c = 8{,}1$ mm

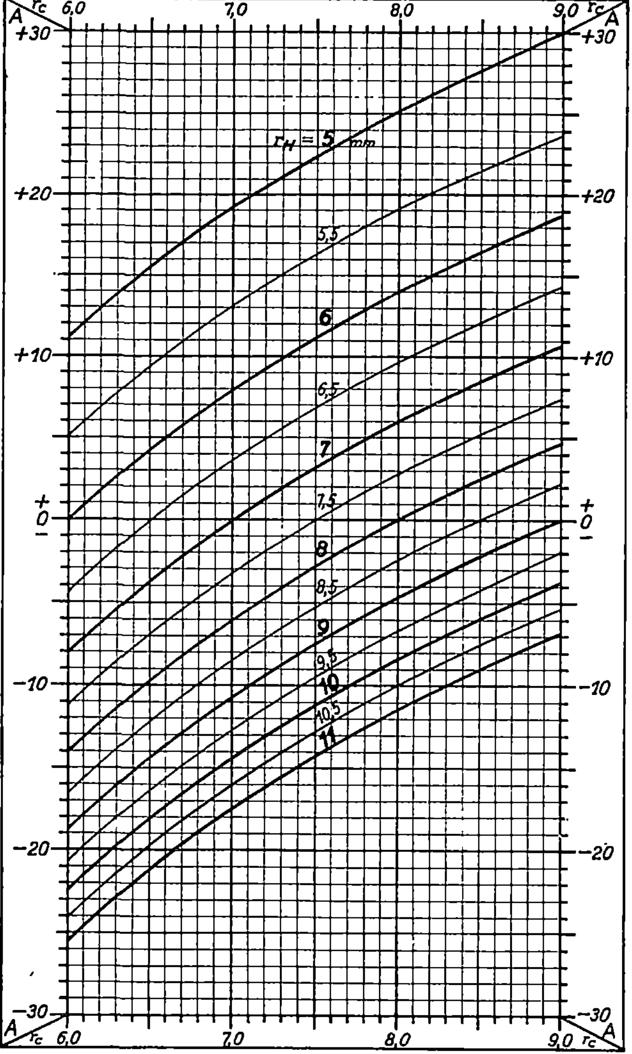

Abb. 8. Schichtendarstellung der Abhängigkeit des Haftglas-Krümmungsradius vom Hornhaut-Krümmungsradius und dem Hauptpunktsbrechwert des Auges.

bestimmt worden, so kommen wir zu einem Punkt, der um je eine Dioptrie von den Kurven $r_H = 8{,}5$ und $r_H = 9{,}0$ mm absteht. In diesem Falle müsste bei Verwendung des Haftglases 8,5 noch eine zusätzliche Wirkung von — 1 dptr und bei Verwendung des Haftglases 9,0 eine zusätzliche Wirkung von + 1 dptr bei dem Gebrauchshaftglas vorgesehen werden. Wäre schliesslich bei einem linsenlosen Auge der Hauptpunktsbrechwert $A = +15$ dptr und der Hornhautkrümmungsradius $r_c = 7,8$ mm, so kommen wir zu einem Punkte, der um 2 dptr von dem Haftglase 6,0 und um 3 dptr von dem Haftglase 5,5 absteht. Hier müsste also bei Verwendung des Haftglases 6,0 eine zusätzliche Wirkung von + 2 dptr und bei Verwendung des Haftglases 5,5 eine zusätzliche Wirkung von —3 dptr geschaffen werden.

Man kann aber auch so vorgehen, dass man dem Patienten ohne vorhergehende Bestimmung des Hauptpunktsbrechwertes irgendein Haftglas, z. B. $r_H = 10,5$ aufsetzt und die noch erforderliche Korrektion, z. B. $A = + 10$ dptr bestimmt. Man geht dann von irgendeinem beliebigen Punkte der Kurve $r_H = 10,5$, z. B. vom Schnittpunkt mit der Geraden $r_c = 7,0$ aus auf dieser Geraden

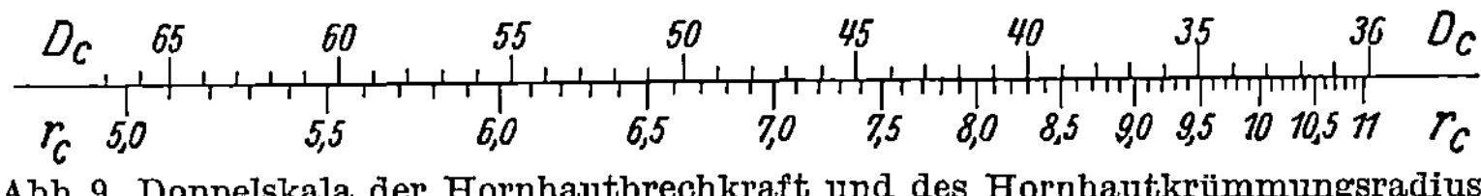

Abb. 9. Doppelskala der Hornhautbrechkraft und des Hornhautkrümmungsradius.

um + 10 dptr nach oben und gelangt damit zur Kurve $r_H = 8,0$. Mit dem Haftglas 8,0 wird bei dem vorliegenden Auge Vollkorrektion erreicht werden.

Nach Heine kann man das vollständig oder nahezu korrigierende Haftglas auch mit Hilfe eines Ophthalmometers auswählen, wenn dieses Instrument gleichzeitig den Hornhautkrümmungsradius und die entsprechende Brechkraft des Hornhautsystems abzulesen gestattet. Abb. 9 zeigt eine solche Doppelskala, bei der ich für die Umrechnung in Dioptrien allerdings nicht den bei den Ophthalmometern üblichen Wert $n = 1,3375$, sondern den dem Gullstrandschen schematischen Auge entsprechenden Wert von $n = 1,332$ gewählt habe. Diese Doppelskala kann in folgender Weise verwendet werden. Ist der Hauptpunktsbrechwert A des Auges bestimmt, z. B. $A = - 6$, so wird mit dem Ophthalmometer der Hornhautkrümmungsradius r_c gemessen, der sich zu 8,1 ergeben möge. In der Doppelskala liegt gegenüber dem Wert $r_c = 8,1$ der Dioptrienwert 41. Zu diesem Dioptrienwert wird der Hauptpunktsbrechwert, also — 6 algebraisch addiert. Wir kommen dann in der Dioptrienskala zu dem Werte 35. Gegenüber von 35 dptr liegt der Wert $r_c = 9,5$ mm. Das vorliegende kurzsichtige Auge wäre emmetrop, wenn seine Hornhaut die Krümmung 9,5 mm besässe.

Wenn wir dem Patienten demnach ein Haftglas mit dem Cornealinnenradius 9,5 mm aufsetzen, so muss er korrigiert sein. Selbstverständlich lässt diese Doppelskala auch die gegebenenfalls notwendige zusätzliche Korrektur des Haftglases in ganz ähnlicher Weise ermitteln, wie das mit der vorhergehenden Schichtendarstellung geschehen ist.

Ich möchte zum Schluss noch bemerken, dass alle die vorgeführten graphischen Darstellungen für eine verschwindend geringe Dicke der Flüssigkeitslinse berechnet worden sind. In der Tat wird jedoch die Dicke dieser Flüssigkeitslinse gelegentlich Werte bis zu mehreren zehntel Millimetern annehmen. Die dadurch eingeführte Ungenauigkeit wird sich jedoch in den meisten Fällen kaum bemerkbar machen. Selbstverständlich muss auch in allen Fällen die Richtigkeit der mit Hilfe der graphischen Methoden ermittelten Haftgläser und Zusatzkorrektionen noch durch subjektive bzw. objektive Refraktionsbestimmung geprüft werden.

Meine Ausführungen beziehen sich natürlich nur auf die optische Anpassung des Haftglases. Die haptische Anpassung, die praktisch von der allergrössten Bedeutung ist, habe ich grundsätzlich ausser acht gelassen. Es kann z. B. sehr leicht vorkommen, dass das optisch richtig korrigierende Haftglas aus haptischen Gründen nicht genommen werden kann. In solchen Fällen muss dann zu einem anderen Cornealinnenradius und zu einer entsprechenden Zusatzkorrektion gegriffen werden.

Aussprache.

Herr v. Csàpody:

Meine Versuche haben gezeigt, dass es möglich ist, genaue Abgüsse der lebenden Bulbusoberfläche herzustellen. Man wendet dazu Paraffin von niedrigem Schmelzpunkt an. Falls wir dem Hersteller der Haftgläser ein Modell in die Hand geben können, das ein genaues Abbild der Hornhaut und der angrenzenden Sclera darstellt, sind wir imstande, nach diesem Modell von Fall zu Fall das entsprechendste Glas verfertigen zu lassen. Zum Gusse ist eine Form notwendig, ein Glastubus, welcher die Lider voneinander hält, den Bulbus fixiert und auch bei der Abnahme und weiterer Bearbeitung des Abgusses hilflich ist. Da sich das Paraffin leicht deformiert, muss man es noch am Auge zum Erstarren bringen, und zwar durch eisgekühltes Paraffinöl, das man in den Tubus giesst. Die Abmodellierung des Auges ist unschädlich, dem Kranken leicht erträglich und bei gewisser Handfertigkeit leicht durchzuführen. Die Bearbeitung des Paraffinnegativs, die Übertragung auf Gips oder Metall verlangt schon technische Übung und Erfahrungen und wäre auch von einem Techniker auszuführen.

In welchen und in wie vielen Fällen man mit der Auswahl der Haftgläser aus bereits gefertigten Serien auskommen wird, wie oft man zur Abmodellierung treten muss, in welchen Fällen nur noch nach Modell verfertigtes Haftglas erträglich sein kann, wird schon die Praxis zeigen.

Ich möchte einige Abgüsse den Interessenten vorzeigen.

Herr Löhlein:

Die Tatsache, dass man einen hochgradigen beiderseitigen Keratoconus in einer durch kein anderes Hilfsmittel zu erreichenden Weise durch Haftgläser auskorrigieren kann, ist uns ja allen geläufig und viele von uns werden ebenso wie ich über eine Anzahl Fälle von Keratoconus verfügen, die sich seit Jahren an das Tragen des Haftglases gut gewöhnt haben, es nur über Nacht herausnehmen und überhaupt nur durch dieses optische Hilfsmittel in der Lage sind, ihren Beruf beizubehalten. Nach dieser Erfahrung ist es a priori sehr wahrscheinlich, dass es auch unter den Fällen hoher Brechungsfehler, besonders also bei hoher Myopie, die mit Astigmatismus verbunden ist, nicht selten Fälle gibt, für die das Haftglas nicht nur die beste optische Korrektur ist, sondern die es auch zu tragen vermögen. Es ist das schon deshalb wahrscheinlich, weil die Anpassung der Rückfläche des Haftglases an eine sphärische oder mäßig astigmatische Hornhaut leichter sein wird als diejenige an einen Hornhautkegel. Die Erfahrungen der Jenaer Klinik in dieser Richtung sind natürlich sowohl zahlenmäßig als was die Dauer der Haftglasbenutzung betrifft, noch nicht sehr gross. Aber schon jetzt können wir sagen, dass es eine Reihe von hohen Myopen und Astigmatikern gibt, denen man mit der Verordnung eines sorgfältig ausgesuchten Haftglases wirklich nützt. Dass diese Art der Korrektur von Brechungsfehlern allerdings die Ausdehnung annimmt, wie sie Heine voraussieht, glaube ich nicht.

Im Anschluss an diese Stellungnahme halte ich es aber für eine Ehrenpflicht, mit einigen Worten auf die Prioritätsfrage einzugehen. Mit Recht hat schon Fick in der Münch. med. Wschr. darauf hingewiesen, dass er als erster den Vorschlag veröffentlicht hat, durch auf das Auge aufgesetzte geschliffene Gläser hochgradigen Astigmatismus zu korrigieren. Ohne die Bedeutung seiner Leistung einschränken zu wollen, möchte ich aber auf die Arbeit von August Müller hinweisen, die auch Fick in anerkennender Weise erwähnt. Diese Arbeit war die Doktorarbeit eines 25jährigen und erschien im Jahre 1889 aus der Kieler Augenklinik.

Vollkommen selbständig und ohne Kenntnis der im Jahre vorher erschienenen Arbeit von Fick hatte der junge August Müller in langwierigen Untersuchungen nicht nur die ganze Theorie der Haftgläser, die er Hornhautlinsen nannte, entwickelt, sondern der besondere Wert seiner Arbeit besteht darin, dass er auch die praktischen Folgerungen gezogen hat und tatsächlich auf Grund seiner Versuche am eigenen Auge vor 40 Jahren etwa über dieselben praktischen Erfahrungen verfügen konnte, die wir jetzt wieder zu sammeln beginnen.

Müller war Myop von 14 dptr und übte in seiner Doktorarbeit zunächst scharfe Kritik an den damals üblichen bikonkaven Brillengläsern, an deren Stelle er periskopische nach eigener Berechnung forderte. Er ging dann aber weiter und legte dar, dass die beste optische Korrektur für jeden Brechungsfehler in einer dem Auge aufgesetzten geschliffenen Glasschale beruhe, deren Hinterfläche sich dem Augapfel tadellos anpassen muss, so dass sie durch Adhäsion festgehalten, jede Bewegung des Auges mitmacht; durch entsprechenden Schliff der Vorderfläche sollte dann die Korrektur des Brechungsfehlers angestrebt werden.

Müller war in der weiteren Verfolgung seines Gedankens glücklicher als Fick, denn es gelang ihm, den Optiker Himmler in Berlin zu veranlassen, nach seinen Vorschriften solche Haftgläser zu schleifen. Er liess ihnen eine hintere Hornhautwölbung von 8 mm r und eine Lederhautwölbung von 12 mm r geben. Er ging aber weiter und berechnete zur Korrektur seiner Myopie von 14 dptr eine Wölbung der Glasvorderfläche von 10 mm r. Man kann sich die Freude des jungen Doktoranden vorstellen, als er feststellte, dass das so geschliffene Glas in der Tat seine Myopie von 14 dptr bis auf einen geringen Rest ausglich. Freilich musste er die Erfahrung machen, dass er dieses Haftglas nur $\frac{1}{2}$ Stunde tragen konnte, und er hat auch die wesentliche Ursache dieser Schwierigkeit wohl schon richtig erkannt, wenn er sagt, dass sie nicht in der Berührung von Glas und Hornhaut liege, sondern in der Abklemmung der Bindehautgefässe durch den recht scharfen Aussenrand der Glasschale. Er hat dann die verschiedensten Änderungen im Schliff der Schale durchprobiert, um diesen Fehler zu beseitigen, konnte aber nicht zu einem befriedigenden Ergebnis kommen, zumal die kostspieligen Versuche seine Mittel erschöpft hatten.

Ich glaube, es ist gerade angesichts des zweifelhaften Wertes mancher heutigen Doktorarbeiten eine Forderung der Gerechtigkeit, dass diese gute Arbeit, die eine völlig eigene Idee entwickelte und ihre Verwirklichung so zielbewusst verfolgte, der Vergessenheit entrissen wird, nachdem die praktische Verwertbarkeit seines Gedankens erneut zur Diskussion gestellt worden ist.

Herr Lindner:

Man soll nicht die passendsten Haftgläser verordnen, sondern jene, die am besten vertragen werden. Ein Fall unserer Klinik von beidseitigem Keratokonus hatte mit Haftgläsern $^6/_6$ Visus; sie passten vorzüglich, doch konnte sich die Patientin nicht an dieselben gewöhnen, obwohl sie dies durch ein halbes Jahr versuchte. Ich verweise darauf, dass die optisch viel schlechteren Haftgläser von Müller sehr gut vertragen werden. Es kann bei den Zeißischen Haftgläsern vorkommen, dass sie so gut sitzen, dass man sie kaum mehr entfernen kann. Solche Haftgläser werden bestimmt nicht vertragen. Nebenbei sei bemerkt, dass man leider durch Haftgläser den Linsenastigmatismus nicht korrigieren kann.

Herr Stock:

Ich glaube, dass nicht viele von Ihnen die Gelegenheit hatten, die Zeißischen Haftgläser auszuprobieren — sie werden ja bis jetzt nur an einzelne Stellen monopolartig abgegeben.

Ich selbst habe schon 1912—1914 solche Haftgläser getragen, die für mein Auge von Prof. Henker bei Zeiß genau berechnet und angepasst waren. Der optische Effekt war ausgezeichnet, aber nach 2 bis 4stündigem Tragen traten solche Schmerzen auf, dass es unmöglich war, diese Gläser am Auge zu behalten. Mich soll es freuen, wenn es gelingt, jetzt mit etwas schlechter sitzenden Gläsern gute optische Erfolge und dabei die Möglichkeit des dauernden Tragens zu erreichen. Jedenfalls sind die Haftgläser keine harmlose Sache, es weiss noch niemand, welche Schäden sie machen können; man muss den Träger darauf aufmerksam machen, dass er sie auf eigene Verantwortung trägt, um nicht später haftpflichtig gemacht zu werden.

Herr Erggelet:

Die Erkenntnis der grossen optischen Vorzüge des Haftglases hat mich schon vor langen Jahren veranlasst, mich nach der Herkunft und nach Mitteln zur Überwindung der Schwierigkeit umzusehen, der Schwierigkeit nämlich, dass das Haftglas in manchen Fällen nicht vertragen wird und das Auge reizt.

Ich habe zahlreiche Versuche, auch an meinen eigenen Augen angestellt. Die Zeißische Werkstätte ist dabei meinen Wünschen in dankenswerter Weise entgegengekommen. Ich vertrug verschiedene geschliffene Haftgläser in der Regel nur eine halbe Stunde lang; dann war das Auge so gereizt, dass ich das Glas abnehmen musste; sofort danach waren die Beschwerden verschwunden, alles ganz so, wie es Müller schon beschrieben hat. Verschiedene Ursachen für die Reizung kommen in Betracht: chemische, mechanische und die verschieden grosse Empfindlichkeit des Trägers. Da Glas von der alkalischen Tränenflüssigkeit angegriffen wird, so war daran zu denken, dass daraus eine Reizung erwachsen kann. Hören doch auch unter dem Mikroskop zu beobachtende Leukocytenbewegungen auf, wenn ein gläserner Objektträger und nicht einer aus Quarz verwendet wird. Ich habe deshalb einen Versuch mit einer geschliffenen Haftschale aus Quarz an meinem Auge angestellt, konnte es aber auch nicht länger als eine halbe Stunde vertragen.

Die Flüssigkeit, meist physiologische Kochsalzlösung, dürfte keinen wesentlichen Einfluss haben, denn bei gut d. h. nicht zu fest sitzenden Gläsern bleibt sie nicht eingeschlossen, sondern wird durch Tränenflüssigkeit bald ersetzt. Davon kann man sich durch Füllen mit Fluorescinlösung leicht überzeugen. Die Farbe verschwindet oft sehr rasch.

Dass aber nicht persönliche Empfindlichkeit, mindestens nicht allein, sondern die Form der Schale die wesentliche Rolle spielte, ergab sich klar daraus, dass ich, wie andere Träger, Müllersche geblasene Schalen ohne Störung stundenlang tragen konnte. Da nun beim Blasen der Schalen nur mit mehr oder weniger Zufall eine optisch brauchbare Fläche erzielt wird, deren man beim Schleifen sicher ist, so lag es nahe, sich die Vorteile beider Verfahren zunutze zu machen, auf einem Wege, den Helmbold vor 15 Jahren beschritten, aber nicht weiter verfolgt hat. Herr Müller in Wiesbaden hatte die Freundlichkeit, auf meinen Vorschlag insofern einzugehen, als er mir eine Anzahl von Schalen angefertigt hat, deren Hornhautteil nachträglich von Zeiß geschliffen wurde. Das Ergebnis war sehr vielversprechend. Einige Leute mit Hornhautkegel sind damit ausserordentlich gut versorgt worden. Zu meinem grossen Bedauern scheiterte die geplante Entwicklung aber daran, dass die Schalen nicht spannungsfrei geliefert wurden. Sie platzten meist schon beim ersten Beginn der Schleifarbeit. Das lag zum Teil daran, dass anfangs Hornhaut- und Lederhautteil aus verschiedenen Rohglasarten zusammengesetzt wurden; später wurde zwar das ganze Stück aus gleichem Glas hergestellt, aber es wurde nicht immer dasselbe Rohglas angewendet, vor allem aber waren sie nicht in der erforderlichen Weise gekühlt. Warum diese durchaus nicht unüberwindlichen Schwierigkeiten jahrelang nicht gehoben wurden, steht dahin. Jedenfalls ist bisher die an sich sehr erwünschte Zusammenarbeit nicht geglückt. Im Verlauf dieser Arbeit hat sich mir aber die Überzeugung ergeben, dass umschriebener Druck auf die Gefässe in der Umgebung der Hornhaut eine Rolle spielten. Gelegentlich drückte eine Kante auf eine kürzere oder längere Strecke hin Gefässe zusammen. Auf meinen Wunsch wurden dann diese Glasstellen von Zeiß nochmals abgeschliffen, so dass der Druck beseitigt wurde und die Reizung verschwand. Ich glaube auch heute noch und gerade auf Grund der, wenn auch noch beschränkten Erfahrungen mit der neuen feiner abgestuften Haftglasreihe von Zeiß, dass die Anpassung des Lederhautteiles der Schalen an die Form des vorderen Augenabschnittes im einzelnen Fall wesentlich ist für die Erträglichkeit der Schale. Abgesehen davon, dass die Fläche, auf der Schalen und Liddruck lastet, bei der geblasenen Schale grösser, der Druck pro Flächeneinheit also kleiner ist als bei der geschliffenen, lassen sich beim Blasen von der Kugel abweichende Formen für die Lederhaut am einzelnen Stück leicht herstellen, was im regelmäßigen Betrieb wie beim Schleifen ausgeschlossen ist. Die besondere Formgestaltung nach dem vorliegenden Auge hat eine Bedeutung. Denn offenbar ist der vordere Augenabschnitt auch ausserhalb der Hornhaut nicht kugelförmig. Beim Ausprobieren einer grösseren Anzahl von Schalen der neuen Reihe habe ich den Eindruck gewonnen, dass sich Luftblasen, wenn sie überhaupt auftreten, besonders gern nasenwärts, unter dem Lederhautteil einstellen.

Die einzige Quelle der Reizung ist die Lederhautform der Schale nicht; unmittelbarer Druck auf die Hornhaut kann gelegentlich stören und sichtbare Veränderungen machen, am Epithel in Gestalt allmählich entstehender Trübungen und von feinsten perlenartigen Auflagerungen und in Gestalt rasch auftretender Verschiebungen im Hornhautgerüst durch Pressung (dunkle Linien) und Fältelungen der Deszemetischen Haut.

Herr v. Hippel:

Vor einer Reihe von Jahren hat der Physiker Wigand (damals in Halle, jetzt in Hamburg) ausgedehnte Untersuchungen über die Frage der Haftgläser in Verbindung mit Prof. Henker (Jena) angestellt. Er hat dazu ausser Glas das Zellon benutzt, weil er hoffte, dass dieses vom Auge besser vertragen werden würde. Bei einigen Personen wurde erreicht, dass sie die Gläser ca. 5 Stunden tragen konnten. Ein Dauergebrauch war aber wegen der auftretenden Reizerscheinungen nicht zu erreichen.

Herr Wißmann
hat eine grössere Anzahl von Fällen von Ametropien beobachtet, die mit Müllerschen Kontaktschalen auskorrigiert waren. Die meisten der Fälle haben die Schalen reizlos vertragen und konnten sie mehrere Stunden, bis 12—14 Stunden täglich, tragen; Schädigungen konnten nicht beobachtet werden. Wenn auch die Optik der Schalen und die Herstellung und ihre Anpassung grössere Schwierigkeiten bereiten, so sind doch diese Fehlerquellen geringer zu bewerten, wenn auf der anderen Seite ein gutes, gefahrloses Tragen garantiert ist.

Herr Clausen:
Die von Herrn v. Hippel soeben erwähnten Untersuchungen habe ich selbst mit ausgeführt und kann die Mitteilungen des Herrn v. Hippel nur bestätigen. Mit den Zellonschalen wurden in optischer Hinsicht ausgezeichnete Erfolge erzielt. Je besser diese Schalen dem Bulbus sich anpassten, desto schlechter wurden sie aber im allgemeinen vertragen. Über wenige Stunden hinaus waren die Patienten gewöhnlich nicht in der Lage, die Schalen auf dem Auge zu behalten. Je weniger die Haftgläser, und das trifft auch für die Müllerschen Schalen zu, der vorderen Bulbusfläche sich anpassen, desto länger können sie auf dem Auge getragen werden. In den anderen Fällen, wo die Schalen sich der Bulbuskrümmung gut angleichen, findet eine starke Ansaugung statt, die wiederum eine Abschnürung der Konjunktivalgefässe und eine ausgesprochene Ernährungsstörung der Hornhaut mit zahlreichen kleinen Erosionen der Hornhautoberfläche zur Folge hat. Wenn die Schalen auf dem Auge leicht verschieblich sind, können sie gewöhnlich den ganzen Tag getragen werden, dann ist aber meistens der kosmetische Effekt nicht so, wie man ihn sich wünschen muss.

Herr Hartinger (Schlusswort):
Ich kann den Ausführungen, die Herr Prof. Lindner zuerst gemacht hat, vollkommen zustimmen. Das optisch berichtigende Haftglas wird häufig nicht verordnet werden können, weil es nach Umständen nicht so gut vertragen wird, wie ein anderes, das zunächst keine Korrektion herbeiführt. Bei den geschliffenen Zeißischen Haftgläsern kann man aber auch in diesem Falle die Krümmung der vorderen Cornealfläche so verändern, dass Vollkorrektion erreicht wird.
Zu den Vergleichen, die hier in Bezug auf die Verträglichkeit der von Müller geblasenen und von Zeiß geschliffenen Haftgläser gezogen worden sind, ist zu sagen, dass sie sich nur auf die früheren drei oder vier Formen der Zeißischen Gläser beziehen können. Da aber heute 39 verschiedene Formen von geschliffenen Haftgläsern zur Verfügung stehen, so muss die Wahrscheinlichkeit des Vertragens der geschliffenen Gläser zweifellos wesentlich grösser geworden sein. Leider ist augenblicklich die Erfahrungsbreite mit den geschliffenen Zeißischen Gläsern noch zu gering, um eine Entscheidung bezüglich der Verträglichkeit zugunsten der geblasenen oder geschliffenen Schalen heute fällen zu können.

XXVIII.

Über Photo-Keratoskopie.

Von

Marc Amsler (Lausanne).

Mit 50 Abbildungen im Text.

Unter den vielen, durch die moderne Technik in so erfreulicher Weise verfeinerten und vervollkommneten Untersuchungsmethoden darf dennoch die nun beinahe 50jährige und in ihrer ursprünglichen Form gebliebene Keratoskopie eine wichtige Stellung beanspruchen. Spielt doch die Hornhautvorderfläche, in bezug auf geometrische Form und anatomische Beschaffenheit, eine ganz bedeutende Rolle in der praktischen Augenheilkunde. Gewiss hat ein Jeder von uns zahlreiche Fälle im Gedächtnis, wo die endgültige Diagnose nur durch eine aufmerksame Betrachtung des Placido-Spiegelbildes gestellt werden konnte. Ich denke hier beispielsweise an die so mannigfachen Erscheinungen des unregelmäßigen Astigmatismus und an den auch wenig ausgesprochenen Keratokonus.

Es handelt sich bei der Keratoskopie um zwei verschiedene, oft Hand in Hand gehende, aber doch prinzipiell getrennt vorzunehmende Untersuchungen, die ich vor Jahren[1] als „optische" und als „anatomische" Exploration bezeichnet habe. Bei ersterer kommt besonders das Hornhautzentrum in Betracht; bei letzterer, wenigstens theoretisch, die ganze Hornhautvorderfläche.

Die o p t i s c h e Untersuchung gibt uns Aufschluss über geometrische Form und funktionell-optischen Wert der Hornhaut. Obwohl uns bekanntlich beim regelmäßigen Astigmatismus das Ophthalmometer von J a v a l genaue und messbare Angaben liefert, dürfen wir nicht vergessen, dass die Javal-Reflexbilder in nicht zu unterschätzender Entfernung um das Hornhautzentrum herum kreisen und kleine, streng zentrale, aber optisch überaus wichtige und gerade mit dem Keratoskop leicht wahrnehmbare Verkrümmungen vollständig unberührt lassen. Dazu kommen noch im Gebiet des regulären Astigmatismus die Fälle, wo bei Staroperierten oder bei Nystagmus wegen mangelnder Fixierung des Untersuchten die Keratoskopie mehr zu leisten imstande ist als die Ophthalmometrie.

Wo aber das Keratoskop geradezu unentbehrlich ist, das ist in sämtlichen so häufigen und praktisch so bedeutenden Fällen von

---

[1] „De la kératoscopie". Rev. gén. d'ophtalm. **35**, 193 (1921).

unregelmäßigem Astigmatismus, gleich, ob es sich um traumatische oder nichttraumatische Verkrümmungen handelt. Hier sind die Placido-Spiegelbilder naturgemäß so charakteristisch und zugleich so verschieden, dass man jedes Einzelne sozusagen als ein Original betrachten muss, das jedem Versuch unsererseits von Typeneinteilung spottet.

Nicht selten lässt sich nur durch die Keratoskopie erkennen, dass in einem Fall von irregulärem Astigmatismus doch eine reguläre Komponente vorhanden ist, sei es, dass sämtliche Ringbilder zusammen eine gewisse geometrische Deformation zeigen, oder sei es, dass inmitten einer scheinbar ganz unregelmäßigen Hornhautvorderfläche der innerste ruhde Punkt, und vielleicht noch der erste Ring, eine regelmäßige und dadurch mit Hilfe von Zylindergläsern mehr oder weniger korrigierbare Verkrümmung aufweisen.

Unter anatomischer Exploration verstehe ich die Untersuchung des normalerweise spiegelnden Hornhautepithels, welcher ebenfalls eine grosse praktische Wichtigkeit zukommt. Ich erwähne hier nur alle traumatischen Schädigungen des Epithels, dann sämtliche durch Krankheitsprozesse verursachte Veränderungen und Defekte (Keratitiden), deren täglicher Verlauf sich in klarer Weise unserm mit dem Keratoskop bewaffneten Auge zeigt. Zuletzt möchte ich noch hinweisen auf die mit Ausnahme der Glaukomhornhaut weniger bekannten Spiegelbilder, - die das Hornhautepithel als Begleiterscheinung bei manchen tiefer sitzenden Augenkrankheiten aufweist. Bei gewissen Iridocyklitiden, unter anderm, sind am Hornhautepithel sicher noch allerlei interessante und nützliche Beobachtungen zu machen.

Nun fragt es sich in Anbetracht dieser hervorragenden Leistungen der Keratoskopie, warum der wissenschaftliche und praktische Ertrag dieser altbewährten Untersuchungsmethode so gering ist, und warum sogar in manchen Universitätskliniken die Placidoscheibe im staubigen Schrank der veralteten Instrumente zu suchen ist.

Die Antwort liegt auf der Hand.

Die Spiegelbilder der Placidoscheibe, welcher Kategorie von Verkrümmungen und Epithelveränderungen sie sich nun einreihen lassen, können unmöglich noch von der Hand naturgetreu nachgezeichnet, noch mit Worten genau beschrieben werden. Jede einzelne noch so interessante Beobachtung geht sozusagen in einer rein subjektiven, persönlichen und unübertragbaren Wahrnehmung verloren. Wollen wir irgendein Hornhautspiegelbild verwerten, zu

Regelmäßiger Astigmatismus.

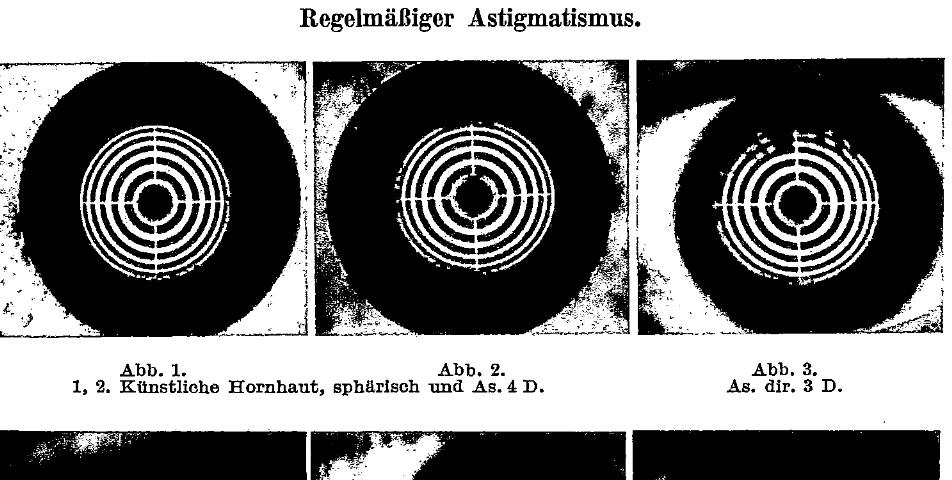

Abb. 1.   Abb. 2.   Abb. 3.
1, 2. Künstliche Hornhaut, sphärisch und As. 4 D.   As. dir. 3 D.

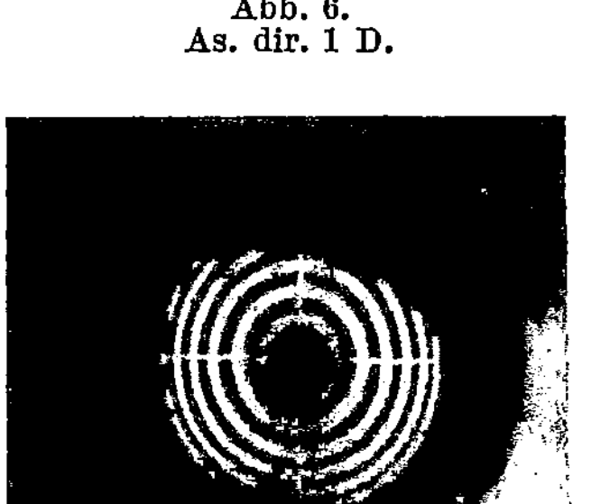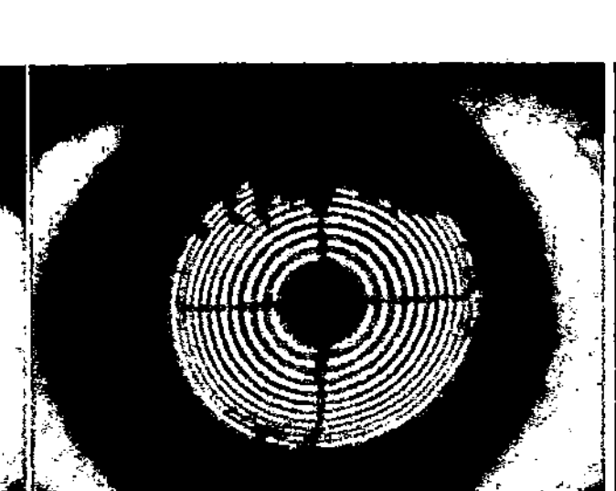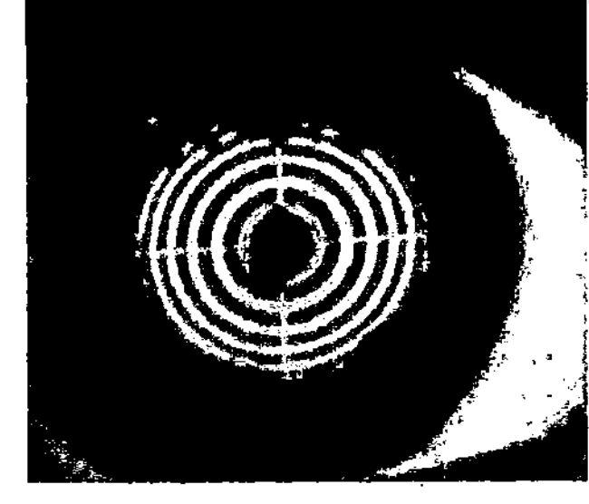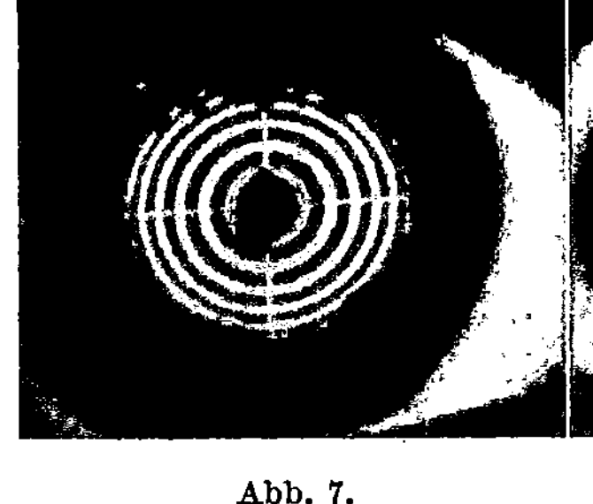

Abb. 4.   Abb. 5.   Abb. 6.
As. 4 D. 10° nasal.   As. dir. 5,5 D.   As. dir. 1 D.

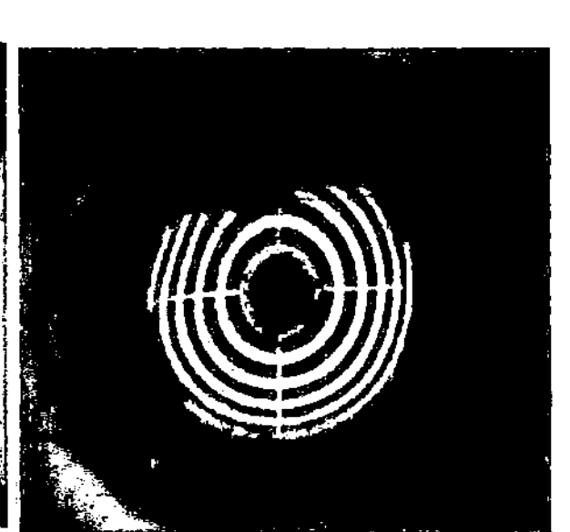

Abb. 7.   Abb. 8.   Abb. 9.
As. 3,25 D., 20° temporal.   As. 3 D., 25° temporal.   As. 3 D., 80° nasal.

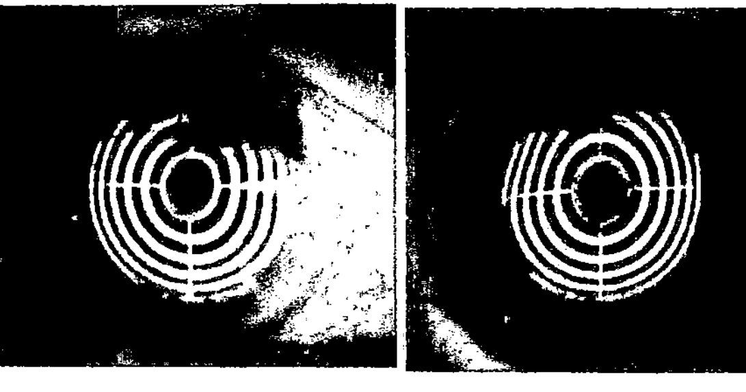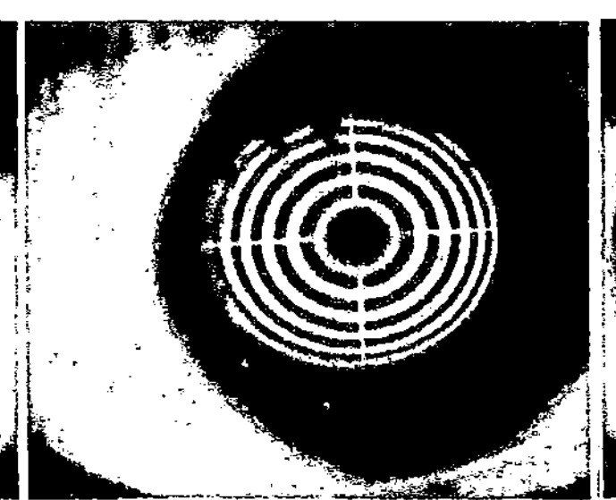

Abb. 10.   Abb. 11.
10, 11. As. nach Staroperation (Messerschnitt).

Keratokonus.

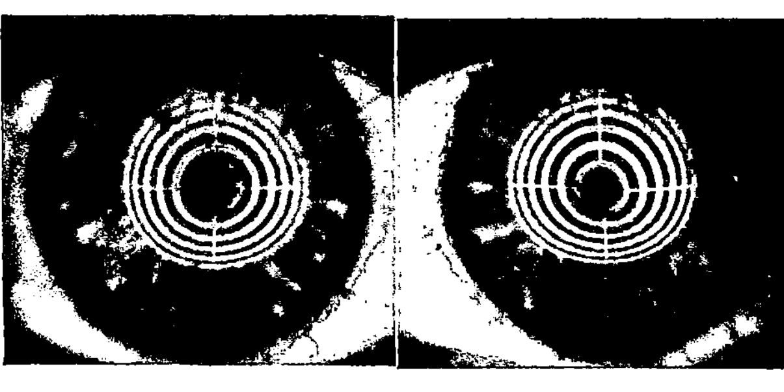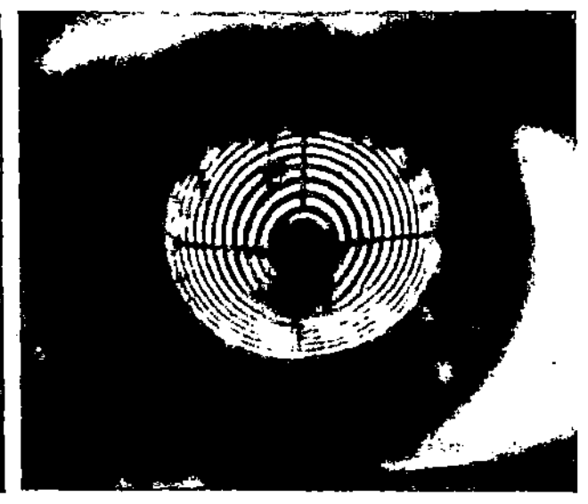

Abb. 12.   Abb. 13.   Abb. 14.

12, 13. Beide Augen, Patient A.   14. Trübung einer Kegelspitze.

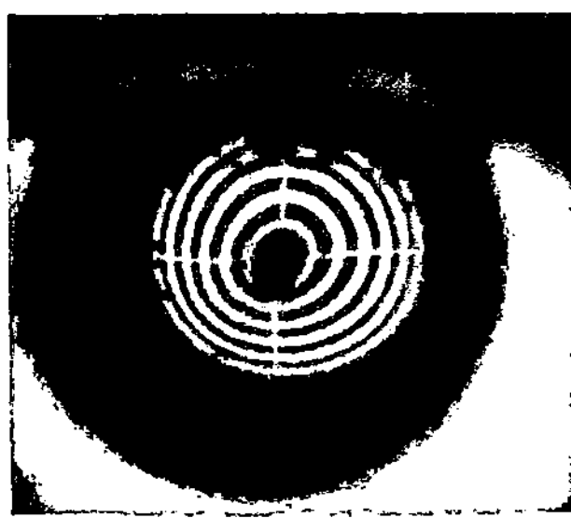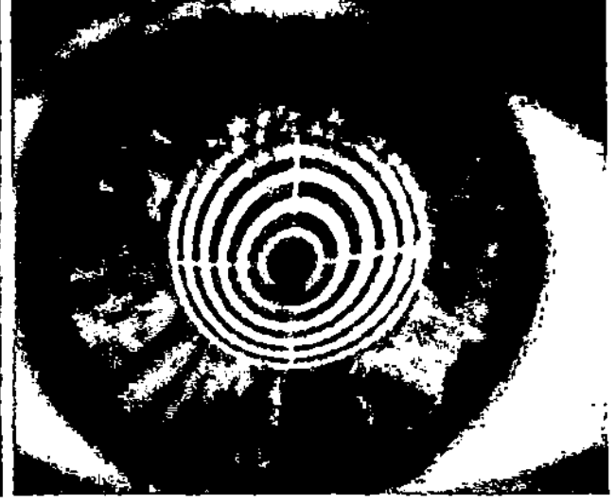

Abb. 15.   Abb. 16.   Abb. 17.

15, 16. Beide Augen Patient B.   Rechtes Auge.

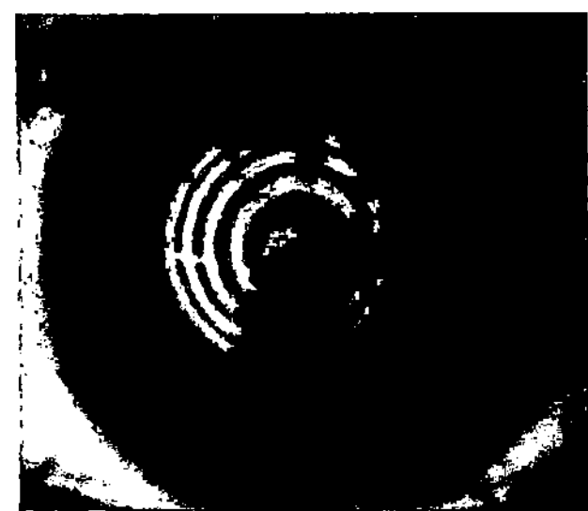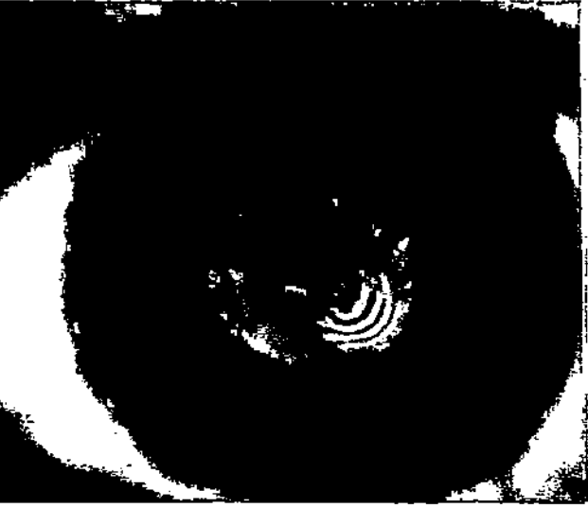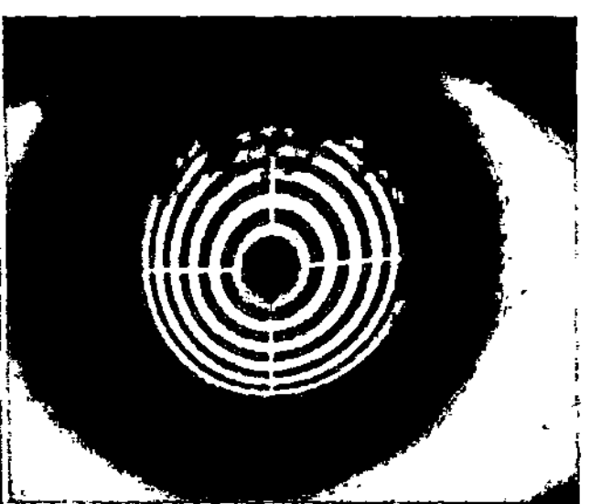

Abb. 18.   Abb. 19.   Abb. 20.

18, 19. Kegelbasis und Kegelspitze.

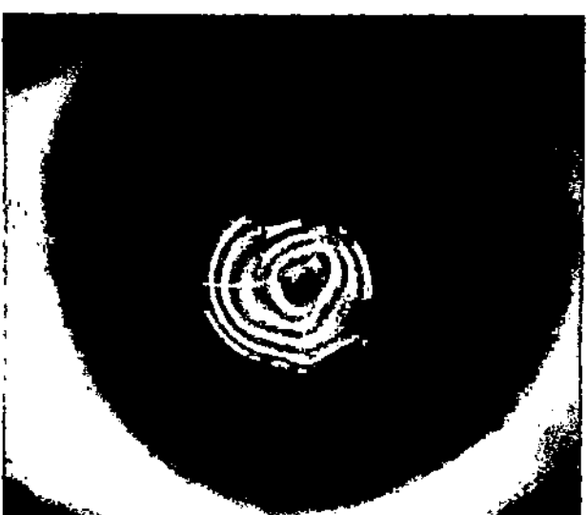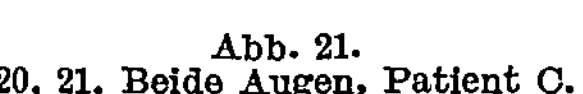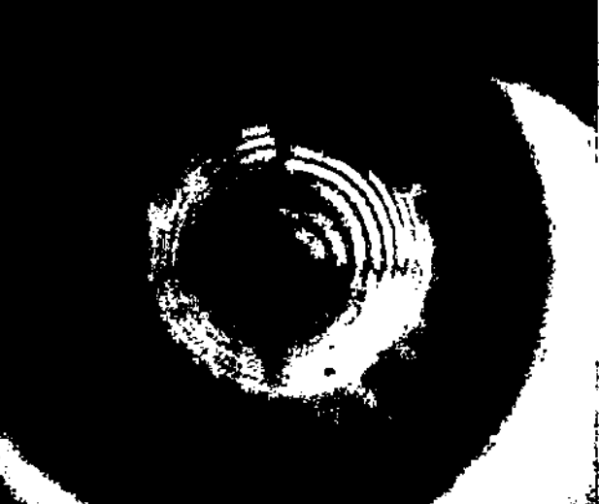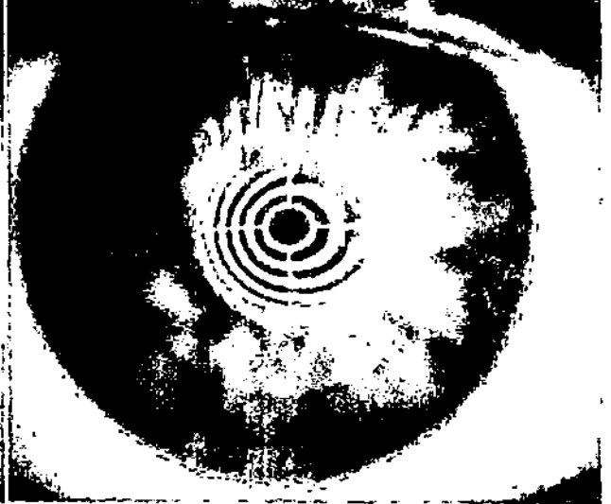

Abb. 21.   Abb. 22.   Abb. 23.

20, 21. Beide Augen, Patient C.   22, 23. Kegelbasis und Kegelspitze.

Unregelmäßiger Astigmatismus.

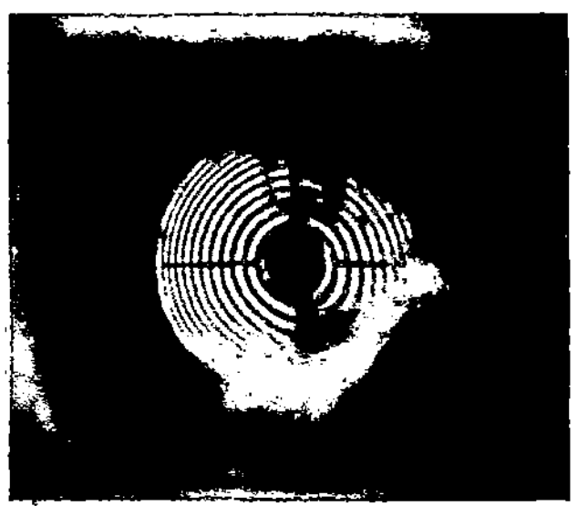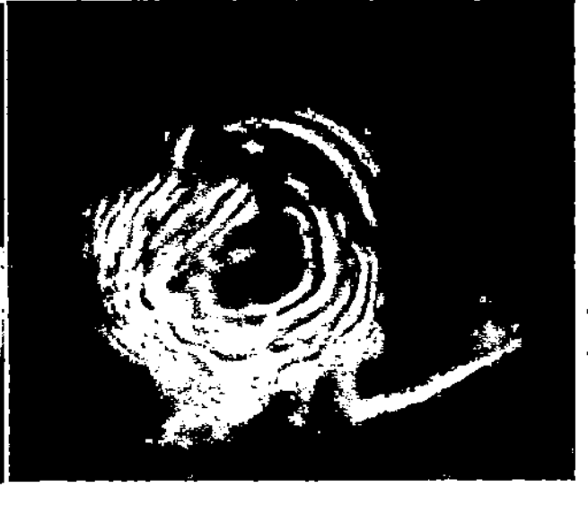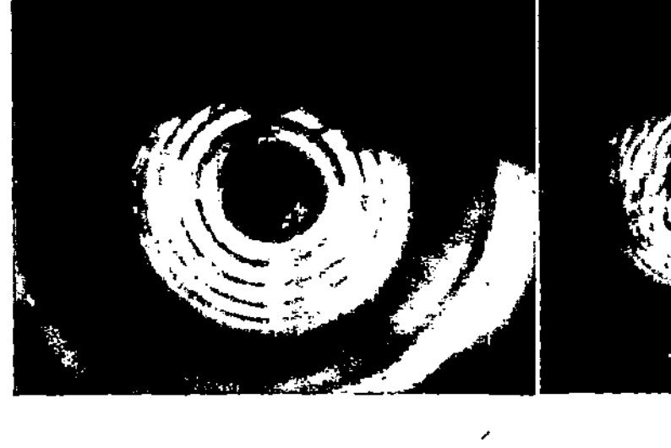

Abb. 24.   Abb. 25.   Abb. 26.

24—27. Alte Fälle von Keratitis eczematosa.

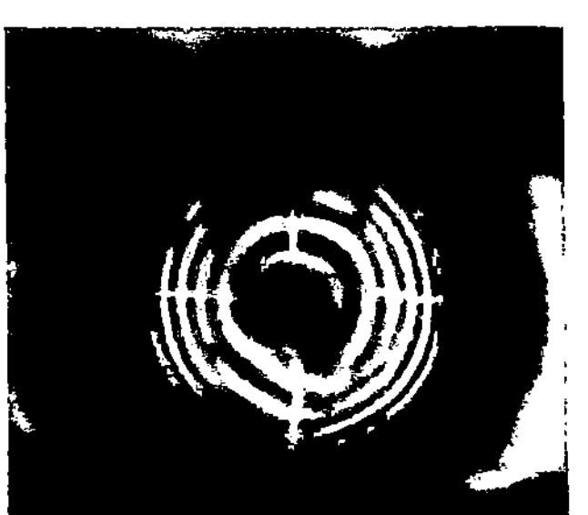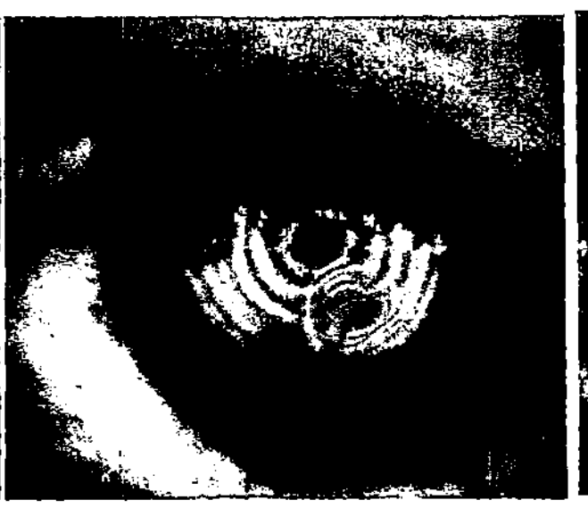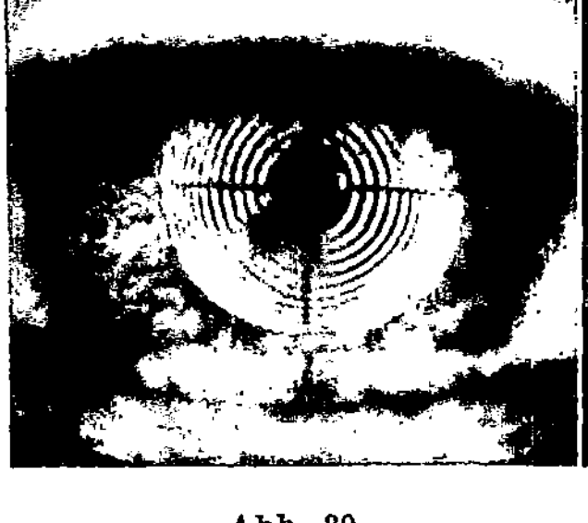

Abb. 27.   Abb. 28.   Abb. 29.

28, 29. Alte Fälle von Keratitis traumatica.

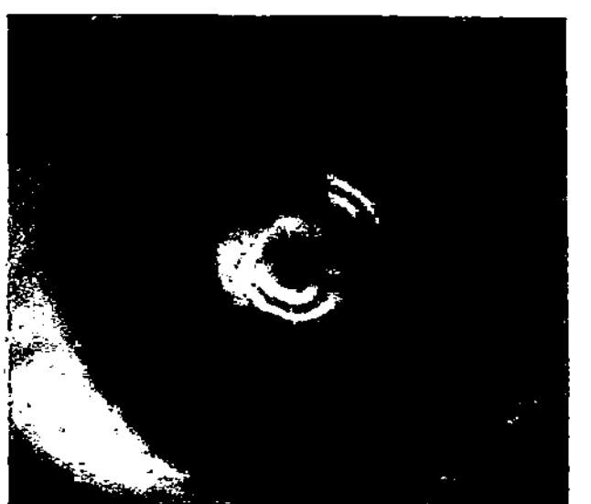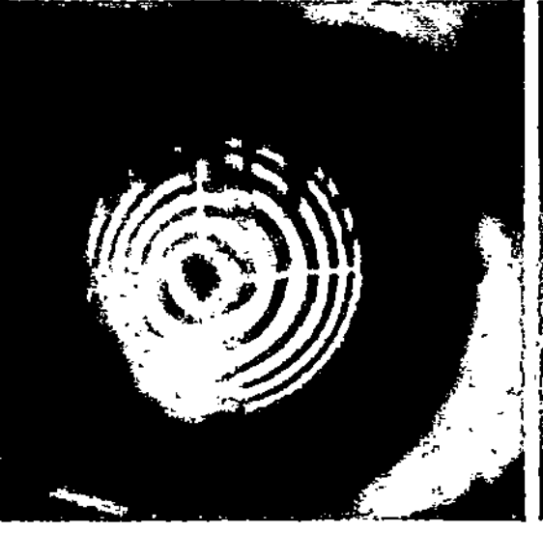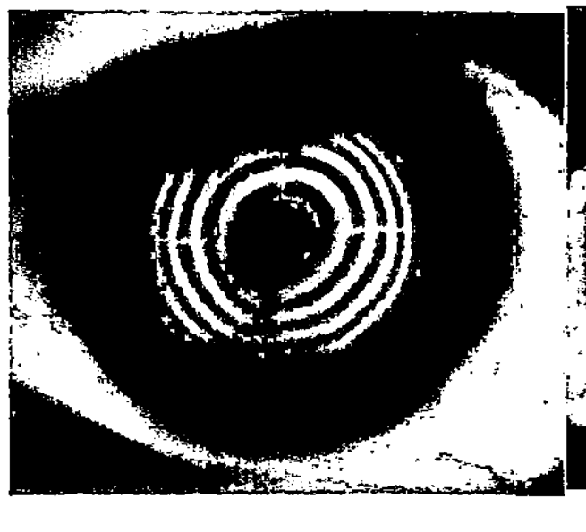

Abb. 30.   Abb. 31.   Abb. 32.

30—32. Keratitis traumatica.

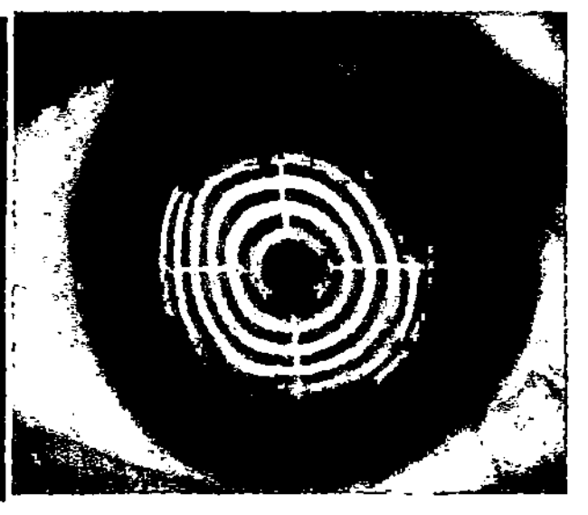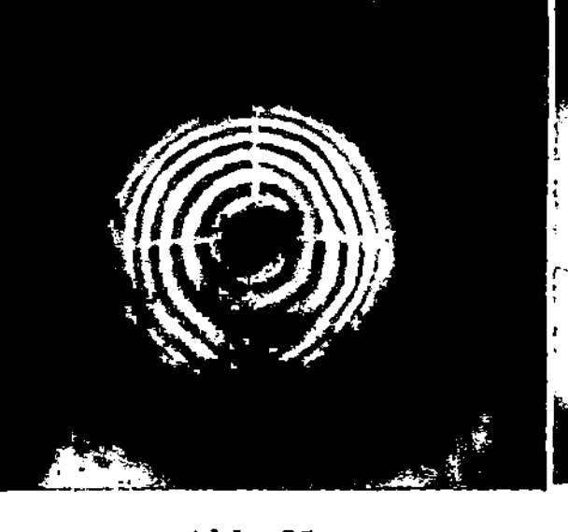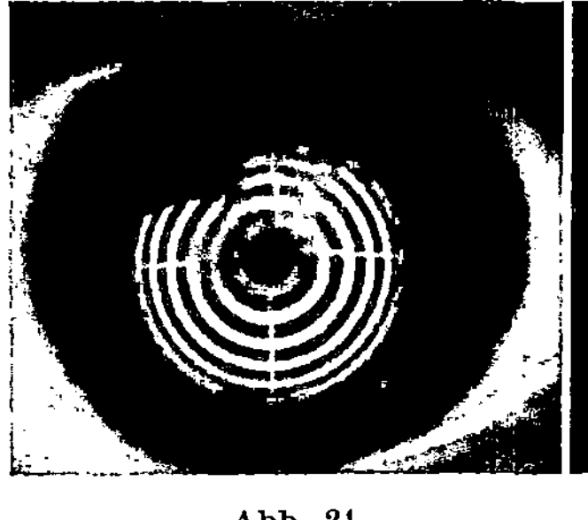

Abb. 33.   Abb. 34.   Abb. 35.

33, 34. Frische und alte chemische Ätzung.   35. Pseudo-Pterygium nach Ätzung.

Zeitliche Veränderungen von unregelmäßigem Astigmatismus.

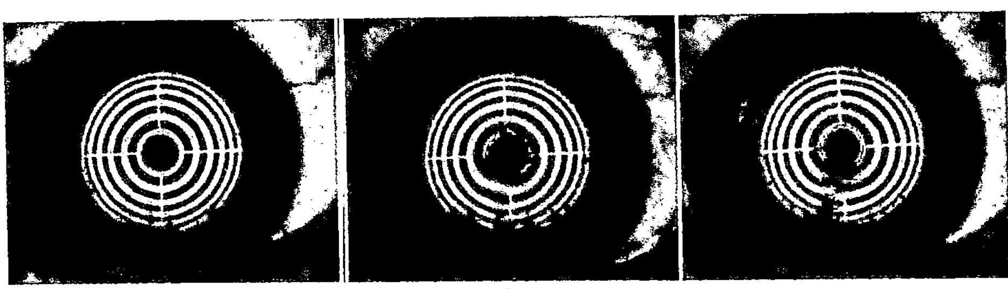

Abb. 36.   Abb. 37.   Abb: 38.

36—38. Herpes corneae, Heilung in 4 Wochen.

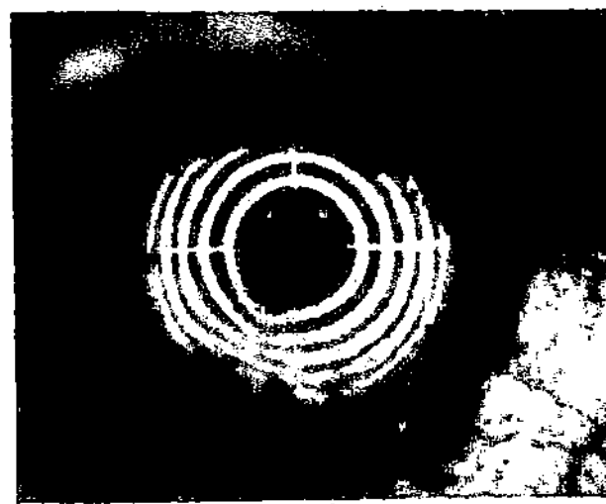 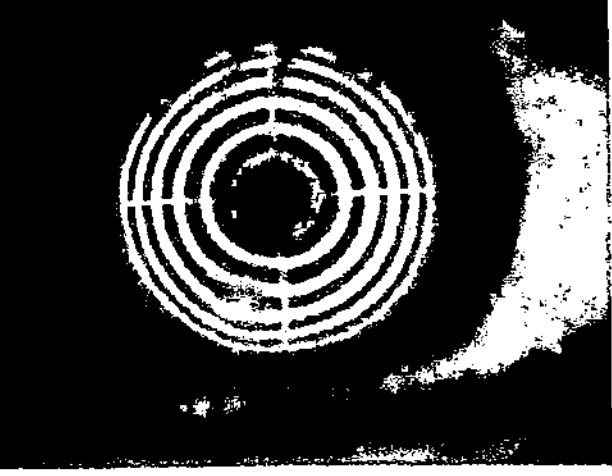 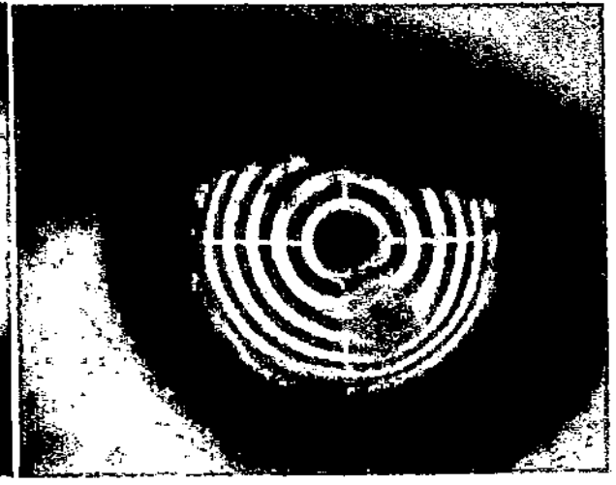

Abb. 39.   Abb. 40.   Abb. 41.

39, 40. Keratitis eczematosa. Verlauf in 3 Wochen.

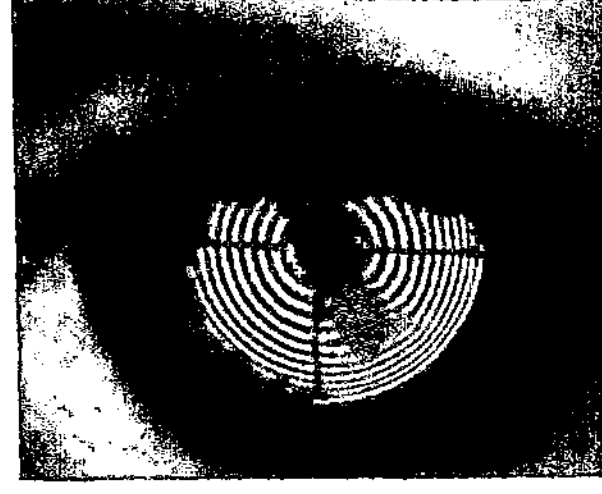 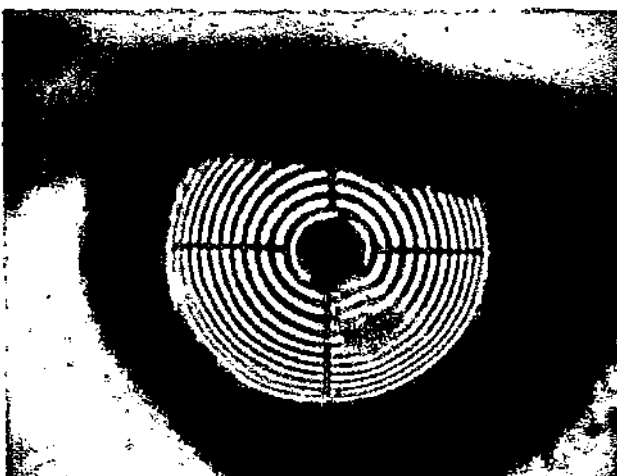 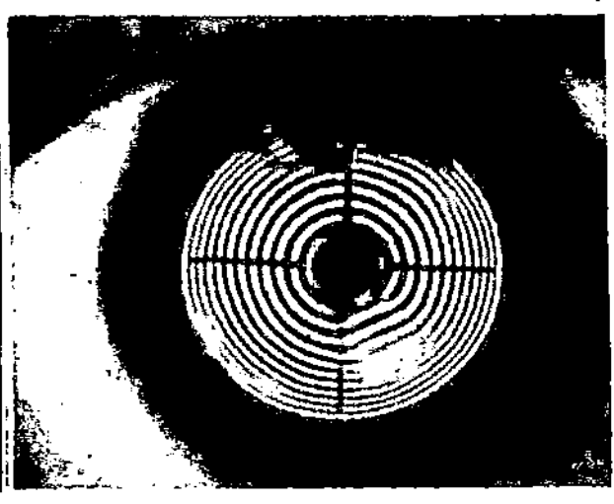

Abb. 42.   Abb. 43.   Abb. 44.

41—44. Heilung, in 4 Tagen, eines Epitheldefektes nach Fremdkörperextraktion.

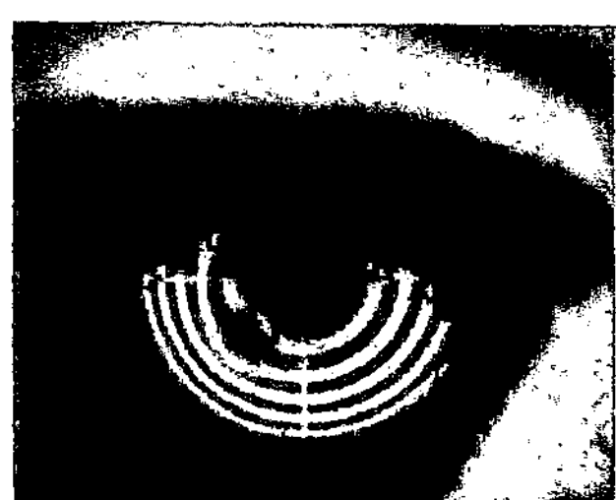 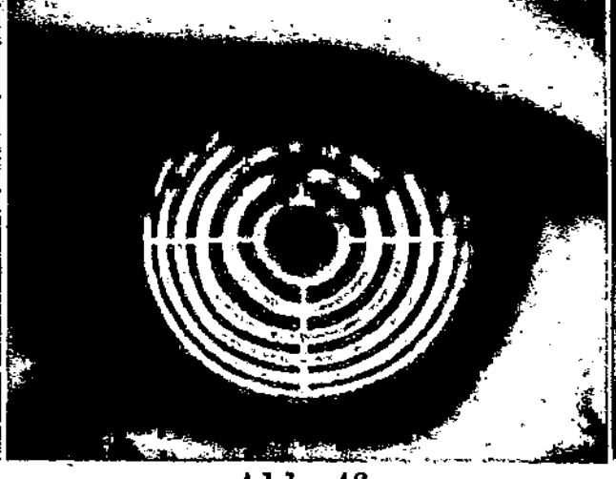 

Abb. 45.   Abb. 46.   Abb. 47.

45—47. Keratitis eczematosa. Verlauf in 2 Wochen.

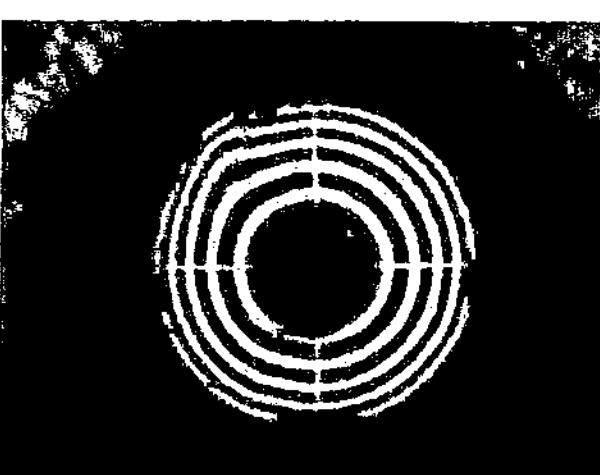 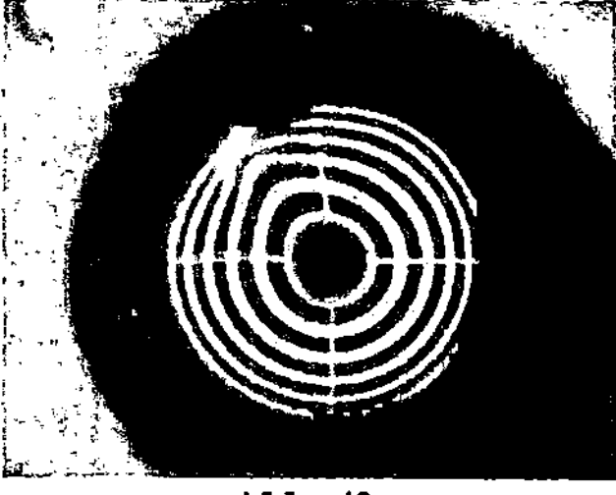 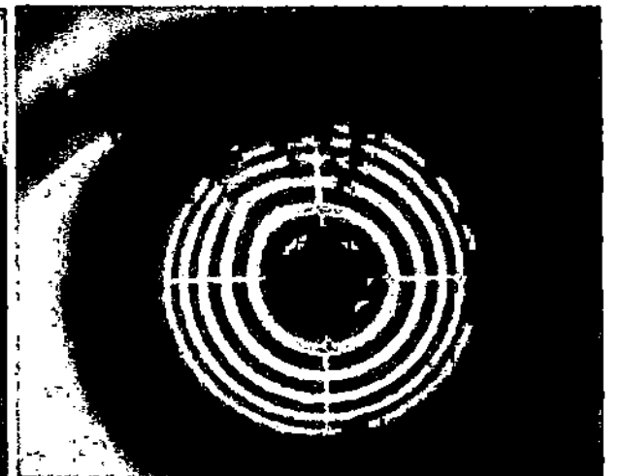

Abb. 48.   Abb. 49.   Abb. 50.

Frische Hornhautperforation (links oben).	Derselbe Fall, 14 Tage später: Die Verzerrung der Ringbilder hat durch Narbenzug zugenommen.	Derselbe Fall, 14 Tage weiter: Die Verzerrung nimmt spontan wieder ab (unter Zunahme der Sehschärfe).

wissenschaftlichen Zwecken oder zum praktischen Studium eines unter unsern Augen sich entwickelnden Falles, so ergibt sich die absolute Notwendigkeit eines objektiven Dokumentes. Nur durch die Photographie ist dies zu erreichen.

Wenn man bedenkt, wie oft im heutigen Zeitalter des Unfallversicherungswesens ein unregelmäßiger Astigmatismus die Hauptdauerschädigung darstellt, so wird man entschieden ein leichtes Verfahren und ein einfaches Gerät willkommen heissen, die uns erlauben, zahlreiche Fälle anders und besser zu beurteilen und zu begutachten als durch die ausschliesslich übliche rein subjektive Sehschärfenprüfung. Einige gute und untereinander vergleichbare Keratoskopiebilder werden in Zukunft mehr zu bedeuten haben als die ausschliessliche Feststellung, dass der Visus von 0,3—0,4, beispielsweise, gestiegen ist.

Schon vor 40 Jahren ist es Gullstrand gelungen, brauchbare Lichtbilder der Placidoringe zu erhalten. Doch haben es die Gullstrandschen Laboratoriumsversuche nicht vermocht, sich zu einem praktischen Verfahren zu entwickeln. Ganz kürzlich[1] hat Dekking (Groningen) einen sinnreichen Apparat erbauen lassen, der gleichwie derjenige, der Ihnen heute hier vorgestellt wird, eine Lücke auszufüllen sucht in unserer augenärztlichen technischen Ausrüstung.

Welches sind nun die Anforderungen einer guten Photo-Keratoskopie ?

Zuerst müssen die Bilder gross genug sein, um kleine Verkrümmungen und kleine Veränderungen in einem Maßstab wiederzugeben, der ein bequemes, aber doch exaktes Durchstudieren der Bilder erlaubt.

Noch viel wichtiger aber ist die Schärfe der Bilder, auf deren Kosten keine noch so wünschenswerte Vergrösserung erkauft werden darf. Bei der Photo-Keratoskopie ist eine genaue, sichere und leichte Fokussierung unbedingte Notwendigkeit. Handelt es sich doch oft um ein Vergleichen von mehreren Bildern desselben Falles, von denen jedes Einzelne denselben Punkt der maximalen Deutlichkeit einwandfrei erreichen muss.

Endlich muss das untersuchte Auge leicht und genau, während der möglichst kurzen Belichtungszeit, in den streng geometrischen Mittelpunkt der Scheibe blicken können. Jede noch so geringe Ab-

---

[1] Klin. Mbl. Augenheilk. 82, 640 (1929). Inaug.-Dissert. Groningen 1930. (Der theoretische Teil dieser Arbeit ist besonders bemerkenswert.)

weichung der Blicklinie kann nämlich unter Umständen in einem und demselben Fall ganz verschiedene Bilder ergeben.

Herr Dr. Hartinger wird Ihnen den Apparat[1] demonstrieren, den die Firma Zeiß auf meine Anregung hergestellt hat. Sie werden sehen, dass unser Photo-Keratoskop den soeben kurz angedeuteten Anforderungen in befriedigender Weise entspricht.

Nur Eines möchte ich noch hervorheben. Unsere Spiegelbilder der Placidoringe reichen nicht bis an den Hornhautrand. Das lässt sich eben durch die Anwendung einer Planscheibe nicht erreichen. Demgegenüber muss der Vorteil betont werden, dass in unserem Apparat die gewöhnliche Scheibe leicht durch eine andere, z. B. mit einer grösseren Zahl von engeren Ringen oder mit einem Kreuzliniensystem, ersetzt werden kann und dass dadurch dem weiteren Studium der Hornhautoberfläche eine neue Bahn geschaffen wird.

Gestatten Sie mir nun, Ihnen zum Schluss einige Lichtbilder zu projizieren, die ich mit dem ersten Versuchsmodell unseres Photo-Keratoskops gemacht habe.

XXIX.

Die Ätiologie der Keratitis disciformis.

Von

Wilhelm Grüter (Marburg).

Auf Grund vielseitiger Untersuchungen, insbesondere seit der grundlegenden Bearbeitung durch Fuchs wissen wir, dass es sich bei der Keratitis disciformis um eine ektogene Erkrankung im Sinne einer Infektion handelt. Weiterhin lassen mannigfache klinische Beobachtungen keinen Zweifel, dass dabei ein Zusammenhang mit nachfolgenden Erkrankungen in Betracht kommt: 1. Herpes (Fuchs und Andere), 2. Kuhpockenvaccine (Schirmer), 3. Varicellen (Grüter).

In wieweit haben die ätiologischen Forschungen diese klinische Auffassung bestätigt?

In der Zeit von 1914—1930 sind im ganzen 18 Fälle von Keratitis disciformis von mir experimentell ausgewertet worden. Natürlich habe ich klinisch weit mehr in Beobachtung gehabt, aber den grössten

---

[1] Siehe Demonstrations-Vortrag XX, S. 360.

Teil derselben musste ich, weil der Beginn der Infektion zu weit zurücklag bzw. weil das Leiden fast abgeheilt war, von der biologischen Untersuchung ausscheiden.

Die folgende Tabelle bringt Ihnen eine kurze Übersicht. Auf Grund der klinischen Begleitumstände kam in 15 dieser Fälle eine Infektion durch Herpesvirus in Betracht, in drei anderen Fällen zweimal eine Varizellen- und einmal eine Kuhpockeninfektion.

	Herpes	Kuhpocken-vaccine	Varicellen			
Summe 18	15		1		2	
Impfresultat	+ 5	— 10	+ 1	— 0	+ 0	— 2

Im ganzen ist dieses Resultat keineswegs so günstig wie bei der Keratitis dendritica. Wir haben, wie von verschiedenen Untersuchern mitgeteilt wird, bei der herpetischen Keratitis dendritica 80 bis 90 % Impferfolg. Worauf beruhen die Differenzen?

1. Vom Varicellenbläschen der Haut gelang bisher trotz zahlreicher Versuche von den verschiedensten Autoren niemals eine Übertragung auf Kaninchen oder andere Versuchstiere. Ich habe bei etwa 20 Übertragungen von Varicellen auf die Kaninchencornea die gleichen Erfahrungen gemacht. Daher kann es nicht wundernehmen, wenn diese Versuche bei einer Keratitis disciformis, die im Zusammenhang mit Varicellen in zwei Fällen beobachtet wurde, negativ verliefen.

2. Bei der durch Kuhpockenvaccine bedingten Keratitis disciformis liegen die Verhältnisse insofern günstiger, als das Material im allgemeinen verhältnismäßig virulent und lebensfähig ist. Man muss aber, wie ich mich bei meinen Experimenten überzeugte, vor dem zehnten Infektionstage übertragen, sonst hat das Virus zu viel an Vitalität eingebüsst und man kann nur mit negativer Übertragung rechnen. Meine positiven Resultate sind eindeutig durch den Nachweis von Guarnierischen Körperchen in der geimpften Cornea.

3. Die verhältnismäßig geringe Prozentzahl der positiven Übertragungen bei der herpetischen Form der Keratitis disciformis (33 % meines bereits stark gesiebten Materials) findet in verschiedenen Gründen ihre Erklärung:

a) Das zeitliche Moment ist aus äusseren Umständen ungünstig. Die Patienten, welche zunächst nur eine feine Bläscheneruption haben, kommen zumeist erst dann zum Arzt, wenn die Infektion schon viele Tage oder Wochen bestanden und der Bläscheninhalt seine infektiöse Fähigkeit so gut wie ganz eingebüsst hat.

b) Hornhautbläscheninhalt ist von Anfang an stets bei allen Herpesinfektionen der Cornea weniger virulent als das Material von einer geschwürigen Keratitis dendritica. Diese cornealen Bläschenerscheinungen sind ja, wie ich es schon früher auf Grund von vergleichenden experimentellen Untersuchungen bewies, Ausdruck einer Infektion durch ein relativ schwaches Virus oder nur die Auswirkung von toxischen (also nicht belebten) Entzündungsresten.

c) Ich fand zweimal (Deutsche Ophthalmologische Gesellschaft 1928) einen ungewöhnlich neurotropen Herpesstamm mit geringer Epitheliotropie.

Diese Umstände erklären, warum die Übertragungsresultate bei der Keratitis disciformis herpetica verhältnismäßig schlecht sind. Ebenso ist dadurch erklärt, dass die Impfung an der Kaninchencornea sich niemals zum Vollbild entwickelt, das man sonst bei der typischen experimentellen Keratitis herpetica beobachtet. Es bleibt bei mehr oder weniger deutlichen Impfbildern vom Typus der Keratitis vesiculosa mit Übergang in verzweigte Formen, nachdem die Bläschen geplatzt sind.

Der immun-biologische Nachweis einer Herpesinfektion bei der experimentellen Keratitis, die nach der Überimpfung von einer Keratitis disciformis herpetica auftrat, gelang eindeutig bei den Fällen, wo eine Infektion durch stark neurotropes Virus vorlag. Die hornhautgeimpften Kaninchen bekamen eine typische, tötlich endende Encephalitis und die Auswertung des infizierten Gehirnmaterials ergab in vielfachen Kontrollversuchen das Vorliegen einer Herpesinfektion.

XXX.

Zur klinischen Unterscheidung verschiedener Formen des Herpes corneae.

Von

R. Pflimlin (Basel).

Bei der systematischen Untersuchung der Sensibilität der Hornhaut bei einer Reihe von Affektionen des Auges haben sich mir hinsichtlich des Herpes corneae besondere Verhältnisse ergeben, die auf verschiedene Momente für die Krankheitsentstehung schliessen lassen, so dass eine prinzipielle Erörterung an dieser Stelle gerechtfertigt erscheint.

Die Prüfung der Hornhautempfindlichkeit wurde mittels der von Frey schen Reizhaare durchgeführt und mit ihnen die Berührungs- und Schmerzschwelle bestimmt. Im folgenden werden der Einfachheit halber nur immer die Schwellenwerte für die Berührung angegeben.

Während beim Normalen, wie grössere Untersuchungsreihen gezeigt haben, im Durchschnitt Berührung bei Druckwerten von $5—10 \frac{g}{mm^2}$ der von Frey schen Skala, und Schmerz bei solchen von $10—20 \frac{g}{mm^2}$ empfunden wird, fand sich beim Herpes corneae, wie dies schon längst bekannt ist, im Bereiche des Erkrankungsherdes durchweg eine ausgesprochene Herabsetzung der Sensibilität. Entsprechende quantitative Untersuchungen wurden bereits früher von Krückmann angestellt. Je nach der Intensität des Prozesses, zum Teil auch individuell verschieden, fanden wir Berührung erst bei Druckwert 20—30, häufig sogar erst bei den höchsten Druckwerten von $100—200 \frac{g}{mm^2}$. Die Schmerzempfindung wird durchschnittlich um $50—100 \frac{g}{mm^2}$ höher angegeben.

Ferner wurde speziell die Beziehung zwischen Sensibilitätsverminderung an der erkrankten Stelle im Verhältnis zur übrigen Hornhaut quantitativ bestimmt. Während Krückmann durchweg in den nichtbefallenen Hornhautteilen ebenfalls eine herabgesetzte Sensibilität, wenn auch geringeren Grades fand, konstatierte Heine unter 21 Fällen 14mal peripher eine erhöhte, 7mal dagegen eine normale Reizschwelle. Auch unsere Untersuchungen ergaben, dass in einem Teil der Fälle, und zwar durchweg bei jenen, in welchen die Anamnese für einen typischen Herpes febrilis sprach, die nicht erkrankten Hornhautteile eine nur unwesentliche Verminderung der Sensibilität, entsprechend den Druckwerten von $20\text{--}30 \frac{g}{mm^2}$ aufwies. In allen Fällen wurde auch die Sensibilität des nicht erkrankten Auges untersucht. Sie erwies sich in den genannten Fällen von Herpes febrilis immer der Norm entsprechend.

Demgegenüber konstatierten wir in einem weiteren Teil der Fälle ein durchaus anderes Verhalten der Sensibilität in den nicht befallenen Hornhautteilen. Im Gegensatz zum typischen Herpes febrilis corneae zeigten diese durchweg eine stärkere Verminderung der Sensibilität, auch der nicht ergriffenen Hornhautpartien. Den auffallendsten Unterschied aber ergab die Prüfung der Sensibilität am zweiten Auge, da auch dieses im ganzen Bereiche der Hornhaut eine Herabsetzung der Empfindlichkeit zeigte und zwar in gleichem Maße wie an den nicht befallenen Cornealpartien des erkrankten Auges. Diese immer vorhandene Hypästhesie beider Hornhäute drängt zur Auffassung, dass hier ein konstitutionelles Moment im Spiele ist, welches für diese Formen des Herpes corneae mitverantwortlich zu machen ist.

Dass diesen Fällen, die wir nach dem Gesagten als konstitutionellen Herpes corneae ansprechen können, klinisch eine Sonderstellung einzuräumen ist, geht auch daraus hervor, dass im Gegensatz zum Herpes febrilis anamnestisch keine Angaben über vorausgegangene fieberhafte Affektionen gemacht werden konnten.

Im Zusammenhang mit diesen Fällen erhebt sich die weitere Frage: Ist die Hypästhesie in direktem kausalen Zusammenhang mit der herpetischen Erkrankung oder entwickelt sich der Herpes als solcher auf dem Boden einer schon vorher bestehenden Hypästhesie. Sofern die zweite Annahme zuträfe, wäre zu erwarten, dass auch eine konstitutionelle Hypästhesie vorkommt, ohne gleichzeitigen Herpes corneae. Ich habe an einem grösseren Material, bis jetzt ca. 400 normalen Augen, die Sensibilität untersucht. Dabei ergab sich die bis jetzt noch wenig beachtete Tatsache, dass in ca. 10 % der Fälle, unabhängig vom Alter, an beiden Augen eine Hypästhesie der Hornhaut gefunden wird, die in ihrem Ausmaße ungefähr derjenigen entspricht, wie wir sie beim Herpes constitutionalis an den nicht befallenen Hornhautteilen zu finden pflegen. Die Annahme einer konstitutionellen Bedingtheit dieser Hypästhesie war weiterhin dadurch gestützt, dass es mir gelang, das familiäre

Vorkommen dieser Störung in drei Fällen nachzuweisen. (Einmal fand ich die gleiche Herabsetzung der Sensibilität bei Mutter und zwei Kindern, zweimal bei Mutter und einem Kind, was einen dominanten Erbgang vermuten lässt.) Ferner weisen auch die von Franceschetti bereits publizierten Fälle von rezidivierender Hornhauterosion, auf deren nahe Beziehung zum Herpes corneae hier nicht weiter eingegangen werden kann, ebenfalls eine familiäre Hornhauthypästhesie auf.

Aus dem Gesagten lässt sich deshalb vermuten, dass bei einem Teil der Herpesfälle die bestehende Hypästhesie der Ausdruck einer konstitutionellen Minderwertigkeit der Hornhaut ist, welche eine „Herpesbereitschaft" im Sinne von Doerr schafft, so dass schon so geringfügige endogene oder exogene Einflüsse zur Manifestierung eines Herpes genügen können, dass deren anamnestische oder klinische Feststellung in der Regel nicht möglich sein dürfte.

Wenn der Hypästhesia corneae eine wesentliche Rolle für die Entstehung des Herpes corneae zukommt, so ist zu erwarten, dass solche Patienten eher zu einem Rezidiv neigen, als Fälle von Herpes febrilis. Tatsächlich gehört auch die von uns beobachtete, allerdings noch kleine Zahl von rezidivierenden herpetischen Affektionen fast durchweg dieser Gruppe an.

Ein spezielles theoretisches und praktisches Interesse hat in diesem Zusammenhang die noch umstrittene Frage über das Vorkommen eines traumatischen Herpes. Die Prüfung der Hornhautsensibilität der bei uns beobachteten Fälle von Herpes corneae, bei denen anamnestisch ein vorausgegangenes Trauma als auslösendes Moment festgestellt werden konnte (dreimal Corpus alienum corneae und zweimal Erosio corneae), ergab insofern stets das gleiche Resultat, als bei sämtlichen Kranken das nicht befallene Auge eine normale Berührungsempfindlichkeit aufwies: Ebenso wie beim typischen Herpes febrilis war die Sensibilität in den peripheren Teilen der befallenen Hornhaut annähernd normal.

Die Frage, ob es überhaupt einen Herpes traumaticus gibt, ist noch sehr umstritten. Diejenigen Autoren (Gamper, Grüter, Hanke, Stocker, Vogt), die eine traumatische Ursache anerkennen, betonen ausdrücklich, die Notwendigkeit eines dispositionellen Momentes. In diesem Zusammenhang scheint bemerkenswert, dass, wenigstens nach unseren bisherigen Erfahrungen, der Herpes traumaticus nicht, wie man vermuten könnte, auf dem Boden einer konstitutionellen Hypästhesie entsteht. Vielmehr zeigt er, wie gesagt, bezüglich der Sensibilität gleiche Verhältnisse wie der

Herpes febrilis. Durch das Fehlen jeglicher vorausgegangener fieber-
hafter Symptome und die meist typische Vorgeschichte eines Un-
falles scheint er sich vom klinischen Standpunkte aus als eine
besondere Gruppe abtrennen zu lassen.

Tabelle.

Herpes corneae constitutionalis			Herpes corneae febrilis		Herpes corneae traumaticus
Anamnese: Kein Befund			Anamnese: Fieberhafte Erkrankung		Anamnese: Trauma
Sensibilität			Sensibilität		
Krankes Auge		Gesundes Auge	Krankes Auge		Gesundes Auge
befallene Teile der	nicht befallene Cornea	Cornea	befallene Teile der	nicht befallene Cornea	Cornea
stark herabges.	herabgesetzt	herabgesetzt	stark herabges.	kaum herabges.	normal
B. 50 S. 100 —150	B. 20—30 S. 50	B. 20—30 S. 30—50	B. 150 S.150—200	B. 30 S. 50—100	B. 5—10 S. 10—20
Fälle: 20			Fälle: 18		Fälle: 5

B. = Berührung, S. = Schmerz.

Die Zahlen bedeuten Druckwerte in $\dfrac{g}{mm^2}$.

Obige Tabelle zeigt eine Zusammenstellung der von mir bis jetzt
untersuchten Fälle von Herpes corneae. Die erste Gruppe umfasst
die Fälle von Herpes constitutionalis mit ausgesprochener Hypästhesie der beiden Augen. Zur zweiten Gruppe gehören die Fälle
von Herpes corneae febrilis mit geringgradiger Herabsetzung der
peripheren Sensibilität am erkrankten Auge und normaler Reizschwelle am gesunden Auge. Eine gewisse Sonderstellung muss dem
Herpes traumaticus eingeräumt werden, welcher sich bezüglich der
Sensibilität ähnlich wie der Herpes febrilis verhält.

Für die nahe Beziehung zwischen den beiden letzten Gruppen
scheint mir auch ein Fall von traumatischem Herpes zu sprechen,
welcher bei einem 50jährigen Patienten nach Erosio corneae entstand
und zwar am gleichen Auge, an dem er vor 2 Jahren einen Herpes
febrilis durchgemacht hatte.

Wenn wir also in der Lage sind, einerseits Herpes febrilis und
andererseits Herpes constitutionalis und traumaticus auf Grund
der Sensibilität klinisch zu trennen, so muss demgegenüber hervorgehoben werden, dass bezüglich der herpetischen Veränderungen

als solcher auch an der Spaltlampe keine charakteristischen Unterschiede festgestellt werden konnten. Auch bei der Heilungsdauer ergaben sich keine prinzipiellen Differenzen zwischen den verschiedenen Herpesformen, sofern die Therapie (Jodtouchierung, die wir meistens anwenden) frühzeitig einsetzen konnte. Wurde in den ersten 8 Tagen der Erkrankung touchiert, so konnte man mit einer Abortivheilung rechnen. Bei verschleppten Fällen war dagegen die Prognose beim konstitutionellen Herpes wesentlich schlechter, als bei den anderen Herpesarten, indem die Heilungsdauer beim Herpes febrilis ca. 6—8 Wochen, beim konstitutionellen dagegen mindestens 2½—3 Monate, mitunter wesentlich mehr, betrug.

Bei dem sehr ähnlichen klinischen Bilde scheint es deshalb nicht ausgeschlossen, dass den drei verschiedenen Herpesgruppen ätiologisch trotzdem das gleiche Virus zugrunde liegt. Weitere experimentelle Untersuchungen werden zu zeigen haben, inwieweit diese Annahme zu Recht besteht oder ob sich gewisse charakteristische Unterschiede in der Tierpathogenität nachweisen lassen, die für eine Spezifität der betreffenden Erreger sprechen.

Literaturverzeichnis.

Doerr, R.: Ergebnisse der neueren experimentellen Forschungen über die Ätiologie des Herpes simplex und des Zoster. Zbl. Ophthalm. 14, 705, 833 ff. (1925); 15, 1, 313, 537. (1926).

Franceschetti, A.: Hereditäre, rezidivierende Erosion der Hornhaut. Z. Augenheilk. 66, 309 (1928).

v. Frey, M.: Beiträge zur Physiologie des Schmerzsinnes. Abdruck d. Berichtes d. math. physik. Klasse d. kgl. sächs. Ges. d. Wiss. Leipzig 1894.

Gamper, F.: Zur traumatischen Ätiologie des Herpes corneae febrilis. Klin. Mbl. f. Augenheilk. 8, 224 (1917).

Grüter, W.: Experimentelle und klinische Untersuchungen über den sog. Herpes corneae. Bericht über d. 42. Versammlg. d. deutsch. ophthalmol. Ges. Heidelberg 1920, 162.

Hanke, V.: Ergebnisse der neueren Forschungen auf dem Gebiete der neurotrophischen und degenerativen Hornhauterkrankungen. Zbl. Ophthalm. 16, 1 (1926).

Heine, L.: Über die Höhe des Hirndruckes bei einigen Augenkrankheiten. Münch. med. Wschr. 60, 1305, 2441 (1913).

Krückmann, E.: Über die Sensibilität der Hornhaut. Graefes Arch. 41, 21 (1895).

Stocker, F.: Zur Frage der infektiösen Natur des Herpes corneae „febrilis". Klin. Mbl. Augenheilk. 65, 298 (1920).

Stocker, F.: Zur Frage der traumatischen Auslösung des Herpes corneae. Schweiz. med. Wschr. 2, 610 (1921).

Vogt, A.: Zur Stellung des Herpes corneae febrilis (simplex) in der Unfall-Ophthalmologie. Schweiz. med. Wschr. 57, 481 (1927).

Aussprache zu XXIX und XXX.

Herr Grüter:

Nicht jeder Mensch bekommt einen Herpes. Voraussetzung ist eine gewisse örtliche oder allgemeine Disposition. In den positiven Fällen der Übertragung von einer Kaninchenkeratitis auf die Cornea hominis trat nur dann der Vaccinationseffekt ein, wenn vorher die Trigeminus-sensibilität durch eine orbitale Alkoholinjektion ausgeschaltet war. Also ohne Sensibilitätsstörung bzw. Ausschaltung kein Erfolg. Das Trauma allein genügt nicht, um an sich virulentes Material zum Haften und damit zur Infektion zu bringen. Aber dennoch gibt es einen Herpes traumaticus. Er ist dann .erwiesen, wenn äusserlich normale, an sich jedoch disponierte Augen im Anschluss an corneales Trauma in den nächsten Tagen einen Herpes c. bekommen.

XXXI.

Experimentelles zur Anaphylaxieforschung.

Von

W. Riehm (Würzburg).

I. Anaphylaxie und Trauma.

Wenn man Kaninchen mehrfach intramuskulär mit Pferdeserum behandelt und nach einer gewissen Frist dasselbe Serum intravenös reinjiziert, so erhält man gelegentlich eine leichte pericorneale In-jektion beider Augen, zuweilen auch einige phlyktänoide Efflores-cenzen, also kurz eine anaphylaktische Kerato-Conjunctivitis (schnellere Reaktionsfähigkeit der Haut bei der Abbindung ana-phylaktogener Substanzen). Mitunter kommt sogar einmal eine doppelseitige Uveitis zur Beobachtung. Für den positiven Ausfall am Auge ist unter anderem die zur Vorbehandlung[1] verwendete Menge und ihre Verteilung auf die Anzahl der Einzeldosen und weiter die Reinjektionsmenge[1] maßgebend.

Mit absoluter Sicherheit erzielt man an einem Auge aber eine anaphylaktische Kerato-Conjunctivitis, wenn man bei sonst gleicher Versuchsanordnung eine künst-liche Conjunctivitis, z. B. mit Staphylococcus aureus auf diesem Auge unterhält. Die Kerato-Conjunctivitis ist dann obendrein sehr viel heftiger, hält auch viel längere Zeit an als bei den Tieren, deren Bindehaut keinem „unspezifischen" Reiz aus-gesetzt war.

---

[1] Vorbehandlungs- und Reinjektionsmenge sind nur relative Begriffe. Vgl. die späteren Ausführungen über den Begriff der präana-phylaktischen Phase.

Mit anderen Worten: Eine (mit Hinblick auf das zur Vorbehandlung verwendete Antigen) unspezifische Entzündung kann u. U. für die Lokalisation des spezifischen anaphylaktischen Vorganges richtunggebend sein (= unspezifische Beeinflussung in lokalisierendem Sinne).

Die Fragestellung, die ich in der folgenden Versuchsreihe zu beantworten versuchte, lautet nun: Vermag auch das Trauma als solches, also ohne Hinzutreten einer Sekundärinfektion, auf ein im Organismus ablaufendes anaphylaktisches Geschehen richtunggebend einzuwirken ?

Zum Versuch wurden vier Tiere verwendet, die vom 1.—13. Tage auf vier Dosen verteilt je 25 ccm Pferdeserum subcutan erhielten. Bei allen wurde vom 1. bis zum 16. Tage eine traumatische Entzündung des rechten Auges durch fast täglich vorgenommene mehrmalige Prellungen unterhalten. Das linke Auge diente zur Kontrolle.

Nach völligem Abklingen der traumatischen Entzündung rechts, während deren sich jedesmal eine Cataracta traumatica einstellte, erfolgte die intravenöse Reinjektion von 20 ccm Serum am 38. Tage. Daraufhin zeigten alle vier Tiere vom 2. Tage ab eine sehr starke plastische Iridocyclitis am geprellten Auge, die mit wechselnden Schüben 9, ja bis zu 20 Tagen anhielt. Das linke Kontrollauge, das nicht geprellt war, zeigte bei zwei Tieren nur eine flüchtige pericorneale Injektion, bei den zwei anderen traten links ausserdem phlyktänoide Efflorescenzen auf. Irgendwelche klinischen Zeichen für eine Iritis fanden sich links jedoch nicht.

Für die Anaphylaxieforschung ergibt sich also die Tatsache, dass auch das Trauma u. U. geeignet ist, im Körper ablaufende Überempfindlichkeitsvorgänge an den Ort seiner Einwirkung zu lokalisieren.

Dieses Phänomen ist am einfachsten mit der Annahme zu erklären, dass am Ort der traumatischen Entzündung zunächst der unspezifische Immunkörper (Komplement) in stärkerem Maße produziert bzw. dort zellständig festgehalten wird, und dass sich an diesem dann die spezifischen Antikörper und an diesen wieder das intravenös injizierte Antigen (Serum) verankert.

Das Trauma vermag also u. U. auf den Ort, an dem das anaphylaktische Geschehen im Körper abläuft, bestimmend einzuwirken.

- Es wäre interessant, ob auch das Trauma, das durch irgendeine strahlende Energie gesetzt wird, anaphylaktische Vorgänge an den

Ort seiner Einwirkung zu lokalisieren, vermag. Zweifellos würde diese Tatsache auf die ganze Strahlentherapie ein neues Licht werfen. Doch will ich darauf jetzt nicht näher eingehen.

II. Anaphylaxie und Konstitution.

Die folgende Versuchsreihe stellte es sich erneut zur Aufgabe, eine elektive Sensibilisierung von einem auf das andere Auge nachzuweisen.

Abgesehen von der Einstellung besonderer Kontrollen wurden diesmal nur albinotische Tiere verwendet, mit anderen Worten, es wurde gleichzeitig geprüft, ob die Konstitution einen Einfluss auf den Ausfall der Versuchsergebnisse auszuüben imstande ist.

Bevor ich auf die Versuche selbst eingehe, ist es notwendig, den Begriff der elektiven Sensibilisierung näher zu umreissen. Auf eine kurze Formel gebracht, würde diese Gesetzmäßigkeit etwa folgendermaßen lauten:

Eine lokal-anaphylaktische Entzündung bleibt im Organismus mit Vorliebe auf ein bestimmtes Gewebe beschränkt bzw. wenn wir die Bedeutung des reticulo-endothelialen Apparates für die Entstehung jeder anaphylaktischen Entzündung anerkennen, auf dessen reticulo-endothelialen Apparat. Sie äussert sich deswegen nicht selten symmetrisch, dann nämlich, wenn es sich zufällig um paarig angelegte Organe handelt[1]. Es handelt sich jedoch nur um einen quantitativen Vorsprung in dieser Richtung. Bei übergrossem Antigenangebot wird der gesamte reticulo-endotheliale Apparat des Organismus und zwar offenbar in einer bestimmten Reihenfolge in einem Grade mobilisiert, dass wir eine klinisch nachweisbare Entzündung auch an anderen Körperstellen erhalten. Unter dem Begriff der elektiven Sensibilisierung ist also niemals die ausschliessliche Sensibilisierung nur eines Gewebes zu verstehen.

Bei geeigneter lokaler Vorbehandlung eines bestimmten Gewebes gelingt es also, vorwiegend nur das entsprechende (eventuell paarig angelegte) Gewebssystem des Organismus in den Zustand erhöhter Empfindlichkeit zu versetzen, so zwar, dass dieses elektiv sensibilisierte Gewebe jetzt die Hauptmasse des injizierten Antigen zur Abbindung bringt und sich dabei elektiv entzündet. Störungen treten dann auf, wenn die zur Vorbehandlung bzw. zur Reinjektion verwendeten Mengen zu gross sind und dadurch ein anderes Gewebe

---

[1] Will man das Gesetz der elektiven Sensibilisierung auf die Doppelseitigkeit von Konjunktivitiden anwenden, so kommt das natürlich nur für endogene Konjunktivitiden in Frage.

— sehr häufig das Integument (auch Conjunctiva) — in die Lage versetzt wird, entweder gleichzeitig oder sogar noch schneller elektiv sensibilisiert zu werden.

Für die Versuche wurde die intraorbitale Vorbehandlung (mit Pferdeserum) gewählt, deswegen, weil hier die Mengen, die zur Vorbehandlung notwendig sind, am genauesten dosierbar sind, ausserdem die Gefahr der Infektion des Bulbusinneren wegfällt.

Bei zwei albinotischen Tieren, die einseitig intraorbital vorbehandelt waren (9,0 bzw. 12,0 ccm innerhalb 67 bzw. 35 Tagen auf sechs Dosen verteilt) und die ohne besondere Vorsichtsmaßregel die ganze intravenöse Reinjektionsmenge von 20 ccm am 78. bzw. 49. Tage nach Beginn der Vorbehandlung erhalten hatten, trat sofort der tödliche anaphylaktische Schock ein, der bei pigmentierten Tieren unter sonst gleicher Versuchsanordnung, wenigstens bei der ersten intravenösen Injektion, sehr selten einzutreten pflegt.

Deswegen wurde bei den übrigen zehn albinotischen Kaninchen einige Stunden vor der eigentlichen Reinjektion eine Menge von 1,0 ccm intravenös gegeben, um die Tiere vor dem anaphylaktischen Schock zu schützen.

Es wurden also nochmals fünf albinotische Tiere einseitig und zwar rechts intraorbital und gleichzeitig fünf Kontrolltiere mit entsprechenden Mengen intramuskulär am linken Oberschenkel vorbehandelt. Die zur Vorbehandlung verwendeten Mengen betrugen im ganzen zwischen 9 und 12 ccm, und zwar innerhalb 67 Tagen auf sechs Dosen verteilt. Die Reinjektion wurde bei je zwei dieser Tiere zwischen dem 78. und 110. Tage vorgenommen, weil Vorversuche ergeben hatten, dass offenbar die Zeit als ein sehr wichtiger Faktor beim Ausfall derartiger Anaphylaxieversuche mitspricht.

Von diesen fünf intraorbital vorbehandelten Tieren reagierten nun alle Tiere sowohl rechts wie links mit einer sofort auftretenden deutlichen Irishyperämie, die etwa 3 Tage lang anhielt. Dabei war oft kein Unterschied zwischen vorbehandeltem und nicht vorbehandeltem Auge zu bemerken. Zu klinisch sichtbarer Exsudation der Iris kam es aber nicht einmal am vorbehandelten Auge, obwohl unter Anwendung derselben Versuchsmethode bei pigmentierten Tieren beiderseits deutliche Exsudation in die Vorderkammer zu beobachten war (Arch. f. Ophth. 123, 379, 4. Versuchsreihe). Ausserdem trat bei drei dieser intraorbital vorbehandelten Tiere sofort nach der intravenösen Injektion ein sehr ausgesprochener Nystagmus nach rechts auf.

Von den fünf Kontrolltieren reagierte nur ein Tier mit einer doppelseitigen Irishyperämie.

Für die Anaphylaxieforschung wäre also folgendes festzustellen:

1. Albinos zeigen im Gegensatz zu pigmentierten Tieren eine viel geringere und schneller ablaufende lokale anaphylaktische Entzündung. Die Arretierung bzw. Beschränkung der anaphylaktischen Noxe auf ein bestimmtes Gewebe gelingt weniger gut.

2. Albinos neigen viel häufiger zum anaphylaktischen Schock, auch dann, wenn die Behandlung lokal erfolgt.

Es ist anzunehmen, dass diese beiden anders verlaufenden Reaktionsformen, die Albinos von pigmentierten Tieren unterscheiden, untereinander in einem gewissen Abhängigkeitsverhältnis stehen, so zwar, dass hier die schwache Gewebsreaktion, die sonst offenbar dazu bestimmt ist, die Allgemeinvergiftung[1] zu verhindern, die Ursache für den tödlichen Verlauf der anaphylaktischen Erkrankung abgibt.

3. Bei intraorbitaler Vorbehandlung ist jedoch auch bei Albinos in einem sehr viel grösseren Prozentsatz klinisch eine elektive Sensibilisierung der anderen Uvea nachzuweisen, als bei intramuskulär vorbehandelten Kontrolltieren (100 % : 20 %), wobei bei weiterer Senkung der zur Vorbehandlung benutzten Antigenmengen dieses Verhältnis vielleicht noch zu verbessern ist.

4. Als interessantes Nebenergebnis zeigt sich bei drei der intraorbital vorbehandelten Tiere ein Nystagmus als klinisches Zeichen der von der Orbita fortgeleiteten fokalen meningoencephalen Entzündung, so dass also bei intraorbitaler Vorbehandlung die Sensibilisierung nicht nur an Conjunctiva und Uvea, sondern auch an die gleichfalls benachbarten Hirnhäute abgegeben zu werden scheint, wie das Iga histologisch schon nachgewiesen hat (Klin. Mbl. Augenheilk. 84, 449).

Die Folgerung, die sich für die experimentelle Anaphylaxieforschung ergibt, berührt zunächst eine Streitfrage in der Ophthalmologie, indem die Versuche beweisen, dass die elektive Sensibilisierung nichts mit einer Organspezifität des Uveapigmentes zu tun haben kann, das Albinos ja nicht besitzen. Ferner weisen die Versuche aber darauf hin, dass bei dem Studium der lokalen Anaphylaxie — mag man sich nun auf die klinischen Äusserungen beschränken, sicherlich aber auch auf pathologisch-anatomisches Gebiet — die Wahl des Versuchstieres nicht gleichgültig ist, dass hier

---

[1] Arteriospastische Lungensperre?

vielmehr die Farbvariante, also die Konstitution, einen ganz wesentlichen Einfluss auf den Ausfall der Versuchsergebnisse ausübt.
Albinos verhalten sich im anaphylaktischen Versuch also ganz anders
als pigmentierte Tiere.

III. Stellungnahme zu den Einwänden Igas gegen die Lehre von der elektiven Sensibilisierung.

Mit Rücksicht auf die letzte Versuchsreihe ist es nun notwendig,
kurz auf die Arbeit von F. Iga einzugehen, dem der Beweis, dass es
eine elektive Sensibilisierung gibt, noch nicht erbracht erscheint.
Die Einwände, die Iga erhebt, gruppieren sich um zwei Haupt-
gesichtspunkte.

Erstens legt Iga den Begriff der elektiven Sensibilisierung so
aus, als ob damit die Vorstellung verbunden wäre, dass immer nur
ein Gewebe und zwar nur dies allein sensibilisiert sei. Das ist aber
unrichtig. Unter elektiver Sensibilisierung eines Gewebes ist vielmehr zu verstehen, dass dies Gewebe „in höherem Grade" sensibilisiert ist als der übrige Organismus. Es handelt sich also nur um
einen quantitativen (!) Unterschied, der das elektiv sensibilisierte
Gewebe befähigt, die Hauptmasse des im Blut kreisenden Antigens
aus dem Blutstrom abzufangen. Dass es sich nur um einen quantitativen Unterschied handeln kann, dafür spricht ja die allereinfachste
Erfahrung. Wird nämlich ein Tier von irgendeiner beliebigen
Körperstelle aus lokal vorbehandelt, so vermag es bekanntlich nach
Verstreichen einer bestimmten Frist an jeder beliebigen anderen
Körperstelle auf neue Antigenzuführung anaphylaktisch zu reagieren.
Es zeigt sich also, dass nach jeder lokalen Vorbehandlung der Organismus jedesmal im ganzen sensibilisiert ist. Vom klinischen
Standpunkt aus ist also ohne weiteres klar, dass im Zustand der
elektiven Sensibilisierung, z. B. der Uvea selbstverständlich auch
alle übrigen Gewebe mit sensibilisiert sind. Dass sich nun auch
pathologisch-anatomische Veränderungen in den übrigen Geweben
finden, bietet hiernach nichts allzu überraschendes. Die von Guillery
nach Einführung tuberkelbazillenbeschickter Schilfsäckchen in
allen möglichen Geweben gefundenen histologischen Veränderungen,
ebenso die Veränderungen im Blutbild bei Patienten mit sympathischer Ophthalmie (Lymphocytose, Eosinophilie) dürften der
Ausdruck dieser Mitsensibilisierung sein.

Aber gerade weil es sich um einen quantitativen Unterschied
handelt, habe ich bisher darauf verzichtet, dieser Frage durch
histologische Untersuchungen nachzugehen. Hier bringt uns m. E.

zunächst nur die klinisch-experimentelle Untersuchung weiter, womit ich selbstverständlich nicht leugnen will, dass die Untersuchungsergebnisse von Iga trotzdem von allerhöchstem Interesse sind.

Meine Bestrebungen gehen also dahin, diesen quantitativen Unterschied der elektiven Sensibilisierung in immer wieder abgeänderten Versuchen noch sinnfälliger herauszuarbeiten, denn dass es bei dieser Versuchsanordnung ein Optimum gibt, dürfte nach dem vorher Gesagten verständlich sein. Dieses Optimum aufzufinden ist aber deswegen etwas schwierig, weil diese Versuche allein im Hinblick auf die zur Vorbehandlung verwendete Zeit, ferner auf die sowohl zur Vorbehandlung wie auf die zur Reinjektion verwendete Antigenmenge variierbar sind, gar nicht zu reden von der Variationsmöglichkeit des Versuchstieres selber (nämlich Tierart, Lebensalter, Geschlecht, Farbvariante)[1].

Den geeignetsten Weg, eine elektive Sensibilisierung von Auge zu Auge nachzuweisen, erblicke ich nun darin, dass man ähnlich wie in der soeben geschilderten zweiten Versuchsreihe eine Tierserie von möglichst gleicher Farbe, gleichem Alter und Geschlecht lokal am Auge, intraocular oder intraorbital, eine Kontrollserie lokal an irgendeiner anderen Körperstelle z. B. intramuskulär vorbehandelt, dann intravenös reinjiziert und die Zahl der am Auge positiv mit einer Uveitis reagierenden Tiere in beiden Serien miteinander vergleicht. Die zuletzt geschilderte Versuchsreihe beweist aber wohl schon recht deutlich die Bevorzugung der intraorbital vorbehandelten Tiere (100 %: 20 %). Leider war mir die Arbeit von Iga damals noch nicht bekannt, sonst hätte ich zur Reinjektion kleinere Mengen benutzt. Igas Ergebnisse sind also insofern für mich sehr wertvoll, als sie zeigen, dass schon beim unvorherbehandelten Tier nach intravenösen Injektionen von zusammen ca. 20 ccm Pferdeserum u. U. klinische Erscheinungen an der Uvea auftreten, die allerdings lange nicht so regelmäßig und so stark sind als bei Tieren, die vorher vom Auge aus vorbehandelt waren. Daraus folgt für die vorliegende Versuchsanordnung aber nur, dass man mit den zur Reinjektion zu verwendenden Mengen noch heruntergehen muss, keinesfalls aber, dass es so etwas wie elektive Sensibilisierung nicht gibt. Bei übergrossem Antigenangebot wird eben der gesamte retikulo-endotheliale Apparat des Organismus und zwar offenbar in einer bestimmten Reihenfolge mobilisiert und wir erhalten dann

---

[1] Ausschlaggebend für die Reaktionsweise des Organismus ist vielleicht auch die augenblickliche Phase des anaphylaktischen Geschehens, in der die zweite, dritte usf. Antigenzuführung erfolgt.

u. U. eine klinisch nachweisbare Entzündung des Auges auch dann, wenn von einer anderen Körperstelle aus vorbehandelt wurde.

Wenn also Iga bei einzelnen Tieren lediglich nach intravenösen Injektionen von im ganzen ca. 20 ccm Pferdeserum klinische Erscheinungen an der Uvea wahrgenommen hat, so halte ich diesen Ergebnissen meine Versuche entgegen, bei denen von 18 Tieren bei genau der Hälfte dieselben Erscheinungen an der Uvea auftraten. Hier waren aber — und zwar eben auf Grund der rein intraocularen Injektionsmethoden — nur ca. 3,0, in einem Falle sogar weniger als 1 ccm (Kan. 118) dazu notwendig.

· Der zweite Haupteinwand von Iga betrifft etwas Prinzipielles. Iga bezeichnet nämlich alle Erscheinungen, die nach einmaliger Injektion artfremden Serums auftreten, als „primär-toxisch", also als wesensverschieden von den Erscheinungen, die bei der anaphylaktischen Entzündung eine Rolle spielen. Hierzu habe ich nur zu sagen, dass die Serumkrankheit des Menschen, die bekanntlich ebenfalls nur nach einmaliger Injektion von artfremdem Serum auftreten kann, von der modernen Medizin unter die Überempfindlichkeitserkrankungen und nicht unter die Vergiftungen gerechnet wird. Pirquet deutet den Vorgang folgendermaßen, dass das eingebrachte artfremde Eiweiss als Allergen die Bildung von spezifischen Antikörpern anregt, die an Menge allmählich zunehmen und schliesslich mit den noch im Körper verbliebenen Antigenresten — und zwar etwa nach 9 Tagen — reagieren. Die Umstimmung der Haut lässt sich aber in der Regel bereits vom 5. Tag (!) nach der Seruminjektion nachweisen, indem intracutane Seruminjektionen von dieser Zeit an positive Reaktion geben. Erfolgt eine zweite Seruminjektion, solange noch Antikörper sich im Organismus befinden, so treten dieselben Erscheinungen diesmal aber sofort ein (Sofortreaktion). Später gehen die Antikörper wieder verloren, die Körperzellen haben aber die Fähigkeit erlangt, sie auf einen neuen Antigenreiz rascher nachzubilden als das erstemal (beschleunigte Reaktion).

Nach der allgemeinen Auffassung beruht also die Wirkung des artfremden Serums nach der Erstinjektion auf genau den gleichen Vorgängen wie die nach der Zweitinjektion. Im ersteren Fall beginnen genau die gleichen Vorgänge sofort im Anschluss an die Injektion abzurollen, sie beanspruchen nur eben längere Zeit. Bereits vom 5. Tage ab ist aber die Umstimmung des Gewebes klinisch nachweisbar. Der Ausdruck „präanaphylaktische Phase" ist also ein durchaus relativer Begriff! Er ist im übrigen zunächst auch nur für die Erscheinung des anaphylaktischen

Schocks geprägt worden, für dessen Auslösung schon eine beträchtliche Ansammlung von Antikörpern vorhanden sein muss. Für die klinisch nachweisbare Gewebsüberempfindlichkeit beträgt die präanaphylaktische Phase aber viel weniger, nämlich, wie gesagt, etwa 4 Tage. Es ist selbstverständlich, dass man histologisch noch früher Veränderungen finden wird. Man darf also den Begriff der anaphylaktischen Entzündung nicht so eng fassen, dass man ihn nur auf entzündliche Erscheinungen, die der Zweitinjektion folgen, beschränkt.

Auch das bekannte Wesselysche Phänomen tritt nach einmaliger Injektion auf und wird trotzdem allgemein als anaphylaktische Erscheinung aufgefasst. Die dabei zu beobachtende Latenzzeit beruht lediglich darauf, dass das Serum hier in ein gefässloses Gewebe deponiert wird.

Dass es sich auch nach der Erstinjektion um das gleiche wirksame Prinzip handelt, geht sogar aus den Beobachtungen von Iga selbst ziemlich deutlich hervor. Ich beziehe mich auf drei Stellen seiner Arbeit, die ich wörtlich zitieren möchte. Erstens: „Soviel steht fest, dass bei dieser sog. primären (zu ergänzen: giftigen) Antiserumwirkung Symptome und Obduktionsbefund genau die gleichen[1] sind, wie bei der echten Anaphylaxie." Ferner: „Es zeigte sich, dass bei allen diesen Herdreaktionen die primär-toxische Wirkung des artfremden Serums eine gewichtige Rolle spielt, wenn auch daneben die verstärkte Wirkung von Reinjektionen nach Ablauf der präanaphylaktischen Phase unverkennbar[1] war." Ferner: „Besonders deutlich sind die Erscheinungen (zu ergänzen: durch eine toxische Dosis) dann, wenn sich der Intervall zwischen zwei aufeinanderfolgenden Injektionen dem anaphylaktischen Stadium nähert[1]." Die „primär-toxische" Substanz im Pferdeserum ist also auch nach Iga in ihrer Wirkung der anaphylaktischen Noxe so ähnlich, dass sie klinisch und bei der Obduktion die gleichen Erscheinungen setzt wie diese, dass sie ferner in ihrer Wirkung durch die anaphylaktische Noxe gleichsinnig verstärkt wird. Ich glaube, aus diesem Verhalten folgt nicht gerade, dass es sich um wesensverschiedene Substanzen handelt. Iga scheint mir vielmehr den Begriff der anaphylaktischen Entzündung viel zu eng zu fassen. Alle seine Ergebnisse sind als anaphylaktische Erscheinungen zu deuten, ohne dass man mit der modernen Auffassung über die Wirkung parenteral einverleibten Serums in Widerspruch gerät. Es ist unzweckmäßig, diese Wirkung

---

[1] Gesperrt vom Verfasser.

des Pferdeserums[1] nach Erst- und Zweitinjektion mit verschiedenen Namen zu belegen.

Gewiss ist die anaphylaktische Noxe letzten Endes ein Gift, nach Ansicht sehr vieler Autoren bekanntlich ein Gift mit starker Wirkung auf die Kapillaren. Die Anaphylaxieforschung bemüht sich ja aber gerade, diese besondere Giftwirkung, zu der eine eigentümliche Reaktion des Organismus erforderlich ist, aus der Menge andersartiger Giftwirkungen herauszuheben und ihre Bedingungen zu studieren. Es erscheint mir nicht vorteilhaft, diesen Unterschied dadurch wieder zu verwischen, dass man die Wirkung des Pferdeserums nach Erst- und Zweitinjektion in „primär-toxisch" und anaphylaktisch trennt.

IV.

Ich habe bisher alle Folgerungen, die sich aus den Versuchen ableiten liessen, nur auf das Gebiet der Anaphylaxieforschung beschränkt. Nun wäre es natürlich verlockend, mit diesen Gesetzmäßigkeiten der „elektiven Sensibilisierung" und „unspezifischen Beeinflussung" ähnliche Erscheinungen auf einem verwandten Gebiet der menschlichen Pathologie zu erklären, ich meine das Gebiet der allergischen, speziell der bakteriell-allergischen Erkrankungen. Bekanntlich erfolgt bei vielen Infektionskrankheiten (z. B. Lues, Tuberkulose u. a.) die Ansiedlung der Metastasen mit Vorliebe in ein und demselben Gewebe, und oft lässt sich auch eine interkurrente Erkrankung oder ein Trauma (auch Operation) als Quartiermacher des eigentlichen spezifischen Prozesses nachweisen. Es fragt sich also, ob auch für diese Metastasierungsgesetze besondere Immunitätsvorgänge in dem betroffenen Gewebe maßgebend sind. Nun kennen wir sehr wohl Antikörper, die die Eigenschaft haben, auf lebende Bakterien einzuwirken, ohne sie zunächst abzutöten, nämlich die Agglutinine. Ebenso wie wir nun bei den Antikörpern gegenüber leblosen Antigenen zwischen humoralen und zellständigen unterscheiden, wäre es ja denkbar, dass es auch agglutininartige Antikörper gibt, die zellständig im Gewebe verankert sind und dass elektiv allergisierte Gewebe mit Hilfe dieser zellständigen „Agglutinine" die Bakterien aus dem Blutstrom herausfangen. Normalerweise wird mit diesem Abfangen auch eine nachträgliche Abtötung der Bazillen durch irgendwelche bactericiden Antikörper verbunden sein (positive elektive Allergie). Ist die

---

[1] Die vorstehenden Ausführungen beziehen sich nur auf die Wirkung von Pferdeserum.

Immunitätslage des betreffenden Organismus aber zufällig etwas ungünstiger, so leidet offenbar zuerst die Bildung dieser baktericiden Antikörper Not, so dass die Metastasen jetzt fast ausschliesslich in dem ellektiv allergisierten Gewebe angehen (negative elektive Allergie). Erst wenn die Immunitätslage um einen weiteren Grad sinkt, schwindet damit die Fähigkeit des Organismus, die Infektion auf ein bestimmtes Gewebe zu beschränken, es kommt vielmehr zur Septicämie[1].

Ebenso wie sich aus den Vorstellungen über elektive Sensibilisierung analoge Vorstellungen über eine elektive Gewebsallergie bzw. über die erhöhte Empfänglichkeit bestimmter Gewebe für die Invasion der lebenden Krankheitserreger entwickeln lassen, wäre aber auch die Bedeutung irgend einer interkurrenten Infektion oder eines Trauma für die Lokalisation von Metastasen verständlich zu machen. Ich glaube also, dass beide Gesetzmäßigkeiten mutatis mutandis auch für die bakteriell-allergischen Erkrankungen ihre Geltung haben, ebenso wie ja auch das Phänomen der schnelleren Reaktionsfähigkeit des Integumentes bei allen akuten schnell zur Allgemeininfektion führenden Infektionskrankheiten (akuten Exantheme) deutlich ist.

Aussprache.

Herr v. Szily
stellt im Namen von Herrn Iga fest, dass Herr Riehm in bezug auf die Wirkung der intravenösen Injektionen von artfremdem Serum auf die normalen unberührten Augen seine Ansicht geändert hat und auch sonst bestrebt ist, die in der Arbeit von Iga enthaltenen Einwände in der Zukunft mit zu berücksichtigen. Damit wird auch die Deutung der zutreffenden Versuchsergebnisse von Riehm freilich anders ausfallen müssen. Vor allem trifft das für die einmalige Injektion zu, für die es gar nicht feststeht, dass ihre Wirkung überhaupt etwas mit Anaphylaxie zu tun hat. Auch die Immun-Biologen (Uhlenhuth, Friedberger usw.) fassen die Wirkung der ersten Injektion am unvorbehandelten Tiere als eine primär-toxische auf, die mit einer echten Anaphylaxie nichts zu tun hat.

---

[1] Mit Hinblick auf die Tuberkulose möchte ich dementsprechend die Einteilung in primäres, sekundäres und tertiäres Stadium etwas anders als Ranke vornehmen und zwar lediglich nach der Ausbreitung des Prozesses. Also primäres Stadium = ein einziger Herd; sekundäres Stadium = viele Herde, aber nur in einem Gewebssystem (oder wenigen verwandten); tertiäres Stadium = viele Herde in vielen Geweben (= Septicämie nach E. Löwenstein). Das sekundäre und tertiäre Stadium Rankes wäre danach aufzufassen als sekundär exsudativ und sekundär proliferativ. Nach den neuen wichtigen Untersuchungen von E. Löwenstein treten Bazillen vielleicht nicht nur im tertiären und sekundären, sondern gelegentlich schon im primären Stadium ins Blut über. Infolge positiver elektiver Allergie kann dann die Bazillämie nur nicht zur Metastase führen.

Vierte wissenschaftliche Sitzung.

Samstag, den 14. Juni 1930, vormittags $8^{1}/_{2}$ Uhr.

Vorsitzender: Herr Best (Dresden).

XXXII.

Herdreaktionen am Auge bei Einwirkung auf die Capillarendothelien.

(Mit Demonstrationen.)

Von

A. v. Szily (Münster i. W.).

Unter „Herdreaktionen" sollen hier nicht allein und nicht einmal in erster Linie die bekannten lokalen entzündlichen Reaktionen verstanden sein, die nach Anwendung von spezifischen und unspezifischen Mitteln im bereits kranken Organ auftreten.

Ich möchte vielmehr unter Herdreaktionen alle reaktiv entzündlichen Herde zusammenfassen, die auch an den unberührten Augen von normalen Versuchstieren durch die verschiedensten experimentellen Maßnahmen hervorgerufen werden, aber unter Ausschluss der bakteriellen Metastasen und der Anaphylaxie am vorbehandelten Tier.

Es handelt sich um die Resultate von verschiedenen Untersuchungsreihen, die ich und meine Mitarbeiter in Münster in der letztvergangenen Zeit durchgeführt haben. Obgleich diese ursprünglich von verschiedenen Fragestellungen ausgingen, scheinen doch die Resultate geeignet zu sein, auch von einem gemeinsamen Gesichtspunkte aus betrachtet zu werden.

Eine dieser Versuchsreihen bezieht sich auf den Wirkungsmechanismus der sog. Reizkörper, die heutzutage so viel verwendet werden. Über ihre allgemeine pharmakologische Wirkung ist man ja hinreichend unterrichtet. Man weiss Bescheid über die Fieberreaktion unter verschiedenen experimentellen Bedingungen, über ihre Wirkung auf die Blutgefässe und den Blutdruck, auf das Blutbild, den Anstieg des Antikörpergehaltes im Blut usw. Unbekannt war hingegen ihre lokale Wirkung aufs Auge.

Eigene Untersuchungen mit den verschiedensten Mitteln ergaben, dass unter Umständen schon geringe Mengen genügen, und zwar unabhängig von der Applikationsart, um nicht unerhebliche lokale entzündliche Veränderungen an den unberührten Augen herbeizuführen. Am stärksten wirksam erwiesen sich Aolan, Xifalmilch und Pyrifer.

Ähnliche Herde waren auch an den inneren Organen, insbesondere an Lunge, Leber und Gehirn nachzuweisen. Es konnte also gezeigt werden, dass diesen Stoffen in der Tat auch eine anatomische Wirkung auf den reticulo-endothelialen Apparat zukommt und welcher Art diese Wirkung ist.

Gewisse und wohl allgemein bekannte Analogien zwischen Reizkörper- und Tuberkulinwirkung gaben Veranlassung, auch diese in ähnlicher Weise zu prüfen. Das Tuberkulin soll ja für das unvorbehandelte Normaltier ganz oder nahezu ganz ungiftig sein. Untersuchungen von Herrn Priv.-Doz. Dr. Poos an meiner Klinik ergaben, dass auch die Tuberkuline bei geeigneter Einfuhr und Konzentration ähnliche, wenn auch etwas schwächere Herdreaktionen an den unberührten Augen hervorrufen.

Diese Übereinstimmung dürfte ein Hinweis sein für eine Analogie beim pathologischen Geschehen. Vor allem dürfte sie die Erklärung abgeben für die Steigerung einer schon bestehenden örtlichen Entzündung, was man also unter „Herdreaktionen" im engeren Sinne versteht und dazu, was manche Autoren schon heute als Mitwirkung einer „unspezifischen Komponente" bei jeder Tuberkulinwirkung vermuten.

Zu den Reizkörpern im weiteren Sinne gehören auch die artfremden Sera, mit welchen ja bekanntlich diese therapeutische Richtung seinerzeit als sog. „aspezifische Serumtherapie" in der Augenheilkunde angefangen hat. Auf die Resultate der Untersuchungen mit den verschiedenen Sera muss ich hier nicht näher eingehen, weil diese schon kürzlich von Herrn Dr. Iga mitgeteilt worden sind [vgl. Klin. Mbl. Augenheilk. 84, 449—478 (1930)].

In der Folge sind dann die Untersuchungen auch auf eine Reihe von körper- und arteigenen Gewebe und Eiweißsubstanzen ausgedehnt worden, vor allem auf die verschiedenen Organextrakte, die sowohl bei intravenöser als intramuskulärer, subcutaner und intraocularer Einführung, also ganz unabhängig vom Applikationsort, z. T. schon in geringen Dosen ähnliche Fernwirkungen auf die unberührten Augen ausüben.

Es handelt sich also hier um ein allgemeines Gesetz einer Capillargiftwirkung, die einer Gruppe von Substanzen eigen ist, zu welchen neben den erwähnten noch eine Reihe von anderen Stoffen hinzugehören.

Nach den bisherigen Erfahrungen scheint das Kaninchen besonders befähigt zu sein, solche Giftstoffe zu liefern und zwar sowohl für sich selbst als auch für andere.

Dass es sich dabei um Stoffe handelt, die im Organismus selbst entstehen, zeigen am deutlichsten die Versuche mit dem Eigenblut, das schon vor einer Reihe von Jahren von Herm. Freund zu interessanten pharmakologischen Experimenten anderer Art benutzt worden ist.

Nach Freund treten nach der Wiedereinspritzung von geschütteltem, also defibriniertem Eigenblut gewisse wohlumschriebene Wirkungen auf, die er unter der Bezeichnung der „Frühgifte" zusammenfasst und mit der Reizkörperwirkung in Parallele stellt.

Die Stärke der Wirkung zeigt sich vor allem auch darin, dass ein Teil der Tiere an dieser Wiedereinspritzung ihres eigenen Blutes starb.

Nach unseren Versuchen traten bei einem Teil der Versuchstiere fast augenblicklich, zuweilen schon nach der Injektion vom 1—2 ccm frisch geschütteltem Eigenblut klinisch und histologisch nachweisbare entzündliche Reaktionen, Erweiterung der Gefässe, Ödem des Ziliarkörpers, sowie grössere und kleinere Lymphocytenhaufen in der Uvea auf.

Die Analogie mit der Reizkörperwirkung liegt also auch in dieser Hinsicht auf der Hand.

Die bei der Gerinnung des Eigenblutes entstehenden wirksamen Abbauprodukte des intermediären Stoffwechsels sind vom Histamin abtrennbar und von bekannter, wohlcharakterisierter pharmakologischer Wirkung. Ihre Isolierung ist in der neuesten Zeit von Zipf und Wagenfeld durchgeführt worden und es ist schon von H. Freund auf Grund der pharmakologischen Wirkungen darauf hingewiesen worden, dass diese körpereigenen Abbaustoffe als die eigentlichen Träger der Reizwirkung angesehen werden müssen. Unter diesen Umständen ist auch die Gleichartigkeit der klinischen und histologischen Befunde bei unseren Versuchstieren und bei den hier geschilderten verschiedenen Einwirkungen durchaus verständlich. Dass bestimmte bekannte Arzneimittel mit ausgesprochener Capillargiftwirkung, wie z. B. das Dionin, ähnliche Wirkungen hervorrufen, werden Sie noch durch Herrn Priv.-Doz. Dr. P o o s hören.

Bei der hier nachgewiesenen Wirkung aller sog. „Reizkörper" als ausgesprochene C a p i l l a r g i f t e muss in der Zukunft gewiss auch mit der Möglichkeit einer Schädigung gerechnet werden, die unter Umständen im verborgenen weiterbesteht und sich vielleicht erst viel später bemerkbar macht, wenn z. B. einmal am Auge eines so vorbehandelten Menschen ein Eingriff ausgeführt wird, der an die gute Funktion der Gefässe erhöhte Ansprüche stellt. Das gilt freilich in gleicher Weise auch für die anderen Organe und für eine ganze Reihe von Mitteln, die heute z. T. mit allzu grosser Freigebigkeit intravenös und sonstwie injiziert werden.

Aber noch aus einem weiteren Grunde glaube ich diesen Versuchen und insbesondere denen mit dem Eigenblut eine gewisse Bedeutung zuschreiben zu dürfen. Es handelt sich ja dabei um eine Durchbrechung des ziemlich allgemein anerkannten Gesetzes vom Horror autotoxicus. Es handelt sich um körpereigenes Gewebe und um Bedingungen, wie sie im Verlaufe eines jeden parenteralen Eiweissabbaues auch im menschlichen Organismus eintreten können.

Als innerhalb des lebenden Organismus selbst zur Wirkung gelangende Vorgänge, Einwirkungen und Schädlichkeiten sind bisher als erwiesen anzusehen beim Tier: Schwangerschaft und Coccidiose; beim Menschen: Schwangerschaft und Tuberkulose. Ultraviolett — und Röntgenbestrahlung. Das heisst soviel, dass das Blut von diesen Tieren und Menschen besonders wirksam ist.

Ich halte daher den Umstand, dass dabei die Uvea in so ausgeprägter Weise entzündliche Erscheinungen zeigen kann, hinausgehend über die Frage der sog. „Reizkörperwirkung" und der „Herdreaktionen" von Wichtigkeit auch für die weitere Erforschung der nicht seltenen Fälle von endogener Uveitis überhaupt, mit bisher ungeklärter Ätiologie.

Wenn es mir auch fernliegt, etwa, wie die Amerikaner und Engländer es tun, die Bedeutung der Tuberkulose zugunsten einer bisher nicht einwandfrei erwiesenen, von den Zähnen, Tonsillen, Genitalien usw. ausgehenden sog. „Herdinfektion" (focal infection) einschränken zu wollen, so dürfen wir doch nicht vergessen, dass selbst bei voller Würdigung der tuberkulösen Ätiologie oder anderen sichergestellten Ursachen immer noch ca. 40 % der Irido-Cyclitiden und Uveitiden übrig bleiben, für die eine ätiologische Erklärung fehlt.

Die strittigen Fälle sind ja meistens die leichteren, bei welchen es niemals etwa klinisch zu typischen Knötcheneruptionen usw. kommt. Bei der grossen Debatte über die „Herdinfektionen" gelegentlich des letzten Kongresses der Deutschen Gesellschaft für innere Medizin in Wiesbaden hat Krückmann für die Iritis den Standpunkt vertreten, dass es sich um keine orale Herdinfektion, sondern um Toxinwirkungen handelt. Unter „Toxinen" sind von ihm wohl in erster Linie Bakterientoxine verstanden worden, die ich nach den älteren Untersuchungen von Guillery u. a. gleichfalls in die Gruppe der Capillargifte einreihen möchte.

Aber ausser den Bakterien selbst und ihren Toxinen gibt es noch eine weitere und in ihrer Tragweite vorläufig gar nicht zu übersehende Möglichkeit für die Entstehung von Herderscheinungen infolge der Capillargiftwirkung von Produkten des intermediären Stoffwechsels, wie es hier wohl am eindrucksvollsten am Beispiel des Eigenblutes gezeigt worden ist.

Aussprache.

Herr Marchesani:

Herr v. Szily hat gezeigt, dass bei Einwirkung von Giften verschiedenster Art vom Blute aus Herdreaktionen am Auge auftreten können. Wie ich früher zeigte, kann man eine Infektion mit schwach virulenten Keimen von einem Auge aus auch so gestalten (und zwar sehr leicht), dass solche Herdreaktionen nur in der Uvea des anderen Auges auftreten. Ich möchte Herrn v. Szily fragen, wie er sich diese elektive Lokalisation erklärt.

Herr Krückmann:

Die Mitteilungen des Herrn v. Szily haben mich wegen ihrer allgemeinen Bedeutung sehr interessiert. Ich erlaube mir die Anfrage, ob von seiner Seite Unterlagen vorhanden sind, dass auch bei den Phlyktänen Abbaustoffe des Organismus eine Rolle spielen, welche nicht direkt als Tuberkulosestoffwechselprodukte anzusehen sind.

Herr Freund:

Die histologischen Bilder, die Ihnen soeben Herr v. Szily und gestern Herr Poos gezeigt haben, sind der Ausdruck einer verhältnismäßig einfachen wohlcharakterisierten pharmakologischen Wirkung, wie sie den „Capillargiften" eigen ist. Je nach der Wirkungsstärke steigert sich die Wirkung von der Capillarerweiterung (Hyperämie) bis zu verschiedenen Graden der Durchlässigkeit (Plasmaaustritt, zellige Extravasate, Hämorrhagien). Herr Poos hat diese Veränderungen erzielt mit chemisch wohl definierten Capillargiften, wie z. B. Histamin und Dionin. Wenn Herr v. Szily ähnliche histologische Bilder nach der Proteinkörperanwendung gefunden hat, und zwar nach der Einspritzung von

Stoffen, die an sich auf die Gefässe nicht wirken, so ergibt sich die Frage, ob diese Veränderungen durch die von mir bereits früher angenommene Bildung von Substanzen mit Capillargiftwirkung im Organismus selbst erklärt werden können. Deshalb ist der von Herrn v. Szily erbrachte Nachweis, dass auch das körpereigene defibrinierte Blut (ebenso wie arteigene Organextrakte) die gleiche Wirkung hat, so bedeutsam. Es ist dadurch bewiesen, dass aus der eigenen Körpersubstanz Stoffe von Capillargiftcharakter entstehen können. Meinen Assistenten Zipf und Wagenfeld ist es nun gelungen, aus dem defibrinierten Blut und aus arteigenen Organen diese von mir wegen der Vergänglichkeit der Wirkung als „Frühgifte" des defibrinierten Blutes bezeichneten Stoffe in Lösungen zu erhalten, die biuretfrei sind. Über die Natur dieser Substanzen ist bisher bekannt, dass sie ultrafiltrabel — also klein molekular — sind, dass sie bestimmte Farbreaktionen geben und dass sie alkoholunlöslich sind. Mit Bestimmtheit sind sie durch ihr pharmakologisches und chemisches Verhalten vom Histamin und auch von den Cholinderivaten verschieden. Die Bildung dieser Stoffe im Blute nach Proteinkörpertherapie erklärt, wie ich als Antwort auf die Frage von Herrn Geheimrat Krückmann sagen darf, das Auftreten der Herdreaktion: Die im Blute kreisenden Capillargifte addieren sich in ihrer Wirkung zu den örtlichen Entzündungsstoffen und bringen damit die örtliche Entzündung zum Aufflammen, und ebenso schafft das Kreisen dieser Stoffe eine erhöhte Bereitschaft gegenüber örtlichen Einwirkungen. Da diese Form der Reaktion des Organismus nicht auf die Proteinkörperwirkung beschränkt ist, sondern offenbar eine sehr verbreitete Reaktionsform darstellt und da ferner die Capillarwirkung nicht auf das Auge beschränkt ist, sondern von Dietrich und auch von Herrn v. Szily in den meisten Organen nachgewiesen werden konnte, so gewinnen die mitgeteilten Befunde eine besondere Bedeutung.

Herr v. Szily (Schlusswort):

Auf die Anfrage von Herrn Krückmann hat ja schon die Diskussionsbemerkung von Herrn Freund Antwort gegeben, aus welcher hervorgeht, in welcher Weise auch ein unspezifischer Reiz am Locus minoris resistentiae auf die Eruption einer Phlyktäne wirken kann und umgekehrt. Herrn Marchesani gegenüber möchte ich sagen, dass das Auge in jeder Hinsicht als ein Teil des Gesamtorganismus angesehen werden muss und dass eine besondere, aus diesem Rahmen herausfallende Beziehung von Auge zu Auge experimentell einwandfrei bisher noch nicht erwiesen ist. Vielmehr können vom Auge aus genau dieselben Reaktionen im Körper ausgelöst werden wie nach den anderen Arten einer Einwirkung und die Teilnahme des zweiten vollzieht sich ganz innerhalb des Rahmens der anatomischen Zusammenhänge mit dem Gesamtorganismus.

XXXIII.

Spektrographische Untersuchungen über die Absorption des Lichtes durch die menschliche Linse.

(Mit Demonstrationen.)

Von

Max Bücklers (Berlin).

Mit 1 Abbildung im Text.

Die menschliche Linse lässt sich mit einem Gelbfilter vergleichen, das einen Teil des sichtbaren Spektrums absorbiert. Diese Gelbfärbung ist bekanntlich schon beim Neugeborenen vorhanden und kann im Laufe des Lebens eine individuell sehr verschiedene Zunahme bis ins tiefe Braun-Rot und Schwarz erfahren.

Um die Art der Linsenfärbung und ihren Einfluss auf das Sehen zu bestimmen, sind mehrere Methoden angewandt worden. v. Hess gebührt das Verdienst, durch Vergleich mit farbigen Gläsern von bestimmter Durchlässigkeit die Absorption quantitativ als erster gemessen zu haben. Mittels der „Xanthometrie" konnte er zeigen, dass vorwiegend der kurzwellige Teil des sichtbaren Spektrums verschluckt wird. Menschen mit solchen Linsen sind demnach blaublind. Vogt wies darauf hin, dass diese Personen auf Grund mangelnden Farbkontrastes auch relativ gelbblind sein müssten. Von beiden Forschern wurde ferner die Fluorescenz zur Beurteilung der Linsenfärbung herangezogen.

Genauere Aufschlüsse über die qualitative Absorption der Linse waren von der spektroskopischen Betrachtung zu erwarten. Die Ergebnisse einzelner Untersucher (z. B. Macdonald, Grandmont, Cirincione, v. Hess, Koeppe, Fischer) gingen aber weit auseinander, so dass eine Nachprüfung gerechtfertigt erschien. v. Hess stellte bereits fest, dass die sog. Cataracta nigra die roten Strahlen fast ungehindert durchtreten liess, während zum kurzwelligen Ende hin die vorgehaltene Linse immer dunkler erschien.

Um grössere Reihen von Absorptionsspektren genauer vergleichen zu können, wandten wir die spektrographische Methode an, über deren vorläufiges Ergebnis ich Ihnen kurz berichten möchte.

Die zur Untersuchung gelangten Linsen stammen von Staroperierten im Alter von 48—84 Jahren. Die Extraktion geschah

in den meisten Fällen durch Eröffnung der Kapsel. Da aber die
Rinde, wie man auch im optischen Schnitt der Spaltlampe erkennt,
wesentlich weniger gefärbt ist als der Kern, fällt dieser Umstand
nicht so sehr ins Gewicht. Die Absorptionsspektren stellen also
Minimalwerte dar.

Da es nur selten möglich ist, frisch extrahierte Linsen lebenswarm untersuchen zu können, suchten wir nach einer Methode, die
es gestattet, die beim Erkalten einsetzende und durch die Fixation
sich verstärkende Trübung zu beseitigen. Mit der von Spalteholz
angegebenen Aufhellungsflüssigkeit, die sich aus Wintergrünöl und

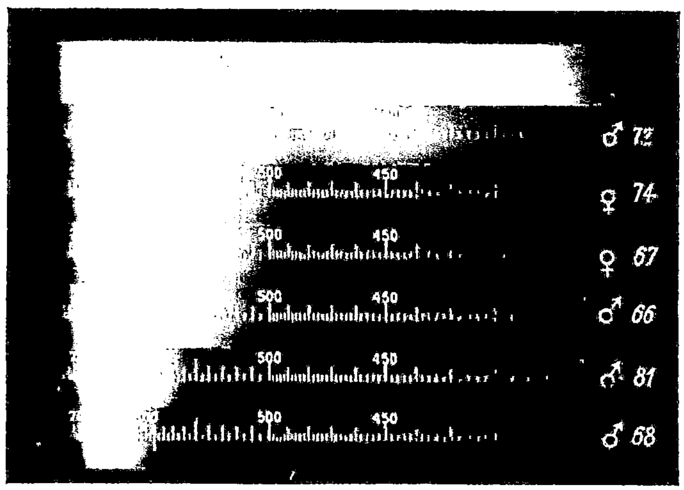

Abb. 1.

Benzylbenzoat zusammensetzt, gelingt es, selbst eine dunkle
Cataracta brunescens so durchscheinend zu machen, dass man beim
Auflegen feinsten Druck hindurchlesen kann. In Vorversuchen
konnten wir feststellen, dass diese wasserklare Flüssigkeit das
gesamte Spektrum ungehindert durchlässt und dass die Farbe der
Linse in keiner Weise, ihre Transparenz hingegen zugunsten einer
wesentlich kürzeren Belichtungszeit verändert wird.

Die so vorbehandelten Linsen wurden vorsichtig zwischen planparallelen Glasplättchen in einen Metallrahmen gespannt, der vor
die Öffnung des Spektroskops gesetzt wurde. Als Lichtquelle diente
das Nitralicht der Spaltlampe, deren Lichtbüschel auf die Spalt-
öffnung des Spektroskopes fokussiert wurde. Neben einer grösseren
Konstanz der Lichtstärke hat das Nitralicht im Gegensatz zum
Bogenlicht den Vorteil, dass Farbenaufnahmen ohne Filter auf-

genommen werden können. Wir benutzten den kleinen Spektrographen der Firma Zeiss, bei dem ein Handspektroskop mit einer photographischen Kamera verbunden ist.

Die Aufnahmen wurden teils mit der von der Firma Perutz hergestellten panchromatischen Platte „Perchromo", teils mit der Agfafarbenplatte gemacht.

Eine gelbe Linse hält Violett zurück; das übrige Spektrum erscheint in satteren Farben. Eine hellbraune Linse absorbiert Violett und Blau, eine dunkelbraune Violett, Blau und Grün. Dazwischen gibt es viele Übergänge. Da das kurzwellige Ende langsam abklingt, kann man keine exakte Grenze angeben. Das Ausmaß der Absorption ist unabhängig vom Lebensalter (s. Abbildung).

Eine Auswertung einzelner Spektralbänder mit dem Mikrophotometer ergab kleine Schwankungen der Absorptionskurve bei ca. 570 $\mu\mu$ und 490 $\mu\mu$, die aber über die Natur des Pigmentes vorläufig kein Urteil zulassen.

Eindrucksvoller lassen sich die Verhältnisse durch Farbenaufnahmen wiedergeben, wobei allerdings zu berücksichtigen ist, dass der Farbton verändert wird und die Empfindlichkeit der einzelnen Platten variiert.

Da wir im täglichen Leben nur Mischfarben begegnen, so lassen diese spektrographischen Ergebnisse nicht ohne weiteres Rückschlüsse auf die Farbentüchtigkeit vor der Operation zu. Sie zeigen aber erneut, wie ausserordentlich verschieden allein schon durch die Färbung der Linse die Farbenempfindung beeinflusst wird.

XXXIV.

Netzhautveränderungen nach Röntgenbestrahlung.

Von

W. Hoffmann (Königsberg i. Pr.).

Die Wirkungen der Röntgenstrahlen auf das Auge sind seit den grundlegenden Untersuchungen Birch-Hirschfelds bekannt. Von vielen Seiten sind sie später bestätigt und ergänzt worden. Nur die Wirkung auf die Netzhaut hat selten beobachtet werden können, besonders seitdem die Strahlung härter geworden ist. Daher wird die Gefahr einer Netzhautschädigung meistens gering gewertet oder überhaupt in Abrede gestellt.

Zwei Fälle, die wir in der Königsberger Klinik beobachten konnten, zeigten aber, dass auch mit gefilterter Strahlung Veränderungen an der Netzhaut hervorgerufen werden können. Im ersten Fall bestand bei einem 8jährigen Knaben ein Endotheliom der Orbita. Das Gewächs lag dem Bulbus vorn, unten und hinten an, war aber von der Sklera gut abgegrenzt und blieb auch vom Sehnerv 1 cm und mehr entfernt. Auf eine Bestrahlung mit harten Röntgenstrahlen bildete sich das Gewächs weitgehend zurück. Die Feldgrösse betrug 8mal 10 cm, die Spannung an der Röhre 175 kV, die Filterung 0,5 Cu + 2 Al, der FHA 30 cm. Der Augapfel erhielt dabei etwa 75 bis 100 % HED. Vier Wochen nach der Bestrahlung hatte das Gewächs wieder beträchtlich an Grösse gewonnen. Das Sehvermögen betrug bei normalem Befund am Augapfel $^5/_{20}$, während es 14 Tage nach der Bestrahlung mit $^5/_{7,5}$ angegeben worden war. Sieben Wochen nach der ersten erhielt das Auge eine zweite gleiche Bestrahlungsserie, und als 3 Wochen darauf kein Rückgang zu bemerken war, noch 30 bis 45% dazu. Da das Gewächs sich weiter vergrösserte, musste eine Woche später die Exenteratio orbitae erfolgen. Das Auge bot klinisch äusserlich und innerlich keine Krankheitserscheinungen. Das Sehvermögen blieb auf $^5/_{20}$.

Im zweiten Fall handelte es sich um ein Lidcarcinom bei einer 71jährigen Patientin. Sie wurde im November 1921 auswärts mit gutem Erfolg bestrahlt. 1923/24 erhielt sie in 8 Monaten sechs Bestrahlungen, die nach Mitteilung des behandelnden Arztes zusammen 2 HED betragen haben sollen. Die Strahlung war mit 0,5 Zn + 3 Al gefiltert, das Feld etwa 6 × 8 cm gross, der FHA betrug 23 cm. Als die Patientin im August 1924 die Klinik aufsuchte, bestanden schwere Veränderungen an den Lidern und dem vorderen Augenabschnitt: Schwellung der Lider, Chemosis, dichte Trübung der Hornhaut, die sich aus oberflächlich und tief gelegenen rundlichen Flecken zusammensetzte, ein kleines oberflächliches Geschwür unten innen, zu dem ein sulziger Pannus hinzog. Das Gesichtsfeld war nicht eingeschränkt. Der Visus betrug Fingerzählen in 3½ m.

In beiden Fällen wurden die Augen lebenswarm fixiert.

Die Veränderungen der Netzhaut stimmen in beiden Fällen gut überein. Schon mit schwacher Vergrösserung fällt auf, dass die Capillaren und Venen in Netzhaut und Aderhaut stark erweitert sind. Sie enthalten z. T. Plasma und zusammengesinterte rote Blutkörperchen. Die kleinen Arterien sind deutlich verengt. Wandveränderungen fehlen. Nur im zweiten Fall, in der Nähe der Papille, zeigen die Endothelien leichte Degenerationserscheinungen. Am

Pigmentepithel lässt sich Zerfall und Abstossung der Zellen, besonders im zweiten Fall, beobachten, auch das Auftreten kleiner Exsudatmengen unter der Netzhaut. Stäbchen und Zapfen, Körner- und plexiforme Schichten sind nicht deutlich verändert. Die Ganglienzellen befinden sich dagegen mehr oder weniger in Auflösung. In der Makulagegend sind sie noch verhältnismäßig gut erhalten, nach der Peripherie hin mehren sich die Degenerationserscheinungen. Zunächst macht sich eine Anschwellung der Zellen bemerkbar, die Fortsätze werden auf weite Strecken hin sichtbar. Die Nisslschollen zerfallen und an ihrer Stelle treten kleine Körnchen und Ringelchen auf, die sich weit in die Fortsätze hinein verfolgen lassen. Später kann man helle Lücken beobachten, dann kleinere oder grössere Vacuolen um den Kern herum oder an der Peripherie. Schliesslich erkennt man nur noch wabige Schatten oder einen regellosen Haufen dunkler Körner. Der Kern zeigt schon frühzeitig erhebliche Veränderungen. Entweder sintert er zusammen und färbt sich im ganzen tief dunkel, oder er nimmt einen metachromatischen Farbenton an, wird kleiner, häufig eckig und erscheint von kleinen Körnchen übersät. Schliesslich zerfällt er in einzelne Bröckel.

An den Gliazellen finden sich häufig Bilder von Neuronophagie, Pyknose oder karyorrhektische Veränderungen an den Kernen oder amöboide Formen.

Auch im Fibrillenbild finden sich erhebliche Veränderungen. Es lassen sich Zellen beobachten, in denen die Fibrillen verklumpt und zu Bröckeln oder feinkörnigen Haufen zerfallen sind. In den Fortsätzen bleiben sie länger erhalten, fallen aber schliesslich auch der Zerstörung anheim. Im Zelleib findet sich später nur noch ein fein granuliertes Plasma, in dem helle Spalten, Lücken und schliesslich auch Vacuolen auftreten. Der Endausgang ist wie im Nisslbild ein schaumiges, kaum färbbares Gebilde.

Diese Symptome an den Ganglienzellen bilden ein Krankheitsbild, welches Nissl unter dem Namen „schwere Ganglienzellerkrankung" beschrieben hat. Sie findet sich nach unserer Erfahrung bei pathologischen Zuständen des Auges ziemlich häufig und zwar vorwiegend bei chronischen Entzündungen und beim Glaukom. An beiden Augen wurden aber keine Krankheitszeichen gefunden, die nicht auf die Röntgenbestrahlungen zurückzuführen wären. Deshalb müssen wir auch für die Netzhautveränderungen dieselbe Ursache annehmen. Dass der Untergang der Ganglienzellen indirekt durch Veränderungen der Gefässwände verursacht wurde, wie von manchen behauptet wird, ist für unsere Fälle nicht anzunehmen, da Wandveränderungen entweder gar nicht oder nur geringfügig an einer einzigen eng umschriebenen Stelle zu finden waren. Dagegen bestanden hochgradige Kreislaufstörungen und zwar peristatische Zustände. Ob diese den Untergang der Ganglienzellen allein verursacht haben, oder eine direkte Wirkung der Strahlen vorliegt, lässt sich aus den Präparaten allein nicht entscheiden.

Darauf kommt es zunächst auch nicht an. Wichtiger ist die Tatsache, dass Röntgenstrahlen überhaupt Netzhautveränderungen hervorrufen können, auch wenn sie stark gefiltert sind.

Bei welcher Dosis diese Wirkungen auftreten, lässt sich nicht genau angeben. Im ersten Fall hatten im Abstand von 6 Wochen zwei Bestrahlungen stattgefunden. Nach der Pfahlerschen Kurve vom Ablauf der Strahlenreaktion im Gewebe wären etwa 15 % als Rest der ersten, der zweiten Bestrahlung zuzurechnen. Diese hätte demnach die Wirkung von etwa 90 bis 115 % gehabt. Ob die dritte Bestrahlung noch verantwortlich zu machen ist, erscheint mir zweifelhaft, da die Entfernung des Auges 7 Tage nach dieser stattfand und der Erkrankung der Ganglienzellen ein sehr chronischer Verlauf eigen ist. Eine genaue Angabe der Schädigungsdosis stösst ausserdem allgemein auf Schwierigkeiten, die sich aus der Qualitätsänderung der Strahlung im Körper herleiten.

Da einerseits nicht bestritten wird, dass weiche Strahlen die Netzhaut schädigen, andererseits solche Schädigungen bei harter Strahlung nur gelegentlich beobachtet sind, liegt die Annahme nahe, dass sie nur dann auftreten können, wenn der weiche Anteil in der Strahlung vermehrt ist. Diesen weichen Anteil liefert die Streustrahlung.

In der Tat ist in Sabbadinis Fall, dem einzigen in neuerer Zeit, die Sekundärstrahlung durch Metalliontophorese verstärkt worden. In unseren waren die Felder für ophthalmologische Verhältnisse gross.

Ich habe daher festzustellen versucht, bei welcher Dosis Schädigungen des Auges durch Streustrahlen auftreten. Den Streukörper bildete ein pyramidenförmiger Kasten mit Reis gefüllt, welcher die Strahlenpyramide um 10 cm verlängerte. Das obere Feld war 10 × 15 cm gross und wurde mit 175 kV, 0,5 Cu + 2 Al auf 30 cm Entfernung bestrahlt. An der Langseite des Kastens waren Kaninchen so gelagert, dass die Lidspalte der Kastenwand anlag und zwar 1 cm unterhalb der Oberfläche. An dieser Stelle ergab die Messung mit der Fingerhutkammer des Siemens-Dosismessers etwa 17 % der Strahlung in der Mitte der Oberfläche des Kastens. Diese wiederum betrug 126 % der primären, in Luft gemessenen. 1—5 HED auf den Streukörper, d. h. 17—85⁰/₀ HED führten nach 3 Monaten noch keine stärkeren Veränderungen herbei, deshalb erhielten diejenigen Kaninchen, die 17—70⁰/₀ erhalten hatten, nochmals 500 % dazu. Vier Wochen später fand sich bei ihnen eine Ausbleichung bzw. ein Ausfall der Haare. Bei den beiden am stärksten bestrahlten trat dann eine Conjunctivitis auf, die bis zum Ende der Beobachtung anhielt. Fünf Monate nach der zweiten Bestrahlung fand sich bei den nachbestrahlten Kaninchen eine Katarakt und zwar zunächst und am deutlichsten in der hinteren Rinde. Einen Monat später wurden die Tiere getötet. Das histologische Bild stimmte mit dem oben geschilderten beim Menschen vollkommen überein. Auch hier fanden sich Kreislaufstörungen in Aderhaut und Netzhaut, Veränderungen am Pigmentepithel und an den Ganglienzellen. Ausserdem war auch noch ein Markscheidenzerfall im frühen Scharlachrotstadium zu beobachten und zwar stärker nasal, wo das Auge dem Streukörper näher angelegen hatte, als temporal. Beim Vergleich der wirksamen Dosen ergibt sich ein erheblicher Unterschied gegenüber der Primärstrahlung. Katarakt trat auf nach einer Dosis von 6 HED auf den Kasten, d. h. etwa 750 r an der Kastenwand. Von diesen waren nur etwa 70 % in der Gegend der Linse wirksam, d. h. etwa 500 r. Für die Netzhaut ergeben sich Dosen von etwa 450 r. Epilation trat dagegen erst nach 8 HED primär, d. h. etwa 1000 r an der Kastenwand, auf. Linse und Netzhaut sind also für diese weiche Strahlung erheblich empfindlicher als die Haarpapille. Rohrschneider fand mit einer unserer primären sehr ähnlichen Strahlung die Dosen für Epilation und Katarakt gleich hoch und zwar bei etwa 1000 r, wobei die Streustrahlung nur geringfügig ist.

Die weiche Streustrahlung entfaltet nach meinen Befunden eine viel grössere Wirksamkeit auf die Gewebe des Auges. Es ist daher durchaus möglich, dass ihr der Hauptanteil an der Entstehung der Netzhautschädigungen in unseren Fällen zuzuschreiben ist. Unter Bestrahlungsbedingungen, bei welchen mit vermehrter Streustrahlung zu rechnen ist, grossen Feldern und kurzen FHA, kann man daher auch bei hartgefilterter Strahlung schädliche Wirkungen auf Netzhaut und Aderhaut erwarten.

XXXV.

Experimentelle Katarakt nach mehrfacher Bestrahlung mit kleinen Röntgenstrahlendosen.

Von

W. Rohrschneider (Berlin).

Mit 1 Tabelle im Text.

In früher veröffentlichten Tierversuchen habe ich zeigen können dass es bei Kaninchen mit grosser Regelmäßigkeit gelingt, durch die Einwirkung von Röntgenstrahlen Linsentrübungen, bei geeigneter Versuchsanordnung sogar Totalkatarakt zu erzeugen, ohne dass die übrigen Augengewebe dabei in nennenswerter Weise in Mitleidenschaft gezogen werden. Auf Grund dieser Versuche habe ich die Ansicht ausgesprochen, dass die Linse das strahlenempfindlichste Gewebe im Auge ist und habe versucht, zunächst theoretisch eine Erklärung für dieses besondere Verhalten der Linse gegenüber der Röntgenstrahlenwirkung zu geben. Die hohe Empfindlichkeit der Linse beruht meines Erachtens darauf, dass wegen des besonderen anatomischen Baues und des besonderen Stoffwechsels der Linse jede durch Strahlenwirkung an ihr entstandene Veränderung nicht wieder rückbildungsfähig ist, sondern in Form einer Trübung der Linsensubstanz als Zeichen der einmal stattgehabten Schädigung bestehen bleibt. Im Gegensatz hierzu können an der Haut und an solchen Geweben des Auges, welche ein stärkeres Regenerationsvermögen besitzen, die durch die Bestrahlung verursachten Veränderungen in einiger Zeit wieder ausgeglichen werden und unter Umständen normalen Verhältnissen Platz machen.

Um die Richtigkeit dieser Anschauungen im Experiment nachzuprüfen, habe ich neuerdings untersucht, welche Wirkung die Röntgenstrahlen in verteilter Dosis auf die Kaninchenlinse haben. Diese Versuche, wie auch die früheren, wurden in der Röntgenabteilung der Berliner Chirurgischen Universitätsklinik ausgeführt, dessen Leiter, Herrn Privatdozent Dr. Hintze ich auch an dieser Stelle meinen Dank für seine bereitwillige Beratung und Unterstützung aussprechen möchte. Man kann diejenige Röntgenstrahlendosis, welche beim Kaninchen Katarakt erzeugt, entweder in einer Sitzung verabfolgen oder auf mehrere Sitzungen verteilen. Krönig und Friedrich haben gezeigt, dass die einmalige Applikation einer

Dosis auf die Haut eine stärkere biologische Wirkung hat, als die gleiche Dosis, wenn sie auf mehrere Tage verteilt wird. Dieser Unterschied in der biologischen Wirkung beruht, wie Holthusen ausführt, darauf, dass das bestrahlte Gewebe in der Zeit zwischen den einzelnen Bestrahlungen sich von dem Strahleninsult der voraufgehenden Bestrahlung bis zu einem gewissen Grade zu erholen vermag. Je grösser die Erholungsfähigkeit des bestrahlten Gewebes ist, um so geringer ist die biologische Wirkung einer Bestrahlung mit verteilter Dosis. Umgekehrt ist zu erwarten, dass ein Gewebe, welches von Natur aus die Fähigkeit zur Reparation des Strahleninsultes nur in geringem Grade besitzt, wie ich das eingangs für die Linse annahm, in stärkerem Grade bei der Bestrahlung mit verteilter Dosis geschädigt wird als ein Gewebe mit günstigeren Reparationsfähigkeiten. Ein solches Gewebe mit günstigen Reparationsverhältnissen stellt beispielsweise die Haut dar, und es lag daher nahe, Vergleiche anzustellen zwischen der Strahlenempfindlichkeit der Haut einerseits und der Linse andererseits.

Schon bei meinen früheren Versuchen hatte sich als Testreaktion für die Erkennung der Röntgenstrahlenwirkung auf die Haut beim Tierversuch der Vorgang der Epilation bewährt. Ich konnte zeigen, dass bei einmaliger Bestrahlung diejenige Dosis, welche an der Haut Epilation hervorruft, auch imstande ist,Linsentrübungen zu erzeugen, während andererseits — immer bei einzeitiger Bestrahlung — Linsentrübungen ohne Epilation der mitbestrahlten Lidhaut nicht zu erzielen waren.

Nach dem Ergebnis dieser Versuche lässt sich der Satz aufstellen, dass beim Kaninchen die Strahlenempfindlichkeit der Augenlinse gleich der Strahlenempfindlichkeit der Haarpapille ist.

Wie aus meinen früheren Versuchen hervorgeht, beträgt die Röntgenstrahlendosis, welche bei einmaliger Anwendung sowohl Epilation der Haut als auch Linsentrübungen hervorruft, je nach der angewandten Strahlenart etwa 900—1000 R. Wir werden also annehmen können, dass 1000 R bei einmaliger Bestrahlung sicher Epilation bzw. Katarakt erzeugen.

Wie verhalten sich nun Haarpapille und Linse in ihrer Strahlenempfindlichkeit zueinander, wenn man eine bestimmte Strahlenmenge nicht in einer Sitzung, sondern in verteilter Dosis zur Anwendung bringt?

Meine daraufbezüglichen Versuche habe ich in der folgenden Tabelle zusammengestellt.

Tabelle.

Vers. Nr.	Kan. Nr.	Dosis in R								Gesamt-dosis	Wirkung	
		1	2	3	4	5	6	7	8		Lidhaut	Linse
1	59	360	360	360						1080 R	∅	Nahttrübung 7 Mon.
2	72	360		360		360				1080 R	∅	Nahttrübung 11 Mon.
3	82	360		360			360			1080 R	∅	Nahttrübung 12 Mon.
4	51	300	300	300	300					1200 R	∅	Katarakt 7 Mon.
5	56	360	360	360	360					1440 R	∅	Katarakt 7 Mon.
6	57	720	720	360						1800 R	Pigment-verlust	Katarakt 7 Mon.
7	77	360	360	360	360	360	360	360	360	2880 R	Pigment-verlust	Katarakt 9 Mon.
8	78	360	360	360	360	360	360	360	360	2880 R	Pigment-verlust	Katarakt 9 Mon.
9	79	720	720	720	720					2880 R	Epi-lation	Katarakt 5 Mon.
10	80	720	720	720	720					2880 R	Epi-lation	Katarakt 5 Mon.

Übersicht über die ausgeführten Versuche. Bestrahlung mit verteilter Dosis. Die mit 1, 2, 3 . . . bis 8 bezeichneten Spalten geben die zeitliche Verteilung der Dosis an, und zwar liegt zwischen je 2 Spalten ein Intervall von 1 Woche.

Bei Versuch 1—3 wurden insgesamt 1080 R in drei Einzeldosen von je 360 R verabfolgt. Die Dosis von 360 R vermag für sich allein weder Epilation noch Linsentrübung hervorzurufen. Die Wirkung der Gesamtdosis bestand bei diesen Versuchen darin, dass während der ganzen Versuchsdauer an der Lidhaut keinerlei Veränderungen auftraten, während die Linsen der bestrahlten Augen nach 7 bis 12 Monaten wenn auch geringfügige, so doch sicher pathologische Erscheinungen (in der Tabelle als Nahttrübung bezeichnet) aufwiesen.

In den folgenden Versuchen wurde nun die Dosis gesteigert, um zu untersuchen, bei welcher Gesamtdosis Epilation auftritt. Bei Versuch 4 und 5 (Gesamtdosis 1200 R bzw. 1440 R) blieben die Haarpapillen noch unbeeinflusst, während an der Linse nach vier Monaten die ersten Trübungen auftraten und nach 7 Monaten eine typische experimentelle Röntgenstrahlenkatarakt sich entwickelt hatte. Erst bei einer Gesamtdosis von 1800 R machen sich makroskopisch sichtbare Erscheinungen an der Lidhaut bemerkbar (Versuch 6). Es kommt zwar nicht zur Epilation, wohl aber zur Depigmentierung der Haare im Bestrahlungsfeld, eine Veränderung, die man auch an den nach der Epilation neu wachsenden Haaren beobachten kann. Regelrechte Epilation wurde erst bei der Gesamtdosis von 2800 R angetroffen (Versuch 7—10). Hierbei ist es wieder interessant zu sehen, dass es nicht gleichgültig ist, auf welchen Zeitraum die Dosis verteilt oder, mit anderen Worten, mit wie grossen Einzeldosen bestrahlt wird. Denn die Verteilung der Gesamtdosis auf acht Einzeldosen von je 360 R hatte lediglich Depigmentierung der Haare im Bestrahlungsfeld und an der Linse Trübungen der hinteren Rinde zur Folge, während erst die Konzentration der Dosis auf 4mal 720 R Haarausfall und totale Katarakt bewirkt. Die Latenzzeit für die Linsenveränderungen betrug für die erstgenannte Art der Dosisverteilung 7 Monate, für die letztgenannte nur 5 Monate.

Aus meinen soeben kurz besprochenen Versuchen möchte ich folgende Schlussfolgerungen ableiten.

Es lässt sich im Tierversuch zeigen, dass die Linse das röntgenstrahlenempfindlichste Gewebe im Auge ist. Die Strahlenempfindlichkeit der Linse ist beim Kaninchen ebenso gross wie die Strahlenempfindlichkeit der Haarpapillen in der Haut. Das bedeutet: Die Epilationsdosis erzeugt bei einmaliger Bestrahlung Katarakt. Wird die Epilations- bzw. Kataraktdosis auf mehrere Sitzungen mit 1—2 Wochen Intervall verteilt, so tritt, auch wenn die Gesamtdosis nur wenig die Kataraktdosis übersteigt, dennoch eine Schädigung der Linse ein, während die Haarpapille durch diese verteilte Dosis noch nicht angegriffen wird, sondern erst bei Erhöhung der Gesamtdosis auf etwa das zweifache der Epilationsdosis reagiert. An der Linse findet also eine Kumulation zeitlich verteilter Dosen statt. Infolgedessen kann eine Schädigung hervorgerufen werden auch durch mehrmalige Anwendung von Strahlendosen, welche unterhalb der Kataraktdosis liegen.

Wie weit diese experimentellen Ergebnisse auf den Menschen übertragen werden können, bedarf noch weiterer Untersuchungen.

XXXVI.

Zur Frage der Strahlenwirkung am Auge.

Von

H. Erggelet (Jena).

Mit 2 farbigen Abbildungen und 1 Tabelle im Text.

Seit 5 Jahren beobachte ich einige Leute, die, bei der Herstellung von Röntgenschen Röhren beschäftigt, Veränderungen im Bereich der Augen erworben haben [s. Z. Augenheilk. 64, 161/62, (1928)]. Zu einer Lidrandbindehautentzündung gesellten sich im Laufe der Jahre allmählich die für eine Schädigung durch Röntgensche Strahlen kennzeichnenden Veränderungen, bei dem einen mehr, bei dem anderen weniger schwere. Es kam zu mäßiger Atrophie der Haut in der nächsten Nachbarschaft der Augen mit Teleangiektasien, braunen und hellen Flecken, vorübergehendem Haarausfall bzw. -verkümmerung im nasalen Teil der Brauen- und Wimpernreihe. In der Bindehaut der Augäpfel entwickelten sich besonders deutlich die Gefässveränderungen, wie sie von Birch-Hirschfeld beschrieben worden sind. Auch xerotische Fleckchen stellten sich ein. Später erschienen auch in der Lidbindehaut einzelne unscheinbare kleine Narbenzüge. Gelegentlich griff ein kleines epidermisähnliches Fleckchen zungenförmig vom Lidrand in die Bindehaut hinüber. Die Hornhaut blieb zunächst ganz verschont. Als ernsteste Erscheinungen folgten schliesslich Linsenveränderungen. Ein oder zwei Bläschen unter der vorderen, einige mehr unter der hinteren Linsenkapsel; diese vermehrten sich, obwohl die weitere Einwirkung der Strahlen verhindert worden war, ganz langsam, aber stetig und breiteten sich auf eine recht grosse Fläche aus; einzelne besonders grosse erschienen ganz in der Peripherie, während sich am hinteren Pol eine zusammenhängende, ziemlich scharf begrenzte scheiben- bzw. ringförmige und an ihrem Rand besonders dichte weisse Trübung ausbildete, die im Schnitt des Spaltbündels Meniskenform erkennen liess, nicht unähnlich dem Glasmacherstar. Als letztes zeigten sich jetzt gelegentlich auch zarte Epithelveränderungen der bisher verschonten Hornhaut, während in den Randgebieten auch die veränderten Limbusgefässe unten aussen oder innen hereinrückten. Die Beschränkung der Veränderung auf die Augen und ihre allernächste Nachbarschaft erklärt sich dadurch, dass die Leute bei der Arbeit die belastete Röhre, die in einem strahlendichten Kasten eingeschlossen ist, durch ein kleines wagerechtes Fenster beobachten. Davor ist zwar eine dicke Bleiglasscheibe geschoben. Offenbar wurde aber dann und wann dennoch ohne diesen Schutz hineingesehen. Denn nicht alle an der gleichen Stelle gleichartig arbeitenden Leute sind erkrankt, und gerade der Älteste und am längsten auch jetzt noch dort tätige ist ganz verschont geblieben. Dies beruht zweifellos nicht etwa auf einer persönlich verschieden grossen Empfindlichkeit, sondern darauf, dass der eine die Schutzvorschrift gewissenhaft befolgte, während der andere sich gelegentlich sorglos darüber hinwegsetzte.

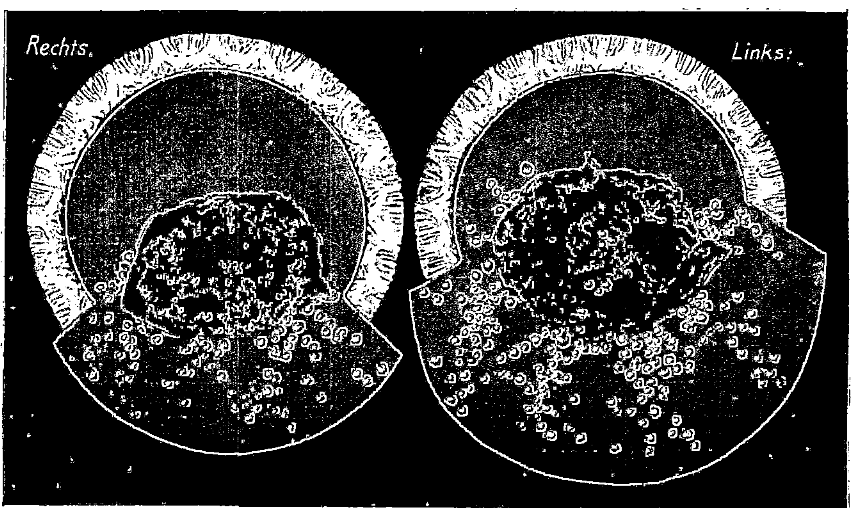

Abb. 1. Linsenveränderungen bei einem Pumper. Einstellung des Lupenspiegels auf die Linsenhinterfläche. Andeutung der bei gesenktem Blick sichtbaren Ausbreitung nach unten.

Abgesehen von den besonderen Umständen des Auftretens der Schäden als beruflicher Krankheit und des Erkrankens einer Gruppe von Leuten sind diese Beobachtungen bemerkenswert, weil wir hier Linsentrübungen unter dem Einfluss der Röntgenschen Strahlen bei ganz gesunden und überdies bei erwachsenen, aber noch jungen Leuten entstehen sehen, wobei, wie gesagt, eine persönliche Überempfindlichkeit für die Strahlen ausgeschlossen ist. Von Bedeutung ist die Beobachtung deshalb, weil für sie der häufig erhobene Einwand, irgendeine mit Strahlen behandelte Grundkrankheit des Auges oder das Alter könnten auch ohne Strahlenwirkung den Star gebracht haben, wegfällt. Derartige Fälle sind bisher nur wenige bekannt geworden (Guttmann und Treutler), etwas häufiger schon hat man an jüngeren Leuten Startrübungen auftreten sehen, wenn Krankheiten in der Nachbarschaft gesunder Augen mit Bestrahlungen behandelt worden waren (s. Paton 1909, Wilkinson, Horay, Dor, Birch-Hirschfeld, W. Stock, W. Rohrschneider). Bei diesen Fällen sind teils ungefilterte weiche, teils gefilterte harte Strahlen angewendet worden.

Bei unseren Kranken fehlen bestimmte Angaben über die Einstrahlungsgrösse völlig. Nach dem Arbeitsgang ist so viel über die Art der in Betracht kommenden Strahlen zu sagen, dass dabei sehr verschiedene Strahlengattungen vorkommen können, denn die Röhre wird zu Anfang mit sehr niedriger Spannung belastet, die allmählich gesteigert wird, Filterung hat offenbar nicht stattgefunden. Die Bestrahlungsdauer ist natürlich ganz unbekannt. Dass die Leute ihre Augen aber einer grossen Anzahl sehr häufig wiederholter, verzettelter Bestrahlungen ausgesetzt haben, ist wohl sicher.

Von der Seite der biologischen Wirkung aus betrachtet, fanden wir also eine bisher fortschreitende Linsentrübung unter einer Strahlung, die an der Oberfläche verhältnismäßig wenig Schaden angerichtet und nur stellenweise und bei einzelnen Leuten zum Haarausfall geführt hat. Geschwürsbildung hat es nie gegeben. Kurz, es besteht eine chronische Röntgendermatitis geringen Grades. Eine solche ist nach W. Flaskamp die „Folge immer wiederholter Bestrahlung der Haut mit kleinen Dosen einer meist sehr weichen Strahlung". Diese Bedingungen sind nach dem Gesagten im Arbeitsgang zu finden. Es ist aber die Frage, ob auch die Linsentrübungen damit zu erklären sind, d. h. ob auch sie von dem gleichen weichen Strahlenanteil herrühren oder von härteren Strahlen, die vorzugsweise im späteren Teil der Arbeit bei höherer Stromspannung auftreten. Die Möglichkeit ist jedenfalls nicht von der Hand zu weisen, dass weiche Strahlen, denen ja vor allem Oberflächenwirkung zukommt, gleichwohl zu einer Linsenschädigung befähigt sind, wenn sie, womit bei unseren Fällen als einer wichtigen Besonderheit zu rechnen ist, in sehr kurzen, also an sich schwachen Gaben, aber in einem langen Zeitraum sehr häufig wiederholt, verabfolgt werden.

Diese Erwägungen veranlassten zu Versuchen an Kaninchen. Die Wichtigkeit einer genügend langen Beobachtungsdauer braucht bei der bekannten Latenz der in Frage stehenden Linsenveränderungen nicht besonders betont zu werden. Da nunmehr 2½ Jahre verflossen, darf wohl einiges mitgeteilt werden.

Bewusst wurden zunächst ganz extrem weiche, nämlich Bukysche Grenzstrahlen gewählt, die bei der Röhrenherstellung nicht vorkommen und die nur zu ganz oberflächlicher Wirkung befähigt sein sollen. Die Röhre wurde belastet mit 9 kV$_{max}$ bei 10 mA. Sie gibt in 5 cm Abstand zwischen Fenster und Auge in 1 Minute 220 R. Über die Stärke und Häufigkeit der Einzelgaben gibt die nebenstehende Aufstellung Auskunft. Die Zeitabstände waren aus äusseren Gründen nicht ganz gleichmäßig. Es sei gleich hier vorweggenommen, dass unter den angewendeten Versuchsbedingungen an der Linse auch nach der langen Beobachtungszeit von $2^1/_2$ Jahren in keinem Fall Veränderungen entstanden sind (Nr. 62, 64, 1073, 1130 und 1432).

Tabelle.

Nr.	Bestrahlungszeit Tage	Gesamtstrahlengabe in R	Einzelgabe in R	Zahl der Bestrahlungen	Gesamtbeobachtungszeit		Beobachtungszeit nach der letzten Bestrahlung	
					J.	M.	J.	M.
65	186	1800	150	12	2	5	1	10
61	176	4200	600	7	2	5	1	11
64	192	8360	440	19	2	5	1	10
1073	112	8880	880 (!)	10	2	3	1	11
1432	51	14620	2960 (!)	5	2	—	1	10
1130	30	17388	4347	4	2	—	1	10
62	173	22440	1320	17	2	5	1	11

In einer zweiten Gruppe von Versuchen wurde sodann ein Gemisch von weniger weichen Strahlen verwendet, nämlich Röntgenstrahlen, die von einer Frank-Schulzeschen Röhre mit einem Lindemannschen Fenster und einer Wolframantikathode geliefert wurden. Zur Kennzeichnung der Strahlung sei noch bemerkt, dass die Röhre mit 35 kV$_{max}$ bei 4 mA belastet wurde und in einer Minute 300 R lieferte. Bestrahlt wurde ohne Filter in 20 cm Entfernung zwischen Brennfleck und Auge. Mit diesen Röntgenschen Bestrahlungen liessen sich im Auge erwachsener Kaninchen tatsächlich Veränderungen erzeugen, die unseren am Menschen beobachteten recht ähnlich sind.

Das Tier 61 erhielt 7mal je 600 R in 176 Tagen und antwortete, abgesehen von den frühen Reizerscheinungen leichter Art, nach 2 Monaten mit Ausfall der feinen Haare an den Lidern und später in ihrer Nachbarschaft. Die langen Tasthaare blieben stehen. Dabei wurde schon das Hornhautepithel etwas angegriffen. Mit den folgenden Bestrahlungen griff der Haarausfall weiter um sich, schleimige

Bindehautabsonderung nahm sehr zu, schliesslich bildeten sich um den 160. Tag Hornhautinfiltrate, in die Gefässe einwucherten. Die Bindehaut wurde etwas evertiert und verkürzt. Nach 10 Monaten erschienen Vakuolen unter der hinteren Linsenkapsel, sie vermehrten sich, so dass ein längerer Kranz entstand. Daraus wurden teils netzförmige, teils dichtere Trübungen, während die Vakuolen

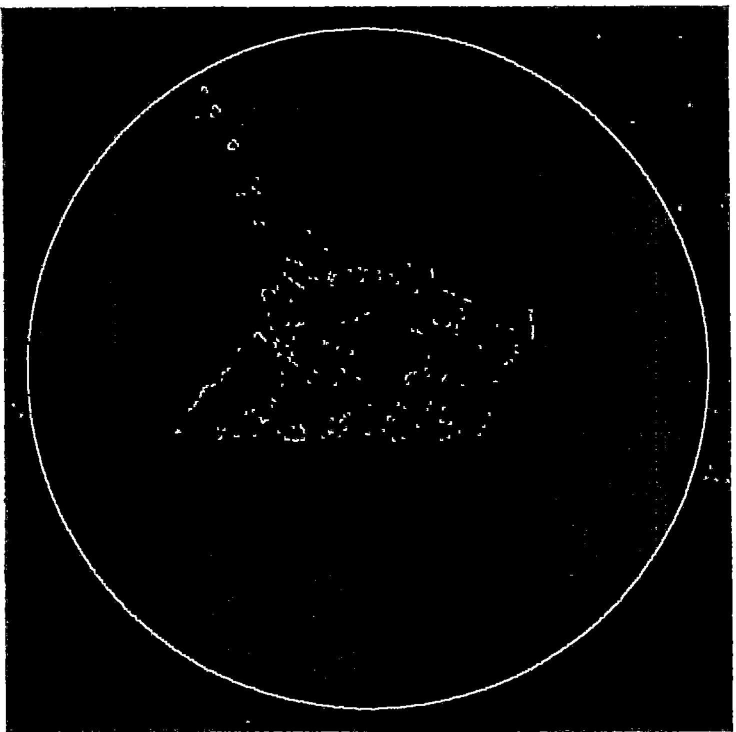

Abb. 2. Veränderungen an der hinteren Linsenfläche eines Kaninchens (61) entstanden unter der Wirkung wiederholter Gaben von Röntgenschen Strahlen.

verschwanden. Alles das ist (s. Abb. 2) auf ein umschriebenes Gebiet beschränkt. Heute, 1 Jahr 11 Monate nach der letzten Bestrahlung, scheint die Trübung zum Stillstand gekommen zu sein. An der Regenbogenhaut und am Augenhintergrund waren keine Veränderungen zu sehen. Die Augapfelspannung blieb gut.

Es ist also gelungen, bei erwachsenen Kaninchen Linsentrübungen zu erzeugen bei einer erheblich niedrigeren Spannung, als sie Rohrschneider bei seinen Versuchen von 1928 verwendet hat, nämlich bei 35 kV statt 188 kV, also mit weicheren Strahlen, dabei ohne Filter und bei nur 600 R im Vergleich zu seinen 1000 R, eine

Wirkung, die aber nur durch wiederholte Gaben, also durch Kumulation entstanden ist. Man wird also auch auf den Menschen schliessen dürfen und sagen können, dass die Strahlung im ersten Teil der Röhrenherstellung befähigt ist, Linsenschäden anzurichten. Der Versuch, mit geringeren Gaben der gleichen Strahlung, aber bei noch häufigerer Wiederholung dieselbe Wirkung auszuüben, wie er bei Tier 65 mit 12mal 150 R in 186 Tagen angestellt wurde, ist fehlgeschlagen. Trotz langer Beobachtung, 2 Jahre 5 Monate (bzw. 1 Jahr 10 Monate) wurden keine bleibenden Veränderungen gefunden. Wollte man die Versuchsanlage den Arbeitsbedingungen bei der Röhrenherstellung noch mehr angleichen, so müsste das zunächst durch noch häufigere Bestrahlung in der Zeiteinheit geschehen.

Beachtet man aber, dass sich die Oberflächenwirkung bei den Röhrenmachern in mäßigen Grenzen hält, so wird man doch für die Berufsschäden auch den härteren Bestandteil der Strahlung, wie er gegen Ende der Arbeit bei höherer Spannung, 50—55 kV, hinzukommt, in Betracht ziehen müssen, zumal die Linsentrübung bei den Leuten nicht stehen bleibt wie bei den Tieren, sondern noch immer fortschreitet. Gewisse Gründe, die aus der Arbeitsaufgabe bei der Röhrenherstellung folgen, sprechen überdies ihrerseits auch für die zweite Hälfte des Arbeitsganges. Vielleicht gibt es für den Versuch ein Optimum bzw. für die Linse ein Pessimum aus Strahlengattung, Stärke und Häufigkeit der Einwirkung.

Dass die Bestrahlung mit den Buckyschen Grenzstrahlen der ersten Versuchsgruppe auch bei verhältnismäßig häufiger Wiederholung und einigermaßen hohen Gaben nicht zu Linsenveränderungen geführt hat, ist insofern eine nicht unerwünschte Feststellung, als diese Strahlen in immer grösserem Umfang zur Hautbehandlung herangezogen werden. Die dabei nach Bedarf wiederholt angewendeten Gaben schwanken innerhalb weiter Grenzen. Beispielsweise verabfolgt B. Spiethoff bei subakutem Ekzem 110 bis 120 R, bei chronischem Ekzem 460 R, bei Lupus 4600 R und mehr bei der oben angegebenen Belastung; Hautkrebs wird ebenfalls mit 4600 R belegt, jedoch bei 11 kV$_{max}$.

Schliesslich sei noch kurz erwähnt, dass die Grenzstrahlen in meinen Versuchen bei einer gewissen Stärke am Hornhautepithel an und für sich unbedenkliche, aber recht bemerkenswerte Vorgänge herbeigeführt haben. Das Epithel wurde in einem umschriebenen Gebiet matt, leicht gestippt, getüpfelt und trüb. Sodann kam es bei pigmentierten Tieren gewissermaßen zu einer Einschwemmung von Farbstoff über die Hornhaut hinüber. Im Lauf weniger Tage wanderte ein grösserer oder kleinerer Teil des Farbstoffs aus dem braungefärbten Hornhautrandring, besonders gern von oben her, eigentümliche Züge bildend, oft nach einer Seite scharf abgegrenzt, auf die Hornhaut hinüber bis ins Scheitelgebiet oder sogar darüber hinweg. Allmählich glättet sich das Epithel, es kommt wieder Ruhe in die strömende Masse und nach längerer Zeit verschwindet der Farbstoff schliesslich wieder vollständig aus der Hornhaut. Diesen Vorgang hat Herr Löhlein gleichzeitig an seinen Tieren nach Abschabung des Epithels und Einstreichen einer Salbe mit Thorium X sich abspielen sehen. Die Bilder sind veröffentlicht; ich kann sie als bekannt voraussetzen. Ist dieselbe Farbstoffbewegung zwar gelegentlich auch bei Vergleichsaugen, die kein Thorium X bekommen hatten, erfolgt, so glaube ich, da sie ja auch Rohrschneider bei der Anwendung gefilterter und härterer Röntgenscher Strahlen gesehen hat, dass die Strahlungswirkung für die Farbstoffwanderung einen besonderen Anreiz bildet. Denn einerseits hat bei den reinen Bestrahlungsversuchen ja keine völlige Entblössung in der Hornhaut von Epithel stattgefunden, wie bei der Abschabung, sondern nur fleckweise eine mehr oder minder starke Schädigung, andererseits ist gleichzeitig mit der Hornhautbestrahlung auch eine unmittelbare Beeinflussung dieses gefärbten Hornhautringes erfolgt, bei der Abschabung aber nicht. Daher mag wohl nach einer solchen Lockerung des Randringgewebes durch die Strahlen die mechanische Transportwirkung des Lidschlags, die Herr Löhlein überzeugend nachgewiesen hat, leichtere Arbeit finden als ohne sie.

Die Bestrahlungen wurden unter ziemlich ungünstigen äusseren Verhältnissen durchgeführt und ich bin Herrn Prof. Spiethoff dafür zu besonderem Dank verpflichtet, dass er mir in der mit klinischer Arbeit sehr überlasteten Hautklinik die Bestrahlungen ermöglicht hat, desgleichen Herrn Dr. Kirsch für seine Hilfe.

Aussprache zu den Vorträgen XXXIII—XXXVI.

Herr Vogt:

Die Untersuchungen Bücklers zeigen, dass die alternde Linse, wenn sie gelb und gelbrot sich färbt, nicht nur im Ultraviolett und Violett, sondern auch im Blau und Grün mehr oder weniger kräftig absorbiert. Das bedingt Blaublindheit, nicht retinale, sondern dioptrische Blaublindheit, und es hat auf diese schon vor 60 Jahren Liebreich hingewiesen, der diese Blaublindheit an Gemälden betagter Maler feststellte und richtig deutete. Solche Personen sind, wie ich fand, auch gelbblind, wieder dioptrisch gelbblind. Es besteht bei ihnen ein ähnlicher Mangel der Gelbunterscheidung, wie ihn etwa das Licht elektrischer Glühlampen oder noch mehr Petrol- und Kerzenlicht erzeugt. Vorgestern ist unsere Aufmerksamkeit durch den Vortrag Tschermaks auf eine andere Art erworbener Farbensinnänderung gelenkt worden, auf die chromatische Umstimmung durch Licht. Auch diese Umstimmung tritt instruktiv in Gemälden zutage. Man vergleiche eine sonnige Landschaft mit derselben Landschaft bei bedecktem Himmel. In der Sonnenlandschaft überall Umstimmung des Farbensinnes nach dem warmen langwelligen Ende hin, wo die sonnenarme Landschaft kalte Töne zeigt. Ein Baumstamm, ein Hausdach im gedämpften Licht dunkelgraubraun, im Sonnenlicht lebhaft rotbraun, der Schnee in der Sonne rosarot, im gedämpften Licht bläulichweiss. Die Blendungserythropsie ist eine Äusserung dieser chromatischen retinalen Umstimmung, welche letztere im Gegensatz steht zu der dioptrisch bedingten Störung, deren spektrographisches Substrat die Untersuchungen Bücklers darstellen.

Herr Kleiber:

Als Versuchstiere zur Röntgenbestrahlung wurden in der Charité Meerschweinchen verwendet. Die Dosen betrugen 50—1200 R. Die mit 800 und mehr R bestrahlten Tiere starben, bevor Veränderungen an der Linse beobachtet werden konnten. Die mit 250 und mehr R bestrahlten Tiere zeigten deutliche Kataraktbildung, aber ohne Epilationserscheinungen. Die Zeit zwischen der einmaligen Bestrahlung und dem Auftreten der Katarakt wechselte, sie betrug bei den geringen Dosen mehrere Monate. Die Form der Linsenschädigung war die auch beim Kaninchen bekannte typische der Strahlenkatarakt.

Herr Blaickner:

Ich möchte an Herrn Rohrschneider die Anfrage richten, ob sich aus seinen Versuchen Rückschlüsse auf eine unterschiedliche Wirkung weicher und harter Strahlung ergeben. Insbesondere ob jene ganz harten Strahlen, die den Gammastrahlen nahestehen, weniger schädlich seien. Nach den uns bisher bekannten biologischen Strahlenwirkungen wäre solches anzunehmen, und es hätte insbesondere für jene Kliniker grosse Bedeutung, die in der glücklichen Lage sind, zwischen Röntgen- und Radiumstrahlen zu wählen.

Herr Scheerer:

Herr Rohrschneider bestätigt unsere klinischen Erfahrungen. Die Linse erweist sich als ein Abkömmling der Haut, natürlich mit Eigenheiten, die mit ihren Stoffwechselverhältnissen zusammenhängen. Wir pflegen daher bei tuberkulösen Erkrankungen nie mehr als 80% der HED im Laufe eines Jahres zu geben und rechnen mit Eintritt einer Katarakt innerhalb 2 Jahren in solchen Fällen (Tumoren), in denen die Strahlenmenge nicht unterhalb 80% gehalten und das Auge nicht geschützt werden kann. Übrigens ist die Prognose der Extraktion in der Kapsel nach Röntgenbestrahlung durchaus gut.

Herr Comberg:

Die Ansicht Scheerers, dass wegen ihres epithelialen Charakters für die Linse die Röntgenschädigungsdosis ebenso hoch wie die Schädigungsdosis der epithelialen Haut, nämlich gleich 100% der HED sei, erscheint mir noch nicht genügend begründet. Man muss sich vergegenwärtigen, dass ein ganz ausgesprochener Unterschied in der Wirkung der Strahlen an den Linsen-Epithelien und den Haut-Epithelien besteht. Die Linsenschädigung tritt bekanntlich erst nach mehreren Monaten, unter Umständen sogar erst nach mehreren Jahren auf. Eine analoge Spätschädigung ist an anderen lebenden Geweben überhaupt nicht bekannt.

Sucht man nach einer Erklärung für das sehr späte Auftreten der Linsenschädigung, so könnte man folgendes sagen: Die Linse ist ein ganz durch die Kapsel abgeschlossenes Organ mit langsamem Stoffwechsel. Vielleicht ist gerade die hintere, nicht durch eine Zellreihe besetzte und in der Mitte besonders dünne Kapsel das Hauptstoffwechselfilter. Alsdann wäre erklärlich, dass nach Einwirkung einer Schädigung auf die in der Linsenkapsel enthaltenen Fasern gerade am hinteren Pol unter der Kapsel und an den benachbarten Nähten eine Anreicherung von Stoffwechselprodukten und Abbaustoffen stattfinden kann, welche unter dem Einfluss der Bestrahlung in der Linse entstanden sind. Die dauernde Bewegung des Linseninhaltes bei dem Akkommodationsvorgang wird vielleicht auch noch mechanisch zu einem Transport dieser Stoffe beitragen. Die Abbauprodukte können an den Stellen grösserer Konzentration vielleicht ähnlich wirken wie einige von v. Szily in dem vorhergehenden Vortrag genannten Stoffe: Die Strahlenkatarakt (bei Wärme-, Licht-, Röntgen- und Radiumstrahlenschädigung) wäre alsdann zunächst eine der Linse eigentümliche Form der Herdreaktion.

Herr Thies:

Ich möchte einen Fall einer Strahlenschädigung erwähnen, der für die gutachtliche Beurteilung besonders wichtig zu sein scheint. 1909 schwerste Schädigung durch mehrwöchentliches Arbeiten beim Schweissen mit ungeschützten Augen. Rechtsseitige schwerste Veränderungen in der Macula mit Glaskörpertrübungen. Besserung erfolgte. Oberbegutachtung hielt Strahlenschädigung als Ursache für das rechte Auge für erwiesen, legte aber auf gleichzeitig bestehende feinste Maculaveränderungen des linken Auges kein Gewicht. Rentenabfindung. 1928 Herabgehen des Sehvermögens auf dem linken Auge in erhöhtem Maße, das schon Jahre vorher eingesetzt hatte. Begutachtung durch mich. Auf dem rechten Auge fanden sich schwerste Veränderungen der Macula, besonders in der Nähe der Gefässe. Das Auge war erblindet. Auf dem linken Auge ebenfalls schwerste Veränderungen der Macula und bei der Blickrichtung rechts entlang eines Gefässes. Sehvermögen S = Finger in 4—5 m. Zusammenhang der Veränderungen beider Augen mit der Strahlenschädigung 1909 schon höchstwahrscheinlich, aber absolut erwiesen durch Veränderungen auf der vorderen Linsenkapsel, die besonders bei erweiterter Pupille deutlich sichtbar waren: Narbenzüge durch Verbrennung mit ultravioletten Strahlen.

Herr Hessberg:

Bei der Röntgenfrühbestrahlung der akuten oder schleichenden Iridocyclitis besonders nach Verletzungen, die zur Erhaltung schwer gefährdeter Augen dient und in den allermeisten Fällen zu einem günstigen Erfolge führt, muss die Möglichkeit, eine Katarakt zu erzeugen, gegen die, ein Auge der Form nach zu erhalten oder ihm in günstigem Falle späterhin wieder etwas Sehvermögen verschaffen zu können, abgewogen werden. In diesen Fällen möchte ich die evtl. Entstehung einer Katarakt als Spätfolge der Bestrahlung als das kleinere Übel ansehen. Die Prognose der Staroperation, wenn sie in der Kapsel vorgenommen wird, ist auch in diesen Fällen ähnlich wie bei denen nach schleichender Iridocyclitis aus anderer, besonders tuberkulöser Ursache, relativ günstig. Man ist deshalb trotz der drohenden Gefahr der Linsentrübung in der Lage, mit der Bestrahlung noch etwas für das Auge zu leisten, was in den allermeisten Fällen durch andere Methoden nicht möglich ist. Das gleiche gilt für die Bestrahlung des Glaucoma haemorrhagicum an Augen, die sonst dem sicheren Untergang geweiht sind. Im allgemeinen kommt man mit einer unter 80% HED liegenden Dosierung aus. Gegenüber den früher mitgeteilten höheren Dosierungen bin ich seit längerer Zeit dazu übergegangen, fraktionierte kleinere Bestrahlungsdosen zu geben, deren Ergebnisse als günstiger anzusehen sind, so dass hierdurch mit Wahrscheinlichkeit die Gefahr einer Kataraktbildung vermieden wird.

Herr Rohrschneider (Schlusswort):

Bei den Berufsschädigungen durch Röntgenstrahlen stellen die von Herrn Erggelet mitgeteilten Fälle ein typisches Ereignis dar. — Der Begriff der Schädigung ist relativ. In Hinsicht auf die forensische Bedeutung sollte man von Schädigungen erst dann sprechen, wenn irreparable, funktionsbehindernde Veränderungen am Auge aufgetreten sind. Die Bewertung einer Schädigung richtet sich weiterhin nach der Indikation. Wenn es gelingt, eine schwere Erkrankung zu heilen, wird man die Katarakt in Kauf nehmen. —

Zu Herrn Kleiber: Vielleicht bestehen zwischen den einzelnen Tierarten Unterschiede in der Strahlenempfindlichkeit, ebenso wie die zwischen Mensch und Kaninchen nachgewiesen sind.

Zu Herrn Blaickner: Auch bei unseren experimentellen Untersuchungen haben sich die harten Röntgenstrahlen als weniger schädigend erwiesen insofern, als bei ihnen die therapeutische Breite grösser ist.

Herr Erggelet (Schlusswort):

Wenn Herr Kleiber mit der niedrigen einmaligen Gabe von 100 R bei Meerschweinchen Linsenveränderungen erzielt hat, so liegt das vielleicht zum Teil an der verschiedenen Gewebsdicke, die zu durchstrahlen ist.

XXXVII.

Über die Wirkung des Strychnins auf einige Reflexe des Auges.

Von

Werner Kyrieleis (Würzburg).

Mit 4 Abbildungen und 2 Tabellen im Text.

Die früher ziemlich allgemeine Annahme, dass das Strychnin eine Steigerung und Verfeinerung der Sinneswahrnehmungen bewirke, hat, soweit die Funktionen des Auges in Frage kommen, durch neuere Untersuchungen in mehreren Punkten nicht bestätigt werden können. Um so auffallender ist es, dass über die Wirkung des Strychnins auf die Reflexe des Auges exakte Untersuchungen fast vollkommen fehlen, obgleich seine aus der Pharmakologie des Zentralnervensystems, insonderheit des Rückenmarkes, bekannte Kardinaleigenschaft der Steigerung der Reflexerregbarkeit eigentlich in erster Linie dazu auffordern sollte.

Diese Lücke nach Möglichkeit auszufüllen, war der Grund zur Anstellung der Versuche, über die ich Ihnen berichten möchte. Um einwandfreie und leicht nachprüfbare Ergebnisse zu erzielen, wurden Reflexe ausgewählt, die eine möglichst genaue zahlenmäßige Messung oder graphische Darstellbarkeit besonders dazu geeignet erscheinen liess.

Die Wirkung des Strychnins auf den Lichtreflex der Pupille.

Nachdem ich schon vor einiger Zeit im Rahmen klinischer Untersuchungen berichten konnte, dass der Ablauf der Sphinkterkontraktion auf Belichtung durch Strychnin in charakteristischer Weise beeinflusst werde, kann ich jetzt diese auf blosse Beobachtung mit dem Hornhautmikroskop gestützte Behauptung objektiv unter Beweis stellen. Die Kurve, die ich Ihnen vorlegen möchte, verdanke ich dem liebenswürdigen Entgegenkommen von Herrn Prof. Dr. Otto Löwenstein-Bonn, der mit seinem äusserst exakt arbeitenden kinematographischen Verfahren, unterstützt durch Herrn Dr. Pürckhauer-Bonn, die Strychninwirkung auf die sonst normale Pupille graphisch darzustellen die Freundlichkeit hatte.

Der früher nur durch den Augenschein gewonnene Eindruck war, dass die Lichtreaktion der Pupille unter der Strychninwirkung den Charakter einer „Reactio celer" annehme, d. h. schneller, ruckartiger einsetze und früher ihr Kontraktionsmaximum erreiche. Dieser Unterschied ist aus den beiden abgebildeten Vergleichskurven (Abb. 1) recht gut abzulesen. Es handelt sich bei diesen übereinander photographierten Kurven jedesmal um die vierte Belichtung im Laufe eines Filmstreifens, so dass bezüglich Ermüdung oder anderer durch die wiederholte Belichtung verursachter Reaktionsänderungen ohne weiteres vergleichbare Bedingungen vorliegen. Der verschiedene Ablauf der Pupillenverengerung ist am besten aus dem Winkel zu ersehen, den der absteigende (der Kontraktion entsprechende) Schenkel mit der Senkrechten bildet. Er ist im zweiten Falle, d. h. 40 Minuten nach subcutaner Injektion von 0,003 g Strychn. nitric., wesentlich spitzer als in der Normalkurve. Noch sinnfälliger wird die Art der Bewegungsänderung, wenn man je den halben Ordinatenabstand zu beiden Seiten einer Senkrechten aufträgt, da dann die konzentrische Verengerung besser zur Anschauung kommt. Das ist in etwas verändertem Maßstabe (doppelte Länge der Abszissenwerte) in Abb. 2 geschehen. Die Abbildung

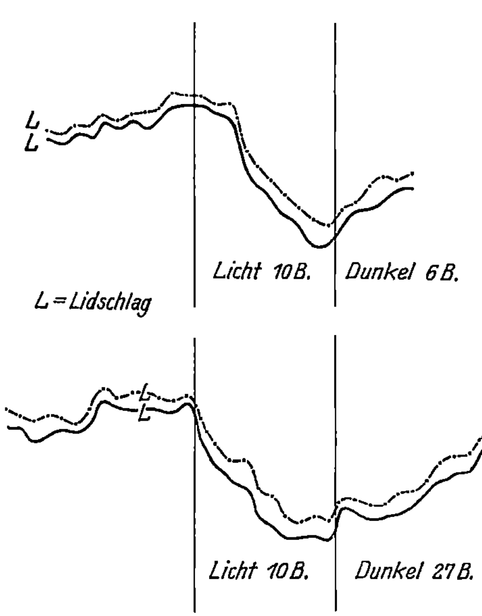

Abb. 1. Kurve der Pupillenkontraktion (aufgenommen von Professor Löwenstein - Bonn). Die obere Kurve zeigt den Kontraktionsablauf der unbeeinflussten Pupille, die untere den Bewegungsverlauf nach Strychnininjektion. Ausgezogene Linie = rechtes Auge. Unterbrochene Linie = linkes Auge.

spricht für sich selbst und bedarf kaum einer näheren Erklärung. Auch die frühere Erreichung des Kontraktionsmaximums nach Strychnin ist aus beiden Kurven einwandfrei ersichtlich. Wenn auch nicht alle Reaktionen der Filmstreifen in gleicher Deutlichkeit den veränderten Bewegungsablauf erkennen lassen, so findet sich doch bei allen in prinzipiell gleicher Weise die Verschiedenheit des Kurvenverlaufes, die man auch so charakterisieren kann, dass der absteigende Schenkel vor der Injektion im ganzen leicht nach oben konvex, später nach oben konkav verläuft.

Eine Beeinflussung der Latenzzeit des Lichtreflexes konnte in dem abgebildeten — bisher einzigen gefilmten — Falle nicht konstatiert werden, weil die Reaktion auch vor der Strychninwirkung so gut wie ohne Latenz einsetzte.

Bezüglich des mutmaßlichen Angriffspunktes des Strychnins bei seiner Einwirkung auf den Lichtreflex der Pupille sei auf die früheren klinischen Untersuchungen verwiesen (Graefes Arch. **123**, 1).

Die Wirkung des Strychnins auf die Labyrinthreflexe des Auges.

Während über den Einfluss des Strychnins auf die Labyrinthreflexe beim Kaninchen einige wenige Untersuchungen vorliegen (D. J. Jonkhoff), habe ich über Versuche am Menschen nirgends etwas finden können. Die hier mitgeteilten Versuche wurden zusammen mit Herrn Priv.-Doz. Dr. Hellmann, dem ich für seine bereitwillige Mitwirkung zu besonderem Dank verpflichtet bin, in der Hals-Nasen-Ohrenklinik der Universität (Prof. Marx) durchgeführt.

Drehnystagmus.

Der Drehnystagmus als der durch den eigentlich adäquaten Reiz ausgelöste Reflex des Labyrinthes sollte zuerst geprüft werden.

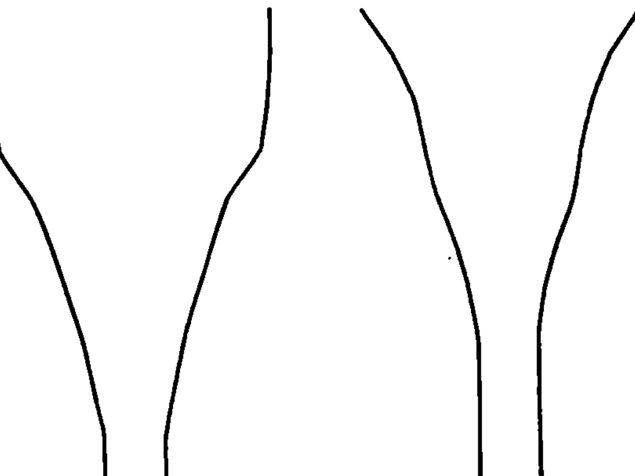

Abb. 2. Umzeichnung der Kurve 1 zur Veranschaulichung der konzentrischen Zusammenziehung.

Leider blieben die in dieser Richtung angestellten Versuche resultatlos, da der Apparat für eine graphische Registrierung der Augenbewegungen bei derartigen Experimenten nicht zur Verfügung stand. Auch für den Nachnystagmus reicht eine Beobachtung mit dem Auge nicht aus, weil dabei die möglichen Änderungen in der Frequenz und Amplitude nicht mit hinreichender Sicherheit geschätzt werden können. Da der Nachnystagmus ohne Latenzzeit nach Beendigung der Drehung einsetzt, scheidet auch dieses Kriterium für die Beurteilung aus; und die Bestimmung der Gesamtdauer ist infolge der in vielen Fällen wechselnden Zuckungsrichtung (Nachnystagmus) und störender spontaner Augenbewegungen nur mit einer Annäherung möglich, die feinere Vergleichungen nicht gestattet. Diese Versuche wurden deshalb aufgegeben.

Kalorischer Nystagmus (Ny.).

Zur Prüfung benutzt wurde die sog. Schwachreizmethode von Kobrak: Ausspülen des äusseren Gehörganges mit einer bei allen Versuchen gleichgrossen Menge (ca. 10 ccm) Wasser von 27° C; Bestimmung der Latenzzeit bis zum ersten Auftreten des Ny. und der Gesamtdauer mittels Stoppuhr. Danach subcutane Injektion von 0,004—0,005 g Strychn. nitr. und Wiederholung des Versuches etwa 30 Minuten post injectionem. Beide Reizungen wurden vom gleichen Ohr aus vorgenommen. Bei allen Versuchen wurde eine Bartelssche Brille verwendet. Die Zeitnehmung erfolgte nach den Angaben des Beobachters durch eine dritte Person, so dass der Beobachter seine ungeteilte Aufmerksamkeit der Kontrolle des Ny. zuwenden konnte. Die Versuchspersonen (V. P.) waren sonst gesunde Männer, die wegen leichter intestinaler und katarrhalischer Beschwerden in der Medizinischen Klinik der Universität behandelt wurden. Der Ohrenspiegelbefund war bei allen normal.

In Tabelle I sind die Ergebnisse zusammengestellt, die trotz der grossen individuellen Verschiedenheiten in den absoluten Zahlenwerten prinzipiell eine fast ausnahmslose Gleichsinnigkeit zeigen.

Wie aus der Tabelle ersichtlich, ergibt sich als Folge der Einverleibung von Strychnin eine nicht unerhebliche Verkürzung der Latenzzeit des kalorischen Nystagmus. Sie beträgt prozentual im grossen Durchschnitt 44,14 %. Nur zweimal unter 26 Fällen wurde die Latenzzeit bei der zweiten Prüfung länger gefunden als bei der ersten. Bei dem einen dieser Versuche lag die Differenz noch innerhalb der Fehlergrenzen (3″). Bei den anderen liesse die Tatsache, dass die V. P. bei der zweiten Prüfung deutliches Vorbeizeigen erkennen liess, das zuerst gefehlt hatte, sich immerhin als eine gewisse Strychninwirkung auffassen. Endlich muss man natürlich in Rechnung stellen, dass bei der notwendigerweise ziemlich schematischen Einheitlichkeit der Dosierung und des zeitlichen Abstandes der zweiten Bestimmung von der Injektion, die individuelle verschiedene Empfindlichkeit der V. P. für das Pharmakon als Fehlerquelle in die Ergebnisse eingeht, wenn sie auch mit der Zahl der Versuche in ihrer Bedeutung stark abnimmt. Jedenfalls liess sich im ganzen eine Verkürzung der Latenzzeit durch Strychnin weit über die Fehlergrenzen hinaus sicherstellen.

Geringere Bedeutung möchte ich der sich ebenfalls aus der Tabelle ergebenden Verlängerung der Gesamtdauer des Ny. unter Strychnineinwirkung beilegen. Die Fehlerquellen sind hier viel grösser als bei

Tabelle I.

Nr.	Name	Alter	Latenzzeit		Gesamtdauer + Latenzzeit		Bemerkungen
			ante injekt. Sekunden	post injekt. Sekunden	ante injekt. Sekunden	post injekt. Sekunden	
1	H. A.	38	17	11	150	130	p. i. Fallneigung n. rechts.
2	S. W.	15	15	8	106	147	
3	F. H.	16	11	5	65	167	
4	V. R.	18	15	9	121	77	
5	E. A.	54	27	10	60	128	a. i. sehr schwach. Ny.
6	M. G.	58	27	11	?	95	p. i. sehr deut-
7	Ä. A.	60	11	7	112	124	licher Ny.
8	P. J.	30	19	6	113	155	
9	G. H.	39	18	13	115	125	
10	W. O.	33	17	6	85	132	
11	K. M.	31	15	9	159	130	
12	A. J.	45	6	3,5	130	178	übererregbar.
13	M. E.	24	14	8	93	140	
14	K. M.	17	17	9	118	140	
15	S. F.	51	10	13	105	90	Lat. 3 Sek. verl. G. D. verk.
16	W. O.	22	6	4	135	135	übererregbar.
17	H. H.	22	8	5	80	145	
18	R. A.	28	11	6	75	115	
19	S. T.	23	13	5,5	127	135	
20	K. J.	49	23	19	78	98	
21	G. J.	30	33	13	100	146	
22	S. M.	22	42	36	82	96	
23	H. E.	26	26	17	120	130	
24	D. F.	19	32	10	85	81	a. i. kein Vorbei- zeigen.
25	S. V.	39	15	23	90	85	p. i. deutliches
26	F. A.	24	26	12	90	97	Vorbeizeigen.
	Gesamt-durchschnitt		18,23	10,73	103,63	123,88	

der Latenzzeit, die durch den genau bekannten Zeitpunkt der
Reizung und das Auftreten der ersten sicheren Nystagmuszuckung
recht sicher begrenzt ist. Demgegenüber ist der Moment des Auf-
hörens des Ny. nur annähernd zu bestimmen, da gegen Ende der
Erregung die Zuckungen seltener werden, ohne dass der Ny. schon
beendet wäre, andererseits spontane Blickbewegungen oft die Beobachtung der letzten Phasen stören. So sind denn auch die in der
Tabelle verzeichneten Ergebnisse nicht ganz einheitlich, und die
sich trotzdem ergebende Verlängerung um etwa 19 % gegenüber der

Dauer bei der ersten Prüfung liegt nur wenig über dem Prozentsatz, der auch bei den Kontrollversuchen gefunden wurde.

Es ist bekannt, dass nach kalorischer Reizung des Labyrinthes dessen Erregbarkeit einige Zeit gesteigert bleibt. Die Ohrenärzte pflegen deshalb zwischen zwei Bestimmungen eine Pause von mindestens 5 Minuten zu fordern. Obgleich — soviel ich erfahren konnte — die Erregungsnachdauer bei einem Abstand der beiden Reizungen von 30 Minuten nicht mehr als Fehlerquelle in Frage kommt, wurden eine Anzahl Kontrollen in die Versuchsreihen eingeschoben, wobei nach Möglichkeit der Beobachter darüber im unklaren gelassen wurde, welche V. P. Strychnin bekommen hatten und welche nicht. Es ergab sich in einigen Fällen fast auf Sekunden die gleiche Latenzzeit bei Wiederholung der Reizung nach 30 Minuten. In anderen zeigten sich kleine Abweichungen nach oben und unten, während der Gesamtdurchschnitt (wohl zufällig) für die Zweitbestimmung sogar einen etwas höheren Betrag ergab (22″ gegen 20″). Die Gesamtdauer war bei der Wiederholung auch bei den Kontrollen meist etwas verlängert, doch ist die Bedeutung dieser Differenz, wie erwähnt, ohne objektive Registriermöglichkeit einigermaßen problematisch.

Der Angriffspunkt des Strychnins bei den geschilderten Versuchen ist wohl im Hirnstamm zu suchen. Selbst wenn man der Rinde einen gewissen Einfluss auf die rasche Phase des Ny. (die ja nicht die eigentliche Reizphase ist), zuerkennen wollte, beweisen die Experimente Jonkhoffs, der an grosshirnlosen Tieren experimentierte, dass das Gift an subcorticalen Centren angreifen muss. Eine genauere Lokalisation erscheint angesichts der Tatsache, dass die normale Bahn der Labyrinthreflexe noch keineswegs restlos erforscht ist, vorläufig auch unter Einbeziehung pathologischer Fälle aussichtslos.

Die Wirkung des Strychnins auf den optomotorischen Nystagmus.

Zur Erzeugung des optomotorischen Nystagmus wurde eine Trommel von 23,5 cm Durchmesser benutzt, auf der 13 schwarze Streifen von je 5 mm Breite in Abständen von 5 cm angebracht waren. Die Trommel wurde durch einen Elektromotor gleichmäßig mit einer bei allen Versuchen gleichen Geschwindigkeit von 30 Umdrehungen pro Minute bewegt, brauchte mithin 2 Sekunden zu einer Umdrehung. Die V. P. betrachtete die zwischen zwei indifferenten seitlichen Kulissen aufgestellte Trommel aus 50 cm Entfernung. Der Kopf war durch ein Beissbrett fixiert und das cocainisierte linke Auge mit dem Faden eines einfachen Hebelnystagmographen verbunden. Der vom Bulbus zu überwindende Gegenzug des Hebels betrug weniger als 3,5 g; vollständige Schleuderfreiheit war nicht zu erzielen, aber auch gar nicht beabsichtigt, da in erster Linie die Frequenz der Zuckungen interessierte. Die Trommel wurde immer so gedreht, dass die Streifen von links nach rechts das Gesichtsfeld durchliefen. In jedem Versuch wurden bei langsam laufendem Kymographion die Zuckungen etwa $2\,^1/_2$ Minuten lang registriert. Nach 30 Minuten wurde der ganze Versuch wiederholt, nachdem bei den Strychninversuchen die Injektion (0,005 g) unmittelbar an die erste Prüfung angeschlossen war. Zur Auswertung wurden die Rucke auf den fixierten Kurven ausgezählt und ihre Zahl auf 1 Minute umgerechnet.

Die Kontrollversuche mit zweimaliger Registrierung des Ny. im Abstand von ½ Stunde waren selbstverständlich notwendig, um Übungsfortschritte und andere Fehlerquellen auszuschalten. Es zeigte sich aber im Gegensatz zu den gleich zu besprechenden Strychninversuchen, dass keineswegs eine durch Übung bewirkte Steigerung der Zuckungsfrequenz dabei das Normale ist, sondern dass im Gegenteil die Zahl der Rucke bei der zweiten Bestimmung im allgemeinen geringer zu sein scheint. Vielleicht handelt es sich um eine Ermüdungserscheinung. Jedenfalls konnte ich nur einmal eine unbedeutende Vermehrung der Zuckungen notieren.

Dagegen zeigte sich bei den V. P., denen nach der ersten Bestimmung Strychnin eingespritzt war, durchwegs eine erhöhte Zuckungsfrequenz bei Wiederholung nach 30 Minuten. Sie erreichte, wie Sie aus Tab. II ersehen, in einigen Fällen recht beträchtliche Werte und betrug noch im Gesamtdurchschnitt durch

Tabelle II.

Nr.	Zeichen	Rucke pro Minute	
		ante injekt.	post injekt.
1	R.	175	186
2	K.	158	189
3	P.	204	222
4	D.	77	85
5	U.	165	182
6	Sch.	178	194
7	Bo.	151	173
8	Gr.	148	159
Gesamtdurchschnitt		157	174

8 Versuche mehr als 10 %. Dieser Unterschied liegt um so mehr ausserhalb der Fehlergrenzen als, wie gesagt, das Normale eine geringe Verminderung der Zuckungszahl bei Wiederholung nach ½ Stunde sein dürfte.

Wenn auch die technische Unvollkommenheit meines Nystagmographen eine feinere Analyse der einzelnen Zuckungsphasen nicht gestattete, so scheint mir doch aus den Kurven, von denen ich Ihnen hier eine besonders charakteristische vorlege (Abb. 3), folgendes hervorzugehen: Die Vermehrung der Rucke dürfte hauptsächlich dadurch zustande kommen, dass die kurzen Plateaus und die grösseren saccadierten Zuckungen, die durch ein gewisses „Klebenbleiben" der Augen in der Drehrichtung erzeugt werden, unter der Strychninwirkung in gleichmäßig rhythmische Einzelzuckungen aufgelöst werden.

Wo das Strychnin in den komplizierten Schaltmechanismus eingreift, ist auch bei diesem Reflex nicht zu entscheiden. Die Reflexbahn des optomotorischen Nystagmus ist ja noch durchaus hypothetisch. Am ehesten erfüllt vorläufig noch das Schema von Cords (Retinae, Optici, Tractus, Kniehöcker, sensor. Sehstrahlung, sensor. Rinde, motor. Rinde, motor. Sehstrahlung, Seitenwenderzentrum) den Zweck einer guten Arbeitshypothese. Für einen Reflex ist dieser Weg aber doch sehr lang. Auch nimmt das zweimalige Berühren der Rinde der Bewegung viel von ihrem eigentlichen Reflexcharakter. Dabei ist offenbar, dass zum Zustandekommen des optomotorischen Nystagmus die Wahrnehmung der Bewegung und damit die Rinde erforderlich ist. Vielleicht ist es so, dass der mit Hilfe des corticalen Überbaues einmal in Gang gesetzte Ny. danach, solange die Bewegung andauert und nicht ihr Aufhören cortical zum Bewusstsein kommt, eine gewisse Automatie des Verlaufes gewinnt, deren Bahn dann wahrscheinlich wieder über den Hirnstamm verlaufen würde. Eine Beseitigung der Hemmungen innerhalb dieser kurzen Bahn würde sehr gut zu der sonstigen für das Strychnin bekannten Wirkungsweise stimmen. Diese Art der Einwirkung würde auch das Verschwinden der Plateaus und Saccaden am besten erklären, in denen man doch zweifellos vom Cortex ausgehende Hemmungen zu erblicken hat. Ein strikter Beweis ist indessen in dieser Hinsicht nicht zu führen.

Die Wirkung des Strychnins auf die Dunkeladaptation (D. A.).

Man kann die Adaptation zwar nicht schlechthin als einen Reflex bezeichnen. Sicher ist sie aber in ihrem sofortigen Ansprechen auf jede Helligkeitsänderung ein den anerkannten Reflexen nahestehen-

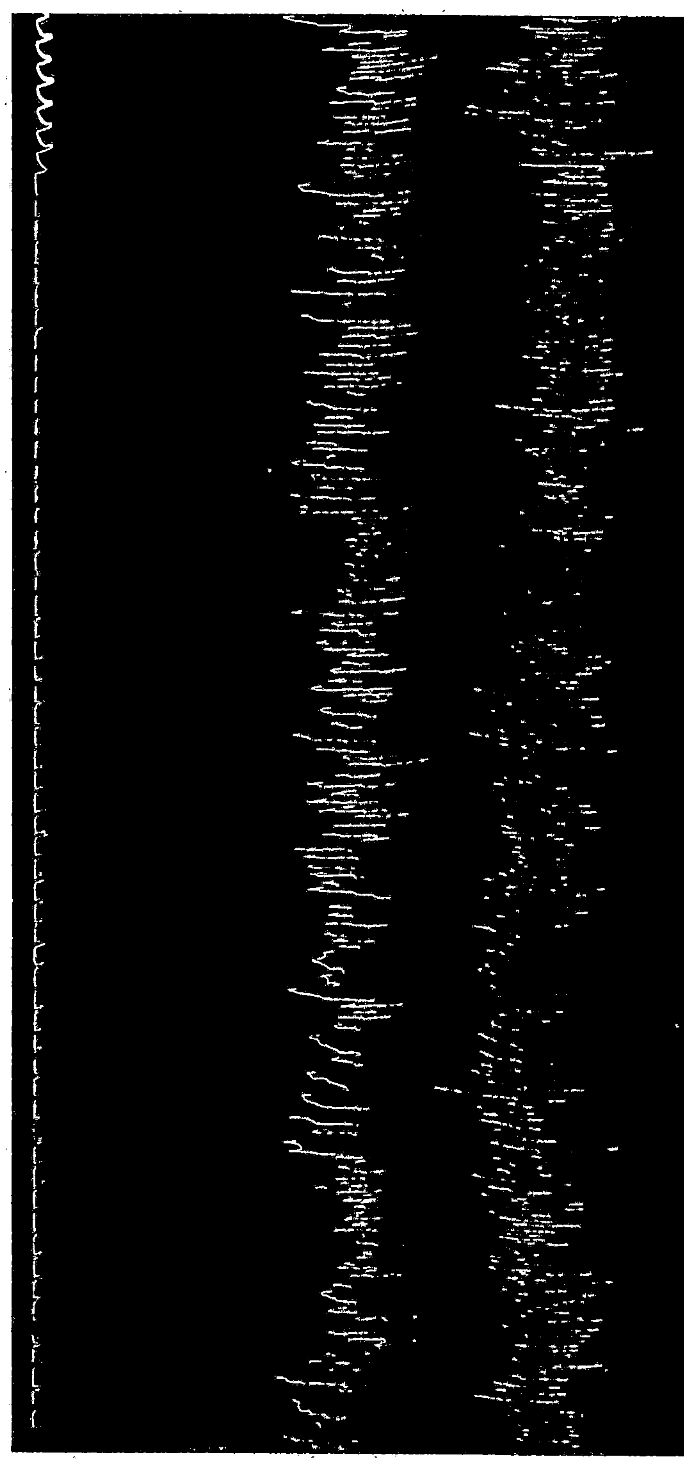

Abb. 3. Kurve des optomotorischen Nystagmus vor (obere Kurve) und nach (untere Kurve) Strychnininjektion. Erhöhung der Zuckungsfrequenz, Verschwinden der Plateaus, Seltenerwerden der Saccaden in der unteren Kurve.

der Vorgang. Was dabei in der Netzhaut selbst vorgeht (Wanderung des Sehpurpurs usw.), ist für den Menschen noch in weitem Umfange unbekannt, und auch die Tierversuche haben greifbarere Resultate wesentlich nur beim Kaltblüter ergeben. Dass ausser den in der Netzhaut anzunehmenden Vorgängen auch ein Reflexbogen auf die Adaptation von Einfluss ist, der von der Retina über ein subcorticales Zentrum wieder zur Retina zurückverläuft, hat Behr durch klinische Untersuchungen und physiologische Experimente wahrscheinlich machen können. Ein Einfluss des Strychnins auf die Dunkeladaptation ist sowohl behauptet (z. B. Wölfflin) wie geleugnet (Löwenstein-Brill). Wölfflin gab sogar an, dass die D. A. nicht nur schneller verlaufe, sondern auch die erreichten Höchstwerte der Lichtempfindlichkeit gesteigert würden.

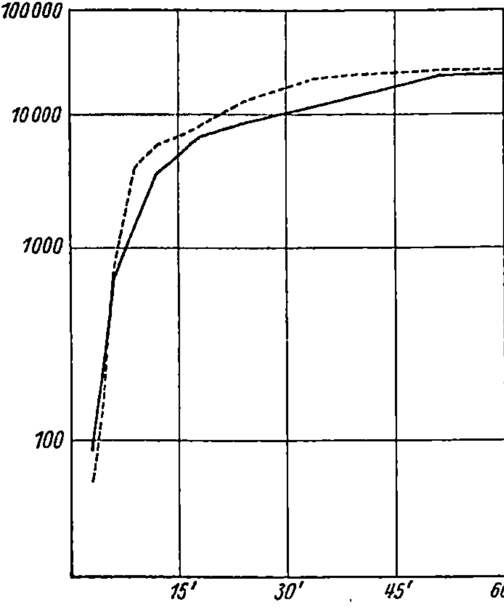

Abb. 4. Kurve des Verlaufs der Dunkeladaptation vor (ausgezogene Linie) und nach (unterbrochene Linie) Strychnininjektion. Zu beachten ist der Abstand der beiden Kurven nach 30 Min. und ihr Zusammenverlaufen gegen Ende.

Meine Versuche wurden so ausgeführt, dass von — bei allen Prüfungen möglichst gleicher — mittlerer Helladaptation ausgehend 1 Stunde dunkeladaptiert wurde. Dann folgte nach erneuter Helladaptation auf eine gleichmäßig in bekannter Stärke künstlich beleuchtete weisse Fläche eine zweite D. A. von einer Stunde. Dieser Versuch wurde dann in gleicher Weise wiederholt, nur so, dass zu verschiedenen Zeiten vor der zweiten D. A. 0,004—0,005 g Strychn. nitrc. subcutan injiziert wurden. Die auf diese Art gewonnenen Kurven der zweiten D. A.-Stunden sind dann recht gut mit einander vergleichbar.

Der in allen einwandfreien Versuchen sehr deutlich hervortretende und sich bereits ca. 20 Minuten p. i. einstellende Erfolg der Strychnininjektion ist aus Abb. 4 ersichtlich. Die Lichtsinnbestimmungen wurden am Nagelschen Adaptometer in Abständen von 3 Minuten ausgeführt und als Logarithmus der reduzierten Empfindlichkeit nach Nagel (d. h. der Empfindlichkeit bezogen auf eine Normalkerze) in der Kurve aufgetragen.

Die Strychninwirkung erstreckt sich nur auf den Verlauf der
D. A. Der Verlauf wird nicht unerheblich beschleunigt. Die
Höchstempfindlichkeit wird deshalb früher erreicht (steilerer Anstieg der Kurve), überschritt aber in keinem meiner Versuche die
vor der Strychnininjektion erreichte obere Grenze. Die Lichtempfindlichkeit als solche wurde also nicht erhöht. Die wider-
sprechenden Beobachtungen Wölfflins erklären sich aus der
kürzeren Dauer seiner Versuche (½ Stunde), wie ein Blick auf die
Kurve zeigt. Die Höchstempfindlichkeit ist eben unter der
Strychninwirkung nach 30 Minuten schon fast erreicht, während
die unbeeinflusste Kurve sich erst einige Zeit später zu den
praktisch konstanten Endwerten erhebt.

Bei allen geprüften Reflexen und reflexartigen
Vorgängen am Auge hat demnach das Strychnin
seinen Charakter als elektiv reflexsteigerndes
Alkaloid durchaus bewährt.

XXXVIII.

Netzhautverfettung bei Endophthalmitis und sympathischer Ophthalmie.

Von

P. A. Jaensch (Breslau).

Die Anschauung Lebers, die Netzhautverfettung bei Nieren-
leiden sei ein infiltrativer Vorgang und bedingt durch Einwandern
verfetteter Pigmentepithelzellen, hat zwar mannigfachen Widerspruch[1], aber bis in die neueste Zeit auch Anerkennung und Bestätigung gefunden (z. B. durch Koyanagi für die Retinitis
albuminurica und Seefelder für die scheibenförmige Entartung
der Netzhautmitte). Die Schwierigkeit, genügendes Material von
verschiedenen Stadien der Retinitis albuminurica zu beschaffen,
veranlasste die Untersuchung der wegen Gefahr der sympathischen
Ophthalmie enukleierten Bulbi mit perforierenden Verletzungen.

Der klinische Nachweis der Netzhautveränderungen ist wegen der
fast ausnahmslos vorhandenen Trübung der brechenden Medien
nicht zu erbringen. Die histologische Untersuchung zeigt mannigfache

---

[1] Intern. Ophthalm. Kongress, Amsterdam 1929.

Bilder, von denen ich einzelne Haupttypen aus einem Material von 60 Augen hier vorführen möchte (Demonstration von 15 Mikrobuntphotos).

Alle Augen mit Panophthalmie oder Phthisis bulbi mit Verkalkung oder Verknöcherung im Augeninneren mussten ausgeschieden werden, weil bei der ersteren die Leukocyten die inneren Augenhäute bis zur Unkenntlichkeit verändern, bei der letzteren einerseits echtes Fettmark entstehen kann, andererseits ein Endzustand vorliegt, der nur hypothetische Schlüsse auf das frühere Geschehen zulässt.

In der normalen menschlichen Netzhaut[1] sind lipoide Substanzen bekanntlich mit den gebräuchlichen histologischen Methoden nicht nachzuweisen. Bei der Sudanfärbung nehmen nur die Stäbchen und Zapfen sowie die beiden granulierten Schichten einen strohgelben Farbton an; das Vorkommen sudanpositiver, d. h. leuchtend rot gefärbter Tropfen ist als pathologisch zu bezeichnen.

Verfettung des Hypopyons und des intraocularen Exsudats ist bekannt. Bei der bindegewebigen Umwandlung der Schwarten im retrolentalen oder vorderen Glaskörperraum finden wir nicht selten leuchtend rote, verfettete Massen. Bei ihrer Resorption kommt ebenso wie für Blutungen — Meller — den epithelialen Zellen des Ciliarkörpers und seiner Fortsätze besondere Bedeutung zu. Nicht ganz selten sind Aderhautvenen, deren Lumen von einer leuchtend roten Masse erfüllt ist, oder in denen sich fettbeladene Zellen neben Blutkörperchen finden.

Bei einem 5jährigen Mädchen mit beginnender Phthisis bulbi lagen im Lymphraum rings um eine Strudelvene Pigment und mächtige sudanpositive Klumpen.

Bleibt der entzündliche Prozess auf den vorderen Bulbusabschnitt beschränkt, können Toxine auf die inneren Augenhäute einwirken (E. Fuchs). Findet sich im Glaskörperraum ein verfettetes Exsudat, so ist eine Schädigung der Netzhaut auf doppelte Weise möglich: 1. die Toxine, die in der Retina zum Zellzerfall oder zu entzündlichen Veränderungen führen, können bei weiterem Vordringen Entartung der Pigmentepithelien und ihre sekundäre Einwanderung in die Netzhaut bedingen. 2. Exsudatzellen im weitesten Sinne des Wortes und Lipoidophagen dringen durch die zerstörte innere Grenzschicht gegen die äusseren Netzhautschichten vor. Bei der sympathischen Ophthalmie wird die Netzhaut auch noch von hinten geschädigt werden können.

---

[1] Verhalten bei Tieren, insbesondere bei alimentärer Hypercholesterinämie und Phosphorvergiftung, vgl. Sugita, Graefes Arch. 115, 260 (1925) und bei Einwirkung von Zellgiften vom Glaskörperraum aus Takahashi ebendort 305.

Zunächst einige Beispiele für Retinaveränderungen durch Toxinwirkung.

Nadelstichverletzung, entzündliche Veränderungen und Verfettung auf vorderen Augenabschnitt einschliesslich der Linse beschränkt. In der Retina perivasculäre Rundzelleninfiltration, feinste Fettkörnchen in den granulierten Schichten und den Stäbchen und Zapfen.

Perforiernde Wunde am Limbus mit Irisprolaps. Verfettung der Basalplatten der Müllerschen Stützzellen, rote Stäubchen durchsetzen als Schnüre die Nervenfaserschicht, grössere Tröpfchen liegen in der Gliakernregion, zwischen den inneren Körnern. Stäbchen und Zapfen degeneriert, spurlos verschwunden.

Plastische Iritis nach Glaukomiridektomie: Mittelgrosse Fettropfen in der Nervenfaserschicht mit engen Beziehungen zu den Gefässen, stellenweise ist das Protoplasma der Ganglienzellen sudanpositiv. Einzelne Stützzellen sind verfettet. Die Stäbchen und Zapfen zerfallen tropfig.

Bei allen Präparaten dieser Gruppe ist das retinale Pigmentepithel in situ und fettfrei. Seine Einwanderung in die Netzhaut kann ausgeschlossen werden. Ein Vordringen der mittelgrossen Lipoidtröpfchen aus den zerfallenen Stäbchen und Zapfen ist gut möglich, aber nicht sicher zu beweisen.

Die zweite Gruppe ist charakterisiert durch das Eindringen von Eiter- und Fettzellen vom Glaskörperraum aus; sie wird am häufigsten angetroffen und ist auch im Tierexperiment[1] leicht hervorzurufen.

Diese Vorgänge verändern die Retina oft bis zur Unkenntlichkeit, so dass die Präparate kein Urteil über den Anteil der Degeneration der nervösen Elemente an der Verfettung zulassen, sondern nur zeigen, dass ein Vordringen von innen nach aussen durch die abgelöste Netzhaut leicht möglich ist.

In weniger stürmisch verlaufenden Fällen ist die Nervenfaserschicht durch eingedrungene Leukocyten und Rundzellen — oft perivasculäre Infiltrate — verdickt, die roten Schnüre der Müllerschen Stützzellen ziehen radiär durch die Retina. Grössere Tropfen liegen zwischen den Ganglienzellen und den inneren Körnern. Auffallend sind die säulenartig angeordneten, oft birnförmig erscheinenden Einschlüsse in der stark aufgelockerten Henleschen Faserschicht. Sie reichen distal bis zwischen die äusseren Körner; mit Sudan färben sie sich hell bis leuchtend rot und lassen zum Teil Körnchenzellcharakter erkennen; bei Eosinfärbung erscheinen sie rosa. Sie gleichen den homogenen Schollen und Faserkörben bei Retinitis albuminurica, deren Schwärzung mit Osmium früher nachgewiesen ist[2].

Die gleichen Gebilde fanden wir bei einem 55jährigen Mann mit sympathischer Ophthalmie 8 Wochen nach Starextraktion. Die Neuro-

---

[1] Heidelberger Bericht 1928, S. 251.

[2] Schieck in Henke-Lubarsch, Handb. d. spez. path. Anat. XII, Auge S. 625, Abb. 58—60.

epithelien und die Basalplatten der Müllerschen Stützzellen sind sudanpositiv. Ein kleines subretinales Transsudat lässt bei Sudanfärbung die gleiche hellrote Farbe erkennen wie die Bildungen in der äusseren granulierten Schicht. Die Begrenzung durch verfettete Müllersche Stützfasern, die Formgestaltung der Faserkörbe durch diese ist zweifelsfrei.

Gerade die letzten Bilder legen die Vermutung nahe, dass diese „Faserkörbe" ihre Entstehung im gewissen Grade zwar dem Zerfall nervöser Substanz verdanken, dass eine bedeutende Rolle aber auch der pathologisch veränderten Ernährungsflüssigkeit aus der Choriocapillaris zukommt. Wie weit die Pigmentepithelien in ihrer Eigenschaft als Filter geschädigt sind, kann nicht beurteilt werden; im Schnitt erscheinen sie normal. In der äusseren Grenzschicht waren keine abnormen Lückenbildungen nachzuweisen; das schliesst aber nicht aus, dass diese Membrana reticularis im Sinne Krückmanns für die abnorm zusammengesetzte Flüssigkeit durchlässig war. Dass die Bildungen kaum Beziehungen zu den zerfallenden Stäbchen und Zapfen haben, erhellt der Farbenunterschied der letzteren im Bereiche der eben beginnenden Ablatio.

Die verhältnismäßig weitgehende morphologische Ähnlichkeit der degenerativen Verfettung der Netzhaut nach Endophthalmitis und dem Lipoidvorkommen bei Nierenkranken zeigt auch ein 59jähriger Mann mit Nephrosklerose (absolutes Glaukom, erfolglose Iridektomie, dann retrobulbäre Alkoholinjektion, 2 Monate später beiderseits Präzipitate). Im enukleirten linken Auge atheromatös veränderte Netzhautgefässe, Faserkörbe und sudanpositive Tropfen in der Zwischenkörner- und Nervenfaserschicht, sowie Blutpigment in der letzteren. Über den Aderhautinfiltraten ist das Pigmentepithel gewuchert und verfettet. In den Flachschnitten war ein Einwandern dieser Zellen in die Retina nicht festzustellen.

Dieser Vorgang findet sich jedoch zweifelsfrei in dem seit Jugend blinden Auge eines 51jährigen Mannes mit verkalkten Massen auf den Ciliarfortsätzen. In der gliös entarteten Netzhaut liegt eine breite sudanpositive Schicht, zu der Pigmentepithelien hinwandern. Die letzteren stammen z. T. von Aderhautdrusen.

Im allgemeinen setzt die Netzhaut den andringenden Fettzellen Widerstand entgegen. Auch bei hochgradiger Veränderung der durch schrumpfendes verfettetes Glaskörperexsudat total abgelösten Retina können zahlreiche sudanpositive Klumpen der zerstörten bzw. kaum noch kenntlichen äusseren Grenzschicht anliegen, und doch dringen nur verhältnismäßig wenig Zellen in die Netzhaut ein.

Die Präparate stammen von Individuen verschiedenen Lebensalters, sie zeigen, dass Verfettungen jederzeit unter pathologischen Bedingungen eintreten können. Ihre Intensität dürfte abhängig sein vom Verlauf der intraocularen Infektion, der Virulenz der eingedrungenen Keime, den besonderen Eigenschaften der Toxine und von der Dauer der Einwirkung der Schädigungen auf die Netzhaut. Einwanderung verfetteter Pigmentepithelien in die Retina scheint verhältnismäßig selten zu sein; die Netzhautverfettung bei Degeneration nervöser Elemente oder beim Eindringen der Leukocyten von vorn kann hohe Grade erreicht haben, während die Pigmentepithelien noch in situ und fettfrei sind.

Aussprache.

Herr Marchesani:

Zur Frage, welche Zellen verfetten. Verfetten kann jede Zelle. Es lässt sich jedoch eine bestimmte Reihe aufstellen, innerhalb welcher die Zellen verfetten. Im Zentralnervensystem und in der Netzhaut verfetten an erster Stelle die Mikrogliazellen (Hortegazellen). Ausserdem verfetten am Auge die Pigmentepithelien, weiterhin die Müllerschen Stützfasern. Verfettete Pigmentepithelien dringen nun natürlich nicht in die Netzhaut ein. Ich konnte jedoch beobachten, dass Pigmentepithelien, die ihr Pigment zum grössten Teil verloren haben, in die Netzhaut eindringen und dabei eigentümliche Formen annehmen. Sie bekommen zunächst pseudopodienartige, später gestrecktere Fortsätze, so dass man sie morphologisch nicht mehr von Gliazellen, und zwar den Mikrogliazellen unterscheiden kann. Es ist dies ein Beispiel für die grosse Fruchtbarkeit der Pigmentepithelzellen, was schon Krückmann nachgewiesen hat. Es können aus den Pigmentepithelien auch im späteren Leben noch Gliazellen hervorgehen.

XXXIX.

Anatomische Untersuchungen von Netzhautgliomen.
(Mit Demonstrationen.)

Von

O. Marchesani (München).

M. D. u. H.! Beim Netzhautgliom sind eine Reihe von anatomischen Fragen, die Natur der Zellen, das Zustandekommen der Rosettenbildungen, die Stellung des Tumors im Systeme noch nicht geklärt. Durch meine Untersuchungen möchte ich zeigen, welche Auffassung man von der Natur des Tumors gewinnt, bei der Darstellung der Zellen nach den bekannten neueren Imprägnationsmethoden mit Metallsalzen. Es wurden elf Netzhautgliome untersucht, die untereinander einen sehr einheitlichen Bau erkennen lassen. Es ist durchaus möglich, dass es ausserhalb dieses Systems stehende Tumoren der Netzhaut gibt, doch sicher dürften sie selten sein.

In der Hauptmasse finden wir in jedem Tumor nicht weiter differenzierte Zellen von epithelialem Charakter (indifferente Zellen Schapers). Die Kerne sind verschieden rund oder oval geformt, meist liegen sie so eng aneinander gepresst, dass man vom Protoplasma nicht viel erkennen kann. An dünnen Schnitten aus etwas lockerer gebauten Gebieten sieht man, dass die Zellen in syncytialem Verbande liegen oder durch Protoplasmabrücken zusammenhängen. Diese Zellen sind vor allem an Stellen frischen Wachstums anzutreffen und als Stammzellen des Tumors anzusprechen.

In enger Gemeinschaft mit diesen undifferenzierten epithelialen Elementen finden sich in den meisten Netzhautgliomen zylindrische Zellen, die sich um einen Hohlraum anordnen und die bekannten Rosetten bilden. Über die Natur dieser Rosettenzellen bestehen die weitgehendsten Meinungsverschiedenheiten. Den Grund dafür vermute ich darin, dass die Rosetten in den einzelnen Gliomen ganz verschieden aussehen können, je nach der Höhe des Ausbildungsgrades, den sie erreichen. Ausserdem existieren Zellformationen, die mit Rosetten verwechselt werden können, mit diesen jedoch nichts zu tun haben. Rosettenbildungen kommen zustande, indem sich Neuroepithelien im Kreise lagern. Dies kann man beobachten bei undifferenzierten Epithelien, die in der Mitte zusammenstossen, ohne ein Lumen zu bilden, bis hinauf zu differenzierten Zylinderzellen, die ein Basalmembran bilden und damit echte Lumina auskleiden. Im Inneren der Lumina finden sich mitunter primitive Epithelzellen, was sich dadurch erklärt, dass der Hohlraum meist an einer Stelle offen ist und dort Tumormassen hineinwachsen. Dementsprechend erscheinen im Schnitt auch manche Rosetten offen, als Halbringe. Bei der Betrachtung des histologischen Baues gut ausgebildeter reifer Rosetten sowie vor allem bei Berücksichtigung der normalen Entwicklung der Glia ergibt sich zweifellos, dass wir in den Rosettenbildungen Nachahmungen der Neuralrohranlage vor uns haben. Ganz allgemein kommt dabei die Neigung der Neuroepithelien, sich einzustülpen bzw. Hohlorgane zu bilden, zum Ausdruck. Den Rosetten ähnlich sehen können Faltenbildungen erhalten gebliebener Netzhautteile und Zellansammlungen um Gefässe, vor Verwechslung schützt die Verfolgung der Schnittserie.

Zwischen den Epithelzellen finden sich in etwas älteren Tumorbezirken inselartig verstreut, häufig in Nachbarschaft kleinerer Gefässe, Zellen mit Fortsätzen. Ihre Kerne sind meist mehr eckig, polyonal, die Fortsätze sind zunächst rein protoplasmatisch untereinander in sycytialer Verbindung und bilden ein Netzwerk, indem

sie den zwischen den Kernen zur Verfügung stehenden Raum aus-
füllen. Aus der normalen Entwicklung der Glia sind uns diese Zellen
als sog. Spongioblasten bekannt. Es sind primitive Gliazellen, aus
denen nach meiner Ansicht alle Gliaarten hervorgehen können.

Mit der Ausbildung dieser Spongioblasten haben manche Gliome,
die wir bei der Enukleation zur Untersuchung bekommen, ihre
Höchstreife erreicht.

In einigen Gliomen geht die Entwicklung jedoch weiter. Aus den
primitiven Spongioblasten werden die Astrospongioblasten und
Astrospongiocyten, worunter man sich jedoch keine starren Typen
vorzustellen hat. Die weitere Entwicklung kommt darin zum Ausdruck, dass die Fortsätze gestreckt werden und einen von den dazwischen gelagerten Zellen unabhängigen Verlauf nehmen. Weiterhin zeigt der Spongioblast zur Gefässwand noch keine charakteristischen Beziehungen, beim Spongiocyten kommt es zur Ausbildung von Gefässfüssen. Die Gefässfüsse sind auch hier oft noch
wenig vollkommen und reichen nicht immer aus, eine kontinuierliche
perivasculäre Gliamembran zu formen. Es liegen dazwischen noch
Neuroepithelien der Gefässwand direkt an. Nur in einem Gliom
konnte ich bisher eine noch höhere Reife beobachten. Es sind hier
sehr zahlreiche gut ausgebildete Astrospongiocyten vorhanden, der
Faserreichtum ist damit sehr gross geworden. Die Gefässe sind von
einer gut ausgebildeten Gliamembran umgeben. Zwischen den fort-
satztragenden Zellen finden sich jedoch auch hier noch zahlreiche
Neuroepithelien und an einigen Stellen Rosetten. Nur an einer Stelle
ist eine Gruppe nur mit Fortsatz versehener Zellen vereinigt, die
normalen Astrocyten sehr ähnlich sind.

Der Zellreife in Gliomen entspricht nun auch makroskopisch
bis zu einem gewissen Grade eine charakteristische Wachstums-
struktur. Die die Netzhaut auftreibenden jungen Geschwulstknoten
bestehen nur aus Neuroepithelien, eventuell mit Rosetten. Je zusammenhängender der Tumor weiter wächst, um so höher ist die
Entwicklung der Gliazellen, während andererseits die zu Zerfall
neigenden Tumoren (Wachstum in Form der bekannten Zellmäntel
um Gefässe mit dazwischen liegenden nekrotischen Massen) auf
einer niedrigen Stufe stehen. Die grösste Reife erreichte ein als
kompakter grosser Knoten exophytär wachsender Tumor.

Ein zusammenhängender vollkommener Bau des Glioms dürfte
abhängig sein von der Raschheit des Wachstums, den Ernährungs-
verhältnissen, der Ausbildung zahlreicher und vollkommener Gefässe, alles Faktoren, die untereinander in einem gegenseitigen Ab-

hängigkeitsverhältnis stehen. Auch die Ausbildung höher entwickelter Gliazellen scheint wiederum der Ernährung zugute zu kommen, da der Fortsatzglia sicher auch eine nutritive Bedeutung zukommt.

Auf Grund meiner bisherigen Untersuchungen stellt sich das Netzhautgliom demnach als ein rein gliomatöser Tumor dar, der ausgehend von Neuroepithelzellen die embryonalen Entwicklungsstufen der Glia durchläuft. Im System ordnet er sich ein unter die Gliome relativ niedriger Reife, wie solche nach der grossen Zusammenstellung Baileys und Cushings auch im Gehirn mitunter zur Beobachtung kommen. Eine Trennung der Tumoren mit embryonalen Zellformen in Medulloblastome, Neuroepitheliome und Spongioblastome als eigene Tumorarten erscheint beim Netzhautgliom nicht angängig, da alle diese Zellformen in ein und demselben Tumor sowie in den einzelnen Tumoren, die aber doch sicher einheitlich aufzufassen sind, vorkommen.

XL.

Über atypische Kolobome und ihre Beziehungen zur Myopie.

Von

Richard Scheerer (Tübingen).

Mit 10 Abbildungen im Text.

M. D. u. H.! In der 2. Auflage des Handbuches von Graefe-Sämisch stellt v. Hippel im Jahr 1908 fest, dass gegenüber den typischen Kolobomen atypisch gelagerte ausserordentlich selten seien und dass bis dahin noch keine anatomischen Befunde vorlagen. Dieser Standpunkt war zu dem damaligen Zeitpunkt verständlich, es fragt sich aber, ob er auch heute noch haltbar ist und ob z. B. Franceschetti in dem soeben erschienenen kurzen Handbuch der Ophthalmologie sich mit Recht noch im selben Sinne ausspricht. In der Zwischenzeit hat ja v. Szily in seinen Kolobomzuchten die verschiedensten Formen von Missbildungen an der Papille erzeugt und beschrieben und damit gezeigt, dass Eversionen der Netzhaut, abirrende Nervenfasern u. dergl. auch an atypischen Stellen des Papillengebiets und ausserhalb des Zusammenhanges mit der Becherspalte vorkommen können. Auf Grund dieser Kenntnisse können wir heute mit Bestimmtheit sagen, dass ähnliche Veränderungen spontan auch beim Menschen vorkommen müssen, und tatsächlich sind sie, seit über 30 Jahren auch schon mehrfach anatomisch beschrieben worden. Salzmann, Elsching, Axenfeld und seine Schüler, Fuchs, Seefelder und in einer besonders schönen Serie Hanssen, haben Kissen- und Taschenbildungen am Sehnerven selbst oder in seiner unmittelbaren Umgebung mitgeteilt, und es kann jetzt kein Zweifel mehr darüber bestehen, dass diese Bildungen als atypische Kolombe, als Störungen der Papillogenese an atypischer Stelle gedeutet werden müssen.

Wenn ich heute auf diese Dinge zurückkomme, so interessiert mich in erster Linie ihre klinische Bedeutung, die zwar schon öfters gestreift, wie es scheint aber noch nie in ihrer vollen Tragweite gewürdigt, jedenfalls noch nicht allgemein aufgefasst und verwertet worden ist. Ich meine ihre Beziehung zur Myopie und besonders zu deren hohen Graden.

Vor kurzem [Internat. Ophth. Kongress Amsterdam, 1929 und Graefes Arch. 124, 1 (1930)] konnte ich zeigen, dass die geringfügigen Veränderungen am Sehnervenaustritt, die von manchen noch dem kurzsichtigen Auge allein zugeschrieben werden, als da sind Schrägstellung, sog. temporale Nervenfaserfalte, nasale Supertraktion u. dergl., im Gegenteil bei allen Brechzuständen vorkommen, dass sie sich schon bei kleinen Kindern finden und schliesslich, dass sie auch in inverser Anordnung auftreten, was alles gegen ihre Entstehung durch Dehnungsvorgänge und für ihren angeborenen Charakter spricht. Es besteht also eine gewisse Variabilität der Papillenbildung, die es neben der symmetrischen Einpflanzung entweder zur temporalen oder zur nasalen Schrägstellung mit charakteristischer Gestaltung der beiden Sehnervenränder kommen lässt, Abweichungen vom Idealtypus also, die wir eben noch als Varianten bezeichnen können, die aber doch zeigen, wie labil die Bildungsverhältnisse an diesem komplizierten Teil der Augenanlage sind. Ophthalmoskopisch können diese Bilder sehr wenig voneinander abweichen, die meisten dieser Augen gehören also in die von Betsch [Klin. Mbl. Augenheilk. 82, 365 (1929)] aufgestellte symmetrische Kurve der veränderungsfreien Augen, berühren also die Frage nach der Entstehung der bei höheren Myopien so häufigen Veränderungen zunächst nicht.

Wenn man weiter sucht, so findet man nicht selten in sonst ganz normalen Augen geringfügige Anomalien der Netzhautendigung am Sehnerven, Umbiegung der Netzhautschichten gegen das Pigmentepithel hin, Abtropfung zelligen Netzhautmaterials in das Papillen-gewebe u. dergl., Dinge, auf die heute nicht eingegangen werden kann, die auch kaum einen wesentlichen Einfluss auf die Refraktions-gestaltung haben, die aber doch zweifellos einen weiteren Grad abnormer Papillogenese darstellen und wohl als Bindeglied zu schwereren Veränderungen aufgefasst werden müssen.

Solche schwereren Veränderungen möchte ich Ihnen heute vorzeigen und daran einige besondere Bemerkungen anknüpfen.

Fall 1 (Abb. 1): Starke temporale Abknickung des Sehnerven ohne nennenswerte Verbildung der Scleralränder. Die Lamina cribrosa ist nicht hochgezogen. Die Kernsäulen reichen temporal weit in das Auge hinein bei normaler Dichte der Glia-kerne. Die Netzhaut beginnt erst weit ab vom Scleralkanal. Es ist klar, dass es sich hier nicht um Verziehung handeln kann; der Sehnerv beginnt ganz einfach schon innerhalb des Auges, es handelt sich also um eine fehlerhafte An-lage, die ihrerseits auch die Abknickung des Sehnerven mit-bedingt haben muss. Die Ader-haut ist fast bis zum Scleral-kanal nachweisbar, jedoch rudimentär; geht sie vollends ganz zugrunde, so wird ein immer grösser werdender Conus tempo-ralis zutage treten. Zu beachten ist noch ein unregelmäßiger Zell-haufen am nasalen Ende der Netzhaut, dem wir in noch zwei Fällen begegnen werden. Er ist von feinen Fasern durchsetzt, die aus der Ganglienzellenschicht stammen.

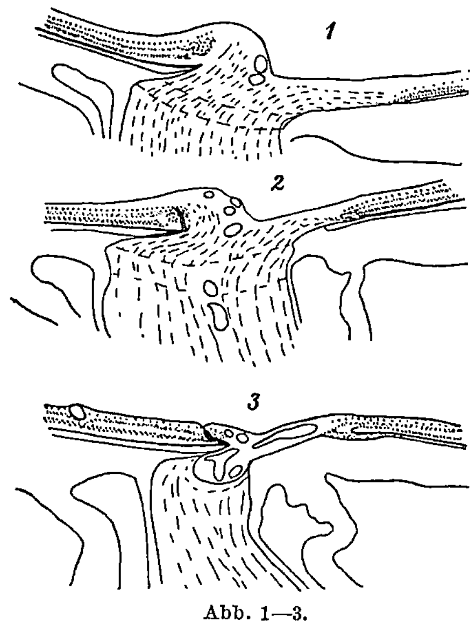

Abb. 1—3.

Fall 2 (Abb. 2): Der Sehnerv reicht deutlich, wenn auch weniger weit als im ersten Fall, in das Auge hinein. Die Körnerschichten der Netzhaut, besonders die innere, zeigen eine deutliche hakenförmige Umbiegung nach aussen. Am nasalen Ende der Netzhaut wieder ein regelloser Kernhaufen; durch diesen verläuft ein kompakter Faserstrang, der von der Ganglienzellenschicht entspringt und bis zur Limitans externa hinzieht. In diesem und im vorhergehenden Fall handelt es sich nicht etwa um beginnende Stauungspapille.

Fall 3 (Abb. 3): Etwas seitlicher Schnitt durch die Papille; die Verhältnisse am temporalen Rand etwas unübersichtlich dadurch, dass grosse Gefässe angeschnitten sind. Doch erkennt man den mit den vorhergehenden Fällen übereinstimmenden, vom Sehnerven abstehenden Beginn der Netzhaut und auf deren[1] Schnitten eine kissenförmige Verlagerung von rudimentärem Netzhautgewebe unter das Pigmentepithel (s. die nächsten Fälle). Nasal ein besonders schöner, die innere Netzhautoberfläche einkerbender, von der Ganglienzellenschicht bis zur Limitans externa reichender Faserstrang im Gebiet eines die Netzhaut am Seh-nervenrand abschliessenden unregelmäßigen Zellhaufens. Dieser Faserstrang, den wir jetzt in drei Fällen nachgewiesen haben, stellt zweifellos eine Missbildung dar. Er endigt zwar in unseren Fällen stets an der Limitans externa. v. Hippel (Heidelberg 1924) hat aber einen Fall beschrieben, in dem derartige, sogar markhaltige Fasern zwischen Netzhaut und Pigmentepithel im Sehventrikel gefunden wurden. Unsere Fälle geben also Auskunft über den Ausgangspunkt derartiger abnormer Faserbündel.

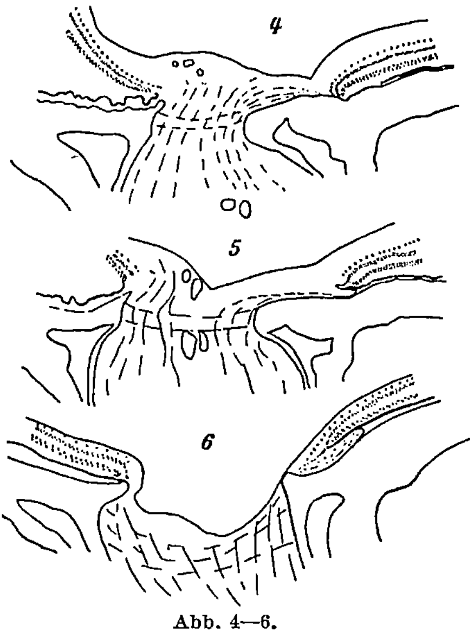

Abb. 4—6.

An diese Gruppe von Miss- oder Fehlbildungen schliesst sich eine weitere an:

Fall 4 (Abb. 4): Die Netzhaut endigt weit ab vom Scleralkanal mit einem Knick auf der Innenseite und einer hakenförmigen Umbiegung auf der Aussenseite. In einem anderen Schnitt (Abb. 5) ist deutlich zu sehen, dass sich rudimentäres Netzhautgewebe unter das Pigmentepithel und die Glashaut in die Aderhaut hineinschiebt. Die Sclera ist an dieser Stelle muldenförmig vertieft. Reste der Aderhaut sind bis zum Rande des Scleralkanals festzustellen. Das zwischen dem Ende der Netzhaut und dem Papillenrand gelegene

---

[1] Auf der Übersichtstafel stellt Abb. 3 eine Kombination aus 2 Schnitten dar; der eine zeigt die temporale Netzhauteversion; der andere den nasalen Faserstrang.

18*

Gewebe ist degeneriert bzw. nicht differenziert. Der intervaginale Raum ist nicht verbreitert.

Fall 5 (Abb. 6): Über einer flachen Lederhautmulde schiebt sich rudimentäres Netzhautgewebe zungenförmig gegen die Aderhaut vor, überlagert von normal aussehendem Pigmentepithel. Das bestehende Sekundärglaukom hat im übrigen die Papille schwer verändert.

Fall 6 (Abb. 7): Die Netzhaut endigt temporal weit ab vom Scleralkanal mit einer ganz besonders stark ausgesprochenen, knieförmigen Schleife bzw. Eversion, die in Form rudimentären Gewebes sich unter dem Pigmentepithel in der Aderhaut verliert. Infolge des Faserausfalls erscheint der Sehnerv im Scleralkanal auffallend schmal, die Sclera springt weit gegen die Achse des Sehnerven vor; der grosse Abstand des Duraansatzes dürfte z. T. mit auf diesen Umstand zurückzuführen sein.

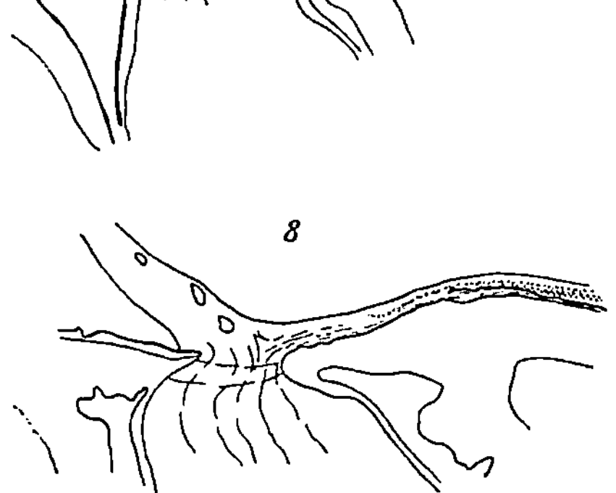

Abb. 7—8.

Fall 7 (Abb. 8): Auch hier ist der Sehnerv im Sclerakanal sehr schmal; eine Netzhautschleife ist zwar nicht so leicht erkennbar, man sieht aber doch am van Giesonpräparat ohne weiteres, wie sich ektodermales Gewebe unter der Lamina vitrea in die Aderhaut vorschiebt. Es handelt sich hier um ein schon hochgradig degeneriertes Auge, in dem wohl auch sekundäre Dehnungen eingetreten sind.

Fall 8 (Abb. 9): Am temporalen Sehnervenrand findet sich dicht neben dem ziemlich normal gestalteten Scleralknie eine kleine Hernie der Sehnervensubstanz in die Lamina cribrosa hinein. Die Hernie ist nur auf wenigen Schnitten zu finden und daher leicht zu übersehen. Im übrigen ist die Netzhaut in diesem excessiv myopischen Auge sehr stark degeneriert und abgeflacht. Bei starker Vergrösserung (Abb. 10) sieht man aber doch da, wo die Netzhaut beginnt, eine Eversion derselben unter das Pigmentepithel. Man erkennt sogar noch in ziemlicher Ausdehnung Kerne der evertierten Netzhautschichten, die hier natürlich invers gelagert sein mussten.

M. D. u. H.! Ich habe Ihnen hier Bilder von 8 Fällen mit Veränderungen gezeigt, die alle in das Gebiet der fehlerhaften

Papillengestaltung und der atypischen Kolobome gehören. Ich hätte Ihnen ebenso gut ein Dutzend oder noch mehr zeigen können, nur sind mit fortschreitender sekundärer Degeneration, die sich in solchen Augen einzustellen pflegt, die Verhältnisse meist nicht mehr so übersichtlich. Am wichtigsten erscheint mir: fast alle diese Fälle sind höhere oder höchstgradige Myopien! Das kann kein Zufall sein. Denn in der angeführten Literatur handelt es sich meist ebenfalls um kurzsichtige Augen. Es muss also irgendein innerer Zusammenhang zwischen Papillenmissbildung und Refraktion, d. h. hier Myopie, bestehen. v. Hippel findet, dass 20 % der bis 1908 beschriebenen Fälle von Kolobom am Sehnerven mikrophthalmisch waren; ich möchte hier gleich daran erinnern, dass excessiv myopische Augen nicht selten abnorm kleine Hornhäute haben, also in dieser Hinsicht mikrophthalmisch sind. Andererseits weist v. Hippel darauf hin, dass Kolobomaugen meist ausgesprochen, oft hochgradig myopisch seien. Gilt dies auch in seinem Zusammenhang von den typischen Kolobomen, so sehen wir jetzt, dass sich die atypischen ebenso verhalten, sobald wir diese ein-mal als solche zu erkennen gelernt haben.

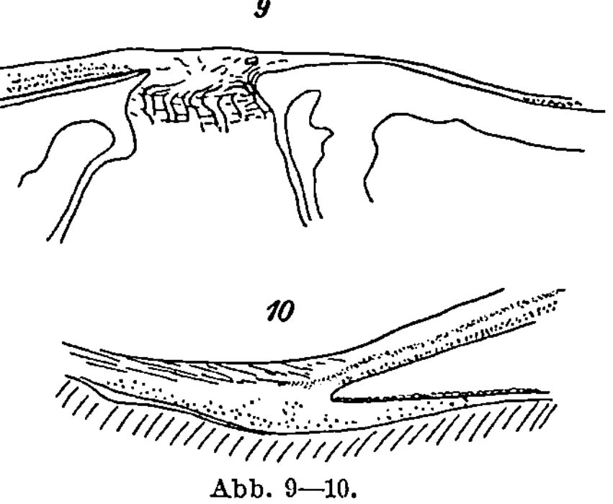

Abb. 9—10.

Warum das eine Mal ein Mikrophthalmus mit oder ohne Orbitalcyste, das andere Mal eine excessive Myopie entsteht, vermögen wir noch nicht ohne weiteres zu sagen; es mag von dem Ort und Grad der Missbildung abhängen, wohl auch davon, ob das Bildungsmaterial ganz aus der Augenanlage ausgeschaltet wird oder als aplastisches, undifferenziertes Gewebe innerhalb derselben verbleibt. Weiterhin ist es verständlich, dass sich mit der Missbildung der Papillenanlage auch Störungen in der Ausbildung der äusseren Augenhäute korrelativer oder konsekutiver Art verbinden, worauf v. Szily in seiner Arbeit über den Konus in heterotypischer Richtung hingewiesen hat, und die sich noch während des ganzen Lebens als Sicheln, Dehnungen u. dgl. auswirken können; und so lernen wir schliesslich das Staphyloma posticum als atypisch gelagertes, ektatisches Kolobom verstehen, das wir an typischer Stelle ja längst kennen.

Natürlich kommt es nicht immer zu diesen schweren Veränderungen; diese scheinen vielmehr mit dem Grad der Missbildung in gewisser Weise parallel zu gehen. Wir werden also neben den ganz grossen und ganz kleinen Augen auch etwa normal grosse zu erwarten haben, etwa so, wie es in der Conuskurve von Seitzer zum Ausdruck kommt. Die kolobomatösen Mikrophthalmen würden aber nicht am Anfang, sondern, als schwerste Missbildung, am Ende dieser Reihe stehen; man könnte sie vielleicht als „ultramyopische" Augen bezeichnen. Es ist weiterhin wahrscheinlich, dass die Formen und Grade der Missbildungen nicht einfach ineinander übergehen, sondern Gruppen bilden, die sich einigermaßen getrennt vererben, was mit unseren Kenntnissen über die verschiedenen Formen der Myopie durchaus übereinstimmt.

In meinen beiden ersten Fällen wurden in den zur Verfügung stehenden Schnitten keine schweren Netzhautausstülpungen gefunden, nur ein früheres Endigen der Netzhaut und ein früher intraocularer Beginn des Sehnerven. Um Missbildungen handelt es sich aber auch hier. Auch die Richtung, in der sich die Missbildung erstreckt, macht keinen grundsätzlichen Unterschied. Unsere statistischen Untersuchungen (Seitzer) haben gezeigt, dass noch bei — 14 dptr 10 % der Fälle einen Conus inferior aufweisen, und solche Fälle sind auch schon mehrfach (Salzmann, Elsching) anatomisch beschrieben worden. Der Conus inferior ist längst als angeborene Missbildung aus dem Gebiet des typischen Koloboms anerkannt. Die übrigen Koni dürften nach den neueren Erkenntnissen als atypische Kolobome aufzufassen sein, und es ist ganz natürlich, dass entsprechend der Irregularität dieser Missbildungen auch ihre ophthalmoskopischen Bilder nicht so regelmäßig sein können, wie das des typischen Koloboms der Becherspalte. Auf Grund meiner eigenen Untersuchungen und der in der Literatur niedergelegten Befunde stehe ich daher nicht an, es einmal ganz klar auszusprechen: die Ursache der Augenhintergrundsveränderungen bei der Myopie ist in allererster Linie in angeborenen Missbildungen der Papillenanlage zu suchen.

Aussprache.

Herr Lauber:

Klinisch haben die angeborenen Anomalien an der Papille und am hinteren Augenpol noch eine Bedeutung für die Entstehung erworbener Krankheiten. Vor Jahren ist aus der Elschnigschen Schule darauf hingewiesen worden, dass bei Augen mit angeborenen Papillenanomalien Hornhautnarben häufig vorkommen. Eigene Beobachtungen, die unabhängig von den angeführten gesammelt wurden, zeigen, dass in Fällen von Conus nach unten, nach innen, bei verkehrter Gefässverteilung

und dergleichen Anomalien die betreffenden Augen viel häufiger als z. B.
ihre normalen Partner Zeichen abgelaufener Hornhautentzündungen aufweisen. Auch bei Anisometropie findet man Folgen entzündlicher Horn-
hautveränderungen an dem hoch hypermetropischen oder hoch myopischen
Auge. Es zeigt sich, dass solche Augen viel häufiger als ihre normalen
Partner von verschiedenen Erkrankungen, so z. B. ekzematöser Keratitis
befallen werden. Dies ist wohl dahin zu deuten, dass es sich in diesen
Augen nicht nur um topische Missbildungen handelt, sondern dass die
Gewebe des Auges biologisch qualitativ minderwertig sind, woraus sich
eine höhere Anfälligkeit für Erkrankungen endogener oder exogener
Natur ergibt.

XLI.

Therapeutische Versuche und Erfolge mit Amylnitrit bei chronischen Augenhintergrundserkrankungen.

Von

Josef Imre (Budapest).

Es ist bekannt, dass die Einatmung einiger Tropfen Amylnitrit
von einer vorübergehenden Erweiterung der peripherischen Arterien
gefolgt wird. Diese Eigenschaft des Mittels wurde in Migräneanfällen
von mehreren Seiten zur Lösung des Gefässkrampfes ausgenützt, und
es kann manchmal im Falle plötzlicher Erblindung infolge eines
Krampfes der Arteria centralis retinae geradezu die Rettung der
gefährdeten Sehkraft bedeuten.

Neben solchen plötzlich eingetretenen Krampfzuständen der
retinalen Arterien kennen wir aber noch eine ganze Reihe von
Hintergrundserkrankungen, wo ein gesteigerter Tonus der Arterien
und im allgemeinen die Verengerung der kleinen Gefässe und Kapillaren zum Krankheitsbilde gehören und wahrscheinlich der unmittelbare Grund der pathologischen Veränderungen sind. Ich
suchte eine Antwort auf die Frage, ob die Erschlaffung der Gefässwände nach langdauernder Kontraktion noch möglich ist. Wenn
ja, dann ist es wahrscheinlich, dass die sonst sehr kurze Dauer
der Amylnitritwirkung insofern eine längere sein wird, dass der
einmal gelöste Krampf nicht sofort nach dem Abklingen der unmittelbaren Wirkung zurückkehrt. Wenn aber diese Voraussetzung
richtig ist, so könnte eine bessere Durchströmung und Ernährung
der eben infolge der schlechten Durchströmung degenerierten
Geweben ermöglicht werden.

Die Versuche haben auf diese Frage eine ganz überraschende Antwort gegeben. In folgendem werde ich mir erlauben, über diese Beobachtungen zu berichten.

Der erste Patient im Jahre 1927, bei dem ich wiederholte Amylnitriteinatmungen versucht habe, war ein 17 Jahre alter Student. Abnahme der Sehschärfe seit zwei Jahren. Visus rechts mit Korrektion $6/15$?, links $6/9$? Gesichtsfeld beiderseits gleich, überall um etwa 30^0 enger als normal. Beide Papillen auffallend blass, die Arterien sind haarfein, die Venen sehr dünn. An der Peripherie ist der Fundus getäfelt mit sehr feinen und gröberen, z. T. eckigen Pigmentflecken. Abgesehen davon, dass die primäre Adaptation kaum unter dem Normalen liegt und dass das Gesichtsfeld nicht charakteristisch ist, ist das Bild einer Pigmentdegeneration sehr ähnlich. Die internen und serologischen Untersuchungen geben hinsichtlich der Ätiologie keinen Aufschluss. Es scheint eine familiäre Degeneration vorzuliegen, da ein Bruder 2 Jahre später im selben Alter dasselbe Krankheitsbild zeigte.

Während des Einatmens von 3 Tropfen Amylnitrit wurde die Farbe der Papillen normal, die Arterien bedeutend besser gefüllt. Zwei Minuten nach der Inhalation Visus rechts von $6/15$? auf $6/12$?, links von $6/9$? auf $6/7$ gestiegen. Der Patient hatte von dieser Zeit an 6 Wochen lang jeden zweiten Tag 2 Tropfen Amylnitrit eingeatmet. Die Sehschärfe war am Ende der 6. Woche R. A. $6/9$? L. A. $6/6$?, das Gesichtsfeld in jeder Richtung um etwa 10^0 erweitert.

Nach diesem ersten Versuche habe ich in einigen weiteren Fällen von alter Chorioretinitis, Pigmentdegeneration der Retina usw. innerhalb 1—2 Wochen keine überzeugende Besserung gesehen, dann kamen aber wieder andere Fälle, die mich überzeugt haben, dass solche therapeutische Versuche nicht aussichtslos sind.

So haben wir eine 28 Jahre alte Frau behandelt, die vor 7 Jahren angeblich nach Schneeblindheit dauernde Sehstörung erlitten hat. Einige Wochen später wurde bei ihr von anerkannten Fachmännern einfache Sehnervenatrophie diagnostiziert. Diese schriftlich gegebene Diagnose sowie die negativen Befunde der neurologischen, internen, serologischen und rhinologischen Untersuchungen hatte die Patientin mitgebracht, als sie 6 Jahre später zu uns kam. Damals war das Fundusbild sicher nicht dasselbe, da die Zentralgefässe auffallend dünn waren und bis zur Makulargegend sehr viele feinere und gröbere Pigmentflecken zu sehen waren. Sehschärfe mit Korrektion beiderseits $5/60$, excentrisch, beiderseits zentrales relatives Skotom. Unmittelbar nach der ersten Einatmung keine nachweisbare Besserung, nach zwei Wochen langer täglicher Einatmung ist die Sehschärfe von $^5/_{60}$ auf $^6/_{36}$ gestiegen, das zentrale relative Skotom fast vollkommen verschwunden, die Patientin gibt an, nicht mehr neben das Objekt sehen zu müssen. Eine allmähliche Erweiterung des Gesichtsfeldes von Monat zu Monat nachweisbar (Projektion).

Was die erste Diagnose anbelangt, so könnte angenommen werden, dass damals bloss die Kapillaren verengt waren, das erklärt die Dekoloration der Papillen. Die Pigmentanhäufung und die Verengerung der grösseren Gefässe haben sich erst später entwickelt.

Diese und ähnliche Beobachtungen sprechen dafür, dass in der Entwickelung dieser pathologischen Zustände der gesteigerte Tonus der chorioidealen respektive der retinalen Gefässe nicht als eine Folge, sondern als die unmittelbare Ursache der degenerativen Erscheinungen aufzufassen ist.

Nach der Volhardschen Auffassung ist die einzige Voraussetzung der Retinitis albuminurica der erhöhte Blutdruck und der dadurch ausgelöste Krampf der retinalen Gefässe. Er nennt dieses Krankheitsbild Retinitis ischaemica oder angiospastica. Wenn auch keine absolute „Ischaemie" und kein vollentwickelter „Krampf", ein erhöhter Tonus der Arterien ist zweifellos immer vorhanden. Es sei mir erlaubt mit einem Beispiel zu zeigen, dass auch bei Retinitis albuminurica die schlechte Blutversorgung als die Ursache der Sehverschlechterung angenommen werden kann.

Ein 41 Jahre alter Arzt sucht mich im Oktober 1929 mit Klagen über Sehstörungen auf. Es sind an beiden Fundi kleine Blutungen und einige weisse Fleckchen sichtbar, Visus R. A. $^6/_6$, L. A. $^6/_{12}$ Emmetrop. Interne Diagnose: Glomerulonephritis chronica diffusa mit sehr schlechter Konzentrations- und Verdünnungsfähigkeit. Blutdruck 220 mm Hg. Zwei Monate später kommt er wieder und klagt über starkes Sinken seiner Sehkraft. Visus rechts $^5/_{60}$, links $^6/_{12}$? Am Fundus das vollentwickelte Bild der Retinitis albuminurica mit typischer Spritzfigur. Zwei Minuten nach der Einatmung von 3 Tropfen Amylnitrit sieht er R. A. anstatt $^5/_{60}$, $^6/_{12}$! L. A. anstatt $^6/_{12}$, $^6/_6$. Zwei Monate später kommt er wieder und erzählt, in den vergangenen Wochen nur kleine Schwankungen der Sehkraft bemerkt zu haben; er kann wieder ungestört lesen und seine Pflichten versehen, obwohl er bloss noch einmal die Einatmung gebraucht hatte. Visus unverändert gut.

Diese und noch eine weitere ähnliche Beobachtung bei einem Nephrosclerotiker können uns die Hoffnung geben, dass wir den elenden Zustand solcher Kranken endlich doch beeinflussen werden können.

Frauen mit postklimakterischer Hypertonie klagen nicht selten über nebeliges Sehen. Manchmal finden wir in solchen Fällen eine nicht ausgesprochene, jedoch mit pünktlichen Messungen nachweisbare Drucksteigerung, in manchen anderen aber, wo der Binnendruck sicher normal oder sogar subnormal ist, können wir eine Verengerung der Capillaren annehmen. Der folgende Fall kann als Beweis dieser Annahme dienen.

50 Jahre alte Frau mit hohem Blutdruck. Nebeliges Sehen. Visus mit myopischer Korrektion $6/12$ beiderseits. Vor 5 Jahren volle Sehschärfe mit denselben Gläsern. Fundus, Kaliber der Gefässe normal. Tension beiderseits 16 mm Hg. Ein halbes Jahr später sind die Arterien schon ausgesprochen eng und die Papillen sehr blass. Visus mit Korrektion beiderseits $6/18$. Drei Minuten nach der Einatmung von 3 Tropfen Amylnitrit Visus: $6/8$ beiderseits.

Bei arteriosclerotischen Veränderungen, wo die Sehkraft schon seit Jahren nicht einmal zum Fingerzählen genügt, sind wir machtlos. Doch hat mich neulich ein Fall gelehrt, dass sogar in so schweren Fällen ein Versuch mit systematischer Hyperämisierung der chorioretinalen Gefässe ausnahmsweise zu einer nicht gehofften Besserung führen kann.

Es handelte sich um eine 70jährige Frau, die seit 10 Jahren schlecht sieht, vor 10 Jahren konnte sie noch lesen. Vor 5 Jahren wurde an beiden Augen Star konstatiert, der betreffende Facharzt hat aber mit Rücksicht auf die damals noch sichtbaren Fundusveränderungen eine ganz infauste Prognose gestellt. Seit 2 Jahren sieht sie bloss Licht.

Rechts: Lichtempfindung von 5 Meter, Lokalisation nur im Zentrum. Linsenrand noch durchsichtig, es sind grosse atrophische Aderhautherde und grobe Pigmentanhäufungen sichtbar. Links reifer Star. Lichtempfindung von 6 Meter, Projektion nach links ziemlich gut, oben, unten und nasal bis zum Zentrum eingeengt.

Nach glatter intrakapsulären Extraktion und nach ungestörter Heilung gibt die Patientin an, heller zu sehen; wir finden aber bloss ein Sehen von Handbewegungen, obwohl sie wiederholt behauptet, die Umrisse der Nahestehenden zu sehen. Das Fundusbild schaut trostlos aus: Weisse Papille mit verschwommenen Rändern, haarfeine Arterien, an welchen hier und da Verdickungen zu sehen sind, dünne Venen, grosse weisse Herde mit z. T. stärkerer bindegewebiger Proliferation, grobe Pigmentanhäufungen; im ganzen das Bild des Ausganges einer sehr schweren hämorrhagischen Papilloretinitis. Fünf Wochen nach der Operation: Status idem.

In diesem Fall wollte ich bloss sehen, ob die haarfeinen Arterien überhaupt noch erweiterungsfähig sind, daher liess ich 3 Tropfen Amylnitrit einatmen. Nach einigen Minuten gibt sie an, die Gegenstände im Zimmer besser zu sehen, zählt wirklich Finger in einer Entfernung von 1½ Meter. Zehn Tage später, nach täglich einmaliger Einatmung Visus: $+9{,}0\,\mathrm{D}$ kombiniert mit $+4{,}5\,\mathrm{Dcyl}$. $\rightarrow$ $^6/_{24}$? Gesichtsfeld in jeder Richtung ca. 15⁰. Eine derartige Besserung der retinalen Funktionen innerhalb weniger Tage bei einer mehrjährigen Erkrankung habe ich mir bis jetzt nicht vorstellen können.

Zum Schluss möchte ich erwähnen, dass neulich von französischen Autoren einige Mitteilungen erschienen sind, welche sich mit einer ähnlichen Wirkung des Acetylcholins beschäftigen. Nach diesen Mitteilungen hat sich diese bekannte Eigenschaft des Acetylcholins bei einigen Fällen plötzlicher Erblindung infolge retinaler Ischämie gut bewährt. Wie ich aus der letzten Nummer des Zentralblattes ersehe, berichten Worms und Pinelli über eine schwere Gesichtsfeldeinschränkung durch Chininvergiftung, wo die Acetylcholininjektionen sehr gut gewirkt haben. Jedenfalls wäre es empfehlenswert, dieses Mittel und ähnlich wirkende abwechselnd mit Amylnitrit auch in den von mir erwähnten Formen chronischer Hintergrundsveränderungen zu versuchen.

Bei diesen Erkrankungen sahen wir mit den üblichen Behandlungsmethoden keine nennenswerte Wirkung. Wenn wir in ähnlichen Fällen manchmal auch nur ein wenig helfen können, so ist dieser Erfolg dem Patienten ein Segen und seinem Arzte eine wahre Freude.

Aussprache.

Herr Igersheimer:

So sehr es sicher notwendig ist, das suggestive Moment auszuschalten, so scheinen mir doch die Untersuchungen des Herrn Imre sehr beachtenswert. Ich erinnere an die neueren Anschauungen über die Bedeutung des Angiospasmus bei der Retinitis albuminurica und bei der Apoplexie. Ich selbst bin auch bei einem Fall von schwerer Sehnervenerkrankung, den ich im vorigen Jahr in der Zeitschrift für Augenheilkunde veröffentlicht habe, zu der Überzeugung gekommen, dass neben wirklich nachweisbaren organischen Veränderungen an der Gefässinnenwand der cerebralen Arterie spastische Vorgänge im Gefässgebiet der Ophthalmica eine wesentliche Rolle spielten. Die Ergebnisse des Vortragenden scheinen mir von diesem Standpunkt aus nicht nur von therapeutischem, sondern auch von ausgesprochen wissenschaftlichem Interesse.

Herr Brückner

weist darauf hin, dass die Franzosen insbesondere bei der Intoxikationsamblyopie Gefässkrämpfen eine erhebliche Rolle zuschreiben. Er hat Gelegenheit gehabt, einen entsprechenden Fall zu beobachten, bei dem unter Nitroscleran-Behandlung eine Abblassung des Opticus sich weitgehend zurückbildete.

Herr Mylius

warnt vor zu ausgedehnter Anwendung von gefässerweiternden Mitteln. Schädigend kann sowohl eine zu brüske Herabsetzung des Blutdrucks wirken wie auch eine langsame Herabsetzung, und zwar in den Fällen, in denen der erhöhte Blutdruck für die Elimination der Stoffwechselschlacken erforderlich ist. In diesen Fällen werden bei herabgesetztem Blutdruck häufig Stoffwechselprodukte vermehrt zurückgehalten und können dann ihre schädigende Wirkung entfalten. Die Mittel kommen infolgedessen hauptsächlich nur in den Fällen in Betracht, in denen die Gefäßspasmen primär und die Ursache der Blutdruckerhöhung sind.

XLII.

Zur Regeneration der Glaskörperflüssigkeit.

Von

A. Brückner (Basel).

Mit 4 Abbildungen im Text.

Im Gegensatz zur Untersuchung des Kammerwassers hat die Untersuchung der Glaskörperflüssigkeit und ihrer Regeneration erst verhältnismäßig spät eingesetzt. Diese Frage hat mich seit Jahren interessiert, insbesondere im Zusammenhang mit den Untersuchungen über die Cytologie des Auges. Im Anschluss an Straub habe ich seinerzeit die Ansicht geäussert, dass für die Ernährung des Glaskörpers vorwiegend die Pars plana des Ciliarkörpers in Betracht komme, da wir bei Entzündung im Corpus vitreum diesen Abschnitt neben der Papille vor allem in Mitleidenschaft gezogen sehen. Nach wenigen Versuchen, die ich während meiner Tätigkeit in Jena ausgeführt hatte, sind dann in Basel über die Glaskörperflüssigkeit eingehendere experimentelle Untersuchungen angestellt worden, über deren Resultate die Herren der Basler Klinik z. T. auch an dieser

Stelle berichtet haben. Aus diesem Arbeitsprogramm möchte ich mir erlauben, heute einige anatomische Ergebnisse mitzuteilen, die, obwohl sie an Kaninchenaugen gewonnen worden sind, doch nicht ohne Interesse sein dürften.

Untersucht man Kaninchenaugen, deren Glaskörper frisch punktiert ist, mikroskopisch, so findet man sehr deutlich eine Differenz zwischen der Struktur des genuinen Glaskörpers (wobei dahingestellt sei, wie weit deren mikroskopisches Bild Artefakt ist)

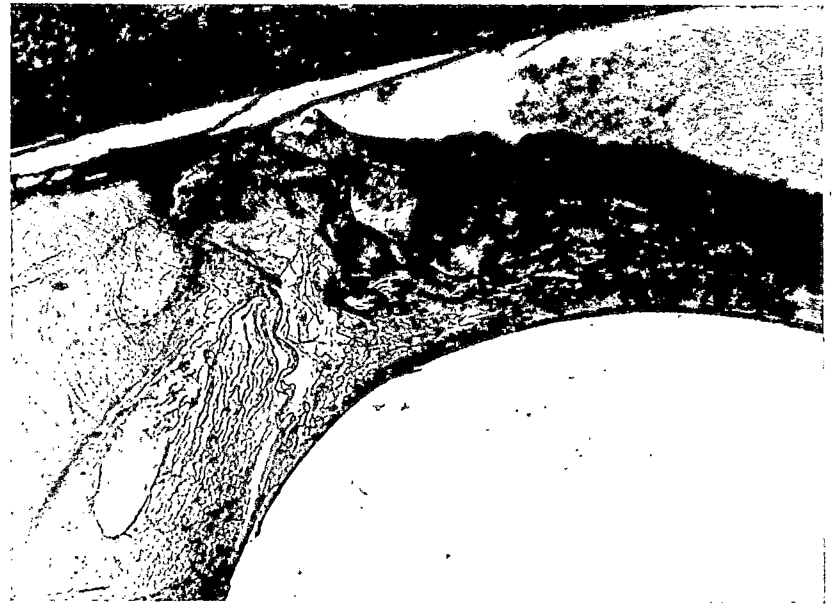

Abb. 1.

und der neugebildeten Flüssigkeit. Es zeigt sich nämlich, dass im Zusammenhang mit den Ciliarfortsätzen sich die eiweissreiche Flüssigkeit in der hinteren Kammer auch nach rückwärts rings um die Linse gegen den hinteren Linsenpol zu ausbreitet (Abb. 1). Auf dem Schnitt erscheinen zu beiden Seiten des Linsenäquators nach hinten, oft unter deutlicher Verdichtung der genuinen Glaskörperfasern zu einem anscheinend membranartigen Gebilde, Blasen, die von dem charakteristischen, krümeligen Eiweissgerinnsel erfüllt sind. Oft findet sich dahinter noch eine zweite, kleinere Blase, mitunter sieht man wohl auch drei von verschiedener Grösse auf dem gleichen Schnitt, so dass man den Eindruck gewinnt, als ob jede dieser Blase Beziehung zu einem Ciliarfortsatz habe. Es erweist sich nämlich, dass diese Blasenbildungen nicht im Zusammenhang mit der Pars plana, sondern zweifellos nur mit dem gefalteten Teil des Ciliarkörpers stehen.

In etwas späteren Stadien erkennt man, dass eiweissreiche Flüssigkeit auch den hinteren Pol der Linse umspült und sich nach der Mitte des Glaskörpers zu ausbreitet.

Genau die gleiche krümelige Beschaffenheit zeigt das Eiweiss in der hinteren Kammer, bzw. zwischen den Ciliarfortsätzen und in der Vorderkammer. Wie die Untersuchungen von Irma Guggenheim und Franceschetti (Arch. Augenheilk. 98) schon ergeben hatten, tritt nach Glaskörperpunktion auch eine Erhöhung des Eiweissgehaltes der Vorderkammer auf.

Wir haben also als Resultat festzustellen, dass die Steigerung des Eiweissgehaltes der Glaskörperflüssigkeit, wie sie nach der Punktion des Corpus vitrum auftritt, in erster Linie der Absonderung einer eiweissreichen Flüssigkeit seitens der Ciliarfortsätze zu verdanken ist, dass hierbei also der gleiche Vorgang einsetzt, wie wir ihn durch die Greeffschen Untersuchungen kennen; es zeigen sich auch an den Ciliarfortsätzen dieselben blasenförmigen Veränderungen, wie dieser Autor sie nach Vorderkammerpunktion schon vor über 30 Jahren beschrieben hat (Arch. Augenheilk. 28).

Bemerkenswert ist, dass nach Punktion der vorderen Kammer wohl die Vorder- und Hinterkammer mit krümeligem Eiweissgerinnsel erfüllt ist, dagegen im vorderen Teil des Glaskörpers, an der Stelle, wo sich nach Glaskörperpunktion der vermehrte Eiweissgehalt zu erkennen gibt, ein solcher sich bei meinen Untersuchungen nach einmaliger Punktion nicht hat feststellen lassen.

Ein zweiter Befund, der konstant bei allen glaskörperpunktierten Augen, wenn auch in wesentlich schwächerem Maße ebenfalls nach Vorderkammerpunktion sich ergab, ist eine charakteristische, multiple, oft lokalisiert bleibende, bei starker Entwicklung aber zusammenhängende Abhebung der Limitans interna retinae (Abb. 2). Sie beschränkt sich auf die nicht gefässhaltigen Teile der Kaninchennetzhaut und ist im Bereich der Gefässe, d. h. auf Papille und Markflügeln nicht oder nur angedeutet nachweisbar. Unter der abgehobenen Limitans finden sich eigentümliche, blasige Gebilde, die anscheinend z. T. in Zusammenhang mit den Müllerschen Stützfasern stehen. An manchen Stellen sieht man diese kleinsten, blasigen Gebilde auch vor der Limitans im Glaskörper liegen, so dass man zwingend den Eindruck gewinnt, dass sie durch jene hindurchgetreten sind (Abb. 3). Fibrinfärbungen ergaben ein negatives Resultat, so dass über die chemische Beschaffenheit dieser Blasenbildungen ein Urteil zur Zeit noch nicht möglich ist. Der Befund ist durchaus in Parallele zu setzen zu dem von Riehm bei Presojodvergiftung erhobenen

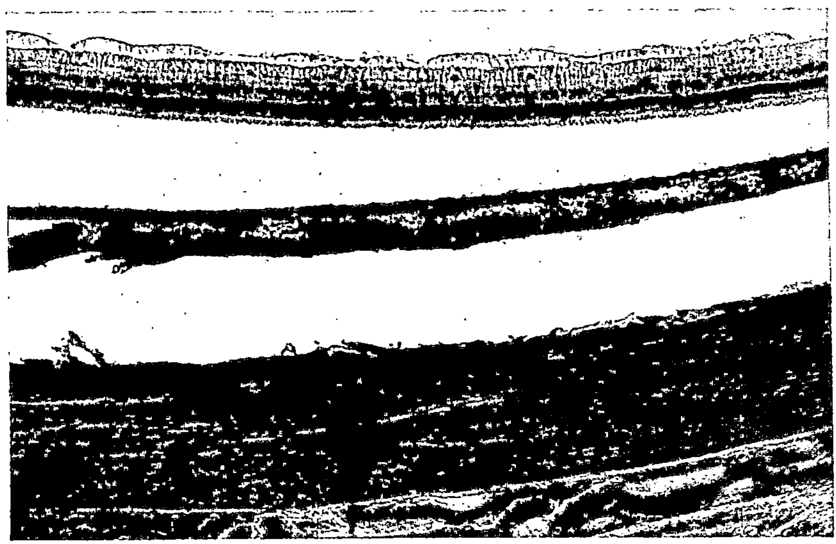

Abb. 2.

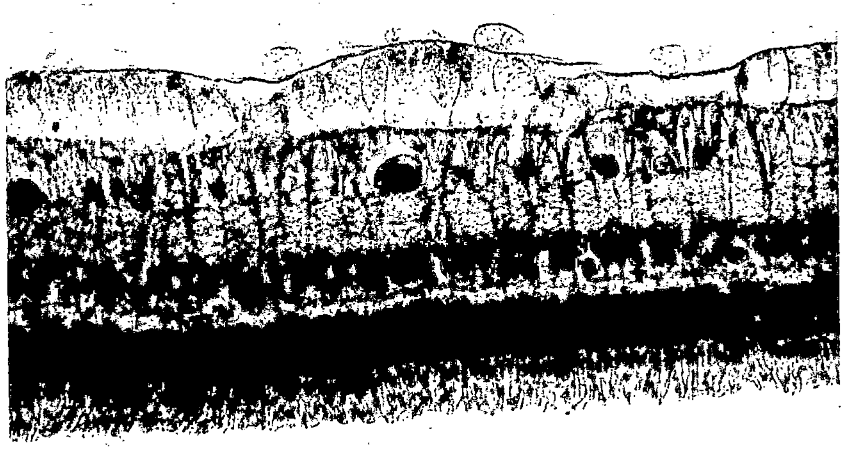

Abb. 3.

(s. Bd. V des kurzen Handbuches der Ophthalmologie, S. 386). Bemerkenswert ist, dass diese Veränderung sich auch nach Vorderkammerpunktion findet, wenn auch, wie gesagt, in wesentlich schwächerem Maße.

In späteren Stadien sieht man die Limitans interna ausgedehnt in den Glaskörper verlagert; oft gewinnt man den Eindruck, als ob sie in mehrere Blätter gespalten wäre (Abb. 4). Ich fand dieses dann, wenn auch der hintere Teil des Glaskörpers von stark eiweisshaltiger Flüssigkeit erfüllt war. Diese liess auf Serienschnitten einen Zusammenhang mit dem Eiweiss hinter der Linse erkennen. In Spätstadien scheint sich eine Regeneration der Limitans interna zu vollziehen[1].

Einen Zusammenhang zwischen der subretinalen, in kleinen Blasen sich entwickelnden Flüssigkeit mit dem zweifellos eiweissreichen Inhalt, der vor der Limitans und unter die abgehobenen

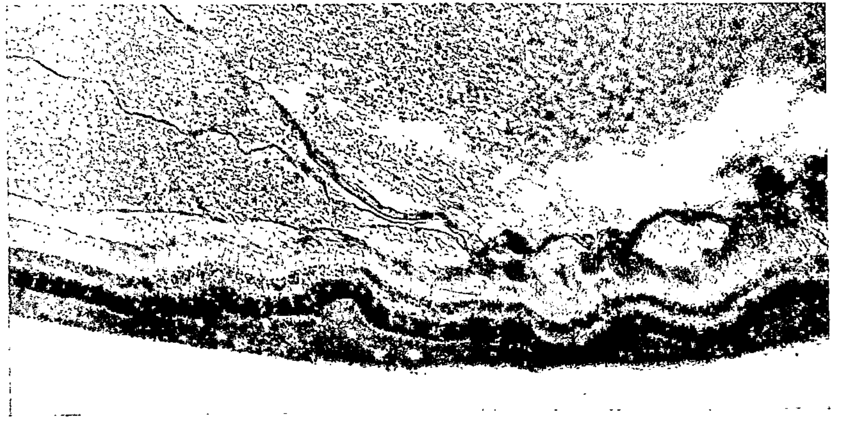

Abb. 4.

Blätter der Limitans eingedrungen ist, vermochte ich nicht sicher nachzuweisen, so dass es zweifelhaft erscheint, ob und inwieweit die Retina selbst an der Bildung der eiweissreichen Flüssigkeit vor der Netzhaut sich beteiligt. Ich möchte annehmen, dass in der Hauptsache auch im hinteren Glaskörper das Eiweiss aus den Ciliarfortsätzen stammt. Dieses würde zu älteren Befunden von Wessely stimmen (Internationaler Ophthalmologenkongress 1909, S. 373), der nach achtmaliger Vorderkammerpunktion anfänglich

---

[1] Bei der Punktion des Glaskörpers des Kaninchenauges, ebenso wie bei derjenigen der Vorderkammer wird im Vergleich zum menschlichen Auge ja relativ ein viel grösserer Anteil von Flüssigkeit entfernt. Deshalb stellt, wie das namentlich Wessely immer wieder betont hat, die Punktion am Menschenauge einen wesentlich weniger starken Eingriff dar. Trotzdem scheint mir bei der wiederholten Punktion des Glaskörpers nach Zur Nedden eine gewisse Reserve am Platzé, da eine Schädigung der Netzhaut durch Limitansabhebung nicht ganz ausgeschlossen erscheint.

im vorderen Glaskörper eine deutliche Eiweissvermehrung fand und erst in späteren Stadien sie auch in seinen hinteren Abschnitten feststellte.

In Übereinstimmung mit den mikroskopischen Befunden steht das Ergebnis der makroskopischen Untersuchung. Diese wurde in der Weise vorgenommen, dass dem Tier Farbstoff (wir verwendeten zunächst Fluorescin) subcutan einverleibt und etwa 1 Stunde nach der Glaskörperpunktion das herausgenommene Auge in flüssiger Luft gefroren wurde (nach dem Vorgange von v. Pflugk, Ferdinand Fischer). Hier fand sich deutlich eine Grünfärbung von den Ciliarfortsätzen ausgehend hinter dem Äquator der Linse an genau der entsprechenden Stelle, an der im mikroskopischen Schnitt die eiweissreiche Flüssigkeit nachzuweisen war; auch das Kammerwasser war grün gefärbt. Dagegen liess sich in oder an der Retina auch mit der Spaltlampe keine Färbung erkennen.

Die bisherigen Befunde beziehen sich auf diejenigen Augen, die nachweisbar keinerlei entzündliche Reizung aufwiesen, die sich an ausgewanderten polynucleären Zellen zu erkennen gibt. Schon bei leichtester Entzündung finden sich die Entzündungszellen vor der Pars plana und vor der Papille, im zweiten Fall also dort, wo Gefässe unmittelbar an den Glaskörper angrenzen. Dann ist auch vor der Papille bzw. um die Gefässe der Retina ein (im Gegensatz zu dem krümeligen Eiweiss aus den Ciliarfortsätzen) feinkörniges, positive Fibrinfärbung gebendes Exsudat im Glaskörper vorhanden, das sich in ähnlicher Weise auch vor der Pars plana im benachbarten Glaskörper, der dann zurückgedrängt erscheinen kann, zeigt.

In diesen Fällen findet sich auch auf den Epithelzellen des flachen Teiles des Ciliarkörpers eine leichte Blasenbildung, offenbar durch Abhebung der Grenzmembran, die in Parallele zu setzen wäre zu der Abhebung der Limitans interna retinae.

Auch in diesen Stadien leichtester entzündlicher Erscheinungen im hinteren Bulbusabschnitt ist die Iris anscheinend vollkommen unverändert; jedenfalls lassen meine mikroskopischen Präparate nicht darauf schliessen, dass sie bei der Bildung der eiweissreichen Flüssigkeit in der Vorderkammer beteiligt gewesen sei. Der Befund steht nicht in Widerspruch mit den vor einigen Jahren (1922) in dieser Gesellschaft mitgeteilten Ergebnissen von Schieck, der ja direkt eine anaphylaktische Entzündung an der Iris selbst durch Einspritzung artfremden Serums in die Vorderkammer provozierte.

Das Ergebnis der experimentellen Untersuchungen an Kaninchenaugen, deren Übertragung auf das menschliche Auge mir zunächst fernliegt, wäre also dahin zu formulieren, dass das eiweissreiche Regenerat der Glaskörperflüssigkeit fast ausschliesslich den Ciliarfortsätzen entstammt, dass die Netzhaut bzw. deren Glia nur in sehr geringem Grade hierzu beiträgt, der flache Teil des Ciliarkörpers und die Papillen- bzw. Netzhautgefässe sich aber nur dann an der Lieferung beteiligen, wenn entzündliche Symptome vorliegen. Also erst dann, wenn eine stärkere bzw. eine andersartige Beanspruchung als bei einer Punktion eintritt, wie bei der Entzündung, greifen die Pars plana des Ciliarkörpers und die Netzhautgefässe mit ein.

Daraus ergibt sich das allgemeine Resultat, dass alle an den Glaskörper grenzenden Gebilde und, was wir von der Iris und aus cytologischen Untersuchungen auch von den Hornhautendothelien wissen (Lippmann und Brückner), alle die Innenwände des Augapfels auskleidenden Gebilde für den Flüssigkeitswechsel im Augeninneren im weiteren Sinne nötigenfalls herangezogen werden.

Von Interesse ist das zum grossen Teil nur auf experimentellen Tieruntersuchungen gestützte Ergebnis dieser Mitteilung auch insofern, als wir bei der Liquorproduktion und bei den entzündlichen Veränderungen in der Meningealhöhle ganz ähnliche Verhältnisse vor uns haben. Auch hier geht der Streit ja immer noch darum, ob und inwieweit die Tela chorioides (das Analogon zu den Ciliarfortzsätzen) das Ependym (entsprechend der Pars plana des Corpus ciliare) und das nervös-gliöse Hirn- und Rückenmarksgewebe selbst entsprechend der Retina und Glia an der Liquorproduktion sich beteiligen. Experimentelle Untersuchungen am Kaninchengehirn mit Hilfe des Suboccipitalstiches sind begonnen, aber haben noch nicht zu Ergebnissen geführt, die eine Mitteilung berechtigten.

Über den Mechanismus der Neubildung der Glaskörperflüssigkeit ist etwas Abschliessendes noch nicht zu sagen. Dass für die Abhebung der Limitans interna in erster Linie Druckdifferenzen zwischen dem Gewebe und dem Glaskörper maßgebend sind, möchte ich aus folgender Tatsache schliessen: Jene zeigt sich nicht nur nach Glaskörperpunktion, sondern auch nach Abfluss des Kammerwassers, ja sogar nach Punktion des Glaskörpers am überlebenden Auge. Im Gegensatz dazu ist Absonderung eiweissreicher Flüssigkeit aus den Ciliarfortsätzen im letzten Falle nicht mehr nachzuweisen. Dieses mag darauf beruhen, dass Unterbrechung der Zirkulation im Ciliarkörper auch die Absonderung der eiweissreichen Flüssigkeit unterbindet, während in der gefässfreien Netzhaut das Sistieren der

Blutzirkulation in dieser Hinsicht von keiner oder geringerer Bedeutung ist, weil es sich nur um Abgabe von Gewebsflüssigkeit
handeln würde.

Diese Deutung scheint der Auffassung Recht zu geben, nach der
der vermehrte Übertritt von Eiweiss aus dem Blut in erster Linie
auf die passive Dehnung der Gefässe im Ciliarkörper infolge der
Herabsetzung des intraocularen Druckes zurückzuführen ist. Dann
wäre aber zu erwarten, dass auch an den Netzhautgefässen die
gleichen Erscheinungen sich finden würden. Das ist aber, wie die
mitgeteilten Beobachtungen dartun, nicht der Fall, solange keine
entzündlichen Erscheinungen vorliegen. Dass die Gefässe auch hier
von der intraocularen Druckherabsetzung betroffen werden, beweist
das gelegentlich nachgewiesene Vorkommen einer diapedetischen
Blutung aus ihnen. Diese Tatsachen nötigen zu dem Schluss, dass
bei den Ciliarfortsätzen noch ein besonderes Moment in Betracht
kommt, das möglicherweise in der spezifischen Beschaffenheit des
Epithels liegt.

<h3 style="text-align:center">Aussprache.</h3>

Herr Jess
weist darauf hin, dass genau die gleichen buckelförmig umschriebenen
Abhebungen der Limitans interna auch nach experimentellen Chinolin-
vergiftungen der Kaninchen auftreten, und dass diese ophthalmoskopisch
als kleine weisse Flecken wie bei der Retinitis nephritica und diabetica
imponieren.

<h2 style="text-align:center">XLIII.</h2>

<h1 style="text-align:center">Klinische Beobachtungen bei zwei Fällen von
Exophthalmus pulsans.</h1>

Von

<h3 style="text-align:center">M. Baurmann (Göttingen).</h3>

Mit 2 Tabellen im Text.

Dupuy Dutemps ist in neuerer Zeit wieder für die Deylsche
Theorie der Stauungspapille eingetreten auf Grund anatomischer
Feststellungen und klinischer Beobachtungen. Dupuy Dutemps
betont, dass er nicht nur in Serienschnitten von Stauungspapillen-
präparaten eine Kompression der Vena centr. an der von Deyl
angegebenen Stelle des Durchtrittes durch den Sehnervenscheide-
raum unter gleichzeitiger Erweiterung der Vene im intraneuralen

19*

Verlauf gefunden habe, sondern dass auch klinisch Zentralvenen-erweiterung bei Stauungspapille sichtbar sei und dass diese venöse Stauung bei der Dekompression oft verschwinde. Entscheidend dafür, ob Stauungspapille auftritt oder nicht auftritt, ist nach ihm nur dies, ob ein vorhandener Krankheitsprozess, sei er im Cranium, sei er in der Orbita lokalisiert, Veranlassung zu einem Druck auf die Zentralvene gibt. Dupuy Dutemps unterstützt noch seine Behauptung mit dem Hinweis auf klinische und Sektionsbefunde von Fällen mit Meningitis tbc. und hohem Hirndruck. In fünf Fällen fand sich Undurchgängigkeit des Sehnervenscheidenraums, dabei hatte Stauungspapille gefehlt und in zwei Fällen war der Durchgang offen und dementsprechend Stauungspapille aufgetreten. Damit ist die Frage, ob in der Deylschen Theorie etwas Richtiges enthalten sei, erneut zur Diskussion gestellt.

Elschnig hat die Deylsche Theorie schon vor vielen Jahren einmal abgelehnt mit dem Hinweis, dass er histologisch eine Kaliber-veränderung an den Zentralgefässen (abgesehen von zwei Fällen mit periphlebitischen Veränderungen) nicht habe finden können. Man wird indessen gegen diese Argumentierung einwenden können, dass mit dem Tod, mit dem Aufhören einer kontinuierlichen Strömung in den Gefässen und infolge der postmortalen Anhäufung des Blutes in den Venen die Verhältnisse so grundlegend geändert werden, dass aus dem histologischen Bild ein sicherer Rückschluss sowohl gegen wie auch für die Deylsche Theorie nicht möglich ist.

Dass demgegenüber in vivo bei der Stauungspapille aber tat-sächlich eine Stauung in der Zentralvene besteht, ist ganz zweifellos. Die Stauung ist nicht etwa nur ophthalmoskopisch an der Er-weiterung der Venen erkennbar, sondern die Stauung ist mit Hilfe der Netzhautvenenbeobachtung zahlenmäßig messbar und aus der Höhe des in der Zentralvene erreichten Stauungsdruckes ist, wie ich hier bereits ausführte, der intracranielle Druck ja geradezu zahlenmäßig bestimmbar.

Schieck hebt noch hervor, dass in einem gewissen Gegensatz zu der Vorstellung von Deyl in seinen Fällen histologisch die Zentral-vene in ihrem Verlauf im zentralen Bindegewebsstrang nicht erweitert, sondern eher durch das perivasculäre Ödem verengert angetroffen wurde. Das spricht zweifellos gegen die Deylsche Theorie, lässt aber immer noch den Kernpunkt des Problems offen, nämlich die Frage, ob der, wenn auch an etwas anderer Stelle zustande kommenden venösen Abflussbehinderung ein wesentlicher Anteil an der Entstehung der Papillenschwellung zukomme.

Eine Entscheidung darüber, ob rein durch mechanische Behinderung der Zirkulation infolge Erschwerung des venösen Abflusses aus der Zentralvene Stauungspapille entstehen kann, ist m. E. nur zu bringen, wenn es gelingt, isoliert in der Zentralvene den Druck zu steigern ohne irgendwelche gleichzeitig auch den Hirndruck steigernde Eingriffe. Dabei darf, was ich kaum hervorzuheben brauche, der venöse Abfluss nur behemmt, nicht aber etwa ein Verschluss der Zentralvene erzeugt werden, da ja aus einem Gefässgebiet, in dem Stase herrscht, Flüssigkeit ins Gewebe nicht mehr übertreten kann.

Der Zufall hat mir kurz nacheinander zwei Fälle zugeführt, bei denen durch ein Trauma dieses Experiment ausgeführt war, es handelt sich um zwei Fälle von einseitigem pulsierendem Exophthalmus.

I. Fall H. Helfers: Juli 1929 Schädelbruch durch Sturz, seitdem subjektiv gelegentlich auftretendes Lokomotivengeräusch. (Bei Rückgang einer erheblichen Gesichtsschwellung, die das Öffnen des rechten Auges anfangs verhindert hatte, bemerkt Patient Doppelbilder, deren Analyse Parese des rechten Rectus inferior ergibt. Seit Oktober 1929 zunehmende Ptosis rechts.)

Seit November 1929 zunehmender Exophthalmus rechts, der im Laufe der Erkrankung 5,5 mm erreicht.

Episclerale Venen rechts erweitert und geschlängelt.

Ophthalmoskopisch: Netzhautvenen stark gefüllt und etwas geschlängelt, sonst normaler Befund.

Die Venenpulsbeobachtung, die, wie ich auch hier wieder ausdrücklich betonen möchte, die Höhe des Druckes im retrobulbären, nicht etwa im intraoculären Teil der Zentralvene zu messen gestattet, ergab am 30. November eine Erhöhung des Zentralvenendruckes auf 29 mm Hg (im Gegensatz zur normalen linken Seite, die spontanen Venenpuls aufwies).

Im Laufe der Beobachtung stieg der Zentralvenendruck noch etwas an, und zwar maß ich am 16. Dezember 33 mm Hg, am 27. Januar 1930 36 mm Hg und am 5. Mai wieder 31 mm Hg.

II. Fall A. Markert: Am 9. Mai 1929 Sturz mit dem Motorrad, 2 Tage später Protrusio des rechten Auges, vom Patienten selbst bemerkt, seitdem auch Lokomotivengeräusch wahrgenommen.

Komplette Abducens- und unvollständige Oculomotoriuslähmung.

6 Wochen nach dem Unfall Exophthalmus 5 mm.

Ophth. Netzhautvenen vielleicht etwas gestaut, Papille gut begrenzt, etwas blasser als auf der Gegenseite.

Die Venenpulsbeobachtung ergibt retrobulbären Zentralvenendruck von 36 mm Hg (auf der Gegenseite Venenpuls spontan).

Unter manueller Carotiskompressionsbehandlung sank der retrobulbäre Zentralvenendruck auf 29 mm Hg (12. Juli).

Am 19. Juli Unterbindung der Carotis int. rechts.

Am 17. November rechts Venenpuls spontan, d. h. retrobulbärer Zentralvenendruck niedriger als der Intraoculardruck, der 22 mm Hg betrug.

In der Folgezeit Wiederauftreten und allmähliche Zunahme des Lokomotivengeräusches und gleichzeitig wieder Verschwinden des spontanen Venenpulses, daher am 2. Februar 1930 Unterbindung und Excision erweiterter Orbitalvenen.

Nach Rückkehr aus der Chirurgischen Klinik zunächst Exophthalmus von 10 mm und starke Chemosis der Conjunctiva bulbi.

Ophthalmoskopisch ausgedehnte Netzhautblutungen und starke Venenerweiterung und Schlängelung wie bei Zentralvenenverschluss. Dabei Papille nasal 1 Dioptrie prominent gegenüber der Macula lutea; Grenzen unscharf, aber kein wallartiger Abfall gegenüber der umgebenden Retina.

Venenpuls nicht spontan, tritt erst auf bei einem Druck, der Arterienpuls auslöst (51 mm Hg) und zwar im Gegensatz zum echten Venenpuls hier synchron mit dem arteriellen Puls. Eine sichere Messung des retrobulbären Zentralvenendruckes gelingt also hier nicht, wahrscheinlich besteht aber eine erhebliche Erhöhung, da ein sehr lebhafter Einstrom arteriellen Blutes in die Venen stattfindet, wie sich aus folgendem ergibt: Drückt man vorübergehend auf den Bulbus — wie ich es zur Auslösung venöser und arterieller Pulsphänomene tat — so sieht man wie in dem Moment, wo der Kompressionsdruck aufhört, hellrotes, arterielles Blut in das Ende der Zentralvene einschiesst, um dann allerdings sofort wieder durch den dunkelroten Strom venösen Blutes verdrängt zu werden.

Ich habe in einer Tabelle die zu den verschiedenen Zeiten gefundenen Werte des Grades des Exophthalmus und der Höhe des von mir gemessenen retrobulbären Zentralvenendruckes nebeneinandergestellt, ich möchte auf das absolute Parallelgehen dieser Werte hinweisen, bei Zunahme des retrobulbären Venendruckes Zunahme des Exophthalmus und umgekehrt. Vielleicht darf ich diese Tatsache als Zeichen für die Zuverlässigkeit dieser Messungen in Anspruch nehmen.

Tabelle I.

Name	Datum	Therapie	Exophthalmus in mm	Retro-bulbärer Zentralvenendruck	Tension	Druck in Episkl. Venen
Helfers	30. XI.	Manuelle Kompr.	3,5	29 mm Hg	22 mm Hg	10—20,5 mm Hg
	16. XII.		5,0	33 ,, ,,	22 ,, ,,	
	27. I.		5,5	36 ,, ,,	21—22 mm Hg	
	5. V.		3,5	31 ,, ,,	-	
Markert	6. VII.	Manuelle Kompr.	6,0—6,5	36 mm Hg	22 mm Hg	12—20 mm Hg
	12. VII.			29 ,, ,,	22 ,, ,,	
	19. VII.	Carotis Ligatur				
	17. IX.		4,5	< 22 ,, ,,	22 ,, ,,	
	27. XII.		5,0	< 22 ,, ,,	22 ,, ,,	
	27. I.		6,0	> 22 ,, ,,	22 ,, ,,	
	2. II.	Orbit. Venen Excision				
	20. II.		10	Venenpuls nur synchr. mit Art. Puls bei 51 mm Hg		
	19. IV.		6	34 mm Hg	23 ,, ,,	13—22 mm Hg

In beiden Fällen hat keine Stauungspapille bestanden, obwohl die Werte für den Zentralvenendruck über lange Zeit erheblich gesteigert gefunden wurden. Normalerweise beträgt der Zentralvenendruck retrobulbär unter 20—22 mm Hg. Die Steigerung bei Stauungspapille ist oft beträchtlich, oft gering in direkter Abhängigkeit von der Höhe des intracraniellen Druckes. Hier interessieren vor allem die relativ niedrigen Werte. Ich stelle zum Vergleich neben diese erste Tabelle die Zahlen einiger Fälle von sicherer Stauungspapille, deren retrobulbären Zentralvenendruck ich gemessen und deren Lumbaldruck durch die Punktion kontrolliert war.

Es ist auf den ersten Blick ersichtlich, dass Stauungspapille entsteht bei Zentralvenendrucken, die weit hinter den bei den beiden Exophthalmusfällen beobachteten Werten zurückbleiben.

Tabelle II.

Name	Datum	Diagnose und Papillenbefund	Prominenz der Papille	Retrobulbärer Zentralvenendruck	Intracranieller Druck	
					gemäß Venenpuls-messung	gemäß Lumbalpunktion
Klapproth	9. IV. 30	chron. Meningitis Stauungspapille	R 1—2 D L 2—3 D	25,5—29,5 mm Hg	210—260 mm H_2O	220—240 mm H_2O
Vierig	20. II.	Meningitis serosa Stauungspapille	Bds 2 D	23 mm Hg	175 mm H_2O	190 mm H_2O
	4. III.			26,5 mm Hg	220 ,, ,,	
	12. III.		Bds 2 D	24—25 mm Hg	190 ,, ,,	
	9. IV.		{ R 2 D L 3 D }	27 mm Hg	230 ,, ,,	200—220 mm H_2O
	28. IV.		Bds 2 D	Venenpuls spont.	—	170 mm H_2O
	27. V.		Bds 2 D	24,5 mm Hg	195 mm H_2O	170 ,, ,,
Ziegler		Erweichungsherd d. Frontallappen Stauungspapille	Bds 3 D	27—28 mm Hg	230—240 mm H_2O	215—240 mm H_2O
v. Forstner	7. XII.	Tumor cerebri ? Meningitis ? Beginnende Stauungspapille		25,5 mm Hg	210 mm H_2O	190—215 mm H_2O
	13. I.		Bds 2 D	22,5 mm Hg	170 ,, ,,	200 mm H_2O
	28. I.		{ R 1—2 D L 2—3 D }	21,5—23,5 mm Hg	155—180 mm H_2O	
	27. II.		Bds < 1 D	23 mm Hg	175 mm H_2O	

Cordes	19. XI.	Tumor cerebri Stauungspapille	Bds 2—3 D	22,5 mm Hg	165 mm H_2O	155 mm H_3O
Paland	31. X.	Meningitis serosa Stauungspapille		27,0 mm Hg	230 mm H_2O	260 mm H_2O
Köhnen	25. X.	Meningitis tbc. Stauungspapille	{ R 1 D / L 2 D }	31 mm Hg	285 mm H_2O	280 mm H_2O
Joedecke	24. X.	Meningitis luica Stauungspapille	Bds 6 D	32—36 mm Hg	300—350 mm H_2O	320—330 mm H_2O
	7. XI.		Bds 4 D	26,5—28 mm Hg	220—245 ,, ,,	260 mm H_2O
Koors	17. IX.	Tumor cerebri Stauungspapille	Bds 4 D	36 mm Hg	350 mm H_2O	320—460 mm H_2O (im Manom. pulsierend)
Schäfer	29. VII.	Akustic. Tumor Stauungspapille	{ R 2—3 D / L 2 D }	26,5 mm Hg	220 mm H_2O	
	12. XII.		{ R 5 D / L 4 D }	32 mm Hg	300 ,, ,,	300—340 mm H_2O
	16. XII.					
	12. III.		Bds 5—6 D	32 mm Hg	300 ,, ,,	350 mm H_2O (Hg Manometer)

Die Tabelle enthält zum Schluss noch drei Fälle mit relativ hohen Lumbaldruckwerten und Stauungspapillen, die eine Prominenz bis zu 6,0 D aufwiesen. Der dabei erreichte retrobulbäre Zentralvenendruck liegt in einer Höhe, wie er auch in den beiden Fällen von pulsierendem Exophthalmus wenigstens vorübergehend erreicht wurde.

Die Beobachtung des Verschwindens des spontanen Zentralvenenpulses bei pulsierendem Exophthalmus ist durchaus nicht neu, vielmehr ist dieser Befund, wie auch Sattler hervorhebt, oft ausdrücklich erwähnt.

Viel häufiger aber ist angegeben, dass eine auffallend starke Pulsation der Zentralvene bestand.

Soweit ich sehe, hat es sich in diesen Fällen nicht etwa um den physiologischen Venenpuls, sondern um eine pathologische Pulsation gehandelt, deren Charakter als pathologische Veränderung nicht nur durch seine aussergewöhnliche Intensität, sondern auch durch seine weite Fortpflanzung peripherwärts weit über das Gebiet der Papille hinaus zum Ausdruck kam. Eine präzise Abgrenzung dieses pathologischen Venenpulses vom physiologischen Venenpuls haben allerdings erst die Arbeiten Kümmells gebracht, der darauf hinweist, dass der physiologische Venenpuls alternierend mit der physiologischen Pulsation der Zentralarterie ablaufe, während dieser pathologische Venenpuls synchron mit dem arteriellen Puls entstehe und auf einem direkten Eindringen der arteriellen Pulswelle in die Vene beruhe. Man darf wohl annehmen, dass auch in den vielen beschriebenen Fällen mit sichtbarem Eindringen der arteriellen Pulswelle in die Zentralvene eine Erhöhung des mittleren Zentralvenendruckes bestanden hatte (Sattler, Guibal, Feruglio, Ginzburg, Fritsch, Cantonnet u. a).

Zu einer Bestimmung des retrobulbären Zentralvenendruckes sind die Beobachtungen aber nie ausgewertet worden, schon deshalb wohl nicht, weil ein geeignetes Messinstrument und Messverfahren fehlte. Einige Arbeiten enthalten indessen immerhin so bestimmte Angaben über Bestehen und Auslösbarkeit der Pulsphänomene, dass noch nachträglich mit grosser Wahrscheinlichkeit eine Beurteilung der Druckverhältnisse möglich ist. So erwähnt z. B. Elschnig in einem seiner Fälle, dass Venenpuls bei leichtestem Druck auf den Bulbus, Arterienpuls erst bei stärkerem Druck auf den Bulbus auslösbar war, und Kümmell hebt in einem Fall hervor, dass der anfangs noch spontan vorhandene, in physiologischem Zeitmaß verlaufende Venenpuls bei längerem Bestand des pulsierenden Exophthalmus verschwand, beide Beobachtungen lassen mit Sicherheit auf eine Steigerung des Zentralvenendruckes schliessen.

Stauungspapille gehört nicht zum Bilde des pulsierenden Exophthalmus. Es finden sich ganz vereinzelt Angaben über geringes Pap. Ödem, über unscharfe Begrenzung oder Papilloretinitis hämorrhagica. Es würde gezwungen sein, darin etwa ein Analogon zur Stauungspapille sehen zu wollen. Eine wesentliche Prominenz, wie sie doch zum Bild der Stauungspapille bei längerem Bestand gehört, ist niemals beim pulsierenden Exophthalmus beobachtet worden. Auch mein eigener Befund im Falle Markert ist nicht in diesem Sinne zu verwerten. Hier handelte es sich um eine erst nach der Orbitalvenenexstirpation auftretende operativ bedingte, ganz schwere Zirkulationsstörung und um ein dem Venenverschluss sehr ähnliches Bild. Auch bei plötzlichem spontanen Zentralvenenverschluss sehen wir häufig eine geringe Schwellung der Papille und der angrenzenden Netzhaut, aber kein Mensch wird auf die Idee kommen, diese Dinge mit der Stauungspapille in Parallele stellen zu wollen.

In Übereinstimmung mit den bisher bei pulsierendem Exophthalmus gemachten klinischen Beobachtungen glaube ich aus meinen vorher mitgeteilten Messungen den Schluss ziehen zu dürfen, dass eine mechanisch bedingte Stauung der Zentralvene für sich allein nicht ausreicht, Stauungspapille zu erzeugen. Die Möglichkeit, dass in der bei Steigerung des Druckes im Sehnervenscheidenraum zwangsläufig auftretenden venösen Abflussbehinderung ein unterstützendes und ödemförderndes Moment enthalten sei, soll nicht bestritten werden, in ihrer von Deyl gegebenen und von Dupuy Dutemps neuerdings vertretenen engen Fassung aber ist die Deylsche Theorie m. E. nicht haltbar.

XLIV.

Über Iridenkleisisoperationen.

Von

J. Blaickner (Salzburg).

An der Augenabteilung der Landeskrankenanstalt in Salzburg wurden in den Jahren 1926 bis März 1930 56 Iridenkleisisoperationen ausgeführt. Von diesen konnten 42 Augen = 79 % in einem Zeitraum von maximal 41, minimal 2 Monaten nachuntersucht werden. Dieser Umstand gestattet eine ziemlich genaue Interpolation der ganzen Operationsreihe und infolgedessen ein Urteil über den Wert der Iridenkleisisoperationen in der Zeitepoche der ersten Jahre. Unter den operierten Augen ist das Glauc. inflamm. acut. einmal, Glauc. inflamm. chronic. 27mal, Glauc. fere simplex 11mal, Glauc. simplex 17mal vertreten. Absolute Glaukome wurden nicht operiert.

54mal wurde die Iridenkleisis als primäre Operation, 2mal als Nachoperation ausgeführt. Komplikationen des Operations- und Heilungsverlaufes traten bei 5 Fällen auf: 2mal in Form schwerer Blutung, 3mal wurde später eine kleine Kapselnarbe sichtbar, begleitet von Kataraktbildung, die jedoch an zwei Augen schon vorher im Gange war. In einem Falle kam es im Gefolge der Operation zu eiteriger Iridocyclitis und das Auge musste enukleiert werden. Vortragender ist der Ansicht, dass es sich hier um eine Infektionshäufigkeit handle, wie sie für Staroperationen Geltung habe. Denn bei der Iridenkleisis bleibe das gequetschte Irisstück liegen, während es bei allen anderen Glaukomoperationen ausgeschnitten werde.

Primäre Ergebnisse nach der Operation: Visus gebessert in 17 Fällen, Visus unverändert oder nur um Astigmatismuswerte verändert in 30 Fällen, zusammen 85 %. Visus verschlechtert in 5 Fällen, Amaurose in 3 Fällen, davon 2mal bereits vorher schlechtes Gesichtsfeld mit einem Rest von zentraler Sehschärfe, der dritte Fall betrifft die Infektion. Tension primär normalisiert in 85 %, nicht voll normalisiert (meist um 30) in 15 %. Vom Gesichtsfeld liegen grösstenteils nur Daueruntersuchungen vor.

Dauerergebnisse der 42 nachbeobachteten Fälle: Visus gebessert oder gleich bei 34 Fällen = 81 %, Visus verschlechtert bei 19 %.

Gesichtsfeld ist in 45 beobachteten Fällen 30mal gleich oder gebessert = 66 %, 7mal verschlechtert = 16 %. Von 8 Fällen mit aufnehmbarem Gesichtsfeld fehlen Vergleichsaufnahmen.

Tension bei den Dauerbeobachtungen: Von 42 Fällen 38mal normal = 90 %, 4mal leicht erhöht = 10 %.

Interpoliert man die nicht nachbeobachteten Fälle bezüglich Visus und Tension zu $^2/_3$ als verschlechtert, was entschieden zu hoch sein dürfte, und nimmt man die nicht beobachteten Gesichtsfelder, wie schon geschehen, alle als verschlechtert, so haben wir als Dauerergebnisse:

78 % normalisierte Tension,
68 % Besserung oder Erhaltung des Visus,
66 % Besserung oder Erhaltung des Gesichtsfeldes.

Nur so ist es möglich, eine Wahrscheinlichkeitsprognose für eine Operationsart zu gewinnen.

Bei der Ausführung der Operation werden als die wichtigsten Momente angeführt: Hoher und dicker Bindehautlappen, ähnlich wie Schieck ihn bildet, in 1,5 cm Entfernung von Limbus mit möglichster Eröffnung des Tenonschen Raumes. Zweck ist möglichster Schutz gegen Früh- und Spätinfektionen schwererer Art sowie Schutz auch gegen jene banalen Infektionen, die nur zu leichter fibrinöser Exsudation in das Irisstroma führen und die Auskleidung des Wundkanals mit dem Pigmentepithel der Iris stören. Auf diesem ursprünglichen Gedanken Holths legt Vortragender besonderen Wert, deshalb werden Miotica knapp vor und nach der Operation und während der ganzen Heilungsperiode nicht gegeben. Lanzenschnitt möglichst peripher, 2 mm von der Basis des Bindehautlappens entfernt. Eine allenfalls entstehende Iridodialyse schadet nicht. Bindehaut wird stets genäht. Auf diese Weise entsteht anstatt einer Ventilfistel gleich von der Operation an bereits eine Art Schleusenanlage, die ein dauerndes spaltförmiges Offenbleiben des Wundkanals ermöglicht.

Den stark peripheren Lanzenschnitt und die meridionale Iridotomie bis knapp an die Sclera begründet Vortragender in folgender Weise: Neben der fistelbildenden Wirkung der Iridenkleisis besteht noch eine zweite Wirkung durch eine Art Lüftung der Peripherie der hinteren Kammer. Vortragender geht auf die Arbeiten von Koeppe, Schieck und Levinsohn über die Pigmentwanderung ein, bringt eigene Beobachtungen von Synechien des Ciliarteiles des Pigmentepithels der Iris mit den Ciliarfortsätzen und der verdichteten Zonula. Die Arbeiten über die Zonulalamelle werden als Beweis angeführt. Vortragender ist der Ansicht, dass die Wirkung jener Operationen, bei welchen eine Incision des Kammerwinkels gesetzt wurde, durch Zonulotomie zu erklären sei, und bringt 2 eigene Fälle, wo eine Iridozonulodialyse und eine Iridozonulektomie zu einer vollen Wirkung geführt hatten. Für gewöhnlich genüge aber schon die durch die Iridenkleisis bewirkte Iridotasis und vielleicht auch eine Art Zonulotasis, um den Abfluss der Augenlymphe von der Produktionsstätte zur Vorderkammer oder zur Fistel zu ermöglichen.

Gegenindikationen gegen die Iridenkleisis sind: Das jugendliche Glaukom, Glaukom mit Katarakt, Schlotterlinse.

XLV.

Über Kürzung der Bindehaut im Lidspaltenteil — gleichzeitig eine anatomisch-physiologische Betrachtung.

Von

W. Reitsch (Hirschberg i. Rsgb.).

Mit 1 Abbildung im Text.

Nach spontaner oder operativer Kürzung der Bindehaut im Lidspaltenteil sind nicht ganz selten anatomische und gleichzeitig kosmetische Entstellungen zu sehen. Ich möchte heute versuchen, vor Ihnen die Frage zu erörtern: Lassen sich solche Entstellungen vermeiden und sind wir berechtigt, die Bindehaut im Lidspaltenteil zu kürzen. Man hat diese Frage nach rein mechanischen Gesichtspunkten beantwortet und hat wohl gesagt, man darf nicht soviel Bindehaut excidieren, dass Bewegungsstörungen entstehen. Damit sind die Konzessionsgrenzen recht weit hinausgerückt. Ich möchte demgegenüber behaupten, dass die Frage nach der Excisionsberechtigung der Bindehaut im Lidspaltenteil nur vom anatomisch-physiologischen Standpunkt aus und mit Rücksicht auf kosmetische Belange beurteilt werden dürfte.

Wir erleben Kürzungen der Bindehaut nach pathologischen Prozessen vor allem bei dem echten und Narbenpterygium. Wenn wir einmal alle Flügelfellaugen daraufhin untersuchen, wieweit der innere Lidwinkel in Mitleidenschaft gezogen wird, so können wir schon häufig bei ganz beginnenden Pterygien eine Zugwirkung an der Semilunarfalte, ein Auseinanderziehen von Semilunar- und Karunkelfalte feststellen; bei vorgeschrittenen oder nach unzweckmäßiger Operation rezidivierenden Flügelfellen in zuweilen extremer Weise. Dasselbe Hinüberziehen der Sichelfalte über die Tränenpunktlinie, das zweifellos allein schon eine gewisse Entstellung bedeutet, beobachten wir auch bei Narbenpterygien. Darum sollte man auch aus kosmetischen Gründen bei jedem nicht schnell heilenden ulcerösen Prozess, der im Lidspaltenteil bis an den Limbus heranreicht — besonders also nach tieferen Verätzungen — prophylaktisch von oben her eine Bindehautdeckung vornehmen. Bei echten Pterygien können wir nicht vorbeugen; wir werden hier vor vollendete Tatsachen gestellt. Aber wir können bei der Operation des Pterygium durch Schonung der Bindehaut, Beachtung der topographisch-anatomischen Verhältnisse im Lidwinkel, nachträgliche Massage nach dem inneren Lidwinkel zu dahin zu wirken versuchen, dass die alten anatomischen Verhältnisse wieder hergestellt werden.

Nach solchen Beobachtungen am Flügelfellauge muss man die Überzeugung gewinnen, dass ein Zuviel an Bindehaut im Lidspaltenteil kaum vorhanden sein kann. Es wird aber noch vielfach unbedenklich bei Vorlagerungen oder Vornähungen die Bindehaut excidiert.

Man kann mir einwenden, dass wir es hier mit normaler Bindehaut zu tun haben, während beim Narbenpterygium meist entzündliche Prozesse mit Schrumpfungen im submucösen Gewebe, beim echten Pterygium Degenerationsvorgänge (hyaline Entartung der Gefässwände usw.) vorliegen, und dass deshalb der Vergleich nicht ganz glücklich und darum nicht ganz berechtigt ist. In der Tat hat die normale Conj. bulbi infolge einer bei keiner Haut sonst im Körper zu findenden grossen Elastizität des Unterhautbindegewebes eine erstaunliche Dehnungsfähigkeit. Man kann sie zeltartig nach oben ausziehen, auch ohne dass die Semilunarfalte mit fortbewegt wird. Warum also sollte man nicht einen Teil dieser Bindehaut opfern können! So einfach aber liegen die Verhältnisse nicht, dass sie mit einem primitiven Versuch, bei dem doch die ursprüngliche feine Struktur und die Elastizität des submucösen Gewebes und der Bindehaut selbst leiden müssen, ausschlaggebend beurteilt werden kann. Die Natur vermeidet jedenfalls geflissentlich solche gewaltsamen Überdehnungen der bulbären Bindehaut. Wir müssen hier einmal die anatomisch-physiologischen Zusammenhänge sprechen lassen, denen man bisher hinsichtlich ihrer teleologischen Bedeutung noch wenig Beachtung geschenkt hat.

Bei jeder Wendung des Auges tritt ein ausserordentlich weiser Mechanismus in Aktion, dessen Sinn und Zweck man am nasalen Lidwinkel am leichtesten erkennen kann. Wir wissen, dass die Sichelfalte in Primärstellung nasal der Tränenpunktlinie liegt und bei extremer temporaler Seitenwendung über die Tränenpunktlinie hinaus verlagert wird. Wenn wir diesen Vorgang einmal unter dem Hornhautmikroskop genauer betrachten, so können wir feststellen, dass beim ersten Bewegungsimpuls des Auges eine Mitbewegung der Sichelfalte einsetzt, die begleitet wird von einer gleichzeitigen Drehung der Karunkel um eine schräg von hinten-oben-nasal nach vorn-unten-temporal verlaufende Achse. Es ist nicht etwa die Bulbusbindehaut, die durch Zugwirkung diese Bewegung veranlasst, sondern es handelt sich um eine reine Mitbewegung, die durch eine besondere Fixation ermöglicht wird. Die Sichelfalte des gereiften Auges ändert dabei nicht nur ihre Entfernung vom Lidwinkel, sondern bewegt sich auch aus einer schrägen Lage in eine vertikale (s. Abb.). Diese Beobachtung führt uns zu der Frage, wodurch diese Bewegung zustande kommt und hilft dazu, die irrtümliche Annahme zu korrigieren, dass an der Karunkel der nasale Fornix gelegen wäre und dass dieser nasale Fornix ungedeckt vom Lid wäre; der innere Lidwinkel verleitet zur falschen Orientierung am Auge. Die nasalste Stelle des nasalen Fornix liegt oberhalb der Karunkel und liegt nur bei temporaler Seitenwendung des Auges ganz offen, während sie bei Primärstellung halbgedeckt wird von der Lid-

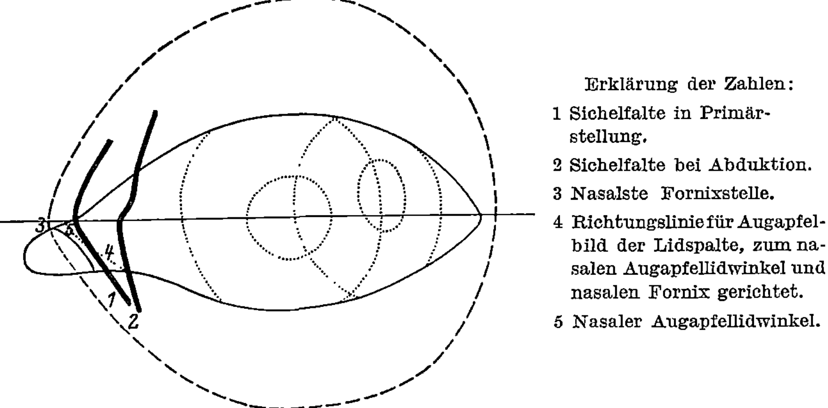

Erklärung der Zahlen:

1 Sichelfalte in Primär-
 stellung.

2 Sichelfalte bei Abduktion.

3 Nasalste Fornixstelle.

4 Richtungslinie für Augapfel-
 bild der Lidspalte, zum nasalen Augapfellidwinkel und
 nasalen Fornix gerichtet.

5 Nasaler Augapfellidwinkel.

winkelhaut des Oberlides. Da, wo sich das Oberlid über der Sichelfalte wölbt, gelangen wir in die nasale Fornixtiefe. Wir werden den Fornix an der Karunkel topographisch-anatomisch mit zum nasalen Fornix rechnen, müssen uns aber im Klaren darüber sein, dass der nasale Fornix in einer elliptoiden oder auch parabolischen Linie verläuft, deren Scheitel bei Primärstellung dicht oberhalb der Karunkel zu lokalisieren ist. Hier an der nasalsten Stelle des Fornix und auch am oberen Ende der eigentlichen Sichelfaltentasche, gerade über dem Rectus int. (und sich in der Fortsetzung der Sichelfalte nach oben erstreckend) muss eine besonders kräftige elastische Verbindung mit der Tenonschen Kapsel bestehen. Vermutlich wird sie an allen Rectusmuskeln zu finden sein. Ihre Auswirkung ist aber in der Bewegung der Karunkel- und Sichelfalte allein gut zu erkennen. Es sind diese Bindungen, die nach den Beobachtungen am lebenden Auge unbedingt da sein müssen, in den histologischen Darstellungen nicht mit der genügenden Deutlichkeit betont.

Durch diese eigenartigen Fixationen, die bei jeder kleinsten Bewegung des Auges, auch bei den nystagmischen Oscillationen eine Mitbewegung der Karunkel und Sichelfalte ermöglichen, wird der fornicoconjunctivale Reserveteil, der zwischen Karunkel und Sichelfalte liegt, bei jedem Bewegungsimpuls sofort entfaltet, trotzdem zweifellos die Dehnbarkeit der Bulbusbindehaut allein genügen würde, um auch dem grössten Ausschlag bei der Seitenbewegung des Auges nachzugeben. Es liegt hier ein weises Prinzip der mittleren Beanspruchung vor, das man nicht unbeachtet lassen darf. Durch diese Mitbewegung des Fornix wird eine Überdehnung der Bulbusbindehaut vermieden, die sicherlich frühzeitig schon zu unschöner Fältelung der Bulbusconjunctiva führen würde.

Also die Beobachtungen am normalen Auge und beim Flügelfell weisen darauf hin, dass es eigentlich nicht zweckmäßig sein kann, die Bindehaut im Lidspaltenteil zu kürzen.

Man wird mir nun einwenden, dass durch die habituelle Dehnung der Bindehaut bei jahrelanger Divergenzstellung wirklich ein Zuviel vorhanden ist. Nun ist aber bei dem divergent stehenden Auge der Fornix stets mitentfaltet. Sodann wird dieses vermeintliche geringe Zuviel der Bulbusbindehaut wahrscheinlich bei der Schrumpfung, die die Bindehaut erfährt, wenn man sie aus ihren natürlichen Bindungen löst, wieder ausgeglichen.

Der Eindruck, dass wir nach der Vorlagerung oder Vornähung des Internus und Externus einen Überfluss an Bindehaut haben, den wir nur durch Excision beseitigen können, wird hauptsächlich durch eine Vergewaltigung der topographisch-anatomischen Verhältnisse hervorgerufen. Es ist eine bemerkenswerte Tatsache, dass man bei der Tenotomie des Internus schon sehr lange den Fehler vermieden hat, der entsteht, wenn das submucöse Verbindungsnetz nicht genügend weit bis unter den Fornix durchtrennt wird. Man hat aber den analogen Fehler bei der Vorlagerung bisher nicht so unangenehm empfunden, weil die anatomische Deformierung und sichtbare Entstellung nicht so in die Augen fallend ist. Was bei dem Tenotomiefehler unschön wirkt, ist, anatomisch ausgedrückt, die Verlagerung des nasalen Fornix nach hinten. Um eine solche Verlagerung des nasalen — oder allgemeiner — des seitlichen Fornix, nur nach der entgegengesetzten Richtung, handelt es sich nun auch bei den Vorlagerungen. Es wird in den meisten Fällen nicht nur eine Vorlagerung des Muskels, sondern auch eine Vorlagerung des Fornix vorgenommen oder doch wenigstens durch Nichtbeachtung der topographischen Verhältnisse unbeabsichtigt erreicht. Trenne ich den Fornix von dem unterliegenden Muskel resp. der Muskelscheide nicht los, so werde ich ihn ebenso weit dem Limbus nähern wie den entsprechenden darunterliegenden Muskelteil. Mache ich aber eine ausgiebige Ablösung der Conjunctiva, so ist damit noch nicht wie bei der Tenotomie die richtige Lagerung des Fornix durch die Stellung, die das Auge nach der Operation einnimmt, auch nur einigermaßen garantiert. Im Gegenteil, es besteht nach Ablösung der fornicalen Bindehautfixation bei der Vorlagerung die Gefahr, dass durch die neue Lage des Bulbus die Verlagerung zum Limbus hin noch stärker wird, zumal wenn durch besondere Fadenfixation die Bulbuswendung zum Fornix hin noch verstärkt wird.

Als sichtbare Folge einer solchen Verlagerung haben wir bei der Vorlagerung des Internus die Sichelfalte auf dem Scleralteil des Bulbus liegen, wo sie bei Primärstellung des Auges nicht hingehört. Kosmetisch entstellend ist dabei allerdings in der Hauptsache die breitere Rötung im nasalen Lidspaltenteil. Am temporalen Lidwinkel macht sich die Verlagerung und gleichzeitige Kürzung der Bindehaut dadurch bemerkbar, dass in extremen Fällen, sogar schon in Primärstellung gewisse conjunctivale Strangbildungen auftreten können. Diese Verlagerung bedeutet anatomisch auch eine Abflachung des ohnehin schon recht seichten lateralen Fornix. Wir haben dadurch an der temporalen Seite im grossen und ganzen dasselbe wie bei einer Kanthoplastik erreicht, nur mit anderen Mitteln — nämlich eine Abflachung des Fornix. Das aber ist etwas, was sich bei der Vorlagerung vermeiden lassen müsste.

Ich komme zum Schluss meiner Betrachtungen. Der Eindruck von einem Überfluss an Bindehaut, der nach den Erfahrungen beim Flügelfellauge und nach den Beobachtungen am normalen Auge kaum vorhanden ist, entsteht bei der Muskelvorlagerung durch gleichzeitige Vorlagerung des Fornix. Die Bindehautkürzung ist oft erst eine Folge der Fornixvorlagerung. Beides und damit die Entstellung im Lidspaltenteil müsste sich vermeiden lassen. Wenn man durch fornicoconjunctivale Fixation, wie sie normalerweise vorhanden ist, dafür sorgen würde, dass die topographisch-anatomischen Verhältnisse quo ante im Lidwinkel nach der Muskelvornähung wieder hergestellt würden, und dann erst die Kürzungsberechtigung der Bindehaut prüfte, so würde sich wahrscheinlich in den meisten Fällen herausstellen, dass gar kein Zuviel an Bindehaut vorhanden ist. Durch die Volumvermehrung, die infolge der Durchblutung und Quellung der Bindehaut bei der Operation entstehen kann, wird man sich nicht täuschen lassen dürfen. Excidiert man, ohne die Lage des Fornix zu berücksichtigen, so wird es von vornherein fast unmöglich gemacht, die anatomische Deformierung und Entstellung zu umgehen. In der überwiegenden Zahl der Fälle ist auf die Dauer der kosmetische Schaden nicht sehr gross, da die gestraffte Sichelfalte zur Atrophie neigt und der abgeflachte Fornix auf der temporalen Seite vom Laien nicht bemerkt wird. Aber wenn es ein Mittel gibt, die anatomische Vergewaltigung auszuschalten, so muss es versucht werden. Und hierzu eine Anregung zu geben, war die Veranlassung meines Vortrags.

Demonstrations-Sitzung.

Donnerstag, den 12. Juni 1930, nachmittags 3 Uhr.

Vorsitzender: Herr Goldschmidt (Leipzig).

I.

Herr E. Krückmann (Berlin): Einige Mitteilungen über den sogenannten Frühjahrskatarrh.

In der heutigen Vorführung möchte ich die Ansicht vertreten, dass der Frühjahrskatarrh in vielen Fällen als eine allergische Erkrankung zu gelten hat. Diese Auffassung ist nicht neu. Beispielsweise habe ich gefunden, dass sie schon im Jahre 1913 von dem Schweizer Strebel geäussert wurde. In der ausländischen Literatur finden sich verschiedene Berichte über positive Hauttestwirkungen. In der deutschen Literatur ist die Möglichkeit eines allergischen Einschlages am ausgiebigsten von Seefelder und Berger ventiliert worden. Ich darf hinzufügen, dass ich in meinen Vorlesungen und gelegentlichen Diskussionsbemerkungen schon seit Jahren den allergischen Standpunkt vertreten habe unter dem besonderen Hinweis darauf, dass am Auge und seiner nächsten Umgebung allergische Zustände durchaus nicht selten zu finden und ausserdem recht deutlich zu erkennen sind. Ich gedenke dabei namentlich des Heuschnupfens und des Quinckeschen Ödems und ich betonte bereits an dieser Stelle, dass mir kein Fall von rechtzeitig erkannter conjunctivaler Allergie bekannt geworden ist, bei dem im Frühstadium ein Ödem fehlte. Auch einige Ekzemformen gehören hierher, aber diese Erkrankungen werfen sich in gleicher Weise auch auf andere Körpergegenden, während der Frühjahrskatarrh elektiv lokalisiert ist. Seine Domäne ist das Augenintegument, und sein einziger territorialer Partner ist die Phlyktänulose, über die wir neuerdings besonders viel aus der Würzburger Klinik erfahren haben. Aus diesem Grunde habe ich den Herrn Kollegen Riehm gebeten, mir eine Formulierung zu übermitteln. Er sagt: Phlyktänulose ist die Reaktion des tuberkulös-allergischen Augenintegumentes auf die Zuführung eines tuberkulösen Antigens. Begrifflich kommt mir das Wort Antigen oft als ein wissenschaftliches Verkehrshindernis vor. Ich möchte mich folgendermaßen ausdrücken: Eine Aussicht auf die Entstehungsweise und Entwicklungsfähigkeit von Phlyktänen ist dann vorhanden, wenn Stoffwechselprodukte, die durch Tuberkulose entstanden sind, das Augenintegument als ein auf eine allergische Reaktion abgestimmtes Organ vorfinden.

Hier spielt sich ein bakteriell-toxischer Vorgang in der Weise ab, dass sich attraktionsmäßig und dominierend Rundzellen anhäufen, deren Erscheinen und Lokalisation mit sehr geringen — bis jetzt nur künstlich herstellbaren — Ausnahmen endogen bedingt ist und auch endogen erfolgt. Andererseits kann eine Zunahme an Intensität sekundär oft und leicht durch äussere lokale Reize bewirkt werden, beispielsweise durch begleitende Katarrhe, Blendung, mechanische, chemische Einwirkung usw. Aber auch durch innere Ursachen, wie durch ungeeignete Ernährung, kann Schaden angerichtet werden. Es soll aber ausdrücklich hervorgehoben werden, dass sich des öfteren bereits im Krankheitsbeginn eine zarte Chemosis und mit starken Vergrösserungen auch geringgradige Epithelschädigungen neben der Zellanhäufung nachweisen lassen. Die Phlyktänulose ist einem Pirquet vergleichbar, allerdings einem zweifach modifizierten, und zwar einmal wegen der vorwiegend zelligen Anhäufung und sodann wegen des Fortfalles von Tuberkulin als Agens.

Dagegen handelt es sich beim Frühjahrskatarrh von vorneherein um einen abakteriellen ektogenen Reiz, wenigstens insofern, als das Bindehautleiden nach früheren und auch nach eigenen Beobachtungen durch Staub bedingt, bzw. hervorgerufen sein kann. Als unumstössliche Voraussetzung gilt hier aber das Vorhandensein einer individuellen Anlage, die auf einen solchen Reiz hin die Bindehaut reaktionsfähig macht. Aus diesem Grunde kann ein Frühjahrskatarrh von Grund aus niemals durch eine exsudative Diathese ermöglicht, wohl aber durch sie gefördert werden. Auch können die Beschwerden durch Lichtwirkungen gelegentlich gesteigert werden.

Die kollektive Bezeichnung „ektogen" erfährt hierdurch keine Änderung. Auch wenn man eine Hypothese aufstellt, dass der Staub auf einem internen Verschleppungswege zu einem Frühjahrskatarrh führen könnte, wenn beispielsweise die Schleimhaut der Respirationswege oder des enteralen Rohres als Eingangspforte in Betracht kommen sollte, so wird hierdurch die Auffassung von einer ektogenen Staubwirkung nicht verdrängt.

Solange innerhalb des Körpers nur der Weitertransport auf den Blut- und Lymphbahnen bis zur conjunctivalen Endstation als neutrales und indifferentes Geschehnis in Betracht kommt, ist das ektogene Moment nicht abzuleugnen. Eine endogene Komponente lässt sich nur dann heranziehen, wenn ein Mitarbeiten des Organismus sich in einer Stoffwechseltätigkeit oder in Stoffwechselanomalien äussern würde, was aber bis jetzt unbekannt ist.

Ich möchte an dieser Stelle betonen, dass die von mir gewählten Bezeichnungen „ektogen" und „endogen" bis auf weiteres als provisorisch anzusehen sind, um etwas Gegensätzliches auszudrücken. Ob diese beiden Begriffe sich in der Lehre von der Allergie halten können, muss heute unentschieden bleiben.

Die conjunctivale Reaktion auf Staub hat etwas sehr Plausibles, doch darf man nicht vergessen, dass Frühjahrskatarrh-Träger auch auf andere Reize zu reagieren, beispielsweise auch durch Asthma und Urticaria allergisch zu antworten vermögen. Gelegentlich sind sogar anaphylaktische Zustände anzutreffen (Pferdeserum). In einem gewissen Gegensatze hierzu sei eingeflochten, dass die Bindehaut auch in umgekehrtem Sinne eine Sonderstellung einzunehmen vermag, in dem sie sowohl endogen wie ektogen gegen Infektionserreger völlig refraktär bleibt. Beispielsweise ist dies in ausgeprägtester Form von der amerikanischen, durch Protozoen erzeugten Hautleishmaniose bekannt (G. Buss). Hier können die Lippen, die Nasen- und Rachenschleimhaut sowie die Haut selbst an den verschiedensten Stellen in grosser Ausdehnung befallen werden. Die Bindehaut und die Lider bleiben intakt.

Die verwendeten Hautteste stammten aus dem Robert-Koch-Institut; die Impfungen wurden mit grosser Zuverlässigkeit und Ausdauer vom Kollegen Wittkower durchgeführt, wofür ihm auch an dieser Stelle bestens gedankt sein soll.

Von einem vagotonischen Einflusse oder einer endokrinen Mitschuld ist Beachtenswertes durch uns nicht in Erfahrung gebracht worden.

Vielen unter Ihnen werden die Arbeiten und Abbildungen von Schieck und anderen sowie die zusammenfassende Beschreibung von Löhlein bekannt sein. Ich bitte um Entschuldigung, wenn ich Wiederholungen bringe.

Für die Diagnose gilt als charakteristisches Symptom die Papillenbildung. Schon im mikroskopischen Übersichtsbilde kann man hier leicht erkennen, dass es sich im wesentlichen um einen rein sekundären und ausserdem um einen unspezifischen Vorgang handelt. Am auffälligsten erscheinen zunächst die zahlreichen Züge, Säulen und Schlingen von Schleimzellen. Man wird an die Schleimdrüsen des tränenwegledigen Elefanten erinnert, wie sie H. Virchow beschrieben hat. Aber diese Bildungen stellen auch nur sekundäre Epithelwucherungen dar. Die Papillenentwickelung selbst kommt nur dadurch zustande, dass im Anschluss an einen äusseren Reiz eine Erweiterung der Kapillaren eintritt und dass ein Austritt von Plasma erfolgt. Dies Ödem ist wesentlich. An das Auftreten des Ödems schliesst sich eine Lockerung und Abstossung von Epithelien sowie eine Wucherung und Wanderung von subepithelialen Zellen an. Wegen der langen Dauer bzw. der Wiederholung dieses Reizzustandes wird die notwendige Regeneration verlangsamt, unterbrochen bzw. verhindert. Sie bleibt stecken und gelangt nicht zum Abschluss. Die Folge ist die Bildung eines Granulationsgewebes durch Anwachsen und Neubildung von Gefässen und Bindegewebe. Dieses führt dann zur Bildung von Papillen, wie sie unter ähnlichen Umständen, wenn auch auf anderer ätiologischer Basis in der Bindehaut nichts Neues sind, beispielsweise bei der Gonorrhoe.

Weiterhin hat man diagnostisch, andeutungsweise auch genetisch, die hyaline Umwandlung als maßgebend herangezogen. Derartige, fast nie ausbleibende Erscheinungen sind gleichfalls sekundäre Folgezustände, wie dies ganz besonders auch von Löhlein betont worden ist. Sie können in jedem Granulationsgewebe vorkommen und sind namentlich dann und dort zu erwarten, wo ein Ödem längere Zeit besteht. Dies ist beim Frühjahrskatarrh besonders deutlich nachzuweisen. Man kann beispielsweise an einem und demselben mikroskopischen Schnitt ödematöse, mit bröckligem und krümeligem Eiweiss durchsetzte Partien sehen, die unmittelbar an derbes Hyalin anstossen. Solche verschiedenartigen Zustände deuten auf Altersdifferenzen hin. Man kann sogar wahrnehmen, dass an ein und derselben Papille die eine Seite einer Gefässwand von Plasmazellen, sog. Pseudoeosinophilen und Eosinophilen sowie von Histiocyten und feinsten Gewebsfasern begrenzt ist, und dass auf ihrer anderen Seite fibröses, zellarmes Gewebe neben Hyalin angetroffen wird. Auch neugebildete Gefässe, welche zuerst äusserst zartwandig sind, können verdickt und in Hyalin umgewandelt werden. Erkennt man klinisch das glasige, wachsartige, speckige, derbe Aussehen, so kommt nur ein Vorgang von längerem Bestande in Betracht.

Von einer gewissen Bedeutung ist noch der Schleim. Er ist in der Regel zellarm, mitunter enthält er neben den Becherzellen abgestorbene pseudoeosinophile oder eosinophile und andere Zellen, wenn auch nicht gerade in grosser Anzahl. Es sei nochmals wiederholt, dass die Papillen von epithelialen Schläuchen und Strängen durchsetzt werden. Bei der Umwandlung in Becherzellen können

hier Bilder entstehen, wie man sie auch in den Bronchiolen beim
Asthma findet. Man könnte auch an Schleimdrüsen denken, aber
es fehlt die Muskulatur. In derselben Weise, wie die in den Schleimdrüsen und den kleinen Bronchiolen gebildeten, derben Schleim-
fäden durch Hustenstösse und Bronchienperistaltik eine gewundene
und unregelmäßige Form erhalten, — für die sich als Bezeichnung
der Name Curschmannsche Spirale eingebürgert hat und wie sie
mir noch aus meiner Leipziger Zeit bekannt ist, — so gibt
es nun auch an der Bindehaut durchaus ähnliche Gebilde. Sie
erhalten ihre unregelmäßige, z. T. geringelte Form durch ihre
Lagerung in den geschlungenen Gängen, Schläuchen und Kanälen
innerhalb der Papille und andererseits durch die Buchten und
Nischen in den tiefen Tälern ausserhalb derselben. Knickungen und
Einbuchtungen entstehen an den Stellen ihres geringsten Wider-
standes; diese sind teilweise dadurch bedingt, dass die Masse in sich
selbst verschiebbar ist. Die Abstossung und Entfernung vollzieht
sich durch das Nachrücken neuer Schleimprodukte. Weiterhin muss
aber der Lidschlag und namentlich der Lidschluss in Tätigkeit
treten. Diese Kräfte reichen aber nicht immer aus, um die Fäden
herauszupressen. Man sieht sie daher sehr oft an ihren Ursprungs-
stellen festhaften und beim Abwischen hin- und herpendeln.

Zum Schlusse erlaube ich mir noch folgende Mitteilung: ich bin
der Meinung, dass die zunehmende Erkennung von Toxinen noch
manche conjunctivale Beschwerden als allergische Zustände von
bis jetzt unbekannter Herkunft aufdecken wird. Weiter möchte ich
annehmen, dass es Formen von rudimentären, abortiven Früh-
jahrskatarrhen gibt, die spurlos wieder verschwinden, oder aber
auch als Vorgänger eines ausgesprochenen, später einsetzenden
massiven Frühjahrskatarrhs anzusehen sind. Etwas durchaus Ähnliches vermute ich auch bei unentwickelten Phlyktänen, d. h.
bei solchen, die klinisch wegen ihrer Kleinheit als Herde nicht nachweisbar sind.

II.

Herr A. von Szily (Münster i. W.): Über Wandertuberkel
　　im Auge.

Darüber, dass die tuberkulöse Infektion des Auges in der
Regel durch die Blutbahn erfolgt, sind wir uns wohl heute alle einig.

Ist nun einmal ein Auge mit Tuberkulose infiziert, so kann der
Herd natürlich wieder restlos ausheilen oder das Auge kann auch

jederzeit durch eine wiederholte Aussaat an sog. endogenen Reinfekten erneut erkranken.

Daneben besteht freilich auch die Möglichkeit der örtlichen Ausbreitung per continuitatem und was wir als regionäre Aussaat bezeichnen.

Diesen uns geläufigen Vorstellungen gegenüber ist aber einer anderen lokalen Ausbreitungsmöglichkeit vielleicht bisher noch nicht allgemein die gebührende Beachtung geschenkt worden.

Ich denke dabei an die Abschwemmung und Verschleppung von Bacillen bzw. tuberkulösem Material aus den Bulbuswandungen, ihr Hineingelangen in die Bulbushohlräume und Ansiedelung an z. T. weit entfernten Stellen.

Wohl wird auch diese Möglichkeit auf Grund von einer klinischen Beobachtung im Jahre 1900 von Nuel, später von Straub erwogen und von Gilbert, Ginzberg, Meller, St. Frank und v. Hippel auch bei der Deutung von histologischen Befunden erwähnt. Am deutlichsten scheint mir diese Meinung bisher von Gilbert vertreten worden zu sein.

Wie diese intraoculare „Impftuberkulose" aber im einzelnen vor sich geht und welche histologischen Vorgänge ihr zugrunde liegen, darüber ist m. W. bisher noch wenig bekannt. Die Vorstellung an und für sich bereitet ja gar keine Schwierigkeiten. Wir kennen ja die Wanderungsfähigkeit der echten Präcipitate und von Tumorpartikelchen beim Glioma retinae. Meine Aufmerksamkeit wurde auf diese Verhältnisse durch die klinische Beobachtung von Tuberkeln im Pupillarbereich an der Linsenvorderfläche und an der Rückwand der durchsichtigen Hornhaut hingelenkt.

Bei der Durchsicht meiner Serien von Augentuberkulose, namentlich bei jugendlichen Individuen, habe ich nun folgendes festgestellt. Erstens einmal das bekannte, so z. B. von Meller erwähnte Platzen des Epithels über den Tuberkeln im Ciliarkörper durch den hier herrschenden Gewebsdruck und das Hineingelangen von tuberkulösen Massen in die hintere Augenkammer.

Man findet dann auch stellenweise Riesenzellen und einzelne Zellgruppen, die sich loslösen, an der Irishinterfläche entlang kriechen und zuweilen auch isoliert im Pupillarbereich an der Linsenvorderfläche liegen.

Dabei ist die angrenzende Iris vollkommen frei von jeder entzündlichen Reaktion. Eine Verklebung und Wiederansiedelung kann dann an jeder Stelle erfolgen.

In einem Falle von Solitärtuberkel an der Papille fand ich eine isolierte Riesenzelle im Kammerwinkel des vollständig unbeteiligten vorderen Bulbusabschnittes liegen.

Dass die sog. „speckigen Präcipitate" histologisch zuweilen das Aussehen echter Tuberkel haben können, darauf hat schon Gilbert hingewiesen.

Ich stehe nicht an, sie samt und sonders als echte „Wandertuberkel" anzusehen, die auf dem eben geschilderten Wege aus dem Ciliarkörper durch die Pupille oder aus der Iris und dem Kammerwinkel hierher gelangt sind. Auch das bekannte tuberkulöse Kammerwinkelexsudat kann unter Umständen auf diesem Wege entstanden sein.

Auf diesem Wege ist es geradezu möglich, alle Frühstadien der Einzeltuberkel zu studieren, ähnlich wie es Henry Field Smyth in der Gewebskultur getan hat.

Auch im Glaskörper gibt es solche „Wandertuberkel", bestehend aus Gruppen von Gefässwandzellen, aus deren Verschmelzung echte kleine Riesenzellen hervorgehen.

Die hier vorgeführte Form und Ausbreitung der Tuberkulose durch sog. „Wandertuberkel" muss nicht vorhanden sein und ist auch wohl nicht in allen Fällen von Augentuberkulose vorhanden. Ich fand sie, wie schon erwähnt, zumeist nur in Augen von jüngeren Individuen mit einseitiger schwerer Uveal- und Netzhauttuberkulose (Éperon) und bei Solitärtuberkeln im Augenhintergrund. Vielleicht bieten diese Augen mit ihrem zarten Gewebe und ihrer besseren Zirkulation günstigere Verhältnisse für diese Art der Ausbreitung der intraocularen Tuberkulose. Jedenfalls wird man in der Zukunft bei der Beurteilung des Verlaufs der intraocularen Tuberkulose auch diesen besonderen Verhältnissen mehr Beachtung schenken müssen.

III.

Herr Walther Löhlein (Jena): Bildersehprobe für die Nähe für Kinder und Analphabeten.

M. D. u. H.! Im Jahre 1920 habe ich im Verlag von Bergmann eine Bildersehprobe für die Ferne erscheinen lassen zur Bestimmung des Sehvermögens von kleinen Kindern und anderen Analphabeten. Dass das Bedürfnis nach einer solchen Sehprobe vorlag, zeigt die grosse Verbreitung, die diese Tafel inzwischen in mehreren Auflagen gefunden hat. Die Schwierigkeit bei ihrer Herstellung beruhte im wesentlichen darauf, dass die dem Kind bekannten Gegenstände sich in ihrer bildlichen Wiedergabe nicht einfach unter die Gesetze des Snellenschen Gesichtswinkels von einer Minute bringen lassen, wenn man ihre Gestalt nicht so verändern will, dass sie für das Kind unkenntlich werden. Es musste also empirisch für eine grosse Anzahl von Bildern verschiedenster Grösse die Erkennungsdistanz bei 30 emmetropischen Kindern bestimmt werden und so ein Bilderschatz gewonnen werden, der die Zusammenstellung einer Bildersehprobe mit dezimaler Abstufung der Visuswerte erlaubte. Gleichzeitig ergab sich als zweckmäßigste Art der Darstellung die Schwarz-weiss-Wiedergabe der Gegenstände in Form des Schattenrisses.

Schon damals hatte ich die Absicht, aus dem gewonnenen Bildermaterial auch eine Bildersehprobe für die Nähe zusammenzustellen. Die Ausführung unterblieb aus äusseren Gründen, das Bedürfnis aber besteht zweifellos und hat durch die Entwicklung der letzten 10 Jahre auf augenärztlichem Gebiet wesentlich zugenommen.

Ich brauche Sie nur daran zu erinnern, dass die Einführung einer systematischen Untersuchung der Schulkinder ohne Bestimmung des Sehvermögens unvollständig wäre, und dass beim Eintritt in die Schule eine solche Prüfung sich bei den meisten Kindern natürlich nur auf eine Bilderprobe stützen kann. Dazu kommt, wenn auch nicht so häufig, so doch von besonders grosser praktischer Bedeutung im Einzelfall die Notwendigkeit bei schwachsichtigen Kindern die Entscheidung zu treffen, ob eine Überführung in die Sehschwachenschule oder eine solche in die Blindenanstalt angebracht ist. Auch hier wird die sorgfältige Prüfung des Sehvermögens, besonders auch für die Nähe, die Grundlage für die Entscheidung abgeben.

Oder denken Sie an die in den letzten Jahren besonders auf Anregung von C. H. Sattler wieder viel energischer und mit sehr guten Erfolgen aufgenommene Übungstherapie bei der Schielamblyopie der Kinder, für deren Bewertung eine zuverlässige Sehprüfung mit Bildern meist eine unerlässliche Voraussetzung ist.

Ähnliches gilt von der Gläserkorrektur der wegen angeborenen Stares operierten Kleinkinder, denen wir heute so bald wie möglich die Starbrille aufsetzen, um ihnen einen brauchbaren Sehakt zu ermöglichen, und bei denen es von grossem Werte ist, die nicht immer zuverlässige objektive Bestimmung der Brechkraft durch eine subjektive Prüfung an der Bildertafel zu ergänzen.

Kurz, es gibt in der heutigen augenärztlichen Tätigkeit wie in der des Schularztes und des Jugendarztes eine Menge von Aufgaben, die ohne eine brauchbare Sehprüfung mit Bildern nicht erfüllt werden können. Und, was in diesem Zusammenhange die Hauptsache ist: es kann durchaus nicht befriedigen, in solchen Fällen nur die Sehschärfe für die Ferne festgestellt zu haben, sondern bei der grossen Menge der mehr oder weniger schwachsichtigen Augen, um die es sich hierbei handelt, erscheint es praktisch mindestens von der gleichen Bedeutung, wenn nicht noch wichtiger, das Sehvermögen für die Nähe kennen zu lernen. Ist dieses doch bei dem spielenden Kinde, bei den ersten Lese- und Schreibübungen der Schule, bei der Entscheidung, ob die Sehkraft für den normalen Unterricht noch ausreicht oder die Versetzung in eine Sehschwachenschule nötig ist, von entscheidender Bedeutung. Zur Erfüllung dieser Aufgabe fehlt es uns bisher an einem geeigneten Hilfsmittel, wenn auch gelegentlich der Snellensche Haken oder der Landoltsche Ring als Ersatz ausreichen mögen.

Wenn so eine Bildersehprobe für die Nähe für die Erfüllung unserer Aufgaben gegenüber dem schwachsichtigen Kinde geradezu unentbehrlich ist, so kann sie doch auch viel häufiger als man denkt beim Erwachsenen gute Dienste leisten. In erster Linie gilt das für die Länder, die noch einen hohen Hundertsatz von Analphabeten aufweisen. So erzählte mir der Kollege Blatt, dass die grosse Zahl der Analphabeten in Rumänien ihn veranlasst habe, meine Bildersehprobe für die Ferne auch für die Sehprüfung der Erwachsenen sehr oft zu gebrauchen, und dass es sehr wertvoll für diese zahlreichen Fälle wäre, wenn eine entsprechende Bilderprobe auch für die Nähe zur Verfügung stünde.

Aber auch beim schriftkundigen Erwachsenen kann eine aus Bildern zusammengesetzte Sehprobe für die Nähe gelegentlich von Wert sein, wenn es sich um Prüfung des Sehvermögens bei Berufen mit besonders hohen Anforderungen handelt; die üblichen Leseproben können hier insofern täuschen, als Wortbilder gelesen werden, die ein gewisses Erraten ermöglichen, während eine Zusammenstellung willkürlich gewählter Bilder dieser praktischen Aufgabe eher gerecht wird.

Dieser vielseitigen Verwendbarkeit einer Bildersehprobe für die Nähe suchte ich bei der Herstellung meiner Tafeln möglichst gerecht zu werden.

1. Die Sehzeichen. Die nötigen Bilder mit ihren Erkennungswerten standen von der Fernsehprobe her zur Verfügung. Die Aus-

wahl war ja natürlich nicht sehr gross, da nur Abbildungen in Betracht kamen, die einen den Gegenstand eindeutig kennzeichnenden Schattenriss ergaben und die ferner Gegenstände betrafen, die bei allen Kindern als bekannt vorausgesetzt werden können. In dieser Hinsicht haben sich die Verhältnisse bereits im Laufe der 10 Jahre seit Erscheinen der Bildersehprobe für die Ferne geändert; es musste z. B. die Trompete jetzt weggelassen werden, da sie einen in Deutschland aussterbenden Gegenstand darstellt, den die meisten Kinder nicht mehr zu sehen bekommen. Den Kerzenleuchter habe ich vorläufig noch beibehalten, vielleicht wird ihn bei einer Neuauflage das gleiche Schicksal treffen; schon heute macht er bei der Sehprüfung der unter elektrischem Licht aufwachsenden Kinder gelegentlich Schwierigkeiten. Die 12 verschiedenen Bilder, die für unsere Zwecke geeignet blieben, dürften aber im allgemeinen für die Prüfung der Kinder ausreichen; für erwachsene Analphabeten wird der Sehprobe eine Tafel mit Snellenschen Haken und Landoltschen Ringen als Ergänzung beigegeben.

2. Die Visuswerte. Die Sehschärfenwerte der neuen Tafel sind von V 0,1 bis V 1,0 nach Dezimalen abgestuft. Dazu kommen mit Rücksicht auf die besonders wichtigen Untersuchungen schwachsichtiger Kinderaugen Grössen, die einem V von 0,08, 0,06 und 0,04 entsprechen. Anderseits sind kleinste Bilderreihen für einen V von 1,25, 1,5 und 2,0 vorhanden. Dabei muss allerdings zugegeben werden, dass die technischen Schwierigkeiten bei der Herstellung einer Reihe für V = 2,0 ausserordentlich gross sind und dementsprechend die Bilder dieser Reihe nicht mehr alle genügend scharf wiedergegeben werden konnten. Hier liegen vorläufig die Grenzen der Reproduktionstechnik für die Wiedergabe von Bildern.

3. Herstellungstechnik. So einfach eine solche Bildersehprobe für die Nähe aussieht, so gross sind die technischen Schwierigkeiten ihrer Herstellung, und ich bin dem Springerschen Verlag sehr dankbar, dass er keine Mühe gescheut hat, um den besten Weg zu einem brauchbaren Ergebnis zu finden.

Der ursprüngliche Plan, die verschiedenen Bilder der Sehprobe für die Ferne einfach auf photographischem Wege zu verkleinern, erwies sich als nicht gangbar, da die einzelnen Bilder in ganz verschiedenem Maßstab hätten verkleinert werden müssen; die Zusammensetzung der so erhaltenen, z. T. winzigen Blöcke, zu einer Druckform wäre technisch ausserordentlich schwierig gewesen. Ich musste daher die ganze Tafel zeichnen lassen, wobei jedes Einzelbild zehnfach grösser wiedergegeben wurde als es nach der Berechnung auf der endgültigen Sehprobe sein sollte. Dadurch erhielten wir eine gezeichnete Vorlage von etwa $1^1/_2 : 2^1/_2$ m Grösse. Von dieser wurde eine zehnfach verkleinerte photographische Aufnahme hergestellt, von der dann ein Klischee in ganzer Blattgrösse gewonnen wurde. Es ergab sich, dass die Ätzung auch der kleinsten Bilder auf der Kupferplatte in dieser Weise mit genügender Schärfe zu erzielen ist, aber es stellte sich insofern eine neue Schwierigkeit heraus, als bei der Herstellung von Abzügen im Maschinendruckverfahren die Mehrzahl der kleineren Zeichen unleserlich wurde. Es blieb unter diesen Umständen nichts übrig, als die Vervielfältigung unmittelbar nach dem Verfahren der Kilometerphotographie vorzunehmen, was wiederum eine vollkommene Neuzeichnung der ganzen Vorlage nötig machte.

Auf diesem Wege wurde ein Ergebnis erzielt, das angesichts der schwierigen technischen Aufgabe als sehr befriedigend bezeichnet werden kann.[1]

IV.

Herr C. A. Hegner (Luzern): Lesetafel für Naheproben.

M. H.! Es ist hinlänglich bekannt, dass Lesetafeln mit fortlaufendem Text keinen Anspruch auf eine einwandfreie Genauigkeit des Prüfungsresultates machen können. Denn das Lesen ist ein Vorgang, bei dem wir nicht mehr die einzelnen Schriftzeichen betrachten, sondern das Wortbild als solches, wobei die einzelnen Buchstaben von ihrer Bedeutung verlieren. Die Erkennbarkeit eines Wortes wird demnach mitbestimmt von der Konfiguration desselben. Eine exakte Sehprobe für die Nähe kann deshalb nur erreicht werden durch die verkleinerte Wiedergabe der Fernproben, welche die erforderliche Genauigkeit gewährleisten. Eine solche Nahprobe wurde seinerzeit vom Vortragenden demonstriert.

Nun lehrt uns die tägliche Erfahrung, dass wir Proben mit fortlaufendem Text in der Praxis doch nicht entbehren können. Auch der Brillenträger will sich in der Sprechstunde überzeugen, wie er mit seinen Nahgläsern lesen kann. Der Arzt erhält gleichzeitig ein Prüfungsresultat, das ihm gewisse Anhaltspunkte für die vorhandene Sehschärfe gibt. Wir besitzen gute Lesetafeln, aber diese haben alle den Nachteil, dass sie bei häufigem Gebrauch sehr bald abgegriffen

---

[1] Die Ausgabe der Bildersehprobe für die Nähe erfolgt im Herbst 1930 durch den Verlag Julius Springer, Berlin.

sind. Das Papier wird unrein, der Text verwaschen und undeutlich.
Aus diesem Grunde wurde das bei den kleinen Sehprobentäfelchen
bewährte Verfahren auch auf die grösseren Tafeln mit fortlaufendem
Lesetext angewendet. Der Text befindet sich nicht mehr auf Papier,
sondern auf einer kornlosen photographischen Platte, die in einer
Ledereinfassung und mit einem handlichen Stiel versehen ist. Eine
solche Lesetafel hat folgende Vorteile:

Die Schriftzeichen bekommen eine Genauigkeit, wie sie bei den
auf Papier gedruckten nie erreichbar ist. Auch bei starker Lupen-
vergrösserung ist keine Unregelmäßigkeit wahrzunehmen. Von
grossem Wert ist die fast unbegrenzte Haltbarkeit, die Tafel wird
nie abgegriffen, der Text kann deshalb nie unleserlich werden. Um
die Genauigkeit als Sehprobe zu erhöhen, sind ausser zu Anfang
eines Satzes alle grossen Buchstaben weggelassen. Damit kommt
man auch den immer erfolgreicheren Bestrebungen entgegen, die
grossen Buchstaben aus unserer Schrift zu eliminieren. Der Text
dieser Leseproben ist für eine Distanz von 30 cm berechnet und zeigt
eine Grössenabstufung, die Sehschärfen von 1,0 bis 0,1 entspricht.

V.

Herr W. Grüter (Marburg): Die Lipschützschen Körperchen,
ein Beitrag zur mikroskopischen Veränderung
des Hornhautepithels bei der Herpesinfektion.

Unter Vorführung von 20 mikroskopischen Tafeln wird der
Nachweis geführt, dass es sich bei den Befunden von Lipschütz
wohl um ungewöhnliche Kernveränderungen im Sinne der Abwehrreaktion handelt, aber nicht um spezifische Befunde. Es liegt vielmehr eine graduelle Steigerung eines ganz allgemeinen biologischen
Vorganges im Epithel vor. Derselbe kann je nach der einwirkenden
entzündlichen Noxe in zwei Stadien verlaufen: I. Stadium: Mäßige
Blähung der Zelle. Das Protoplasma bleibt bis auf winzige, noch
zu beschreibende Veränderungen homogen. Der Kern und sein Inhalt gerät in starke Hypertrophie. Die nach Hämatoxylin-Eosin-
färbung blauen Chromatinsubstanzen lichten sich stark und werden
grobkörnig, wandern z. T. gegen die geknitterte und verdickt erscheinende Kernmembran. Zu gleicher Zeit zeigen sich ein oder
mehrere rötliche Kernkörperchen. II. Stadium: Die hypertrophischen
Erscheinungen im Kern schreiten weiter fort. Die Vergrösserung
des Kernes geht so weit, dass er fast den Durchmesser einer normalen

Epithelzelle hat. Der blaue Chromatingehalt ist fast gänzlich geschwunden, so dass der Kern so gut wie leer von den blauen chromatischen Körnchen erscheint. Umgekehrt ist das rötliche (eosinophile) Kernkörperchen enorm gewachsen und besitzt Halbmond-Keulen-Ei- oder Vieleckform. Im Protoplasma finden sich, worauf ich vorher hinwies, an einzelnen Stellen sowohl im I. wie im II. Abwehrstadium winzige rote Gebilde, die von einem hellen Hof umgeben sind und gewisse Ähnlichkeit mit den initialen Formen der Guarnierischen Körperchen haben. Das Stadium I der Abwehrreaktion dauert ca. 24 Stunden, das Stadium II bis zum zweiten oder dritten Tag; dann zerfällt die Zelle bzw. die eosinophilen Nucleolenmassen werden aus dem Innern ausgestossen. Dieses Stadium II findet sich bei der Keratitis dendritica von Mensch und Kaninchen. Bei den anderen herpetischen Affektionen der Hornhaut (Keratitis disciformis-profunda, Keratitis punctata, Keratitis vesiculosa) zeigt sich nur das Stadium I der Abwehrreaktionen; und dieses verbleibt nach dem jeweiligen Ablauf der Entzündung tage- bis wochenlang bestehen. Das gleiche Stadium I der Abwehrreaktion findet sich auch in der Randzone von dendritisch-herpetischen Prozessen. Es hängt also von der Stärke der Infektion bzw. der Heftigkeit der Abwehrreaktion ab, ob Stadium I oder II bei der Herpesinfektion der Hornhaut sich zeigt. Auch bei Zoster und Varizellen kann man den gleichen Vorgang beobachten. Bei der Vaccineinfektion der Hornhaut kommt es ausser der Bildung von Guarnierischen Körperchen (innerhalb des Protoplasmahofes) auch zum Stadium I der vorher beschriebenen nicht spezifischen Abwehrreaktion des Kernes. Es handelt sich, wie ich auf Grund von anatomischen vergleichenden Untersuchungen annehmen muss, bei den roten (eosinophilen) Kerneinschlüssen der Vaccine nicht um das Auftreten von Guarnierischen Körperchen im engeren Sinne, sondern um hypertrophische Kernkörperchen, die sich bei jedem biologischen Abwehrprozess in der Epithelzelle zeigen, ganz gleich welcher ätiologischer Herkunft der Prozess auch ist.

Weitere vergleichende Untersuchungen an dem Hornhautepithel des Menschen bei Ulcus catarrhale, akutem ekzematösen Hornhautinfiltrat, Keratitis parenchymatosa, bei akuter Keratitis durch Diphtherietoxin, beim chronischen Pannus eczematosus und Pannus trachomatosus, ferner bei den nicht entzündlichen degenerativen Hornhauterkrankungen (bandförmiger Keratitis und Keratitis neuroparalytica), sowie bei mechanischem Epithelödem des Glaukoma absolutum lieferten den Beweis, dass alle entzündlichen

Epithelvorgänge in der Hornhaut, nicht dagegen die degenerativen und mechanischen Vorgänge, zu einem gleichartigen mikroskopisch-anatomischen Bild der Abwehrreaktion führen, wie es vorher beim Herpes corneae beschrieben ist.

Besonders ist noch zu erwähnen, dass bei einem Lidcancroid, welches zur Untersuchung kam, die Kernepithelien ein dem Stadium II der Abwehrreaktion fast gleiches Bild zeigten, also ungewöhnliche Blähung des Kernes, starke Aufhellung der bläulichen Chromatinmassen und ungewöhnliche Grösse des roten Nucleolus.

Demnach handelt es sich bei den eigenartigen Lipschützschen Befunden nicht um spezifische, nur beim Herpes zu beobachtende mikroskopisch-anatomische Vorgänge, sondern um eine allgemeine biologische Abwehrerscheinung der entzündeten Hornhautepithelzellen. Allerdings nimmt dieselbe bei der Keratitis dendritica ein ungewöhnliches Ausmaß (Stadium II) an.

VI.

Herr Josef Imre (Budapest): Eine einfache Methode zur Ortsbestimmung eines Netzhautloches.

Eine exakte Bestimmung der dem Netzhautloch entsprechenden Stelle an der Sklera ist eine noch nicht restlos gelöste Aufgabe. Die Abschätzung mit dem Augenspiegel von der Ora serrata oder von der Papille aus lässt ziemlich grosse Fehlermöglichkeiten zu, daher benutze ich eine einfache Methode, welche, wenn sie auch nicht exakt ist, doch eine pünktlichere Lokalisation ermöglicht als die Abschätzung, umsomehr, weil bei der Konstruktion des dazu nötigen Instrumentes nicht bloss die theoretischen Rechnungen, sondern vielmehr die durch mehrere Fehlschlüsse gewonnene Erfahrung zu Hilfe kamen.

Das Verfahren besteht in folgendem: Markierung beider Enden des Meridians, in welchem sich der Riss befindet, dann pünktlich 90° auf diese Richtung Einlegen eines langen Fadens unmittelbar am Limbus, meridional, so dass beide Fadenenden 90° vom Meridian des Risses liegen. Das eine Ende des Fadens wird durch die Spiegelöffnung hindurchgezogen, das andere wird vom Assistent entsprechend der optischen Achse des untersuchten Auges gehalten, d. h. das kranke Auge schaut an dieses Fadenende. Nachdem der Riss so eingestellt ist, dass er in der Mitte des Fundusbildes steht, wird der durch die zwei Fadenenden gegebene Winkel bestimmt. Der so gewonnene Winkelgrad wird an einem kleinen Instrument eingestellt, wo ein Zeiger an einem mit Millimeterskala versehenen Bulbusschnitte die Entfernung vom Limbus zeigt. Diese Entfernung wird dann nach Freilegung der Sklera mit einem der Krümmung der Sklera entsprechend gekrümmten Messinstrument gemessen. Mit einem geraden Meßstab oder mit dem Zirkel bekommen wir leicht eine zu kurze Distanz.

Das Instrument wurde auf Grund mehrerer Messungen konstruiert und wie die seither operierten Fälle zeigten, können wir die dadurch gezeigten Werte als richtige betrachten.

VII.

Herr Comberg (Berlin): Demonstrationen:
    a) Vereinfachte Feststellung und Markierung des Operationsortes beim Netzhautriss.
    b) Quantitative Abschätzung einseitiger Schwachsichtigkeit mit Hilfe des Prismas.

a) Vereinfachte Feststellung und Markierung des Operationsortes beim Netzhautriss.

Mit 1 Abbildung im Text.

Die genaue ophthalmoskopische Bestimmung des Netzhautrisses ist deshalb öfter für die Operation nicht genügend, weil die Lage sich um mehrere Millimeter ändert, wenn der Patient vor der

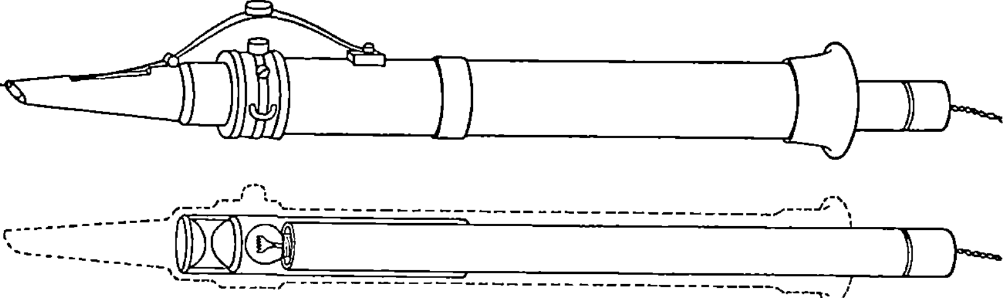

Operation auf den Rücken gelegt wird. Am besten wäre es, unmittelbar vor oder bei der Operation während der Rückenlage des Patienten die Stelle zu bestimmen und zu markieren.

Man kann dazu in manchen Fällen ein Gerät gebrauchen, welches ich hier demonstrieren will. Es ist eine möglichst schlank gehaltene Druckleuchtungslampe, die einen auskochbaren, nicht rostenden Hauptteil besitzt, welcher frei von Glasoptik ist, so dass man das Gerät auch nach der Sterilisation im Kocher sofort wieder benutzen kann.

An dem Rohre des Durchleuchtungsgerätes ist eine Nadel angebracht, mit welcher man unmittelbar durch Anhaken oder auch auf dem Wege der Farbmarkierung die Stelle bestimmen kann, von welcher aus in einer bestimmten Situation die Sklera durchleuchtet wird.

Da man bei der Durchleuchtung in das Auge hineinblicken und an der Art des Aufleuchtens in einem Teil der Fälle unmittelbar feststellen kann, wenn die Spitze des Durchleuchtungsstabes direkt hinter dem Netzhautriss liegt, so lässt sich alsdann auch eine sofortige Markierung des Operationsortes vornehmen[1].

b) Quantitative Abschätzung einseitiger Schwachsichtigkeit mit Hilfe des Prismas.

Mit 2 Abbildungen im Text.

Um von den Angaben des Patienten möglichst unabhängige Abschätzungen über die Sehschärfe eines schwachsichtigen Auges zu machen und auch zur Untersuchung von Simulanten benutzte ich mit Vorteil folgende Technik:

Der Untersuchte wird aufgefordert, eine horizontale Linie auf gut kontrastierendem Grunde anzublicken, zum Beispiel einen ½ cm dicken schwarzen Strich auf weissem Grund bei 2 m Abstand und in Augenhöhe. Alsdann wird dem Patienten zunächst ein mit der Kante nach oben gerichtetes Prisma, kombiniert mit einem sehr starken Konvexglas (15 oder 20 D) von der Seite vor das Auge geschoben. Da die Linie durch das starke Konvexglas ganz undeutlich gemacht wird, hat der Untersuchte hierbei auf keinen Fall einen Anreiz, auf das Vorsetzen der Gläserkombination prompt mit Blickänderungen zu reagieren, so wie das geschehen würde, wenn man das Prisma allein vorsetzt.

---

[1] Die Anregung zur Konstruktion des Gerätes hat der Vortragende durch eine Diskussionsbemerkung E r g g e l e t s zu seinem Vortrage über Röntgenlokalisation am 28. November 1926 in Leipzig erhalten (ref. in Z. f. A.). Die P r i o r i t ä t e i n I n s t r u m e n t z u d e m g l e i c h e n Z w e c k der M a r k i e r u n g der D u r c h l e u c h t u n g s s t e l l e ausgeführt zu haben, gebührt aber P r o f e s s o r S a c h s in W i e n , welcher die Durchleuchtungslampe mit einem kleinen Kauter verbunden hat (Ophthalm. Ges. Wien, Januar 1929). Der Vortragende hat erst nachträglich von dieser S a c h s schen Konstruktion gehört.

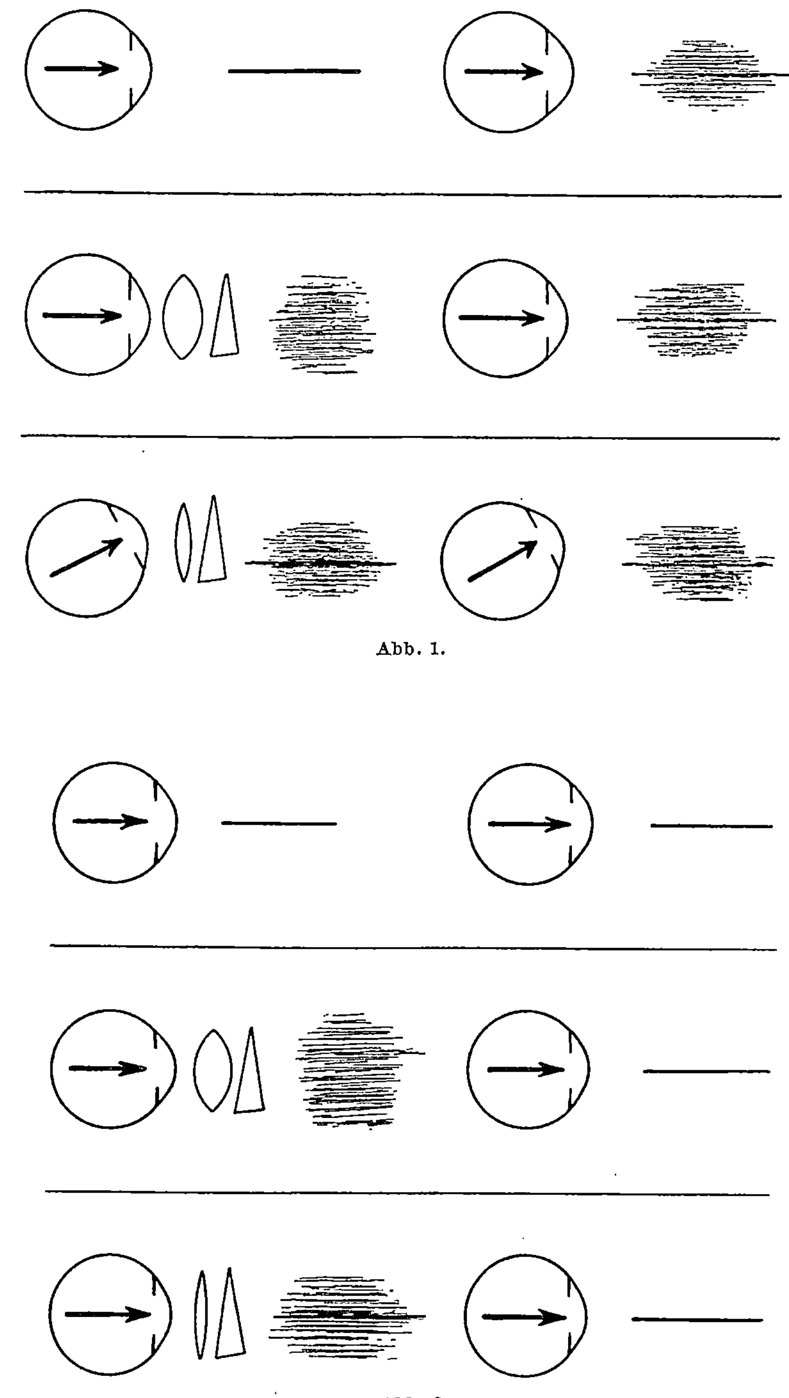

Abb. 1.

Abb. 2.

Geht man bei den folgenden Versuchen mit den zugeschalteten Plusgläsern allmählich auf Null herunter und fordert jedesmal auf, die Linie anzublicken, so beobachtet man, dass im Falle starker Schwachsichtigkeit des anderen Auges das Prismenauge schon ziemlich bald die Führung übernimmt und mit einer Blickänderung reagiert, auch wenn noch ein Plusglas zugeschaltet ist, welches das Bild der Linie unscharf macht.

Falls das zweite Auge aber wenig oder gar nicht schwachsichtig ist, wird man unter Umständen bis auf 2 D, 1 D oder 0 D heruntergehen können, ohne dass eine Ablenkung eintritt. Durch die Festlegung desjenigen Glases, bei welchem Ablenkungen auftreten, bekommt man sehr häufig einen guten Anhalt über den Grad der Schwachsichtigkeit des zweiten Auges. Man kann sich selbst vor der Sehprobe leicht überzeugen, welcher Grad von Sehschärfe mit diesem Glase noch erzielt wird.

<h1 style="text-align:center">VIII.</h1>

Herr Weckert (Goslar): Die Blechklappe gegen Schielamblyopie.

Mit 2 Abbildungen im Text.

Im Februarheft der Klin. Mbl. Augenheilk. habe ich eine Vorrichtung bekanntgegeben, die mir in vielen Fällen geholfen hat, die Sehschärfe auf einem amblyopischen Schielauge zu bessern. Ich ging davon aus, dass in den allermeisten Fällen zur Korrektur der absoluten Hypermetropie das Tragen einer Brille nicht zu umgehen war und befestigte an Stelle des Glases vor dem gut sehenden Auge eine Blechklappe. Diese so veränderte Brille liess ich ständig tragen und erzielte damit in kurzer Zeit schöne Erfolge. Ich gebe zu, dass auch das Verkleben des gut sehenden Auges, wie es Sattler (Königsberg) hier angegeben hat, allenfalls im Anfang bei unvernünftigen Kindern seine Vorzüge besitzt, aber für die Dauer der mindestens 3 Monate währenden Behandlung halte ich es für günstig, wenn an Stelle des Mastisolverbandes dieser einfache Verschluss durch Blechklappe treten kann.

Zur Beschleunigung der Sehverbesserung bin ich im letzten Halbjahr dazu übergegangen, bei dem schwachsichtigen Auge das periphere Sehen wenn auch nicht auszuschalten, so doch erheblich einzuschränken. Bei Prüfung der Sehschärfe eines allmählich sehtüchtigeren Auges war es mir aufgefallen, dass die Sehschärfe erheblich stieg, wenn die zu lesende Zahl ganz allein sichtbar war und alle übrigen Zahlen verdeckt wurden. Man hatte unwillkürlich den Eindruck, dass es, auch wenn es nicht gelang, die Macula rein zur Funktion zu bringen, für das Sehen von Vorteil wäre, wenn dem zentralen Sehen eine Brücke gebaut würde.

Diese Brücke immer zu liefern, ist der Zweck einer Röhre, die ich versuche, die Kinder dauernd oder unter Anleitung zu den Schularbeiten auf dem sehschwachen Auge neben der eingangs geschilderten Blechblende tragen zu lassen. Bei einem Kind von 12 Jahren ist es mir überraschend schnell gelungen, von einem

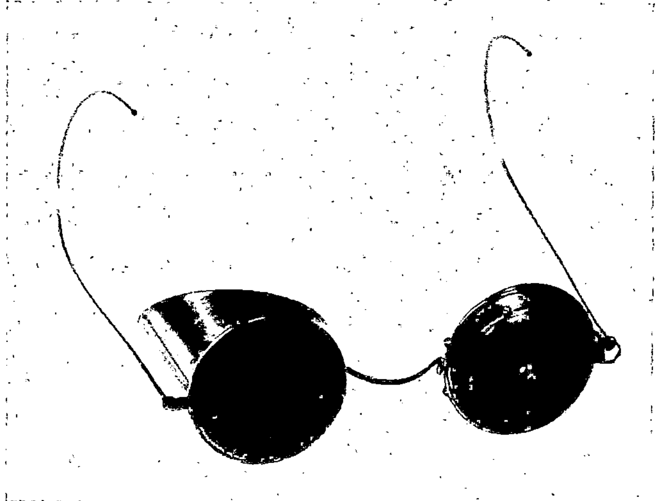

Abb. 1. Die fertige Brille mit Blechblende vor das gutsehende, mit Lochblende vor das amblyopische Auge.

Sehen weit unter $^5/_{60}$ auf $^5/_{20}$ zu gelangen und diese Sehschärfe in weiteren 14 Tagen auf $^5/_{15}$ zu verbessern. Dieser Erfolg ist um so höher zu bewerten, als bekanntermaßen die Verbesserung der Sehschärfe bei älteren Schielkindern auf besondere Schwierigkeiten stösst. Damit die Eltern imstande sind, die Röhre mit Leichtigkeit abzunehmen und wieder vorzusetzen, habe ich die Röhrenblende mit elastischen Klammern versehen lassen. Ferner war damit zu rechnen, dass die Brille exzentrisch vor dem Auge sitzt. Damit auch hierbei sich die Röhre zentral vor das Auge legt, habe ich sie nach allen Seiten verschieblich anbringen lassen. Ist das Kind einmal an das röhrenförmige Sehen gewöhnt, kann man durch Einsetzen eines Innenstücks in die Röhre diese enger gestalten und noch mehr vom peripheren Sehen ausschalten.[1]

Zum Schluss gestatte ich mir, Sie auf eine Sehhilfe aufmerksam zu machen, die mir bei Heterophorie grosse Dienste erweist. Natürlich werden wir zuerst bestrebt bleiben, durch Verordnung von exzentrischen und Prismenbrillen den Ausgleich der fehlerhaften Ruhelage zu bekommen. Geht dieses nicht, und es gibt solche Fälle, bleibt uns nichts anderes übrig, als unter Verzicht auf das Binocularsehen dem einen Auge eine Mattscheibe vorzusetzen. Nun gibt es aber Fälle, bei denen das Sehen in die Ferne beschwerdelos geschieht, deren Heterophorie sich nur beim Sehen in die Nähe störend be-

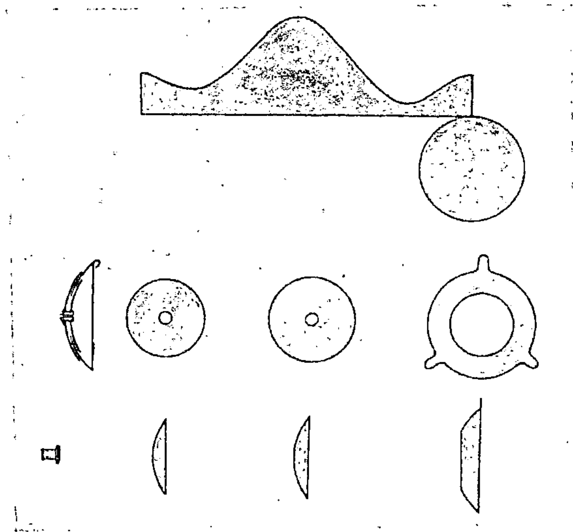

Abb. 2. Oben der Blechstreifen zur Blechblende, wie er vom Mechaniker abgeschnitten und verwertet wird, dann die nach allen Seiten in der Fläche verschiebliche Röhre. Die unteren Halbmonde muss man sich als Teile einer Hohlkugel vorstellen. Diese Teile tragen die Röhre und sind dem Stützteil eingefügt.

merkbar macht. Meist ist es ein nervös bedingter Wechsel in der Vertikaldivergenz, der durch Prismen nicht ausgeglichen werden kann. In diesen seltenen Fällen lasse ich beim Lesen eine Blende vor das eine Augenglas setzen und monocular sehen. Zugegeben, dass dadurch gerade das Gegenteil von dem erreicht wird, was anzustreben ist, nämlich Vertiefung der Fusion; trotzdem möchte ich diese einfache Sehhilfe — eine Blende mit Spiralen zum Auf- und Absetzen — als Ausweg in nicht zu befriedigenden Fällen empfehlen.

---

[1] Während die Blechklappe am Verschluss des gutsehenden Auges vom Mechaniker am Ort modelliert werden muss, kann die Röhrenblende zur Verminderung der peripheren Seheindrücke von Mechaniker Wilking, Goslar, Breite Strasse, bei Angabe des Brillenradius bezogen und vom Arzte dem Brillenglase vorgesetzt werden.

IX.

Herr O. Thies (Dessau): Der Verlauf schwerster Verätzungen in den ersten 8 Tagen.

Mit 5 Abbildungen im Text.

Bei der grossen Ausdehnung der chemischen Industrie bleiben selbstverständlich die Verätzungen auch nicht aus. Trotz aller Maßnahmen werden immer noch schwere vorkommen. Höhere Gewalt oder eigene Unvorsichtigkeit hören ja nie auf zu bestehen. Innerhalb eines Monats kamen kürzlich in Dessau vier schwerste Verätzungen mit doppelseitiger Erblindung vor. Drei infolge höherer Gewalt endeten schnell tödlich. Die vierte musste bis zum bitteren Ende behandelt werden. Innerhalb der ersten 8 Tage konnten die 5 folgenden Aufnahmen des Verlaufes gemacht werden.

Ein Arbeiter war damit beschäftigt, eine Natronlaugeleitung, in der sich Kristalle gebildet hatten, zu reinigen. Dabei entfernte er gegen die Vorschrift den Schieberdeckel, obwohl die Rohrleitung noch unter Dampfdruck stand. Er sah in die Schieberöffnung, aus der plötzlich mit etwa 3 Atmosphären Druck ein Strahl des Gemisches ihm ins Gesicht schoss. Die Schutzbrille wurde meterweit fortgeschleudert.

Aufnahmebefund: Schwerste Verätzungen der Haut, des Gesichtes, des Halses und der oberen Brust. Sämtliche Augenlider total verätzt und dunkel gefärbt. Die vollkommen verätzte Bindehaut der Augäpfel lässt sich in dunklen Fetzen entfernen, so dass die weisse Sklera überall blossliegt. Völlige Anästhesie. Hornhaut matt, in toto getrübt. Vom Augeninnern nichts mehr zu· sehen (Abb. 1).

2. Tag: Fortschreitende Nekrose der Augenlider. Die Conjunctiva hat sich überall in nekrotischen Fetzen abgestossen. Die Cornea ist völlig matt und grau. Das typische Bild „gekochter Fischaugen" (Abb. 2).

4. Tag: Die Nekrose der Lider geht so weit, dass die Elevateure einschneiden. Von Conjunctiva ist auch nichts mehr vorhanden. In der Hornhaut bilden sich Einschmelzungsherde (Abb. 3).

6. Tag: Sämtliche 4 Lider sind beim Verbandwechsel nekrotisch abgefallen. Auch die Lidknorpel waren ganz weich und dünn eingeschmolzen. Die oberflächlichen Partien der Sklera beginnen ebenfalls mit der Einschmelzung. Die Infiltration der Cornea nimmt zu (Abb. 4).

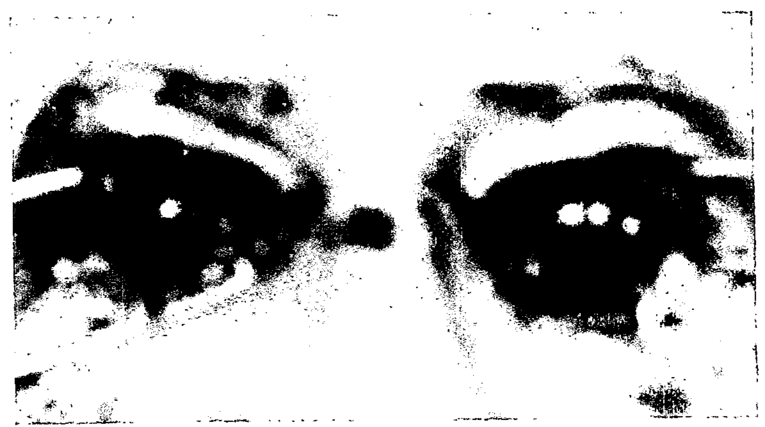

Abb. 1. ¹/₂ Stunde nach dem Unfall. Totalverätzung der Lider und Augen.

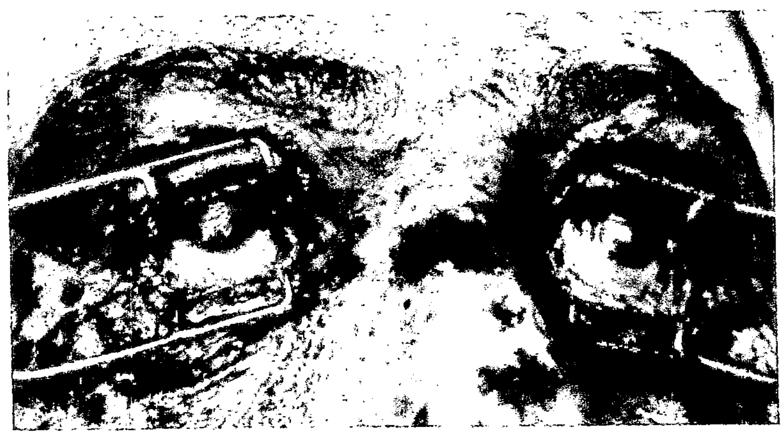

Abb. 2. 2. Tag. Einsetzen der Nekrose. Hornhaut trübe. „Gekochte Fischaugen".

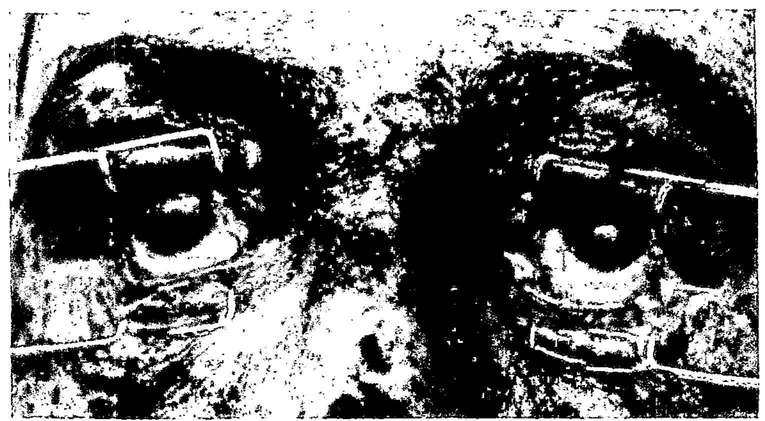

Abb. 3. 4. Tag. Fortschreitende Nekrose. Hornhautinfiltrate. Zerfall der Augenlider.

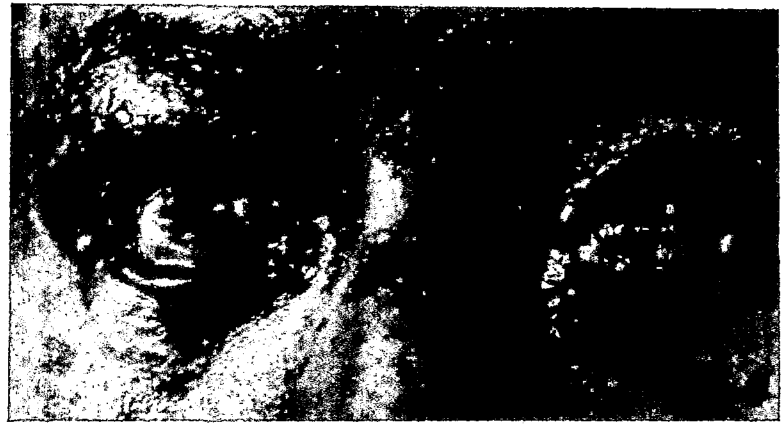

Abb. 4. 6. Tag. Alle 4 Augenlider weggeschmolzen. Weitere Infiltration der Cornea.

8. Tag: Scheussliche Granulationen an Stelle der abgestossenen Lider. Eitrige Verfärbung der Sklera. Völlige Einschmelzung der Hornhäute. Rechts liegt das ganze Augeninnere frei; links liegt auf dem offenen Augeninneren die Linse völlig frei. Es erfolgt die Exenteration (Abb. 5).

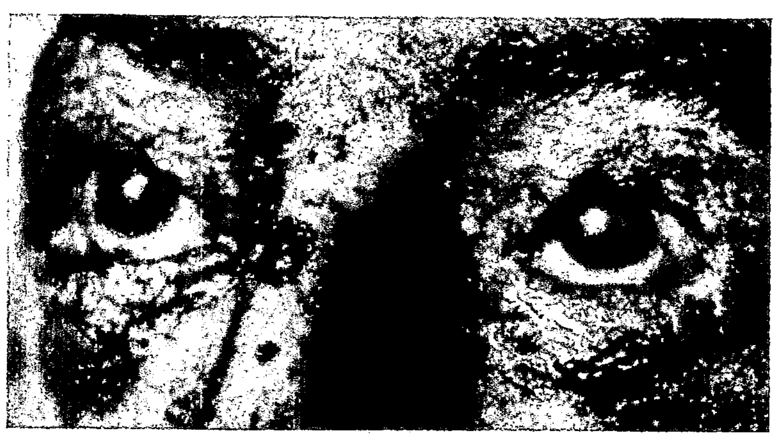

Abb. 5. Fortschreitender Gewebszerfall. Vollkommene Einschmelzung der Cornea, übergreifend auf die Sklera.

In den folgenden Tagen schnelle und völlige Einschmelzung der Sklera. Unter schmutziger Granulierung erfolgt vollkommener Verschluss der Augenhöhlen.

Die Demonstration erfolgt, weil solche Aufnahmen einmal kaum bisher gemacht worden sind, dann aber, weil wohl die meisten Augenärzte schwere Verätzungen überhaupt noch nie gesehen haben. Und für die Stellung der Prognose ist die Kenntnis solcher schweren Verätzungen in ihrem ganzen Verlaufe von hervorragender Wichtigkeit. Bei ausgedehnter Verätzung der Conjunctiva mit nekrotischem Zerfalle ist immer mit einer Einschmelzung zum mindesten der Cornea zu rechnen, deren Ernährung dadurch völlig zerstört worden ist. So verlaufen auch meist die Ammoniakverätzungen, wenn nicht sofort restlose Ausspülung des Conjunctivalsackes erfolgen konnte. Das Heimtückische bei ihnen ist aber, dass nach anfänglich gutem Verlaufe plötzlich am 7. oder 8. Tage Erscheinungen einsetzen, die infolge Bildung von Alkalialbuminat zum katastrophalen Zerfalle sämtlicher Augenhäute führen. Da die Therapie bei so schweren Verätzungen bisher noch völlig machtlos ist, soll die Stellung der Prognose besonders vorsichtig sein. Sonst wird man bittere Enttäuschungen erleben.

X.

Herr Z a d e (Heidelberg): D e m o n s t r a t i o n e n:

  a) S c h u t z v e r b a n d   n a c h   S t a r o p e r a t i o n.
  b) V o r s t i c h n a d e l   z u r   S c h i e l o p e r a t i o n.
  c) S i m u l a t i o n s p r ü f u n g.

   Mit 2 Abbildungen im Text.

  a) S c h u t z v e r b a n d   n a c h   S t a r o p e r a t i o n.

Nach Staroperationen und nach anderen bulbuseröffnenden Operationen hat sich seit einigen Jahren folgendes Vorgehen sehr bewährt.

Es wird einen Tag vor der Operation ein Stärkeverband über dem zu operierenden Auge angelegt; die Stärkebinde lässt einen Saum der unter ihr liegenden Mullbinde frei; dieser Saum wird über die Stärkebinde herumgeschlagen (in der Abbildung 1 nicht zu sehen). Die Augengegend ist stark zu unterpolstern, so dass über dem Auge eine gute Höhlung entsteht. Wenn der Verband hart geworden ist, wird der über dem Hinterkopf liegende Teil weggeschnitten und das andere wird so zugeschnitten, dass nach Einschneiden von Öffnungen Bänder eingeknotet werden können; sie werden hinten geschlungen, nach vorn geführt und über der Stirn gebunden; es ist der Stärkeverband dann ähnlich zu verwenden wie die üblichen schwarzen dreieckigen Binden. Der Stärkeverband wird über dem gewöhnlichen Klebverband getragen. Die V o r t e i l e gegenüber dem F u c h s schen Gitter und der S n e l l e n schen Schale liegen darin, dass der Verband sich genauestens der Kopfform anpasst, sich deshalb nicht verschiebt; der Verbandwechsel ist leicht, der Verband bietet einen sicheren Schutz gegen unbedachte Berührung des Auges durch den Kranken.

b) Vorstichnadel zur Schieloperation.

Bei der Muskelvornähung ist es wichtig, dass die vorgelagerte Muskelsehne fest an der Sklera verankert wird, dazu müssen bei der Naht oberflächliche Sklerafasern mitgefasst werden. Die hier gezeigte Nadel dient dazu, einen Stichkanal zu bilden, durch den die Nähnadel mit dem Faden gut durchgeführt werden kann. Die Vorstichnadel hat die Form einer Umstechungsnadel, ihre Spitze entspricht an Feinheit der einer Discissionsnadel, sie wird von der

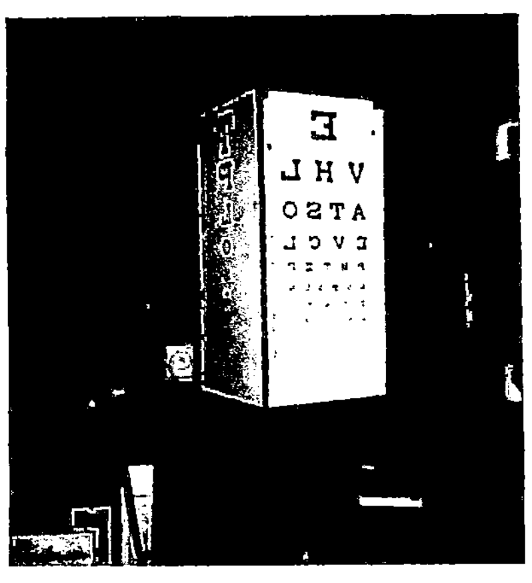

Abb. 1.

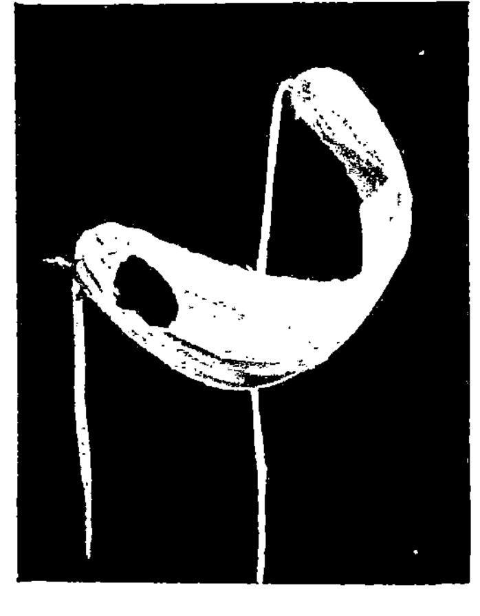

Abb. 2.

Spitze ab nach hinten konisch dicker. Führt man die Nadel tief genug hindurch, so erhält man einen Stichkanal, der hinreichend weit ist, um nicht nur die beim Nähen verwandte Nadel, sondern auch den Faden glatt hindurchzuführen. Da aber sonst das Durchziehen des im Nadelöhr doppelt liegenden Fadens ruckartig und für den Patienten belästigend vor sich geht, ist hier der Vorteil gewonnen, dass das Durchziehen sich glatt vollzieht und dass man sicher ist, den Faden genau so gelegt zu haben, wie man es wünscht. Gebrauch einer Lupenbrille ist sehr zu empfehlen. Herstellende Firma: Fischer, Freiburg i. Br.

c. Simulationsprüfung.

Die Simulationsprüfungen gehen zwei Wege: entweder lässt man den Untersuchten im unklaren darüber, mit welchem Auge er liest oder man täuscht ihn über die Größe der Zeichen. Von der zweiten

Art soll hier gesprochen werden. Es ist dabei vorteilhaft, wenn man so vorgeht, dass keine dem Untersuchten auffallende Apparatur angewandt wird, die ihn misstrauisch und störrisch macht. Es ist besser, wenn die Sehprüfung in ihrer Gesamtheit darauf eingestellt ist, Simulanten zu entlarven.

Es wird grundsätzlich im Spiegel untersucht, der Patient sitzt neben dem Brillenkasten, auf der anderen Seite finden sich die Spiegelsehproben, der Arzt sitzt vor dem Brillenkasten, wobei er den Untersuchten stets gut im Auge behalten kann. Die Sehprobentafeln, vier an der Zahl, finden sich an den Seiten eines um die vertikale Achse drehbaren Kastens, der so gestellt wird, dass der Untersuchte jeweils immer nur eine der vier Tafeln sehen kann. Nun sind die Tafeln so eingerichtet, dass die Anordnung der Buchstaben ungefähr die gleiche ist, dass aber jede Tafel mit einer etwas kleineren Type anfängt, so ist z. B. die dritte Reihe der zweiten Tafel mit einer 25 m-Schrift, die dritte Reihe der dritten Tafel aber mit einer 20 m-Schrift gezeichnet. Liest also ein Simulant auf der zweiten Tafel nur die dritte Reihe, so wird er bei einer späteren Prüfung — man setzt ihn am besten eine Zeit zurück —, nachdem man die nächste Tafel vorgedreht hat, auch die dritte Reihe lesen, wobei man suggerierend noch sagen kann: lesen Sie wirklich nur die dritte Reihe? Geht man dann auf die vierte Tafel über, bei der ich Hakenproben verwende, so bekommt man in leichter Weise Angaben, die nicht nur die Tatsache der Simulation beweisen, sondern auch den Grad der Sehschärfe erkennen lassen. Nun kann man aber mit Leichtigkeit noch weiter kommen, indem man statt e i n e s Spiegels z w e i verwendet, der eine, mit dem man zuerst prüft, ist in 2,5 m Entfernung, der andere aber in 3 m Entfernung an der Wand angebracht. Die Spiegel sind drehbar, so dass immer nur einer von ihnen gebraucht wird. Geht man demnach vom ersten Spiegel zum zweiten über, was der Untersuchte nicht merken darf, so liest er statt in 5 m dann auf 6 m Entfernung. Die Methode hat den Vorteil der Einfachheit und sie erleichtert schnelles und sicheres Arbeiten.

XI.

Herr F. Best (Dresden): Zur Gesichtsfeldbestimmung am Bjerrumschirm.

Die Firma Zeiss hat auf Anregung von Best ihren Projektionspfeil so umgearbeitet, dass das Gerät zur Projektion der Gesichtsfeldmarke am Bjerrumschirm verwendet werden kann. Eine kreisrunde helle Scheibe mit einem Durchmesser von ½, 1 oder 2⁰ wird von dem Untersucher aus etwa 1 m Entfernung auf den schwarzen oder grauen Schirm geworfen. Das helle Scheibchen kann rot, grün, blau oder gelb gefärbt werden. Der sehr wesentliche Vorteil ist, dass der Untersuchte keinen Anlass zu Augenbewegungen hat, ausser wenn er die Marke im peripheren Gesichtsfeld bemerkt hat, was eben festzustellen war. Zeeman hat schon in ähnlicher Weise das Licht einer Wolframbogenlampe auf den Kampimeterschirm projiziert mittels zweier verschieblicher Prismen. Die vorliegende Vorrichtung ist wesentlich einfacher, für praktische Zwecke ausreichend. Ferner hat Maggiore für das Perimeter projizierbare Leuchtmarken verwandt. Ein anderer Vorläufer ist Ricci, der eine Projektionslampe für Sehproben verschiedener Grösse und Intensität beschrieb.

XII.

Herr L. Schreiber (Heidelberg): Zur pathologischen Anatomie der sympathischen Ophthalmie.

Die Zahl der anatomischen Untersuchungen einer sympathischen Entzündung am zweiterkrankten Auge ist auch heute noch sehr gering. Kaum mehr als 25 einwandfreie Fälle sind in der Literatur bekannt, und selbst diese sind von sehr ungleichem Werte; denn einige von ihnen kamen erst mehrere Jahre nach Ausbruch der sympathischen Ophthalmie zur Enukleation, andere erst nach ein oder mehreren erfolglosen Versuchen, in wieder anderen war das Auge der Leiche entnommen, so dass mit kadaverösen Veränderungen gerechnet werden musste.

Ich bin nun in der Lage, Ihnen die mikroskopischen Präparate von einem gänzlich unberührten, lebenswarm fixierten zweiterkrankten Auge vorzulegen, das zudem ein relativ frühes Stadium der sympathischen Entzündung aufweist. Und selbst davon abgesehen, bietet der Fall obendrein in klinischer und anatomischer Beziehung Besonderheiten:

Klinisch insofern, als er zu den sehr seltenen gehört, bei denen die Entzündung am ersterkrankten Auge erheblich leichter auftrat als am zweiten, so dass dieselbe mit einem gewissen Grad von Sehvermögen zum Stillstand gekommen war. Das in Rede stehende zweiterkrankte Auge war dagegen infolge schwerster Iritis mit Sekundärglaukom erblindet und musste, wie gesagt, relativ früh — kaum 3 Monate nach Ausbruch der sympathischen Ophthalmie — wegen dauernder unerträglicher Schmerzen enukleiert werden.

In anatomischer Beziehung liegt das Besondere darin, dass die schwere Uvealentzündung sich auf die Iris beschränkte, dass die Entzündung im Ciliarkörper schon merklich geringer war und dass sie die Chorioidea nahezu ganz verschont hatte. Dagegen zeigte die Retina auffallende Veränderungen, auf die allein ich Ihre Aufmerksamkeit lenken möchte: Zunächst ausgesprochene entzündliche Gefässveränderungen, die ihren stärksten Grad an der Papille erreichen, wie dies auch von Grunert, Lenz u. a. schon gesehen wurde. Ausserdem aber weist die Netzhaut bisher noch nicht beobachtete degenerative Veränderungen, besonders in ihren äusseren Schichten, auf, von denen später die Rede sein soll.

Was nun die Gefässerkrankung der Netzhaut anlangt, so besteht dieselbe in perivasculären Lymphocyteninfiltraten, und zwar nicht nur an den Venen, sondern in gleicher Weise auch an den Arterien. Dieser haben bekanntlich Meller und sein Mitarbeiter Echeverria in den letzten Jahren besondere Beachtung geschenkt mit dem Ergebnis, dass sie die gesamten Netzhautveränderungen als „Periphlebitis retinalis sympathica" darstellten. Sie hatten die Auffassung, dass diese Periphlebitis eine von der Uvea fortgeleitete Entzündung sei, und zwar nicht per continuitatem, sondern lediglich durch Fortleitung des in der Uvea sitzenden unbekannten Krankheitsvirus der sympathischen Ophthalmie.

Während sie also einerseits die Netzhautveränderung als sekundäre, von der Uvea abhängige betrachten, betonen sie anderseits, dass die Periphlebitis retinalis einen für die sympathische Ophthalmie durchaus charakteristischen Befund bedeute. Diese letztere Ansicht Mellers findet auch in meinen Präparaten ihre Bestätigung. Dagegen zeigen dieselben, wie gesagt, nicht nur eine Periphlebitis, sondern auch eine Periarteriitis retinalis. Sie werden ein Präparat sehen, in dem sogar nur die Arterie die perivasculäre Lymphocyteninfiltration aufweist, die unmittelbar daneben liegende Vene aber nicht erkrankt ist.

Der Umstand ferner, dass in meinem Falle die Gefässveränderungen in der Netzhaut vorhanden sind, ohne dass die Aderhaut nennenswerte Entzündungserscheinungen aufweist, spricht m. E. mit grosser Deutlichkeit dafür, dass dem Netzhautprozess mehr als eine nur sekundäre Rolle zukommt. In diesem Sinne erscheint es mir weiterhin sehr bemerkenswert, dass meine Präparate bei absoluter Intaktheit der Choriocapillaris und bei kaum verändertem Pigmentepithel überall einen völligen Untergang der Stäbchen und Zapfen sowie eine erhebliche Destruktion der übrigen äusseren Netzhautschichten erkennen lassen, also einen bei freier Chorioidea bisher unbekannten Befund.

Da uns das Bild der sympathischen Entzündung nun gerade am unberührten zweiterkrankten Auge in reinster Form entgegentritt und das Auge vorher — abgesehen von einer fortschreitenden Alterskatarakt — klinisch nachgewiesenermaßen gesund war, können die Netzhautveränderungen nur auf die sympathische Ophthalmie[1] bezogen werden, und deshalb erfordern dieselben meiner Ansicht nach grösste Beachtung. Es ist durchaus vorstellbar, dass der Netzhautprozess neben der Uvealerkrankung eine gewisse prinzipielle Bedeutung für unsere Auffassung von der Pathogenese der sympathischen Ophthalmie erlangen könnte, und aus diesem Grunde möchte ich meine Präparate Ihrer eigenen Beurteilung unterbreiten.

XIII.

Herr Werner Kyrieleis (Würzburg): Über multiple Ringtrübungen der Hornhaut nach Sprengverletzung.

Mit 2 Abbildungen im Text.

Der Patient, von dem ich Ihnen hier einige Bilder demonstrieren möchte, wurde am 13. November 1917 durch Granatschuss verwundet. Die feindliche Granate krepierte auf dem Geschütz (21 cm-Mörser), mit dessen Laden der Patient beschäftigt war. Ausser einer schweren Armverletzung wurden schon im Feldlazarett — ca. 1 ½ Tage nach der Verwundung — höchst eigenartige Veränderungen am rechten Auge konstatiert. Der Beschreibung des damaligen Krankenblattes, das mir mit den Versorgungsakten zugänglich war, und einer ihm beigefügten sehr guten farbigen Skizze nach, deren Kopie ich Ihnen hier zeige, ist der Befund damals (also vor fast 13 Jahren) im wesentlichen der gleiche gewesen, der jetzt noch besteht. Das Auge war anfangs und auch später noch zeitweise mäßig stark gereizt, hat sich dann aber fast vollständig beruhigt. Nur hier und da treten auch jetzt noch angeblich vorübergehende Reizzustände auf.

---

[1] Die Wirkungen der intraocularen Drucksteigerung — in diesem Falle bestand ja Sekundärglaukom — sind andersartig. Selbst beim Glaucoma absolutum werden die äusseren Netzhautschichten noch nach mehrjährigem Bestande normal gefunden.

Der Patient wurde von uns wegen eines belanglosen landwirtschaftlichen Unfalls untersucht. (Abb. 1).

. Auf der Hornhaut des rechten Auges, deren Epithel vollständig intakt ist, findet sich parazentral eine kreisrunde Trübung. Sie wird äusserlich begrenzt von einem manschettartigen, die ganze Hornhaut durchsetzenden und nach der Tiefe sich ein wenig konisch verengernden Ringe von graugelblicher Farbe. Innerhalb dieses Ringes schwebt ziemlich in der Mitte des Parenchyms, d. h. von Vorder- und Rückfläche der Cornea etwa gleichweit entfernt, eine einer Katarakta zonularis ähnliche, linsenförmige, blasige, lichtblaugraue Trübung, die ihrerseits wieder im Zentrum eine dichte Scheibe einschliesst, die aus gelben, feinsten, flockigen Gebilden zusammen-

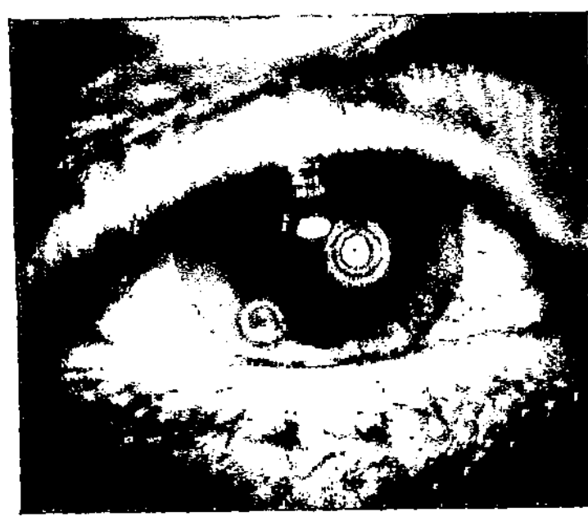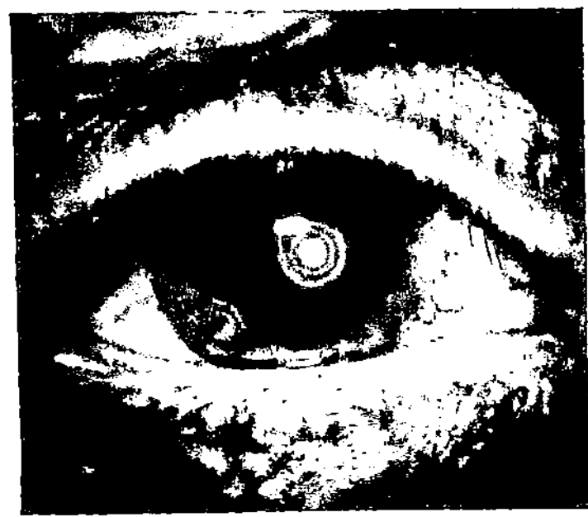

Abb. 1. Stereophotographie des Patientenauges (mit + 4,0 vor jedem Auge gut stereoskopisch zu betrachten).

gesetzt ist. Zwischen dieser Scheibe und der Wand der Trübungsblase schwebt wiederum ein Kranz kleinster, unregelmäßiger, bräunlicher Körperchen. Alle Trübungszonen sind streng konzentrisch, so dass im ganzen ein schießscheiben- oder kokardenähnliches Bild entsteht. Temporal unten, näher am Limbus findet sich in den mittleren Parenchymschichten eine zweite, ebenfalls blasige, den Bau der innerhalb des ersten Ringes schwebenden Trübung fast genau nachahmende Trübung, in der aber der Kranz bräunlicher Körperchen fehlt. Neben diesen grossen finden sich noch unbedeutende zarte oberflächliche Trübungen. Auf der Iris liegen in einem ungefähr von den Zeigerstellungen 2 und 8 Uhr begrenzten Sector zwischen Pupillenrand und Iriskrause, nur ganz vereinzelt ausserhalb derselben, eine ganze Anzahl feinster weissgelblich (aber nicht metallisch) glänzender Pünktchen auf bzw. in der Oberfläche des Stromas.

Am linken Auge nasal zwei kleine, vascularisierte Randtrübungen. Über die übrige Hornhaut verstreut, teilweise in Gruppen angeordnet, ziemlich zahlreiche, durchweg scharfbegrenzte, kreisrunde, oberflächliche, anscheinend direkt subepitheliale Trübungen. Sie sind von zart-bläulichgrauer Farbe und haben die Form einer plankonvexen Linse (Konvexität nach dem Parenchym zu). In zweien dieser Trübungen sind im Zentrum feinste weissliche, staub- und flockenförmige Einlagerungen erkennbar. Regenbogenhaut ohne Besonderheiten.

Dass es sich rechts um eine durchschlagende Hornhautverletzung gehandelt hat, ist zweifellos, da die Fremdkörperauflagerungen auf der Iris wohl kaum anders zu erklären wären. Dass dieser Fremdkörper metallisch gewesen sei (bei der Art des Zustandekommens der Verletzung kämen Eisen, Messing und Kupfer in Frage), ist nicht

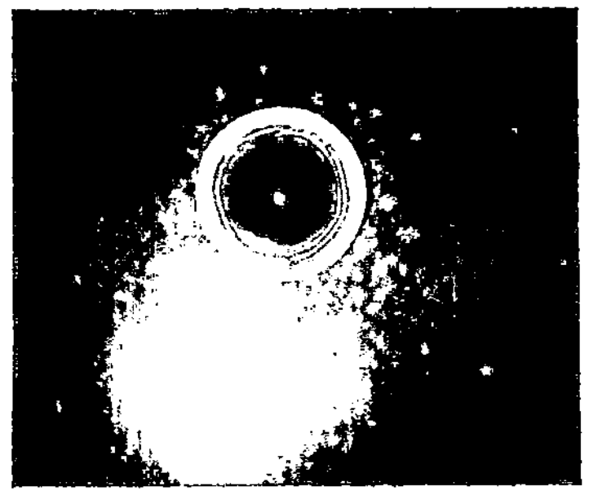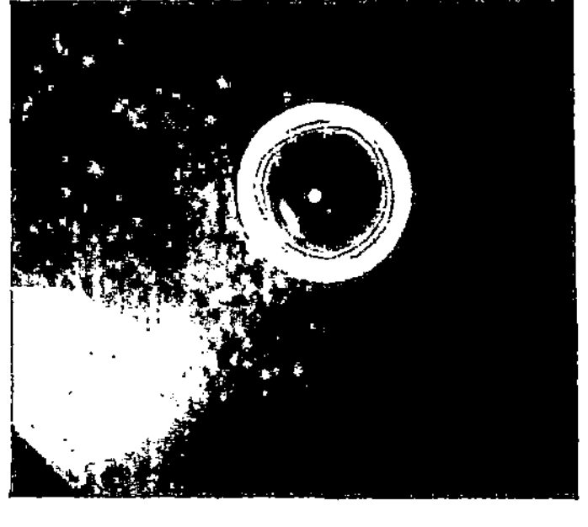

Abb. 2.　Liesegangsche Ringe, in Bichromatgelatine durch Eindiffundieren von Silbernitrat erzeugt (Stereoaufnahme).

sehr wahrscheinlich, da sonst nach so langer Zeit wenigstens eine Andeutung von Siderosis oder Verkupferung zu erwarten wäre (der Magnetversuch bald nach der Verwundung war negativ). Viel glaubhafter erscheint mir, dass die Augenverletzung durch Bestandteile der Sprengladung verursacht ist, deren chemische Zusammensetzung leider nicht sicherzustellen ist, da Art und Provenienz der Granate sich nicht mit Bestimmtheit eruieren liessen.

Die Annahme eines relativ leicht löslichen chemischen Körpers würde uns auch am ehesten einer Erklärung der eigentümlichen Konfiguration der beiden Haupttrübungen näherbringen, die, wie ein Vergleichsbild Ihnen zeigt, eine recht weitgehende Ähnlichkeit haben mit einem System sog. Liesegangscher Ringe, einer in der Kolloidchemie bei bestimmten Diffusionsvorgängen in Gallerten wohlbekannten Erscheinung. (Abb. 2.).

Der leicht nachzuahmende Grundversuch Liesegangs besteht darin, dass man einen Tropfen Argentum-nitricum-Lösung in eine dünne Schicht Bichromatgelatine hineindiffundieren lässt. Das sich bildende dunkelbraunrote Silberchromat lagert sich dann nicht gleichmäßig in der Umgebung ab, sondern in Form konzentrischer schmaler Ringe, die durch relativ klare peripheriewärts an Breite zunehmende Zwischenräume getrennt sind. Es handelt sich dabei um eine rhythmische Fällung, und man erklärt das Phänomen (z. B. Ostwald) etwa folgendermaßen: Bei dem Eindringen des Silbersalzes in die Gelatine entsteht zu einem bestimmten Zeitpunkt in einer Zone, die bei gleichmäßigem Vordringen natürlich Kreisform haben muss, ein Grad der Übersättigung mit Silberchromat, der zur Ausfällung eines Niederschlages führt. Durch die Bildung des Niederschlages wird das lösliche Chromat aus der Umgebung zum grossen Teil aufgebraucht, und erst bei weiterer Diffusion des Argent. nitr. peripheriewärts in die noch chromathaltige Gelatine tritt nach einiger Zeit wieder der zur Ausfällung notwendige Grad der Übersättigung mit Silberchromat ein. Die durch den allmählichen Aufbrauch abnehmende Konzentration des Silbernitrats bedingt den zunehmenden Abstand der peripheren Ringe.

Übrigens gelingt es auch, den in der Chromatgelatine entstehenden Ringfiguren ganz ähnliche Bilder in tierischen Geweben zu erzeugen; z. B. in mit Kaliumbichromat vorbehandelten Rindshornhäuten, wenn man aus einer durch das Epithel gestossenen Kapillare Silbernitrat eindiffundieren lässt.

Diese Ring- oder Zonenbildung hat sich ausser für Argentum nitricum und Kaliumbichromat noch für eine ganze Anzahl anderer einander fällender Agentien nachweisen lassen. Sie hat für viele Gebiete der Naturwissenschaft eine grosse theoretische Bedeutung gewonnen. Genannt sei nur die von Liesegang selbst entwickelte Theorie der Entstehung der Achate durch Diffusion von Eisensalzen in ein Kieselsäuregel.

Für die menschliche Pathologie und also für unseren Fall ist es von besonderem Interesse, dass es z. B. Bechhold auch gelungen ist, durch Diffusion von Metaphosphorsäure in einem eiweisshaltigen Medium Liesegangsche Ringstrukturen zu erzeugen.

Demnach glaube ich für die multiplen Ringtrübungen unseres Patienten folgende Entstehungsart annehmen zu dürfen:

In die Hornhaut eingedrungene feinste Teile der Granatsprengladung sind von der Gewebsflüssigkeit (bei der grossen Trübung mit anscheinend durchbohrendem Wundkanal vielleicht auch von eingedrungenem Kammerwasser) teilweise gelöst. Die Lösung ist gleichmäßig nach allen Seiten in das — in diesem Falle das Gel darstellende

22*

— Parenchym der Hornhaut eingedrungen und hat nach dem vorher angedeuteten Gesetz zu einer rhythmischen Fällung bestimmter Eiweisskörper des Gewebes geführt. Die durch die Gewebsstruktur der Cornea bedingte verschiedene Schnelligkeit der Diffusion in transversaler und zentrifugaler Richtung verursacht die Linsenform der inneren Trübungs-(Fällungs-)Zone. Die chemische Natur des gelösten chemischen Stoffes ist unbekannt.

XIV.

Herr O. Marchesani (München): Demonstrationen:

a) Angeborenes Hornhautstaphylom.

b) v. Hippelsche Netzhauterkrankung.

a) Angeborenes Hornhautstaphylom.

Die Präparate stammen von einem neugeborenen Kind, Länge 40 cm, Gewicht 1750 g, das gleich nach der Geburt gestorben war. Das linke Auge zeigt einen zentralen Defekt der hinteren Hornhautschichten, wobei die ganze Hornhaut leicht ektatisch ist. Es bestehen einzelne vordere Synechien der Regenbogenhaut ausserhalb des Defektes. Die Linse ist normal. Entzündungserscheinungen fehlen vollkommen. Am rechten Auge besteht ein hochgradiges totales Staphylom. Von der Mitte der Staphylomhinterfläche zieht ein Bindegewebszapfen zur Linse, die schwer verändert ist. Sie hat die Form des sog. Soemmeringschen Kristallwulstes. Das Zentrum ist z. T. von der Basis des genannten Bindegewebszapfens eingenommen, z. T. liegt dort die zusammengefaltete Linsenkapsel. Am unteren Rande des Ringwulstes der Linse ragen zerfallene Linsenmassen hervor und ausserdem sitzt dort eine kleine kugelförmige regenerierte Pseudolinse. Entzündungserscheinungen fehlen, in der Vorderkammer finden sich an mehreren Stellen Ansammlungen von roten Blutkörperchen. Die Veränderungen an der Linse sind zweifellos sekundär. Es ist anzunehmen, dass eine Perforation der Hornhaut vorhanden war und bei dieser Gelegenheit eine Schädigung der Linse stattgefunden hat. Die angeborene Hornhautstaphylombildung erkläre ich mir, ausgehend von einer ausgedehnten angeborenen Defektbildung der hinteren Hornhautschichten, die zu fortschreitender Ektasie und schliesslich zum Durchbruch führt. Das Staphylom ist also etwas sekundäres, der im einzelnen dabei zu erhebende anatomische Befund nicht verschieden von dem, wie wir ihn bei während des Lebens entstandenen Staphylomen erheben können.

b) v. Hippelsche Netzhauterkrankung.

1. $2^1/_2$ jähriges Kind. Klinisch das Bild eines Glioms, deshalb Enukleation. Primäre Fixation des Bulbus in Bromammoniumformol. Weitere Verarbeitung nach den verschiedensten Methoden. Die anatomische Untersuchung ergibt, dass kein Gliom besteht, sondern eine totale strangförmige Netzhautablösung. Im Raume zwischen Netzhaut und Aderhaut findet sich eine grünlich-gelbe zähe Exsudatmasse, in die glitzernde Kristalle eingelagert sind. Der vordere Abschnitt der Netzhaut erscheint verdickt.

Einzelheiten: Im Opticus fällt sowohl am Längsschnitt wie am Querschnitt eine Vermehrung und Erweiterung der Gefässe auf. Es ist eine zweite Zentralvene vorhanden, zahlreiche kleinere Gefässe im Septengewebe. Dieser Befund von weiten verzweigten Gefässen findet sich auch noch in dem Abschnitt hinter dem Eintritt der Zentralgefässe (der Opticus ist etwa 2 cm hinter dem Bulbus angeschnitten). Glia im Opticus mäßig proliferativ verändert. Im zentralen strangförmigen Teil der Netzhaut fallen ebenfalls die etwas erweiterten Gefässe mit dicken Wandungen auf. Hochgradig ist dieser Befund im peripheren Abschnitt, der sich septumartig hinter der Linse ausspannt. Im Netzhautstrang ist als kernreiche Zone nur die innere Körnerschicht einigermaßen erhalten, die übrigen Schichten durch faserreiches, kernarmes Gliagewebe ersetzt. Im vorderen Abschnitt sind in die Netzhaut vor allem in den äusseren Schichten Exsudatmassen in Form der bekannten Faserkörbe eingelagert. Das Exsudat gleicht dem im retroretinalen Raum. Ausserdem finden sich zahlreiche cystische Hohlräume, die von einer dünnen bindegewebigen Membran ausgekleidet sind. Ihre Entstehung lässt sich teilweise aus den Exsudatansammlungen verfolgen. Die Glia ist in diesem Netzhautabschnitt stark vermehrt (spezifische Färbungen, Cajals Goldsublimatmethode, Hortega, Weigerts Originalmethode). Die Müllerschen Stützfasern sind lang ausgezogen und gewuchert. Ausserdem an mehreren Stellen neugebildetes Gliagewebe. Protoplasmatische Gliazellverbände nach Art der Gliarasen, die grösstenteils eine mächtige Fibrillisation zeigen. Zu beachten ist die Architektonik des Gliagewebes. Es ordnet sich in dicken Bündeln um Gefäss und Cysten oder folgt Zugwirkungen, die sich aus der Lage der abgelösten Netzhaut ergeben. Die Gliawucherung ist als sekundär anzusprechen. Der Hinterfläche der Netzhaut liegen im vorderen Abschnitt Pigmentzellen an, ebenso liegt ein lockerer mehrschichtiger Belag von Pigmentzellen allseits auf dem Pigmentepithel. Diese Zellen sind meist kugelförmig, häufig mehrkernig, in ihrem Innern finden sich Vakuolen. Ihre Abstammung vom Pigmentepithel ist unzweifelhaft. Sudanfärbung am Gefrierschnitt ergibt, dass sie mächtig verfettet sind. Reichlich Fett findet sich ausserdem auch im Netzhautgewebe, wohin auch die Pigmentepithelzellen eingedrungen sind. Stark verfettet sind auch in der Aderhaut die Chromatophoren.

Der anatomische Befund entspricht in vielen Punkten dem der Retinitis exsudativa (es fehlen evtl. die als charakteristisch dafür beschriebenen Nekrosen und Hämorrhagien). Der Befund von angiomartigen Gefässen weit hinein in den Opticus spricht dafür, dass eine primäre Angiomatosis vorliegt. Die Beziehungen dieser Erkrankung zur Retinitis exsudativa (wenigstens einem Teil der darunter beschriebenen Fälle) erweisen sich durch diesen Fall neuerdings als sehr enge.

. 2. 38 jährige Patientin. Vor 9 Jahren klinisch typische v. Hippelsche Krankheit. Jetzt Ablatio, Katarakt, Drucksteigerung, Enukleation wegen Schmerzen.

Anatomisch: Trichterförmige Ablatio, nur an einer Stelle im horizontalen Meridian temporal in der Äquatorgegend ist die Netzhaut an die Aderhaut angeheftet. Dort liegt ein etwa 3 mm im Durchmesser grosser rundlicher Knoten. Einzelheiten: im Opticus Zentralgefässe stark erweitert und zahlreiche Querschnitte kleinerer Gefässe. Bindegewebssepten stark verdickt. Bündel verkleinert, Inhalt eigenartig homogen, Gliafasern schlecht dargestellt. Tiefe in mehrere Kammern geteilte glaukomatöse Excavation. Vorderkammer flach, Iris peripher mit der Hornhaut verwachsen. Ektropium uveae. Netzhaut hochgradig destruiert, nur innere Körnerschicht an einigen Stellen noch zu erkennen. Gefässe stark verändert, teilweise weite Lumina und dicke bindegewebige Wände. Vor allem um die kleineren Gefässe dichte Pigmentanhäufungen. Zahlreiche grössere und kleinere Cystenbildungen, vor allem in den äusseren Netzhautschichten, meist ohne Inhalt, nur mitunter zartes Fibringerinnsel. Glia, ausgezeichnet durch Faserreichtum, mäßig vermehrt, die Netzhaut ist durchschnittlich unter normaler Dicke. Der grosse Knoten in der Netzhaut zeigt im Innern die Querschnitte eines grossen weiten Gefässes, das mit dicken hyalinen Wandungen versehen ist. Davon geht ein Netzwerk von kleineren Gefässen aus, das die Hauptmasse des Knotens einnimmt. Diese kleineren Gefässe sind im Zentrum dünnwandig, während sie in der Peripherie von dicken hyalinen Wandungen umgeben sind, die nur ein kleines capillares Lumen umschliessen. Der Zwischenraum zwischen diesem capillaren Wundernetz ist restlos von Gitterzellen eingenommen, die sich als Bausteine ins Gewebe einfügen. Der ganze Gefässknoten ist von einem dicken Mantel von Gliagewebe umgeben. Die Glia (Spezialfärbungen nach Cajal, Weigert, Alzheimer-Mann) ist sehr reich an Fasern, die sich zu dicken Zöpfen zusammenlagern. Einzelne Gliazellen sind auch hier zu Gitterzellen umgewandelt. Im Gliamantel finden sich ausserdem zahlreiche cystische Hohlräume, die z. T. von einer geronnenen homogen erscheinenden Masse erfüllt sind. Der Aderhaut ist zum grössten Teil, in zusammenhängender Weise am hinteren Pol, eine dicke bindegewebige Schwarte aufgelagert. In die Schwarte sind teilweise Knochenbalken eingelagert. Die Schwarte und die Aderhaut bilden stellenweise eine zusammenhängende Masse, die nicht getrennt werden kann. In der Aderhaut finden sich im übrigen zahlreiche epitheloide Zellen und mehrere dichte Rundzellanhäufungen um die Gefässe. Bei der Färbung mit Sudan erweist sich die Netzhaut in mäßigem Grade von Fett durchsetzt, ganz ausgedehnt verfettet ist die Aderhaut. Das Fett ist dort aufgenommen von den Chromatophoren sowie von den epitheloiden Zellen. Eine Fettfärbung des Gefässknotens der Netzhaut war leider aus technischen Gründen nicht möglich.

XV.

Herr Gustav Guist (Wien): Ein Lokalisationsophthalmoskop.

Mit 2 Abbildungen im Text.

Die Frage der genauen Projektion von Netzhautstellen auf die Bulbusoberfläche ist aktuell geworden, als Gonin Netzhautabhebungen durch Verschluss der Risse zur Heilung brachte. Den Mangel einer brauchbaren Methode, gewünschte Netzhautstellen durch die Sklera sicher zu treffen, empfand man seit jeher, insbesondere bei Fällen von nichtmagnetischen Fremdkörpern, die auf oder in der Netzhaut gelegen mit dem Augenspiegel sichtbar waren, bzw. subretinalen Cysticercen.

Die Schätzung nach PD von der Papille, die Zuhilfenahme des Perimeterbogens und des Augenspiegels, die diasclerale Durchleuchtung sind keine exakten Methoden: die Operationsresultate hängen z. T. vom Glück ab, z. T. sind sie nur dem Erfahrenen vorbehalten.

Zur Ausarbeitung einer auf genauen Messungen beruhenden Methode ist Lindner geschritten. Er trachtete durch Feststellen zweier Winkel die genaue an der Augapfeloberfläche gelegene Stelle zu finden, die der gewünschten Netzhautstelle entspricht. Der eine Winkel wird durch die Visierlinie des Patienten und die des Beobachters im Moment des Sichtbarwerdens der gewünschten Stelle gebildet; der andere Winkel entsteht durch das Schneiden zweier Ebenen. Die eine Ebene ist horizontal durch die Visierlinie des Beobachters, die andere durch die Visierlinie des Beobachters und die des Beobachteten gelegt. Es war daher notwendig, ein Instrument zu konstruieren, mit welchen es möglich ist, diese beiden Winkel zu messen. Zur Lösung dieses Problems hat Lindner am Gullstrandschen Ophthalmoskop einen Perimeterbogen anbringen lassen, der um die Ophthalmoskopachse drehbar ist und an welchem sich ein Lämpchen verschieben lässt. Das Lämpchen dient als Fixationspunkt für den Patienten. Der Kopf des Patienten wurde durch die Zeißsche Kinn-Stirnstütze fixiert und durch Kontrolle der beiden Hornhautreflexbilder in der Horizontalen festgehalten. Der Bogen und das Lämpchen mussten solange verschoben werden, bis jene Stellung des Patientenauges erreicht wurde, in welcher die gewünschte Netzhautstelle in der Mitte des ophthalmoskopischen Gesichtsfeldes erschien. Nun konnten die beiden Winkel abgelesen und die entsprechenden Werte auf das Patientenauge übertragen werden.

Dem von Lindner angegebenen Prinzip der Messung von Netzhautstellen (Graefe-Prinzip) haften einige Mängel an; vor allem ist es die Bewegung des Auges bei der Messung, durch die eine tatsächliche Verlagerung zustande kommt, sodass die Verhältnisse, unter welchen die Einstellung des Auges erfolgt, andere sind als im Moment der Ablesung der Winkel, weshalb sie theoretisch miteinander nicht verglichen werden können. Eine weitere Unannehmlichkeit ist, dass nicht jeder Patient die gewünschten Bewegungen ausführen und für die Ablesung lange genug innehalten kann, ohne die Kopfstellung dabei zu verändern. Schliesslich bildet das Gestell des Gullstrandschen Ophthalmoskopes ein Hindernis, sodass Netzhautstellen im Bereich von 78—102 und 255—285 überhaupt nicht ermittelt werden können.

Ich bemühte mich, ein Instrument zu konstruieren, bei welchem die eben erwähnten Mängel ausgeschaltet sind. Das Resultat erlaube ich mir nun hier vorzuführen: Der Apparat ist im wesentlichen ein elektrisches Ophthalmoskop für indirekte Untersuchung (umgekehrtes Bild), das sich an einem Halbbogen verschieben lässt und

mit seiner optischen Achse stets den Krümmungsmittelpunkt des
Bogens visiert. Der Bogen mit dem Ophthalmoskop ist an einem
Ring befestigt, der um seinen Mittelpunkt drehbar ist. Die Mittel-
punkte der beiden Krümmungsflächen fallen zusammen. Dieser
Mechanismus gestattet es, das Ophthalmoskop an jedem Punkt
einer Halbkugeloberfläche festzuhalten, der durch zwei Winkel
bestimmbar ist. Der eine Winkel wird von der Ophthalmoskopachse
(Visierlinie des Beobachters) und Visierlinie des Beobachteten
gebildet; der andere
kommt durch Schneiden
zweier Ebenen zustande.
Beide Ebenen gehen
durch die Visierlinie des
Beobachteten: die eine
liegt horizontal, die an-
dere beinhaltet ausser-
dem noch die Achse des
Ophthalmoskopes (Visier-
linie des Beobachters).

Die Abbildung 1 stellt
den Apparat dar: Auf
einem eisernen Dreifuss A
ist ein Eisenring B be-
festigt. In den Ring B ist
ein zweiter Ring C ein-
gebaut, der durch eine
Führung festgehalten und
mit den beiden Hand-
griffen G_1 und G_2 gedreht
werden kann. Der innere

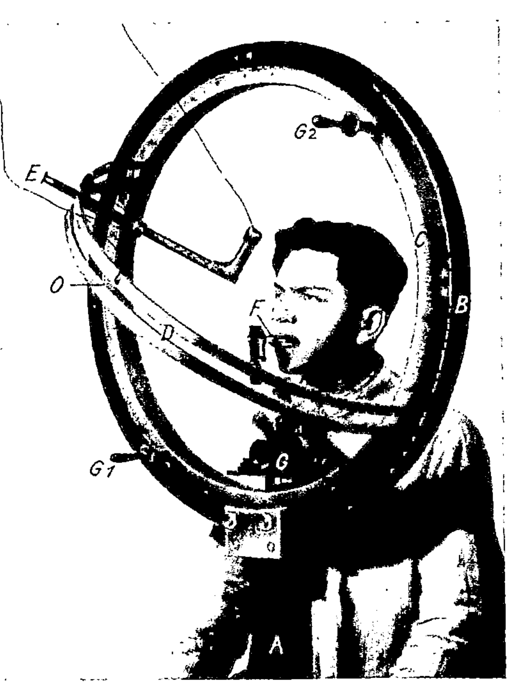

Abb. 1.

Durchmesser des Ringes C beträgt 66 cm und hat eine Einteilung
von 360° Tabo. Auf diesem Ring ist ein Doppelbogen D angebracht, der senkrecht zur Ebene des Ringes C steht. Der Krüm-
mungsradius dieses Halbbogens ist 33 cm. Der Mittelpunkt des
Doppelbogens fällt mit dem Mittelpunkt des Ringes C zusammen.
Auf dem Doppelbogen gleitet das Ophthalmoskop E, dessen
Achse stets auf den Mittelpunkt des Systems gerichtet ist.
Durch Drehen des Ringes C mit den Handgriffen G^1 und G^2
kann das Ophthalmoskop an jede beliebige Stelle der Halbkugeloberfläche gebracht werden. Der Doppelbogen D ist vom
Mittelpunkt O aus nach beiden Seiten hin in 90° eingeteilt.

In O ist ein kleines elektrisches Lämpchen, das als Fixation für den Patienten dient, angebracht.

Die Fixierung des Patientenkopfes geschieht durch eine Einbissvorrichtung F, die auf einem massiven, nach allen drei Richtungen des Raumes verschiebbaren Untergestell G (Kreuztisch) befestigt ist.

Die Handhabung des Apparates ist folgende: Der durch den Einbiss festgehaltene Kopf des Patienten wird durch Betätigung der Schrauben am Kreuztisch solange verschoben, bis der Knotenpunkt des fraglichen Auges sich im Mittelpunkt des Systems befindet. Der Patient muss das Lämpchen bei O fixieren. Wenn das zu untersuchende Auge brauchbares Sehvermögen besitzt, so erfolgt die Fixierung mit diesem Auge, das andere wird verbunden; ist das Sehvermögen schlecht, so fixiert das andere Auge. Um den Knotenpunkt des Auges in den Mittelpunkt des Systems zu bringen, muss man bei verschiedenen Stellungen des Ophthalmoskopes die Pupille stets zentriert haben. Durch Drehen an den beiden Handgriffen G^1 und G^2 und Verschieben des Ophthalmoskopes am Doppelbogen ist der Netzhautriss aufzusuchen. Fällt der Netzhautriss mit dem Fadenkreuz zusammen, so ist die Ablesung der beiden Winkel vorzunehmen. Die Ablesung am Halbbogen ergibt den Winkel zwischen Visierlinie des Patienten und Visierlinie des Beobachters; am Ring C ist die Ablesung des Winkels vorzunehmen, den der Doppelbogen mit der Horizontaleh bildet.

Um die gefundenen Werte auf das Auge übertragen zu können, ist es notwendig, die Ausgangsebene, in unserem Fall die Horizontale am Patientenauge, zu markieren. Dies geschieht in folgender Weise: Durch 0^0 und 180^0 des Apparates wird ein Faden gespannt, der Beobachter visiert von der Stelle des Fixationslämpchens aus. Bei richtiger Einstellung des Patientenkopfes muss der vorher erwähnte Faden durch das vom Fixationslämpchen entworfene Bild auf der Hornhaut ziehen. Mit einer in Tusche getauchten Diszisionsnadel wird auf dem vorher etwas kokainisierten Auge beiderseits am Limbus eine Marke geritzt, die bei Visieren von O aus sich mit dem Faden vollständig deckt. Die weiteren Auftragungen der Werte auf das Auge sind unter Berücksichtigung dieser Marken vorzunehmen. Es ist natürlich ganz gleichgültig, ob das Patientenauge absolut in der Horizontalen gelegen war. Über die weiteren Details und die Operation selbst wird Lindner berichten.

Die Genauigkeit der Lokalisation ist bei 7 mm weiter Pupille etwa 65—68 peripheriewärts exakt, vorausgesetzt, dass die Achse des Ophthalmoskopes durch den Knotenpunkt des Auges läuft.

Eine Vereinfachung der Markierung ist möglich, wenn man das eben beschriebene Ophthalmoskop mit einem Thermokauter kombiniert, dessen Spitze mit der Achse des Ophthalmoskopes zusammenfällt. Die Ophthalmoskopachse ist durch das Fadenkreuz gekennzeichnet; bei richtiger Einstellung des Thermokauters muss sich daher die Spitze desselben mit dem Fadenkreuz decken. Wenn man also nach Einstellung des Lokalisationsophthalmoskopes auf das Netzhautloch den auf die optische Achse eingestellten Thermokauter durch einen Bindehautschnitt hinter die Sklera einführt und

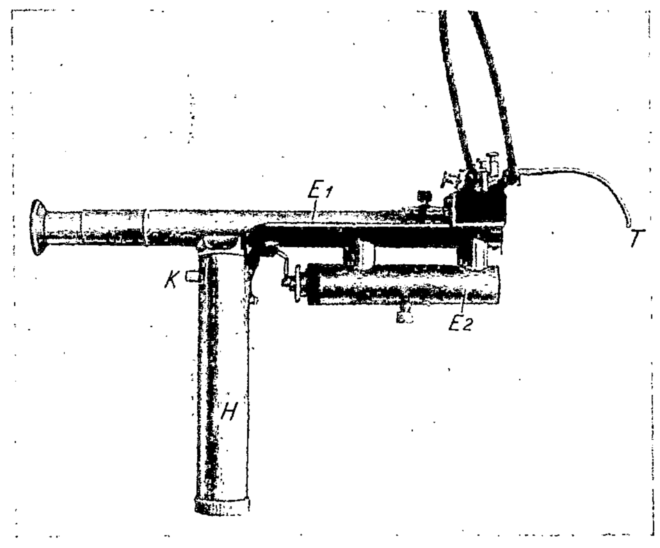

Abb. 2.

im Moment, wenn das Netzhautloch mit dem Fadenkreuz zusammenfällt, eine Marke brennt, so hat man die Projektion jener Linie, die durch den Knotenpunkt und durch das Netzhautloch gelegt ist, auf der äusseren Oberfläche der Sklera markiert.

Dieses Prinzip gestattet es, auch ohne Kombination mit den beiden Ringen ein Lokalisationsophthalmoskop herzustellen. Ein derartiges Instrument stellt die Abb. 2 dar: E_1 enthält Frontlinse und Beobachtungslinse, E_2 die Beleuchtungsvorrichtung. Im Griff H ist die Batterie für das elektrische Ophthalmoskop untergebracht, der daran befindliche Taster K dient zur Betätigung des Thermokauters T.

Die Verwendung dieses Apparates geschieht in der Weise, dass nach Ausführung des Bindehautschnittes in der Gegend des Risses der Thermokauter eingeführt wird und solange verschoben, bis der Netzhautriss mit dem Fadenkreuz zusammenfällt bei zentrischer Einstellung zur Pupille.

Dieser letzteren Methode haftet jedoch eine Reihe von Fehlern an, so dass sie nur als Ersatzmethode in Betracht kommt, ähnlich wie der Hand-Gullstrand nur ein Ersatz für das grosse Gullstrandsche Ophthalmoskop ist.

XVI.

Herr A. Meesmann (Berlin): Experimentelle Ultrarotkatarakt, durch langdauernde, schwach dosierte Bestrahlungen erzielt.

Mit 6 Abbildungen im Text.

Den grundlegenden Untersuchungen A. Vogts und seiner Schule verdanken wir die Erkenntnis, dass die kurzwelligen ultraroten Strahlen starke Schädigungen am Auge hervorrufen können. Mittels stark dosierter Strahlen, unter Verwendung einer 40 Amp. Bogenlampe und 100 Volt Spannung, mit Jodkalifilter und Steinsalzlinse gelang es ihm, innerhalb kürzester Zeit am Kaninchenauge schwerste Schädigungen, insbesondere auch Linsentrübungen hervorzurufen. Die Reihenfolge der Veränderungen gibt Müller in folgender Weise an:

1. Vorübergehende Sphinkterreizungen. Während der Bestrahlungen trat trotz vorheriger Atropinisierung Miosis bis unter 3 mm Pupillendurchmesser auf.

2. Bleibende Sphinkterparese und Trübungen des Kammerwassers.

3. Sphinkterlähmung.

4. Bleibende Depigmentation der Iris.

5. Ringbildung auf der Vorderfläche der Linse.

6. Linsentrübungen.

Als unterste Bestrahlungsgrenze, bis zur Entstehung von Linsentrübungen, sind 3 Minuten angegeben. Die Linsentrübungen traten immer zuletzt auf, lagen im oberen, nasalen oder temporalen Teil der Linse, d. h. an Stellen, die zum grössten Teil während der Bestrahlung von Iris bedeckt waren. Die Reihenfolge wird ungefähr folgendermaßen geschildert: Zunächst vermehrte diffuse innere Reflexion, dann Trübungen. Als früheste Trübungsform fand sich ein kompakter Trübungsherd im vorderen „Parenchym" von 3—4 mm Breite und 2—3 mm Höhe mit klarer Umgebung. Die

subkapsuläre Zone zeigte ein lucides Intervall. Die zunächst struktur-
lose Trübung wurde später von Trübungsformen umgeben, die mit
scharfer Begrenzung in die peripheren Linsengebiete übergriffen.
Trübungen der hinteren Linsenpartien wurden mehrmals beobachtet. Genauere Angaben waren wegen der Undurchsichtigkeit der
vorderen Linsenpartien unmöglich. Erst 16 Tage nach der Bestrahlung traten andeutungsweise subkapsuläre Trübungen der
hinteren Rinde im Bereich der Naht auf, um erst vom 37. Tage an
deutlicher zu werden. Ausserdem wird Farbenschillern angegeben
und eine Lokalisation der Trübungen an den Nähten. Müller
schreibt: „Es scheinen daher die Linsennähte, wie schon Vogt
erwähnte und abbildete, eine Prädilektionsstelle für den Ultrarotstar
zu sein, wie für den Altersstar des Menschen." Durch diese Versuche
ist bewiesen, dass die kurzwelligen ultraroten Strahlen für die
Linsenschädigung in Frage kommen, und entsprechendes wurde mit
Recht auch für den Glasbläser- und Eisengiesserstar beim Menschen
angenommen.

Die Unterschiede zwischen den experimentell erzeugten Starformen und den beim Menschen beschriebenen Ultrarotstaren sind
relativ gross und dürften sich neben den Organverschiedenheiten
insbesondere durch die Strahlenintensität erklären. Es wurden daher
die Versuche Vogts mit gewissen Abänderungen wiederholt, um
die Anfänge der Starbildung genauer zu studieren und die Frage
zu entscheiden, inwieweit sich die experimentell erzeugten Ultra-
rotstare mit dem Glasbläserstar vergleichen lassen. Ein weiterer
Grund war der Wunsch, für Blutgasanalysen eine Strahlenart zur
Verfügung zu haben, deren schädigender Einfluss auf die Linse auch
im Experiment erwiesen war.

Methodik. Zur Bestrahlung wurde eine 5 Amp. Bogenlampe
(Koeppesche Bestrahlungslampe) mit Glaskondensor benutzt. Die
Entfernung zwischen beiden wurde so gewählt, dass in 50 cm Abstand vom Kondensor der Brennpunkt der Lichtstrahlen lag. Als
Lichtfilter wurden Rubingläser benutzt, deren Durchlässigkeits-
kurven nach Messungen bei Zeiß in Jena (Herrn Dr. Hartinger
bin ich für die Vermittlung der Messung zu besonderem Dank verpflichtet) beigegeben sind (s. Abb. 1). Durch passende Einstellung
einer Irisblende wurde im fokalen Abschnitt bei Vorschalten beider
Rotgläser während der Bestrahlung eine Temperatur von 49—51⁰
mit einem berussten Thermometer gemessen. Die auffallende Energie
beträgt bei dieser Anordnung im Fokus angenähert $\frac{3 \text{ g . cal}}{\text{min . cm}^2}$. Die

Bestimmung wurde von Herrn Dr. Goldhaber, Assistent des Bestrahlungsinstitutes der Universität Berlin (Prof. Friedrich) ausgeführt, wofür ihm auch an dieser Stelle gebührender Dank ausgesprochen sei.

Die Kaninchen wurden passend aufgespannt, die Lidspalten offen gehalten und die Augen mit dem vorderen Hornhautpol in das fokale Lichtbüschel eingestellt. Durch Beträufeln mit erwärmter

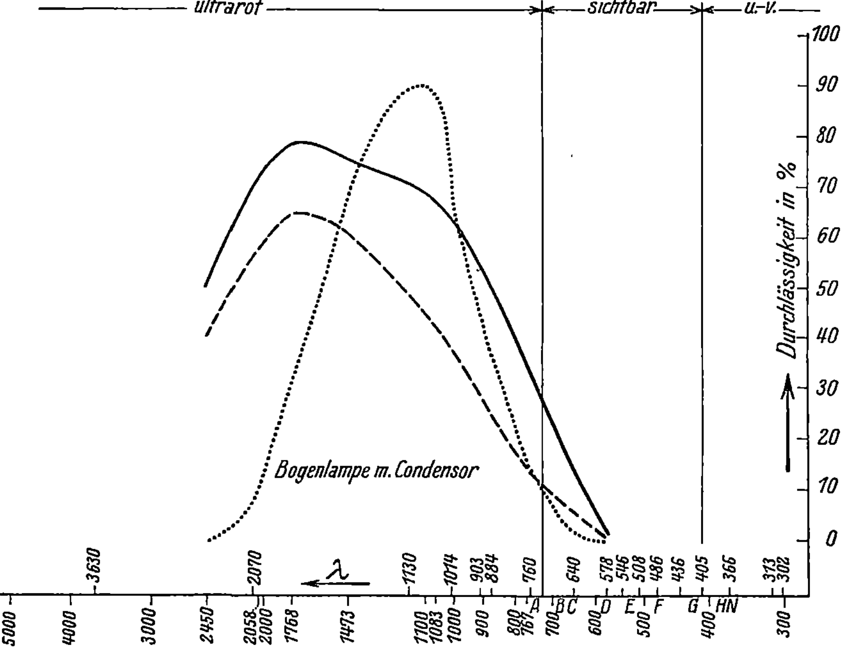

Abb. 1. Punktierte Kurve = Intensitätsverteilung der 5 Ampère Bogenlampe mit Condensor. Ausgezogene Kurve = Durchlässigkeit eines Rotfilters in %. Gestrichelte Kurve = Durchlässigkeit zweier Rotfilter in %.

physiologischer Kochsalzlösung wurde die Hornhaut vor Austrocknung geschützt. Während der langdauernden Bestrahlungen sind nur unwesentliche, leichte Hornhauttrübungen aufgetreten. Bestrahlt wurden bei 6 Kaninchen stets die rechten Augen, die Pupillen waren vorher mit Homatropin maximal erweitert, einzelne Sitzung 2 Stunden[1]. Die Gesamtzahl der Bestrahlungsstunden ist für die einzelnen Fälle angegeben. Neben Linsentrübungen inter-

---

[1] Die Bestrahlungen wurden von dem Laboranten unserer Klinik, Herrn Heidenreich, unter fortlaufender Kontrolle durch Herrn Stabsarzt Dr. Kleiber ausgeführt, dem auch die histologische Untersuchung der Bulbi übertragen wurde.

essieren am Auge die sonstigen erzeugten Veränderungen an dieser Stelle wenig, da sie nur graduelle Unterschiede gegenüber den von Müller geschilderten erkennen liessen und z. T. ganz fehlten. Während der Bestrahlungen trat eine Pupillenverengerung ebenfalls auf, aber nur in mäßigem Grade, so dass ungefähr eine Verengerung um ein Drittel entstand. Später kam es ausnahmslos zu bleibenden Sphinkterparesen mit anschliessender kompletter Lähmung. Stärkere Eiweissvermehrung im Kammerwasser wurde nicht festgestellt, dagegen traten vorübergehend Pigmentklümpchen auf. Später wurde eine bleibende Depigmentation der Iris festgestellt. Die von Müller beschriebenen Ringbildungen auf der vorderen Linsenfläche fehlten ausnahmslos, wahrscheinlich z. T. deswegen, weil die Pupillen während der Bestrahlung und durch die zunehmende Parese bald unabhängig von der Homatropinisierung weit blieben.

Von wesentlicherem Interesse sind die Linsentrübungen. Es sind drei Gruppen zu unterscheiden, von denen nur die erste an allen bestrahlten Augen auftrat und ausserdem als früheste Trübungsform erkannt wurde. (Die beschriebenen Fälle wurden in Diapositiven demonstriert, zur Abbildung gelangen nur Fall 2, 5 und 6.) Die ersten Trübungen wurden nach verschieden langer Zeit festgestellt. Fall 1: nach 62 Bestrahlungsstunden und viermonatlicher Versuchsdauer wurde eine Trübung der Linsenfaserenden an der hinteren Horizontalnaht gefunden und zwar beginnend in der Nähe der Kapsel, etwas in die Rinde hineingehend. Nach 144 Bestrahlungsstunden und 10 Monaten Versuchsdauer wesentliche Zunahme dieser Trübungen, mit Klaffen der Naht, Fortschreiten der Tiefenlage nach bis weit in die Rinde hinein. Fall 2 im wesentlichen Fall 1 entsprechend. Abb. 2 nach 84 Bestrahlungsstunden, Abb. 3 nach 160 Stunden und 1 Jahr Versuchsdauer. Bei beiden dunkel pigmentierten Augen ist bisher keine andere Trübungsform aufgetreten. Bemerkt sei noch das Farbenschillern im Bereich der getrübten Faserenden, das übrigens bei fast allen Fällen zu sehen war. Bei Fortschreiten der Trübung zeigte sich häufig ein Überspringen gewisser Partien unter zeitweiligem Aussparen konzentrischer Schichten der Rinde. Zur gleichen Gruppe gehörten auch Fall 3 und 4, nur mit dem Unterschied, dass bei 3 nach 93 Stunden, bei 4 schon nach 36 Stunden eine Trübung in der Umgebung der vorderen Vertikalnaht auftrat, die nicht mit einer solchen Deutlichkeit wie an der hinteren Naht dem Verlauf der Faserenden entsprach, ausserdem nicht unter der Kapsel begann, sondern im Niveau der ersten Diskontinuitätszone. Nach 172 (Abb. 4) bzw. 100 Bestrahlungs-

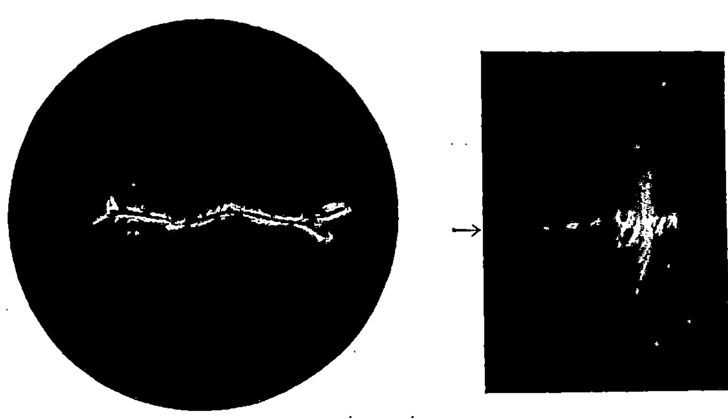

Abb. 2. (Kaninchen 115). 84 Bestrahlungsstunden. 8 Monate Versuchsdauer. Trübung der Faserenden an der hinteren Horizontalnaht. Linkes Bild: Übersicht. Rechtes Bild: Tiefenlokalisation.

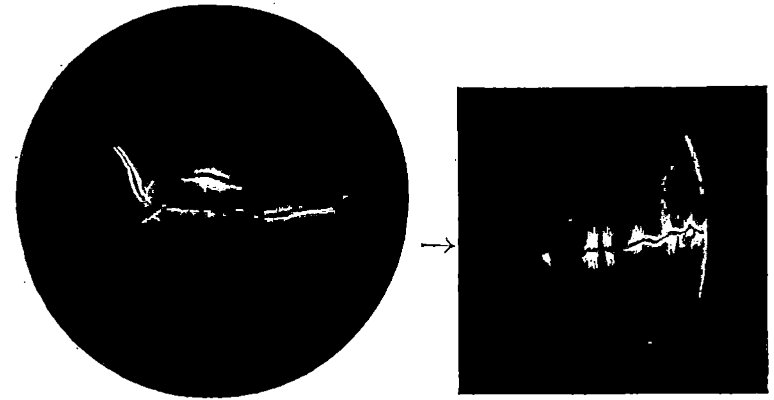

Abb. 3. (Kaninchen 115). 160 Bestrahlungsstunden. 1 Jahr Versuchsdauer. Zunahme der Trübungen, Fortschreiten besonders auch sagittal nach vorne. Rechtes Bild: Übersicht. Linkes Bild: Tiefenlokalisation.

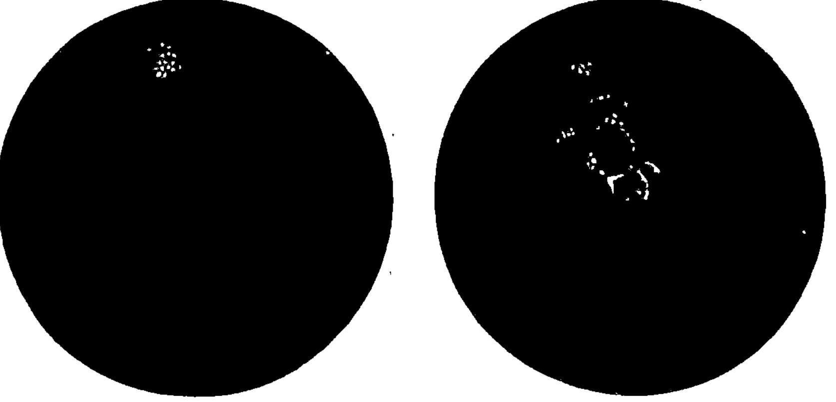

Abb. 4. (Kaninchen 113). 172 Bestrahlungsstunden. Versuchsdauer 1 Jahr. Trübungen
im Bereich der vorderen Vertikalnaht.

Abb. 5. (Kaninchen 114). 52 Bestrahlungsstunden. Versuchsdauer 8 Monate. Schleier-
artige Trübungen unter der vorderen Kapsel.

stunden und einem Jahr Versuchsdauer hatten die Trübungen an beiden Nähten und das Klaffen der hinteren Nähte stark zugenommen. Andere Trübungsformen waren nicht aufgetreten. Im Fall 5 (das Kaninchen ging leider während des Versuchs ein) wurde nach 52 Bestrahlungsstunden eine ausgedehnte Trübung der Faserenden an der hinteren Naht gefunden. Die vordere Naht war intakt, dagegen fanden sich direkt unter der vorderen Kapsel, zentral und oben aussen, eine sektorenförmig angeordnete, weissliche Trübung mit diffusem, schleierartigem Trübungshof (Abb. 5). Diese zweite Gruppe der Trübungsformen wurde ebenso wie die nächste nur einmal beob-

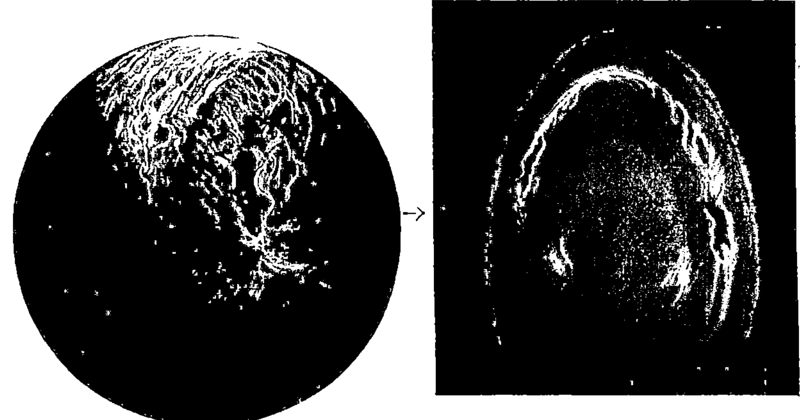

Abb. 6. (Kaninchen 112). 52 Bestrahlungsstunden. 5½ Monate Versuchsdauer. Neben Trübungen an der hinteren Horizontalnaht ausgedehnte Trübungen und Wasserspalten im Bereich der gesamten ersten Diskontinuitätszone. Linkes Bild: Übersicht. Rechtes Bild: Tiefenlokalisation.

achtet. In diesem Fall ging ebenfalls das Kaninchen vorzeitig ein. Nach 5½ Monaten Versuchsdauer und 52 Bestrahlungsstunden fand sich ausser hinteren Nahttrübungen, die tiefer in der Linse begannen, eine ausgedehnte sektorenförmige Trübung, oben um den Äquator herumgreifend bis zum hinteren Linsenpol, mit grossen Wasserspalten. Der Tiefenlage nach gehört diese Trübung ausgesprochen der ersten Diskontinuitätszone an (Abb. 6).

Bemerkenswert ist noch folgendes: Da die Linsentrübungen den Einblick in den Fundus nicht verhinderten, konnte dieser fortlaufend nachgeprüft werden. In späteren Versuchsmonaten wurde in allen Fällen eine deutliche, wenn auch geringgradige Pigmentverschiebung im Bereich des hinteren Poles festgestellt.

Zum Unterschiede von den stark dosierten Bestrahlungen Vogts und seiner Schüler finden sich bei schwacher Dosierung am

Kaninchenauge Linsenveränderungen, die dem beim Menschen beschriebenen Ultrarotstar wesentlich näher stehen. Mit Sicherheit geht aus den Versuchen hervor, dass der Beginn der Veränderungen in der Umgebung der hinteren Nähte zu suchen ist. Ebenso lässt sich mit Sicherheit erkennen, dass es die Enden der Linsenfasern sind, die sich zuerst trüben, im Anschluss daran kommt es zu einem Klaffen der Nähte. Eine später auftretende Veränderung (Abb. 4) ist eine Trübung in der Umgebung der vorderen Naht von weniger charakteristischer Art. Die Trübungsformen, die als 2. und 3. Gruppe beschrieben wurden, traten ebenfalls erst nach Trübungen der Linsenfasern in der Umgebung der hinteren Naht auf. Weshalb es in einem Teil der Fälle nur zu den Nahttrübungen, bei den anderen zu Rindentrübungen an anderer Stelle kommt, ist schwer zu sagen. Vielleicht kommt eine besondere Empfänglichkeit der Augen in Frage, ob in Abhängigkeit vom Alter der Tiere oder von der Pigmentation der Augen, ist fraglich. Allerdings ist von der am stärksten getrübten Linse des Kaninchen Nr. 6 zu sagen, dass es sich um ein schwarzes Tier mit besonders dunkel pigmentierten Augen handelt.

Die beim Menschen als typische Ultrarotschädigung von Elschnig zuerst beschriebene Ablösung der vorderen Kapsellamelle wurde bei den Versuchen bisher nicht erzeugt. Das gemeinsame Zeichen der Ultrarotkatarakt bei Kaninchen und Mensch ist die Anordnung an die hintere Naht. Beim Menschen traten die gleichen Trübungsformen auch bei Röntgen- und Radiumschädigungen (Meesmann, Klin. Mbl. Augenheilk. 81, Rohrschneider ebenda, Jess, Heidelberger Bericht 1928) auf. Da eine Brechung der Röntgenstrahlen durch Linsensubstanz nicht in Frage kommt, habe ich schon seinerzeit eine direkte Einwirkung auf die Linsenmassen am hinteren Pol für die Röntgen-Radiumstrahlen abgelehnt und das gleiche für die Ultrarotstrahlen gefordert. Die geschilderten Versuchsergebnisse sind für die gleiche Auffassung als Argument zu verwenden, da entsprechend der Nahtform und der Ansatzrichtung der Linsenfasern keine kreis- oder schalenförmige Trübungszone entsteht, sondern ein horizontal um die klaffende Naht orientierter, feingefiederter Trübungsherd. Wenn man sich eine Vorstellung macht, wie es zu dieser eigenartigen Anordnung kommt, so lässt sich mit einem gewissen Recht vermuten, dass der Teil der Linsenfasern am meisten gefährdet ist und dementsprechend am frühesten getrübt wird, der vom Äquator der Linse am weitesten entfernt ist. Für die menschliche Linse gilt das zum mindesten für die Faserenden

in der Nähe des hinteren Linsenpoles. Es ist daher wohl möglich, dass
Stoffwechselstörungen auf dem Umwege über eine primäre Schädigung der Kerne einen Zerfall der Faserenden bedingen, die am
weitesten vom Kerne entfernt sind. Wie bei der Ultrarotkatarakt
die Schädigung entstehen kann, dürfte weiteren Untersuchungsergebnissen vorbehalten sein. (Es sei in dieser Beziehung auf den
Vortrag des Verfassers über Blutgasanalysen hingewiesen, aus denen
bei gleicher Bestrahlungsanordnung, wie bei Erzeugung der Ultrarotkatarakt, eine erhebliche Steigerung der oxydativen Vorgänge
im Auge nachgewiesen ist.)

XVII.

Herr R. Thiel (Berlin): Photographierte Spaltlampenbilder.
Mit 4 Abbildungen im Text.

Die Apparatur zur photographischen Aufnahme von Spaltlampenbildern besteht aus einer Beleuchtungs- und Aufnahmeeinrichtung (Abb. 1).[1]

Zur Beleuchtung wird die gebräuchliche Bogenspaltlampe verwendet. Als Frontlinse dient eine achromatisch-aplanatischasphärische Linse (f = 7 cm). Die Aufnahmeapparatur besteht
aus einem mikrophotographischen Ocular (Phoku), das mittels eines
angesetzten Zapfens auf einer Höhenverstellung ruht. Zur Feineinstellung ist ein kleiner Kreuzschlitten dazwischen geschaltet.
Als Objektiv wird eine Biotar-Zeiß (f = 4 cm, Öffnung 1:1,4)
benutzt. Mit Hilfe eines Rohrstutzens wird der Kamera-Auszug auf
20 cm gebracht, so dass das Bild in etwa 3,5—4facher Vergrösserung
auf der Mattscheibe erscheint.

Der Spaltarm sowohl wie das Phoku sind in jeder gewünschten
Stellung feststellbar. Diese kann an einer Gradeinteilung am halbmondförmig geschnittenen Tisch abgelesen werden. Die Kinnstütze
ist durch einen Trieb seitlich verstellbar. Auf diese Weise wird erreicht, dass die Aufnahme stets unter dem gleichen Winkel zur
Lichtrichtung erfolgen kann.

Durch die Eigenart des Phokus bleibt im Beobachtungsocular
das Bild während der Aufnahme sichtbar. Während der Einstellung
wird das Licht der Spaltlampe durch ein Rauchglas (75 %) abgeschwächt. Durch einen Doppelauslöser wird bei der Aufnahme das

---

[1] Das Instrumentarium wurde mir entgegenkommender Weise von der
Firma C. Zeiss, Jena, zur Verfügung gestellt.

23*

Rauchglas aus dem Lichtkegel herausgeklappt und gleichzeitig der Momentverschluss ausgelöst. Belichtungsdauer bei engem Spalt (0,5 mm) $^1/_{25}$ Sek., bei weitem Spalt (1—1,5 mm) $^1/_{50}$ Sek.

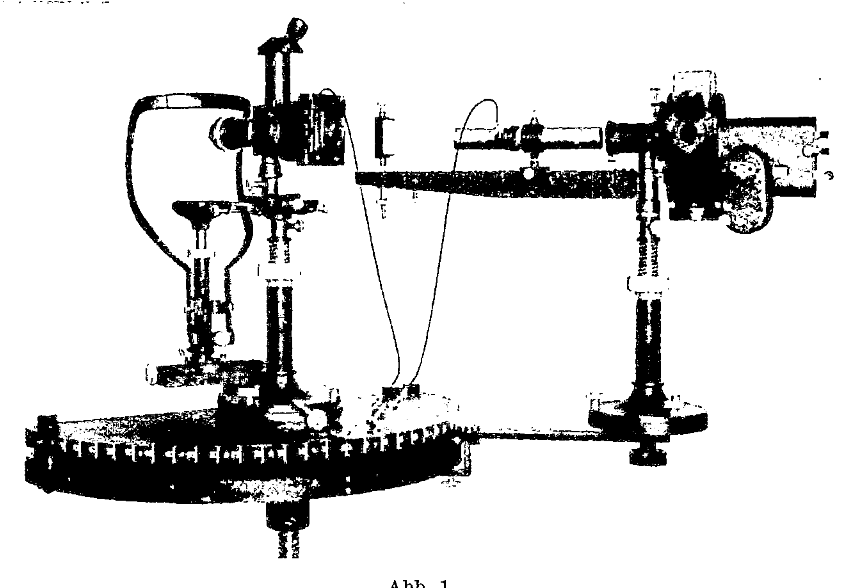

Abb. 1.

Die Bilder, die ich Ihnen zeigen werde, unterscheiden sich wesentlich von denen, die Sie gewohnt sind im Hornhautmikroskop zu sehen. Bei der üblichen Spaltlampenbeobachtung erfolgt die Unter-

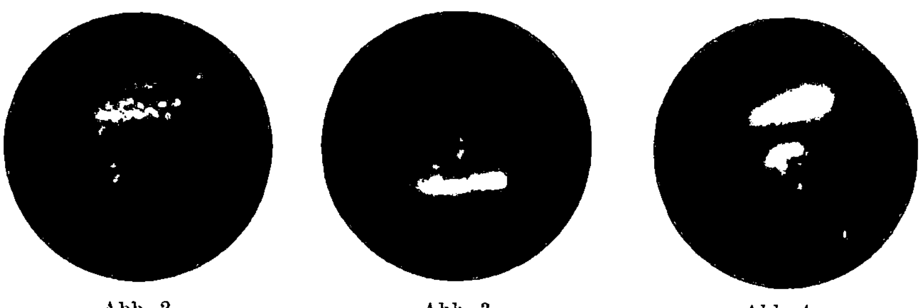

Abb. 2.　　　　　　Abb. 3.　　　　　　Abb. 4.

Abb. 2. Scharfes Spaltbild auf der vorderen Linsenkapsel. Punktförmige Trübung (Cataracta caerulea) in der vorderen Rindenschicht.
Abb. 3. Cataracta coronaria.
Abb. 4. Angeborene Trübung des Embryonalkerns.

suchung z. B. der Linse schrittweise in verschiedenen Ebenen. Aus der Summe der Einzelbilder und mit Hilfe der stereoskopischen Betrachtung erhält man die räumliche Vorstellung des Objektes. Bei der Photographie dagegen kann nur ein geringer Bereich, soweit es die Tiefenschärfe des Objektives nämlich zulässt, im Bild scharf wiedergegeben werden. Da eine hohe Lichtstärke des Objektives erforderlich ist, ist die Tiefenschärfe sehr gering. Daraus ergibt sich, dass z. B. bei der Photographie der Linse das Spaltbild der Hornhaut vergrössert und unscharf erscheint. (Demonstration. Abb. 2—4.)

Ich habe aus dem Grunde ausschliesslich Bilder der Linse gezeigt, weil mir als Zweck der Apparatur der Gedanke vorschwebte, durch eine objektive Festlegung feinerer und gröberer Trübungen der Linse die umstrittene Frage der medikamentösen Behandlung des grauen Stars fördern zu helfen.

XVIII.

Herr A. Franceschetti und H. K. Müller (Basel): Zur Technik des Rotfreispiegelns.

Die Beobachtung des Augenhintergrundes im rotfreien Lichte bietet in vielen Fällen die einzige Möglichkeit, feine Veränderungen der Netzhaut, insbesondere der Maculagegend, feststellen zu können. Da die gelbe Maculafarbe sowie die Nervenfaserzeichnung im gewöhnlichen Lichte in der Regel überhaupt nicht zu erkennen sind, so kommt der Augenarzt heute ohne diese Untersuchungsart kaum mehr aus. Zur Erkennung dieser feinsten Veränderungen der Netzhaut ist aber eine hohe spezifische Lichtstärke des Beleuchtungskörpers erforderlich und man bedient sich ganz allgemein der Bogenlampe mit Rotfreifilter nach Vogt. Versuche mit anderen Lichtquellen konnten bis jetzt keinen vollwertigen Ersatz der Bogenlampe finden lassen. Wir selbst haben mit der Lauberschen Nitralampenapparatur und der Vogtschen Methode Vergleichsbeobachtungen angestellt. Für viele Fälle wird die Laubersche Beleuchtungsstärke genügen, doch bietet sie nicht die Sicherheit, dass auch noch die feinsten, mit der Bogenlampe eben erkennbaren Veränderungen diagnostiziert werden können. Nach den Untersuchungen von Hartinger verhält sich die spezifische Lichtstärke einer um 50 % überlasteten Nitralampe zu der mit 3,4 Amp. gespeisten Bogenlampe wie ca. 1:4,8. Daraus ist die Überlegenheit der letzteren ohne weiteres ersichtlich. Ein gewisser Nachteil der Vogtschen Methode liegt darin, dass der beleuchtete Netzhautbezirk sehr klein ist. Der Fundus muss mit dem Spiegel gewissermaßen abgetastet werden, um grössere Bezirke des hinteren Poles beobachten zu können. Zudem ist das Lichtbüschel bei der Vogtschen Methode relativ schmal, so dass das Spiegeln im aufrechten Bilde gewisse Schwierigkeiten bietet, die wohl mit daran schuld sind, dass die Untersuchung im rotfreien Lichte selbst an Kliniken noch nicht diejenige allgemeine Anwendung gefunden hat, die sie verdient.

Wir haben deshalb nach einer Methode gesucht, bei der ein grosser Netzhautbezirk mit der erforderlichen Intensität beleuchtet wird. Zunächst wurde mit einer Konvexlinse und einem nicht durchbohrten Planspiegel der positive Kohlenkrater der Zeißschen Rotfreilampe in der Pupille des Patienten abgebildet. Dadurch gelang es, einen grossen Bezirk der Netzhaut zu beleuchten und gleichzeitig zu überblicken. Die Lichtdichte ist dabei die gleiche wie bei der Vogtschen Methode, da für beide Fälle die Irisapertur des Patientenauges die nützliche Austrittspupille darstellt. Die Methode befriedigte aber nicht vollkommen, da die Reflexe an den brechenden Medien des Patientenauges bei der Beobachtung der Macula sich störend bemerkbar machten.

Wir sind deshalb an die Frage herangetreten, ob es nicht möglich wäre, mit Hilfe des Strahlenganges beim Gullstrandschen Ophthalmoskop bessere Erfolge zu erzielen.

Durch die gütige Unterstützung der Firma Zeiß, insbesondere von Herrn Dr. Hartinger, konnten wir mit einem für unsere Zwecke umgebauten, vereinfachten, grossen Gullstrandschen Ophthalmoskop entsprechende Versuche anstellen. Statt der Nitralampe ist eine kleine Bogenlampe in das mit einem Rotfreifilter versehenen Ophthalmoskop eingebaut. Da es nach den Hartingerschen Versuchen mit der Nordensonschen Kamera möglich geworden ist, die noch störenden Reflexe der Frontlinse völlig zu beseitigen, so wird auch an unserer Apparatur eine entsprechende reflexlose Ophthalmoskoplinse vorgesehen. Vorerst wurden die Reflexe durch eine zentrale Blende entfernt.

Die Methode hat verschiedene Vorteile. Erstens ist trotz guter Beleuchtungsintensität das Gesichtsfeld von der Grösse, wie Sie es vom gewöhnlichen Gullstrandschen Ophthalmoskop her kennen.

Zweitens bietet die binoculare Beobachtung die Möglichkeit der Tiefenlokalisation von physiologischen und pathologischen Befunden, die nur im rotfreien Lichte zu erkennen sind. Zudem kann bei monokularer Beobachtung die Vergrösserung beliebig variiert werden.

In dritter Linie fällt die relativ einfache Handhabung des Apparates ins Gewicht. Sie erlaubt auch dem Ungeübten ohne weiteres, Veränderungen der Netzhaut, insbesondere des Maculagelbes, sowie des Macularreflexes festzustellen. Besonders vorteilhaft gestaltet sich die Methode bei starken Graden von Ametropie und Astigmatismus sowie bei Nystagmus.

Da das Rotfreifilter mit einem Griff entfernt werden kann, ist der Apparat auch zur reflexlosen Ophthalmoskopie im gewöhnlichen Licht zu benutzen. Er hat dabei durch den Graukeil den grossen Vorteil der beliebig zu variierenden Beleuchtungsintensität. Durch Einstellung einer optimalen Helligkeit ist es jetzt möglich, auch da, wo wegen bestehender Medientrübung das gewöhnliche Gullstrand-sche Ophthalmoskop versagte, den Augenhintergrund sichtbar zu machen.

XIX.

Herr A. Brückner (Basel): Zur Genese der Stauungspapille.

Bei einem 61jährigen Manne mit Kleinhirnbrückenwinkeltumor der rechten Seite bestand infolge eines Traumas seit Kindheit eine rechtsseitige Opticusatrophie mit Herabsetzung der Sehschärfe auf Erkennen von Lichtschein. Klinisch war Stauungspapille nur auf dem linken Auge vorhanden, während rechts eine Atrophie mit ziemlich scharfen Grenzen bestand. Neun Monate nach dem ersten Nachweis der Stauungspapille Exitus. Histologisch links typische Stauungspapille, intraseptales Ödem im Opticusstamm bis zum intracranialen Teil verfolgbar, wenn auch in abnehmender Intensität; rechts nur in einem Sektor der Papille ganz leichtes Ödem, sonst vollständiges Fehlen von Stauung, obwohl perivasculär eine Auflockerung des Gewebes als Ausdruck leichter ödematöser Durchtränkung besteht. Auch im atrophischen Opticusstamm nichts von Ödem nachweisbar bis auf einzelne kleinste, nicht vollständig atrophische Randpartien. Der Befund bleibt sich annähernd gleich auch im Bereich des Canalis opticus und im intracranialen Teil. Ein plötzliches Aufhören des Ödems im Nervenstamm an der Stelle der Duraduplicatur (Behr) ist nicht nachweisbar.

Das Chiasma weist ebenfalls, wie ein Vergleich mit einem normalen Chiasma eines Gleichalten zeigt, ein mäßiges Ödem überall da auf, wo nicht eine Atrophie des nervösen Gewebes infolge des einseitigen Opticusschwundes besteht. Dieser Befund stimmt überein mit älteren Angaben von Sourdille und Rochon-Duvignaud.

Die Entstehung des Ödems im Nerven und in der Papille ist, wie Behr bereits angegeben hat, also an das Erhaltensein spezifisch nervösen Gewebes gebunden. Dagegen ist ein Aufhören des Ödems entsprechend der Behrschen Theorie von der Bedeutung der Duraduplicatur im vorliegenden Falle nicht nachweisbar. Gegen die Schiecksche Theorie ist der Fall nicht verwertbar, weil er ein älteres Stadium betrifft.

Die Möglichkeit einer nicht einheitlichen Genese der Stauungspapille ist aber im Hinblick auf die im vorliegenden Falle nachgewiesene ödematöse Beschaffenheit des Chiasmas im Sinne eines fortgeleiteten Hirnödems neben anderen, von den Ophthalmologen gewöhnlich sonst erörterten Arten der Entstehung zuzugeben. Es ist zu fordern, dass in Zukunft auch die zentralen Teile der Sehbahn, insbesondere das Chiasma, bei Stauungspapille mit untersucht werden.

Die ausführliche Veröffentlichung des Falles erfolgt durch Dr. Elisabeth Fischer in der Zeitschrift für Augenheilkunde.

XX.

Herr H. Hartinger (Jena): Ein neues Photo-Keratoskop.
Mit 4 Abbildungen im Text.

Vor 2 Jahren regte Herr Dr. Amsler (Lausanne)[1] an, ein einfaches Gerät zu bauen, mit dem man die Hornhautspiegelbilder der Placidoscheibe photographisch festlegen kann. Ich habe dann ein solches Gerät entworfen und unter reger Mitarbeit von Herrn Dr. Amsler bereits vor einem Jahre fertiggestellt.

Bekanntlich hat bereits Gullstrand Hornhautbilder photographiert, indem er die Prüfscheibe mit Bogenlicht intensiv beleuchtete, und neuerdings hat auch H. M. Dekking (Groningen) einen Apparat „zur Photographie der Hornhautoberfläche" angegeben, der ähnlichen Zwecken dient.

Abb. 1 zeigt einen Längsschnitt durch das von Carl Zeiß, Jena, hergestellte Photo-Keratoskop und eine Ansicht von vorn. Die Prüfscheibe PS von etwa 14 cm Durchmesser mit den schwarzweissen konzentrischen Ringen oder auch evtl. mit anderen geometrischen Figuren besteht aus Milchglas und wird von rückwärts von vier unmittelbar an die Netzleitung anzuschliessenden 40 Watt-Glühlampen L beleuchtet, die in einem Gehäuse untergebracht sind. Koaxial zu diesem Gehäuse ist das Lichtbildgerät angeordnet, das als Spiegelreflexkammer mit einer besonderen Suchereinrichtung ausgeführt wurde. Als Photoobjektiv O wurde eine besonders

---

[1] Siehe auch Vortrag XXVIII, S. 202.

errechnete zweiteilige, nicht gekittete Linsenfolge gewählt, die sich etwa in der Ebene der Prüfscheibe befindet. Der Hornhautscheitel des aufzunehmenden Patientenauges muss sich etwa 60 mm vor

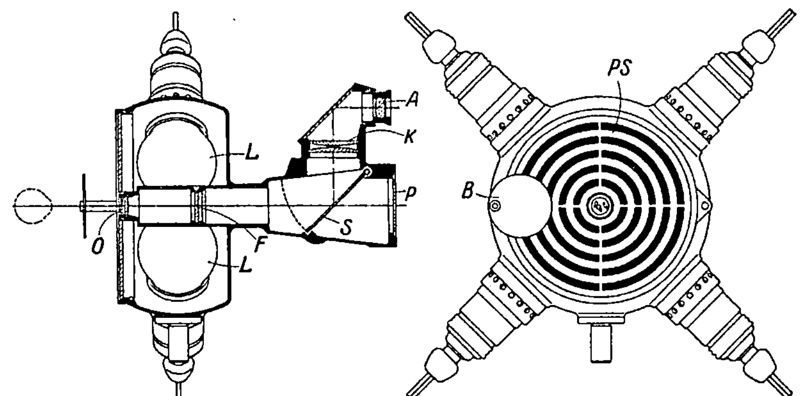

Abb. 1. Längsschnitt und Vorderansicht des Photo-Keratoskops.

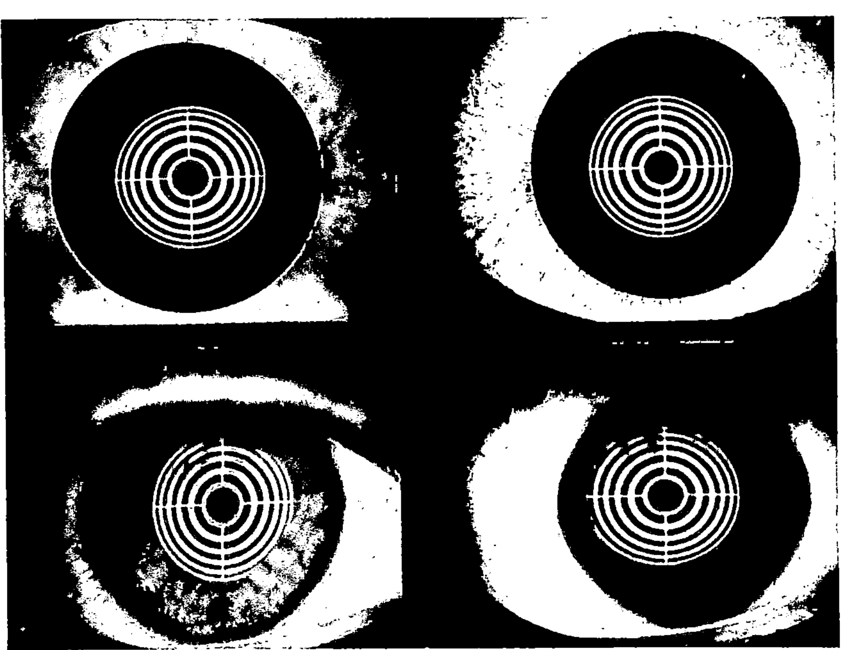

Abb. 2. Oben: Zwei Aufnahmen am Phantom. Unten: Zwei Aufnahmen an lebenden Augen.

diesem Objektiv befinden. Auf der Mattscheibe in der Plattenebene P entsteht dann ein dreifach vergrössertes Bild des Hornhautreflexes. Um dem aufzunehmenden Auge einen Fixationspunkt zu bieten, ist innerhalb einer in der bildseitigen Brennebene des Photoobjektivs angeordneten planparallelen Glasplatte ein roter Punkt vorgesehen, der durch eine kleine Öffnung der z. T. rohrförmig ausgebildeten Lichtbildkammer beleuchtet wird, so dass er dem Patientenauge im Unendlichen erscheint. Für das nicht zu photographierende Auge ist eine schwarze, kreisförmige Blende B

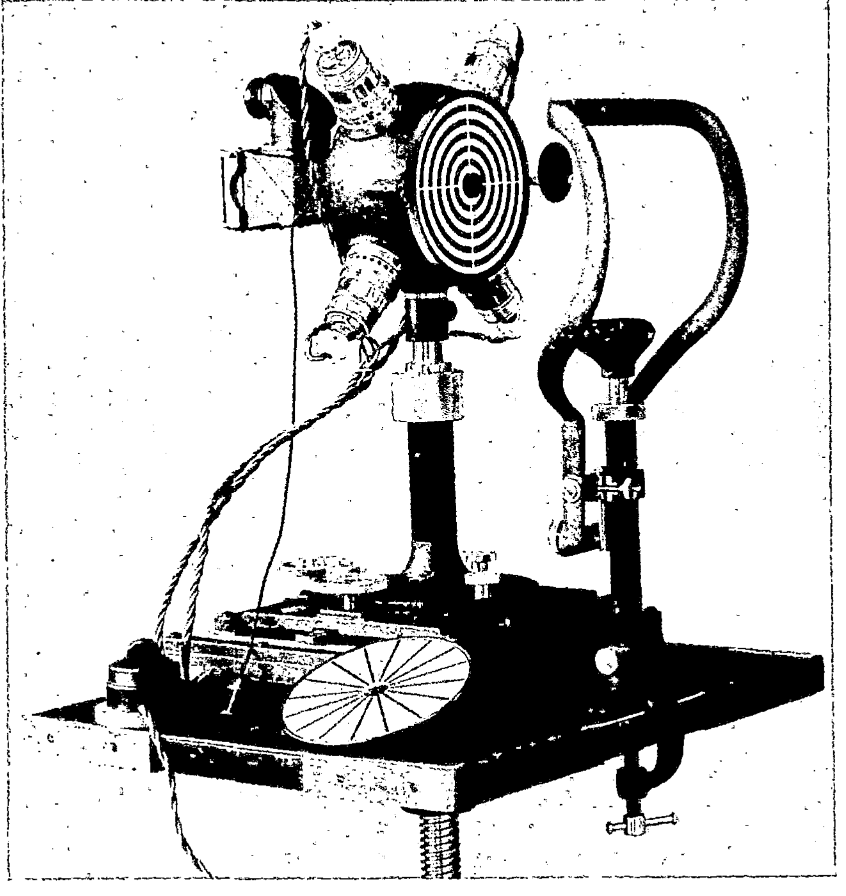

Abb. 3. Das Photo-Keratoskop mit Zubehör, von vorn gesehen.

vorgesehen, um die Fixation und Blendung dieses Auges auszuschalten. Die Einstellung des ganzen Gerätes auf die Hornhautspiegelbilder erfolgt zweckmäßigerweise nicht auf der Mattscheibe, sondern mit Hilfe einer besonderen Suchereinrichtung, die aus einem hochklappbaren Planspiegel S, einem Doppelkollektiv K mit Strichkreuz, einem zweiten Planspiegel und einer Augenlinse A besteht. In der Strichplattenebene des Kollektivs entsteht ebenfalls ein drei-

fach vergrössertes Bild des Hornhautreflexes, der durch die Augenlinse A hindurch weiterhin fünfmal vergrössert wird. Ist mit Hilfe
dieser Suchereinrichtung das Hornhautspiegelbild genau in die
Mitte des Gesichtsfeldes gebracht und scharf eingestellt, so geschieht
durch Hebung des Planspiegels S mittels eines Drahtauslösers die

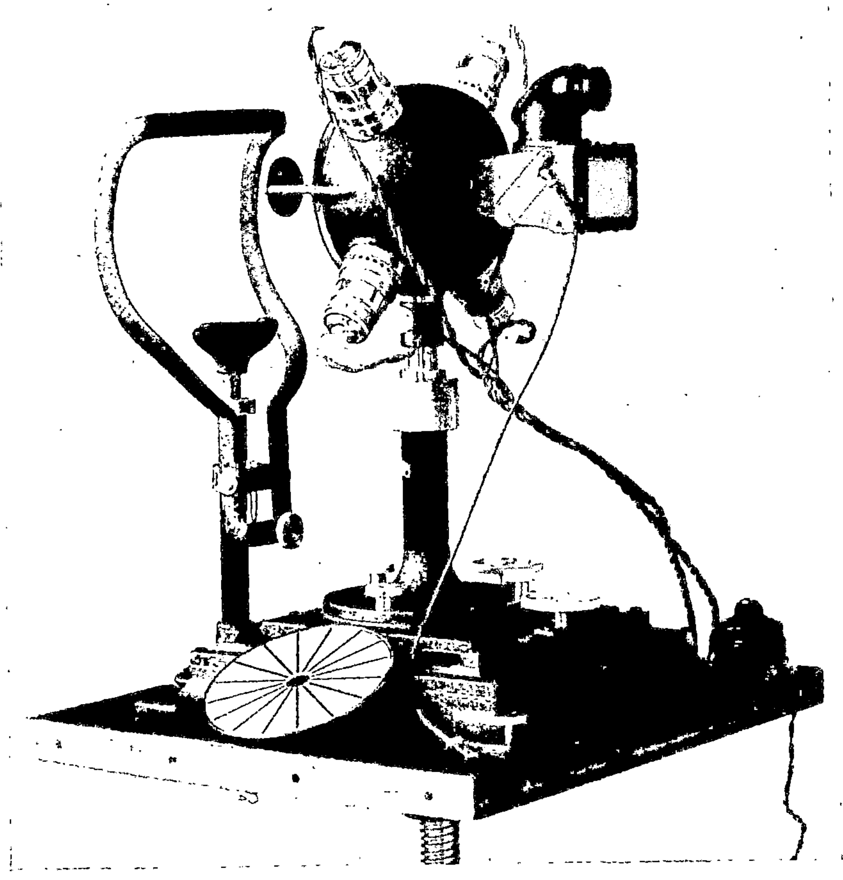

Abb. 4. Das Photo-Keratoskop mit Zubehör, von hinten gesehen.

Exposition. Es hat sich gezeigt, dass die Bestimmung der Ex-
positionszeit (unter 1 Sekunde) auf diese Weise vollkommen ausreichend ist, um gute Bilder zu erhalten. Der Durchmesser der
so erhaltenen Placido-Photographien beträgt im Mittel etwa
20 mm. Abb. 2 zeigt oben zwei Aufnahmen an Hornhaut-
phantomen, einer kugelförmigen und einer torisch deformierten
Glaslinse und unten zwei Aufnahmen an lebenden Patientenaugen.

Man ersieht aus diesen Aufnahmen ohne weiteres, dass der optisch wirksame Bezirk der Hornhaut mit diesen Placidofiguren reichlich gedeckt ist. Die Abb. 3 und 4 zeigen eine Ansicht des Gerätes von vorne und von rückwärts. Das Gerät ist mittels einer Hochverstellung und eines Kreuztisches auf einem Instrumententisch aufgestellt. Die Scharfeinstellung des Bildes im Sucher erfolgt lediglich durch Betätigung der Hochverstellung und des Kreuztisches. Für die Festhaltung des Kopfes des Patienten ist eine Kinn- und Stirnstütze vorgesehen.

XXI.

Herr M. Baurmann (Göttingen): Über das Ciliarfortsatz-gefäßsystem.

Mit 10 Abbildungen im Text.

Bei der grossen Bedeutung, die den Ciliarfortsätzen in allen Diskussionen über den Wasserhaushalt des Auges zugesprochen wird, schien es mir berechtigt, den Versuch zu machen, unsere Kenntnisse über die Anatomie des Ciliarfortsatzgefäßsystems etwas zu vertiefen; insbesondere legte ich mir die Frage vor, ob bei einem Vergleich zwischen Aderhaut und Ciliarfortsatzsystem Verschiedenheiten auffindbar seien, die die Annahme einer Differenz im Capillardruck dieser beiden Systeme berechtigt erscheinen lassen würde.

Ich stellte meine Untersuchungen an albinotischen Kaninchen an, deren Gefäßsystem mit Zinnobergelatine injiziert wurde, teils in tiefer Chloroformnarkose, vom Truncus aortae aus bei noch schlagendem Herzen, teils nach Entblutung des Tieres von der Vena jugularis aus.

Von den so gewonnenen Präparaten möchte ich einige Bilder zeigen, wobei ich auch einiges bereits Bekanntes miterwähnen muss.

Der arterielle Zufluss erfolgt vom Circulus art. iridis major aus kräftigen Ästen dieses beim Kaninchen nicht vollkommen geschlossenen Gefässringes, und zwar treten zu einem Ciliarfortsatz oft mehrere arterielle Äste. Die Auflösung des arteriellen Astes in Capillaren erfolgt oft äusserst abrupt und fast übergangslos (Abb. 1).

Ein wesentlich anderes Bild bietet die arterielle Versorgung der Aderhaut, hier sehen wir schlanke, lang gestreckte Gefässe, die Ästchen um Ästchen zur capillaren Auflösung abgeben (Abb. 2).

Die Capillaren, die einen grossen Teil der Ciliarfortsätze ein-
nehmen, überraschen auf den ersten Blick durch ihre dichtgedrängte
Lagerung und ihren geschlängelten Verlauf (Abb. 3 und 4).[1]

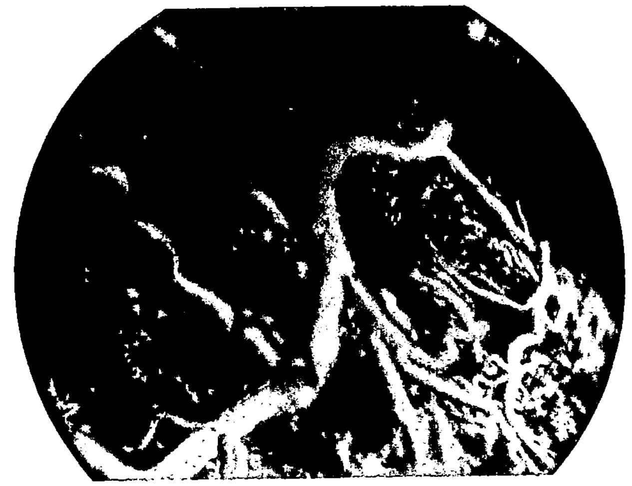

Abb. 1.

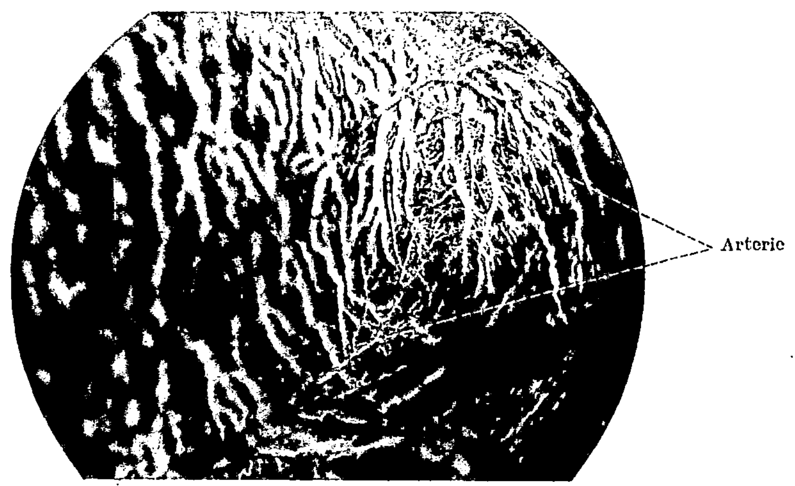

Abb. 2.

Indessen handelt es sich hier durchaus nicht um ein wirres
Gefässknäuel, sondern um ein wohlgeordnetes System mit der ausgesprochenen Tendenz, nicht nur eine grosse Menge von Capillar-

---

[1] Abb. 3 und 4 stellen die gleiche Stelle dar, aufgenommen bei verschiedener Tiefeneinstellung.

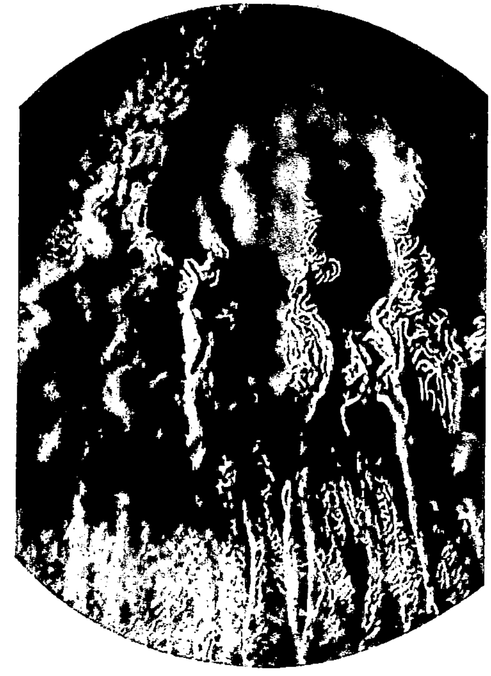

Abb. 3.

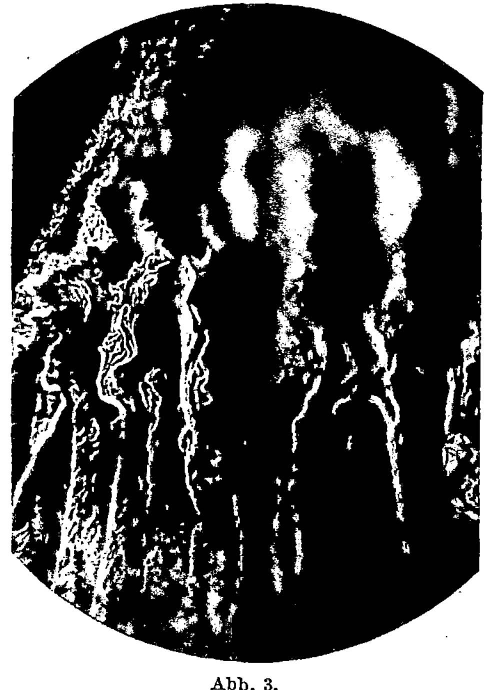

Abb. 4.

schlingen auf dem zur Verfügung stehenden geringen Raum unterzubringen, sondern auch die einzelnen Capillaren unmittelbar an die freie Oberfläche heranzubringen.

Relativ einfach und übersichtlich sind diese Verhältnisse im Schwanzteil der Ciliarfortsätze. Dort sehen Sie die Capillaren in gleichmäßig bogenförmigem Verlauf in dem jedesmal flossenartig aufgestellten dünnen Gewebsblatt (Abb. 5). Im Kopfteil werden die Bilder durch Faltung des die Capillaren tragenden Gewebsblattes unübersichtlich, am Rekonstruktionsmodell aber sieht man, dass auch hier das Prinzip, die Capillaren nur von einem dünnen Gewebsblatt, das nach beiden Seiten hin sich dem Kammerinhalt darbietet, tragen zu lassen, gewahrt ist.

Die Länge der Capillaren zu messen, ist mir nur unsicher gelungen, da man wohl niemals eine Capillare in ihrer ganzen Ausdehnung in annähernd horizontalem Verlauf ins Gesichtsfeld des Mikroskops bringt; ich fand nach Messungen am Präparat wie am Rekonstruktionsmodell aber Capillarschlingen von wenigstens 800—1000 μ Länge. Die

Längenbestimmung der Aderhautcapillaren hat bei dem eng-
maschigen Netzwerk nur relativen Wert. Vielleicht darf man sie
nach der Zahl der in der Flächeneinheit auffindbaren, oft wirbel-
förmigen Venenanfänge beurteilen, ich fand für diese einen Abstand
von 200—550 μ; die Länge der Capillaren darf man wohl annähernd
mit der Hälfte dieses Wertes in Rechnung stellen.

Von einigem Interesse ist zu erfahren, wie gross die gesamte
Oberflächenentwicklung der Capillaren innerhalb der Ciliarfortsätze
eines Auges ist. Ich fand durch Ausmessung der Capillaren in einer
fortlaufenden Schnittserie im Mittel im Schnitt eine Capillarober-

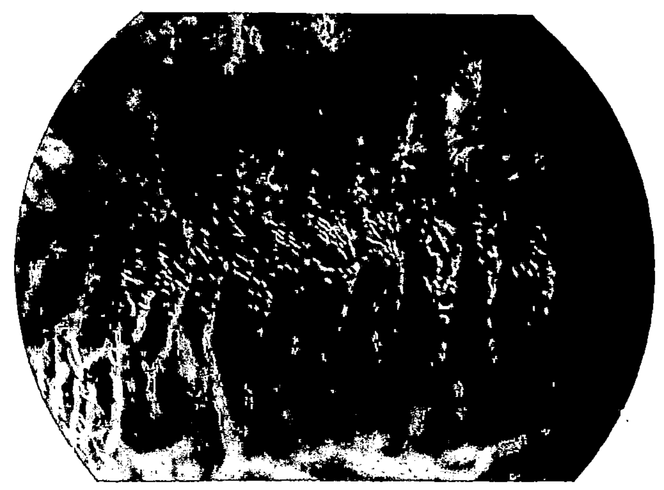

Abb. 5.

fläche von 0,373 mm². Bei einer Schnittdicke von 20 μ und einem
Gesamtumfang des Ciliarkörpers von 36 mm in dem untersuchten
Auge ergibt sich eine gesamte Capillaroberfläche in den Ciliarfort-
sätzen von 6,7 cm².

Die Oberfläche der Ciliarfortsätze selbst beträgt nach einer
Messung am gleichen Auge und an der gleichen Schnittserie 6,0 cm²,
eine Zahl, die übrigens bereits Nicati angegeben hat. Die Gefäss-
oberfläche beträgt also 112 % der Ciliarfortsatzoberfläche.

Uns interessiert hier vor allem wieder ein Vergleich mit dem
Capillarsystem der Aderhaut. Misst man nach dem Vorgang von
Vimtrup die Länge der aus einem Gebiet aufgezeichneten Capillaren
durch Nachfahren mit dem Messrad, so ergibt sich aus vier sehr
sorgfältig ausgeführten Messungen verschiedener Stellen im Mittel
eine Capillarlänge von 62 mm für eine Aderhautoberfläche von 1 mm²

und unter Berücksichtigung des jeweils genau gemessenen Capillardurchmessers eine Capillaroberflächenentwicklung von 2,3 mm² pro 1 mm² Oberfläche oder von 7,36 cm² für die gesamte Choriocapillaris (bei einer Aderhautoberfläche von 320 mm²). Die Capillaroberfläche beträgt etwa 230 % der Organoberfläche. Aus den Messungen ergibt sich weiter für die gesamten Ciliarfortsatzcapillaren ein Blutvolum von 3,4 mm³ und für die Choriocapillaris ein solches von 2,8 mm³. Das Blutvolum ist in den Aderhautcapillaren also etwas kleiner als in den Ciliarfortsätzen (82 %), doch ist die capillare Aufteilung zur Bereitstellung einer grossen Oberfläche in der Aderhaut etwas weiter getrieben.[1]

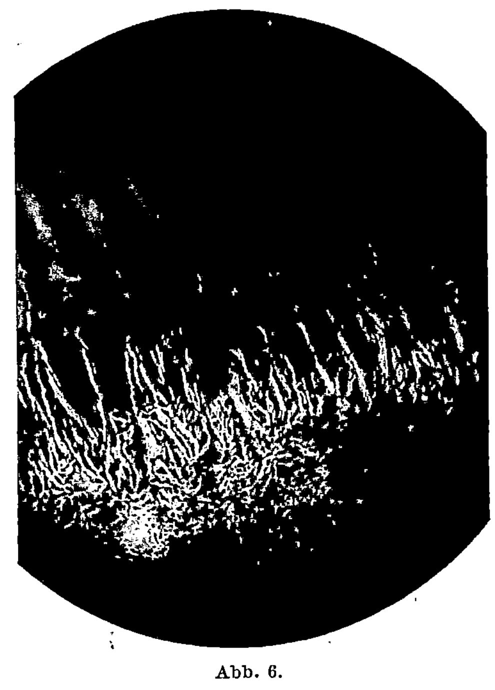

Abb. 6.

Nach diesen Feststellungen gewinnt eine Betrachtung der venösen Abflusswege einerseits der Ciliarfortsätze, andererseits der Aderhaut eine gewisse Bedeutung. Aus den Ciliarfortsätzen wird das Blut auf zwei Wegen abgeführt. Einmal verläuft auf dem Kamm des flossenartigen, zur Ora serrata gerichteten Endstückes jedes Ciliarfortsatzes eine dünne Vene, die entweder in ein weitmaschiges Netz von Capillaren oder feinsten Venen übergeht (Abb. 6), oder aber direkt in die breiten Venen des Circul. Hovii einmündet; im letzteren Falle ist der Kontrast der weiten Aderhautvenen und der relativ engen Ciliarfortsatzvenen recht auffallend (Abb. 7). Ausserdem finden sich einige grössere Venen, die sich in Höhe der Kopfenden der Ciliarfortsätze in mehrere Äste aufteilen und von der Aussenseite her an die Ciliarfortsätze herantreten und neben dem Blut aus der

---

[1] Die Messungen beziehen sich auf ein Auge, das unmittelbar vor der Injektion punktiert wurde. Ob die dabei einsetzende Capillarerweiterung in den Ciliarfortsätzen und in der Aderhaut gleich ist, ist sehr ungewiss, ausreichend vollständige Injektionen ohne Punktion gelangen mir allerdings nicht, etwas, was übrigens auch Priestley Smith hervorhebt.

Iris auch Blut aus den Ciliarfortsätzen abführen (Abb. 8). Soweit ich sehen konnte, tritt ein solcher Ast an jeden der grossen Ciliarfortsätze heran. Der Unterschied in der venösen Versorgung gegenüber

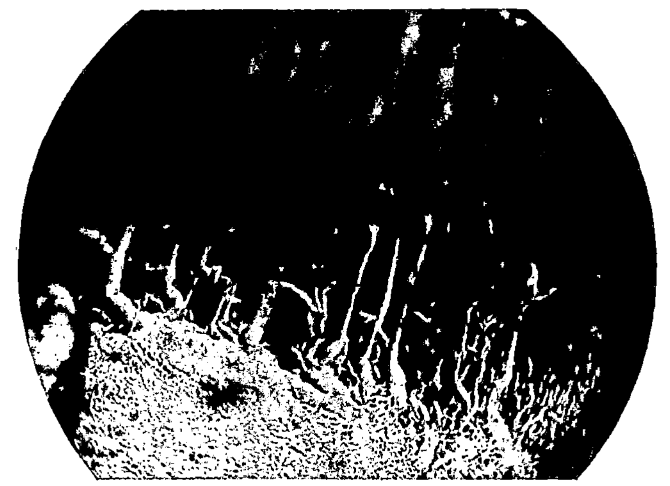

Abb. 7.

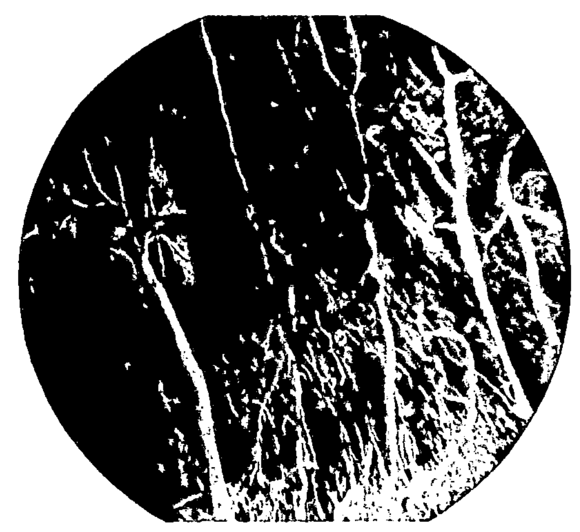

Abb. 8.

der Aderhaut ist unverkennbar, hier kommt jedem kleinen capillaren Areal ein breiter venöser Abflussweg zu (Abb. 9). Dieser Unterschied ist um so auffallender, als das Capillarsystem der Ciliarfortsätze, was Oberflächenentwicklung und Gesamtvolumen angeht, nicht .hinter dem der Aderhaut zurücksteht.

Schliesslich sei noch eine letzte Zahlenangabe gemacht: Misst man den Durchmesser der langen Ciliararterien oder den der arteriellen Äste, die den Circulus art. iridis bilden, so ergibt sich

Abb. 9.

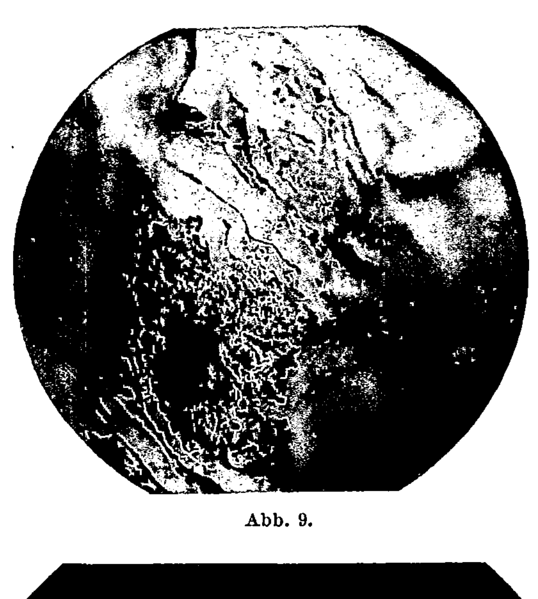

Abb. 10.

aus mehreren Messungen für Ciliarfortsätze und Iris ein Gesamtquerschnitt des arteriellen Zuflusses von 0,063—0,097 mm².

Führt man die gleiche Messung für die Gesamtheit der venösen Abflüsse aus Iris und Ciliarfortsätzen durch, so ergibt sich aus einer sorgfältigen Messreihe an einem Auge ein Gesamtquerschnitt von 0,335 mm².

Das entspricht einem Gefässdurchmesser für den arteriellen Zufluss von 0,29—0,35 mm und für den venösen Abfluss einem solchen von 0,65 mm Durchmesser.

Diese Verhältnisse sind bei der Aderhaut wesentlich anders, wie Abb. 10 zeigt; dort wechseln Arterien und Venen ziemlich regelmäßig ab, der Durchmesser der Venen beträgt weit mehr als das Doppelte des Arteriendurchmessers.

XXII.

Herr H. Spanuth (Hamm i. Westf.): Demonstrationen:
  a) Ein neues Instrument zur subjektiven Refraktionsbestimmung.
  b) Eine Testmarke für Scheitelbrechwertmesser.

a) Ein neues Instrument zur subjektiven Refraktionsbestimmung.

Mit 3 Abbildungen im Text.

M. D. u. H.! Für die Feststellung des Refraktionszustandes des Auges bietet die objektive Untersuchung einen guten Anhalt; dennoch ist die subjektive Bestimmung unentbehrlich, weil sie stets das Ausschlaggebende bleiben wird. Am gebräuchlichsten ist es, diese mit Hilfe eines Brillenkastens vorzunehmen. Da nun aber das Auswechseln der Probiergläser, besonders wenn es sich um astigmatische Augen handelt, ziemlich umständlich und zeitraubend ist, hat man versucht, Ersatzmethoden zu schaffen.

Darauf bezügliche Versuche führten zur Konstruktion der verschiedensten Apparate, von denen die sog. Optometer am meisten bekanntgeworden sind; bei diesen hat ja der Brillenbedürftige anzugeben, wann ihm eine im Instrument eingebaute Marke scharf erscheint. Man hat auch versucht, die subjektive Refraktionsbestimmung durch ein Fernrohr vorzunehmen, durch das die allgemein gebräuchlichen Sehproben betrachtet werden müssen und aus dessen Einstellung die Refraktion abgelesen wurde. Beide Methoden haben sich aber nicht bewährt, weil beim Blicken in das Optometer oder durch das Fernrohr der Untersuchte die Empfindung hat, dass er in ein optisches Instrument hineinsieht und deshalb unwillkürlich seine Akkommodation anspannt. Daher kam man immer wieder auf die Messung mittels Probiergläser zurück, weil nur durch sie ein einwandfreies Resultat gesichert war.

24*

Die einzige Ersatzmethode, die teilweise im Gebrauch ist, besteht darin, die Probiergläser auf dem Umfang von runden Scheiben anzubringen; das ist also in optischer Hinsicht nichts anderes als ein Brillenkasten mit kreisförmig angeordneten Gläsern. Leider ist die mechanische Ausführung, wenn sie allen gestellten Anforderungen, insonderheit der notwendigen Kombination von sphärischen, zylindrischen und prismatischen Gläsern entsprechen soll, nicht leicht lösbar und daher sehr kostspielig.

In Arbeiten, die ich gemeinsam mit Herrn Prof. Thorner ausführte, habe ich das erwähnte Fernrohrprinzip wieder aufgenommen, aber in einer Weise abgeändert, die mit Sicherheit die Ausschaltung der Akkommodation gewährleistet. Es wird dies dadurch erreicht, dass

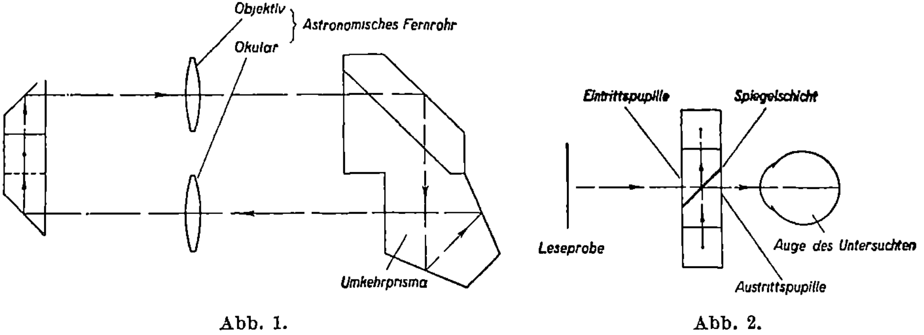

der ganze Strahlengang in eine zur Sehrichtung senkrechte Ebene abgelenkt wird, um so die Ein- und Austrittspupille in der Sehrichtung ganz dicht hintereinander legen zu können. Denn dann scheint es dem Untersuchten, als ob er durch ein einfaches Brillenglas die Sehprobe betrachte und eine Anspannung seiner Akkommodation tritt nicht ein.

In den Abb. 1 und 2 ist der Strahlengang durch das Instrument schematisch dargestellt: Vor dem Auge befindet sich ein Glaswürfel, der durch einen in seiner Diagonale liegenden Schnitt in zwei Teile getrennt ist. Zwischen den beiden Schnittflächen ist eine spiegelnde Schicht angebracht; durch diese werden die von der Leseprobe kommenden Lichtstrahlen nach oben abgelenkt und durchlaufen mit Hilfe von weiteren Reflexionen in der zur Sehrichtung senkrechten Ebene eine geschlossene Bahn, bis sie wieder auf die schräge Spiegelschicht auftreffen und zwar jetzt auf die untere Seite derselben; dann erst gelangen sie in das Auge des Untersuchten.

Das optische System stellt ein astronomisches Fernrohr mit der Vergrösserung 1 dar, so dass in Verbindung mit den reflektierenden

Flächen und einem geeigneten Umkehrprisma ein terrestrisches, entsprechend modifiziertes Prismenfernrohr entsteht.

Die für verschiedene Refraktionszustände notwendige Längenveränderung des Fernrohrs wird durch Verschiebung des Umkehrprismas in Richtung des abgelenkten Teils der optischen Achse erreicht. Der Messbereich erstreckt sich von + 20 bis — 20 Dioptrien.

Die Ein- und Austrittspupille sind nur um die Dicke des Glaswürfels voneinander entfernt; denn sie liegen an der Vorder- bzw.

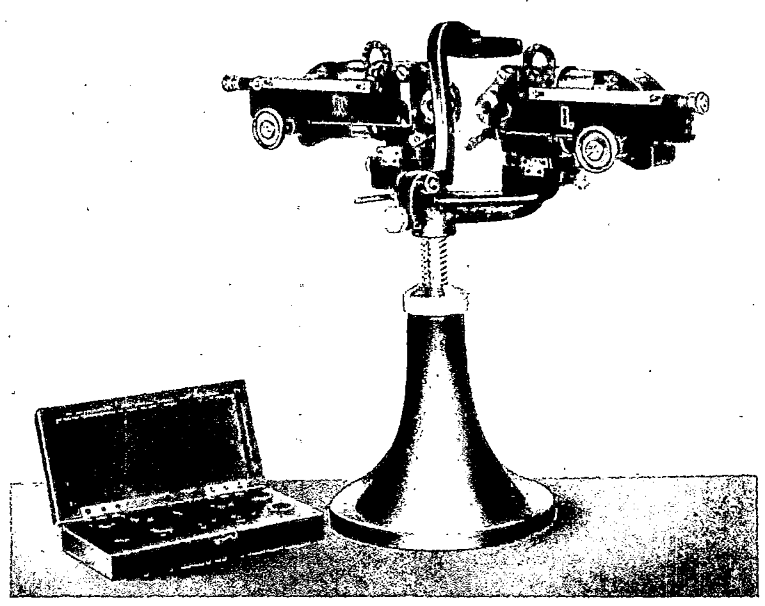

Abb. 3.

Rückfläche desselben. Auf diese Weise ist es möglich, die Austrittspupille an die Stelle vor das Auge des Untersuchten zu bringen, an der das später zu tragende Brillenglas sich befinden soll.

Dicht vor der zur Austrittspupille konjugierten Ebene, der Eintrittspupille, ist der Zylinderkompensator angeordnet. Dieser besteht aus zwei Zylinderlinsen gleicher Dioptrienzahl, aber entgegengesetzter Wirkung, die gegeneinander verdreht werden können, um so die erforderlichen verschiedenen Zylinderwirkungen zu erzielen. Es kann Astigmatismus bis zu 6 Dioptrien gemessen werden.

Durch diese Gegeneinanderdrehung der Zylinderlinsen wird die Achsenlage jeder neuen Zylinderwirkung nicht beeinflusst. Soll die

Achsenlage verändert werden, so muss man die gemeinsame Fassung beider Zylinderlinsen drehen; ihre jeweilige Stellung ist an einem Teilkreise nach dem Taboschema abzulesen.

Da bei der Gegeneinanderdrehung der Zylinderlinsen ausser der gewünschten Zylinderwirkung gleichzeitig eine sphärische Zusatzwirkung eintritt, ist es nötig, diese jeweils bei der sphärischen Gesamtwirkung zu berücksichtigen und zwar geschieht dies leicht auf mechanischem Wege.

Die Messung von Schielablenkungen lässt sich durch vorsetzbare Prismen und Maddoxzylinder ausführen.

Die Abb. 3 zeigt eine photographische Aufnahme des Instruments. Durch einen Trieb ist es in der Höhe verstellbar, um es vor das Auge des zu Untersuchenden bringen zu können. Die Stirnstütze ist neigbar und kann daher an jede Kopfform angelegt werden.

Zur Einstellung der jeweiligen Pupillendistanz verändert man den Abstand der beiden Instrumentenhälften.

Um die Augen wechselseitig abdecken und einzeln prüfen zu können, sind zwei Klappblenden vorgesehen, die durch kleine Rändelgriffe bewegt werden.

Für Nahuntersuchungen lässt sich die rechte Hälfte des Instruments mittels eines Griffes um den erforderlichen Winkel horizontal schwenken.

Das Instrument, das wir „Variator" genannt haben, wird von der Firma Runge & Kaulfuss, Rathenow, hergestellt.

b) Eine Testmarke für Scheitelbrechwertmesser.

Mit 9 Abbildungen im Text.

M. D. u. H.! In den Scheitelbrechwertmessern kamen bislang zwei Grundtypen von Testmarken zur Verwendung. Man benutzte hierfür entweder eine Kreuzfigur oder einen Kreis, beide allerdings auch in verschiedenen Abarten. Diese bestehen bei der Kreuzfigur darin, dass der eine oder der andere oder auch beide Kreuzbalken nicht bloss einfach sondern auch mehrfach ausgeführt sind; auch können die Balken verschieden lang und von ungleicher Stärke sein. Die Kreismarke braucht nicht nur ein Kreis zu sein, sondern sie kann auch aus mehreren konzentrischen Kreisen zusammengesetzt werden.

Solange es sich um die Messung sphärischer Gläser handelt, sind beide Marken gleichwertig. Dies ist jedoch nicht der Fall bei der Messung von Zylindergläsern. Hierbei hat der Scheitelbrechwertmesser bekanntlich zwei Aufgaben zu erfüllen: es sollen mit ihm einerseits die L a g e der Hauptschnitte festgestellt und andererseits deren Dioptrienwerte bestimmt werden. Die genannten Testmarkentypen sind nun aber für jede dieser beiden Aufgaben nicht in gleichem Maße gut geeignet.

Bei der Messung von astigmatischen Gläsern zieht sich bekanntlich die Kreismarke bandförmig auseinander und die Richtung dieses leuchtenden Bandes gibt sofort die Richtung des einen Hauptschnittes an (siehe Abb. 1). Hier ist es also verhältnismäßig leicht, schnell die ungefähre Achsenlage aufzufinden.

Ist eine Kreuzmarke vorhanden, so muss man das Brillenglas bzw. die Marke selbst so drehen, dass die Hauptschnitte mit den beiden Kreuzbalken übereinstimmen. Dass dies der Fall ist, dafür hat man aber zunächst keinen Anhalt. In Abb. 2 ist schematisch das noch ganz unscharfe Bild einer Kreuzmarke dargestellt, das dann entsteht, wenn die Hauptschnitte des Brillen-

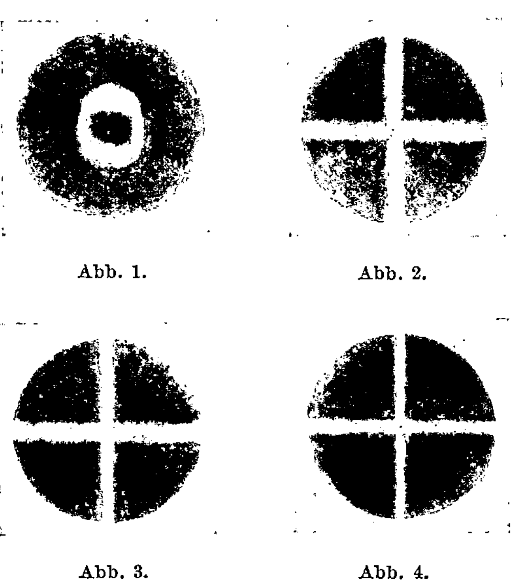

Abb. 1. Abb. 2.

Abb. 3. Abb. 4.

glases nicht mit den Kreuzbalken zusammenfallen. Versucht man jetzt die Scharfstellung zu erreichen, so erhält man etwa die in Abb. 3 erscheinende Figur. Aus der unbefriedigenden Schärfe schliesst man sodann, dass die notwendige Übereinstimmung der Hauptschnitte mit den Kreuzbalken noch nicht vorhanden ist. Abb. 4 zeigt schon eine gute Annäherung an die gesuchte Einstellung. Man muss also abwechselnd das Brillenglas drehen und die Marke scharf einzustellen versuchen, was immerhin einige Übung erfordert und eine gewisse Zeit in Anspruch nimmt.

Hat man die Übereinstimmungsstellung gefunden, so bietet die ganze Länge des einen Kreuzbalkens ein sehr gutes Objekt bei der endgültigen Scharfstellung. Für die Bestimmung der Dioptrienwerte der beiden Hauptschnitte, also für die zweite Aufgabe eines Scheitelbrechwertmessers bei astigmatischen Gläsern, ist die Kreuzmarke

der Kreismarke entschieden überlegen. Denn bei letzterer werden
ja nur zwei jeweils gegenüberliegende kurze Kreisteilchen scharf.
In den Abb. 5 und 6 sind diese Verhältnisse schematisch dargestellt.
Besonders störend wirkt dieser Mangel der Kreismarke bei schwachen
Zylinderwirkungen, weil in diesen Fällen auch die Kürze des
leuchtenden Bandes die Auffindung der Achsenlage erschwert.

Da also jede der beiden Marken ihre Vor- und Nachteile gegenüber der anderen aufweist, ist es möglich, die Vorzüge beider zu
vereinigen, wenn man einen Kreis verwendet, dem man radiale
Striche beiordnet. Die Abb. 7 zeigt eine solche Marke. Bei der

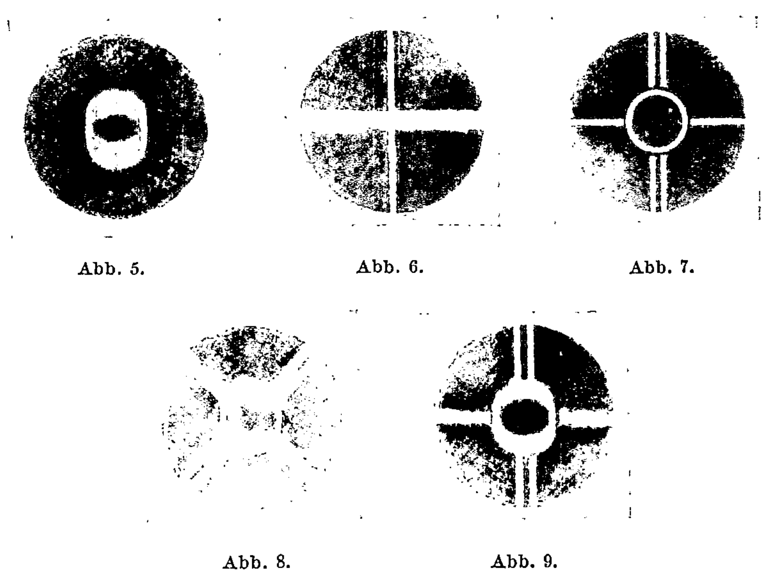

Abb. 5.　　　　　Abb. 6.　　　　　Abb. 7.

Abb. 8.　　　　　Abb. 9.

Prüfung eines astigmatischen Brillenglases weist das bandförmige
Bild der Kreismarke sofort auf das Vorhandensein von Astigmatismus hin und gibt mindestens auch die ungefähre Richtung der
Achse an. Man vergleiche dazu Abb. 8. Werden nun zwei gegenüberliegende Radialstriche in die Verlängerung des leuchtenden Bandes
gedreht, was sehr leicht und mit grosser Genauigkeit geschehen
kann, so ist durch die Richtung der Striche selbst die Achsenlage
noch deutlicher erkennbar. Für die Scharfeinstellung sind die
Striche dann ein sehr günstiges Einstellobjekt (siehe Abb. 9). Es
dürfte also durch diese Marke ein schnelles und sicheres Messen
auch von Zylindergläsern gewährleistet sein.

Die Marke ist in dem Scheitelbrechwertmesser der Firma
Runge & Kaulfuss, Rathenow, eingebaut.

XXIII.

Herr Lindner und Rieger (Wien): Zur Ätiologie der Follikulose.

Den meisten von Ihnen ist bekannt, dass nach meiner Überzeugung das Bacterium granulosis Noguchi nicht der Erreger
des Trachoms, sondern der Erreger einer Follikulose der Bindehaut ist.

Wir haben an der Klinik voriges Jahr begonnen, diese Ansicht
durch Versuche zu beweisen. Zuerst versuchten wir mit Follikulose
zwei Makakken zu impfen. Einer dieser Versuche fiel positiv aus.
Weiters trachteten wir, aus typischen Fällen von Follikulose den
Noguchikeim zu züchten.

Aus 4 Follikulosefällen gelang es, bei zweien ein Bacterium zu
züchten, das mit dem Noguchis grosse Ähnlichkeit aufwies.

Mit dem ersten Keim impften wir einen Makakkus, jedoch ohne
Erfolg. Leider ging uns dieser Stamm ein. Auch der zweite Stamm,
von einer Follikulose eines etwa 10jährigen Knaben gewonnen,
brachte bei Impfung auf den Makakken keine Änderung. Allerdings
waren die Kolonien winzig, so dass wir nur eine ganz verdünnte
Aufschwemmung zur Impfung erhielten.

So entschloss ich mich zu einer Selbstimpfung. Am 27. März
liess ich durch Dr. Rieger mein rechtes Auge durch eine Kultur
aus Leberbouillon, mein linkes aber aus einer Kultur, die frisch aus
der ursprünglichen Stichreinkultur auf Hormonagar überimpft war,
infizieren und zwar durch Übertragung der Keime mit einemWatte-
pinsel. Am 22. April, nachdem ich schon die Impfung für vergeblich
gehalten hatte, zeigten sich in meiner vorher vollkommen glatten
Bindehaut reichlich kleine Follikel. In der Zeit vom 25. April bis 1.Mai
hatte ich ein Gefühl der Schwere beider Lider. Anfang Mai waren beide
Bindehäute in ihrer unteren Hälfte mit zahllosen Follikeln bis zu
$\frac{1}{2}$ mm Grösse übersät. Von da an rasches Zurückgehen der Erscheinungen. Anfang Mai zeigte ich meine Bindehäute Prof. Meller
und Doz. Pillat. Heute sieht man nur mehr die Andeutung von
Follikeln.

Dr. Rieger wird Ihnen kurz die Kulturen wie die Mikrophoto-
gramme der Keime zeigen.

XXIV.

Herr Junius (Bonn): Bild eines Falles von Angiomatosis retinae.

Nach v. Hippel, Brandt, Lindau ist „Angiomatosis retinae" eine Gefässgeschwulst, nach Meller ein Glioblastom. Nach beiden Anschauungen ist alles, was sonst an der Netzhaut im Verlauf der Krankheit sich ereignet, nicht nur sekundäre Erscheinung, sondern auch dem Wesen nach subordiniert, d. h. Reaktion auf die Geschwulst.

Jeder neue Fall hatte bisher immer einige Besonderheiten. Ich zeige kurz ein Bild aus eigener Beobachtung, die im Jahre 1914 begann:

19jähriges Mädchen kam damals wegen andauernden Flimmerns vor dem linken Auge zu auswärtigem Arzt, hatte auch bemerkt, dass es seit einiger Zeit mit diesem Auge nicht mehr lesen könne und dass „in der Mitte des Gesichtsfeldes ein stecknadelkopfgrosses Stück ausgelöscht sei." Die Untersuchung bestätigte: S = Fingerzählen vor dem Auge exzentrisch. Zentrales positives Skotom. Peripheres G. F. normal.

Zwei Monate später wurde das Bild gemalt. Es zeigt: Art. und Vena temp. sup. sind noch voneinander unterscheidbar. Die Armut an Seitenästen fällt auf. Beide Gefässe sind im ganzen sichtbaren Verlauf regelwidrig weit, abnorm geschlängelt, ziehen zu dem peripher oben aussen gelegenen, für die Krankheit charakteristischen hier gelbroten Gebilde, das 5 D prominent ist. Die Arterie zieht mit bemerkenswert scharfer Biegung auf dieses Gebilde herauf, versenkt sich dann darin. Dasselbe tut die mäandrisch gewundene Vene. Papille normal. Leichte Netzhautstreifung in ihrer Umgebung. In der Macula ein schiefergrauer Fleck von $^3/_5$ P. D., der sich unscharf in der Umgebung verliert. Ophthalmoskopischer Befund: Die hier bläulich-grau erscheinende Netzhaut ist um 1—2 D prominent, oberflächlich uneben, wie von kleinen Rillen durchzogen. Die feinsten Maculagefässe lassen sich bis in diese Zone hinein verfolgen, erscheinen im letzten Teil ihres Verlaufes aber nicht mehr rötlich, sondern als grau-bläuliche Striche. Sonstiger Fundus normal bis auf unbedeutende weisse Fleckung nasal von der Papille. Mit der hier gebotenen Kürze ist zu den Befunden zu sagen: Die Veränderungen in der Macula sind als entzündliche, bzw. entzündlich-degenerative zu bezeichnen; die Maculagefässe und das Pigmentepithel sind aktiv daran beteiligt — alles

in einem frühen Stadium der Krankheit. Was bedeutet das?
Es muss auffallen, dass im Gegensatz zu dieser Beobachtung in
einem Falle von D. Wood (sein dritter Fall aus 1909) bei einer
50(!)jährigen Frau mit S = 1,0, die nachweislich seit einer Reihe
von Jahren an der Krankheit litt, ohne Störungen zu empfinden,
die leichtverletzliche Macula trotz grösster räumlicher Nähe
eines charakteristischen „Knotens" intakt blieb. Ist es
ein Zufall? Oder erfolgt die frühe Beteiligung der Macula doch
nur dann, wenn schicksalsgemäß auch ihr Ernährungsgebiet der
rätselhaften Krankheit anheimfällt? Mit anderen Worten: Ist vielleicht doch weder eine echte Gefässgeschwulst im Capillargebiet
noch Glioblastom die Krankheitsursache, sondern eine selbständige
neuartige Gefässerkrankung, verursacht durch ein uns noch un-
bekanntes Schädigungsmoment? Gegenüber den gewichtigen
Stimmen von v. Hippel und Meller und ihren bekannten Befunden
kann eine Beobachtung natürlich nicht viel bedeuten. Ich darf aber
wohl das Bild von Wood zeigen, das aus mehr als einem Grunde
neuer Beachtung wert erscheint. (Demonstration.) Zweifellos handelt
es sich auch hier um „Angiomatosis retinae" mit zwei charakteristischen Krankheitsherden. Macula aber intakt, wie schon erwähnt ist. Das Bild zeigt nun noch etwas anderes: Verbindungs-
gefässe zwischen der Arterie und der Vene, die zu dem oberen
Krankheitsherd hinziehen. Das gleiche war vermutlich auch noch
an anderen Stellen der Retina der Fall. Auch von Jacoby, Stern,
v. Hippel u. a. sind derartige Beobachtungen schon mitgeteilt.
Ihre Bedeutung steht noch nicht fest. Es handelt sich wohl um sehr
komplizierte Verhältnisse. Die regelwidrige Blutmischung in den
beteiligten grösseren Stämmen und kleinen Gefässen kann, sollte
man meinen, sowohl ausgleichend als krankmachend wirken. Wir
übersehen es nicht. Dieser Spur unter Berücksichtigung dessen
nachzugehen, was wir heute unter dem grossen, in vielem ungeklärten
Begriff der „Entzündung" an der Netzhaut verstehen, wird sich
aber immerhin verlohnen. Der vaskuläre Krankheitsprozess birgt
vielleicht das Geheimnis der Synthese zwischen dem Angiom und
dem Glioblastom bisheriger Auffassung und könnte bei weiteren
Beobachtungen zu den tieferen Gründen dieser grossen Stoffwechsel-
störung und ihren im Einzelfall immer variierenden Folgeerscheinungen an der Netzhaut führen, als deren Ursache wir auch eine
Fehlbildung im Mesenchym mit Auswirkung auf gewisse Gefäss-
gebiete in Betracht zu ziehen haben. Man kann das ja nur mit grosser
Reserve aussprechen. Aber auch Berblinger als Path. Anatom

hat, soweit ich ersehe, die Grenze zwischen Geschwulst und Entzündung in 1922 bei den ihm zugänglichen Falle nicht klar zu ziehen vermocht.

Über den Ausgang des heute demonstrierten Falles, dessen genaue Verfolgung durch Kriegs- und Nachkriegswirren leider gestört wurde, soll hier nur kurz gesagt werden: Das linke Auge ist blind, hat Katarakt, aber keine Drucksymptome. Das rechte Auge ist völlig normal. Klinische Untersuchungen, feinste Röntgenaufnahmen des Schädels und der Nierengegend, auch Stoffwechseluntersuchungen von berufenster Seite ergaben nichts abnormes bei der Patientin.

XXV.

Herr A. v. Rötth (Budapest): Infantile Heredodegeneration der Maculagegend in Form von Retinitis pigmentosa inversa.[1]

Mit 2 farbigen Abbildungen im Text.

Die Heredodegeneration der Macula ist nach Behr durch folgende Eigenschaften gekennzeichnet. 1. Die Erkrankung tritt familiär oder hereditär auf. 2. Die Veränderungen sind — von seltenen Ausnahmen abgesehen — immer doppelseitig und auf beiden Augen von weitgehender Ähnlichkeit. 3. Es bestehen bestimmte Familientypen des Krankheitsbildes, die sich bei den einzelnen erkrankten Familienmitgliedern wiederholen. Die Fälle, die dieser Definition entsprechen, mehren sich fortwährend. Fast alle können in fünf wohl umschriebenen Typen (Best, Doyne, Stargardt, Batten, Tay) eingereiht werden. Behr rechnet die Haabsche senile Maculadegeneration auch hierher. Von diesen Typen zeigt die Stargardtsche Maculadegeneration ausgesprochene Progressivität, die sich in manchen Familien sogar durch die spätere Mitbeteiligung der Peripherie in Form von Pigmentgeneration kundgibt.

Im folgenden werden zwei Fundusbilder von einem Geschwisterpaar demonstriert, die der Definition Behrs entsprechen und in die soeben erwähnte Gruppe der Stargardtschen Form gehören, von dieser aber insofern abweichen, als die Pigmentdegeneration sich unmittelbar an die Degeneration des Hinterpols anschliesst.

---

[1] Da der Vortragende im letzten Augenblick am Kommen verhindert war, so wird die Mitteilung trotzdem ausnahmsweise aufgenommen.

Familienanamnese: Grossvater war schwerhörig. Keine Blutsverwandtschaft in der Aszendenz. Die eine Schwester ist früh verstorben, die andere leidet an leichtem Basedow.

1. Frau B. A., 28 Jahre alt. Seit 6 Jahren verheiratet, kinderlos. Ein Abortus arteficialis vor 3 Jahren, seither stärker zugenommen. Interner Befund: Stenosis ostii venosi sin. Kleiner Kropf. Grundumsatz $+17\%$! Relative Lymphocytose. Wa:neg.

Beginn der Abnahme des Sehvermögens mit 9 Jahren. Konnte bis zum 14. Jahre die Schule besuchen. Das Sehvermögen nahm auch seither ab, sieht im Dunkeln noch schlechter.

Augenbefund: Äusserlich normal. V: beiderseits $^{1,5}/_{50}$, binok. $^{2,5}/_{50}$. Refr. 1,5 D Myopie.

Gesichtsfeld. Für weiss nasal normal, temporal bis zu 55^0 eingeschränkt. Absolutes Zentralskotom temporal bis zu 30^0, sonst bis zu $15—20^0$.

Farbensinn. Erkennt nur die Farben von grossen Gegenständen, Farbengesichtsfeld nicht aufzunehmen.

Dunkeladaptation (Nagel) in reduzierten Empfindlichkeitseinheiten. 0 Min. 18; 15 Min. 860; 30 Min. 2100; 45 Min. 2600.

Ophthalmoskopisch (Abb. 1). Der hintere Augenpol zeigt beiderseits in einer Ausdehnung von 4 PD. eine schmutzig-graugelbe Farbe. Die Mitte dieser Stelle ist mit Pigmentstaub und grösseren durchscheinenden Pigmentflecken dicht besät. Dieser Zone folgt ein 1—2 PD. breiter Ring, der auch nasal die Papille umgibt. Dieser Ring ist stellenweise schiefergrau, stellenweise schmutzig graugelb, enthält kleine Fleckchen und geht allmählich in den gesunden Fundus über. In dieser Übergangszone befinden sich zackige Pigmentfleckchen, die grösstenteils Knochenkörperchenform haben. Auch einige Gefässeinscheidungen sind sichtbar. Peripherie vollkommen gesund. Papille etwas fahlgelbrosa, Gefässe mäßig verdünnt.

2. Herr B. G., 18 Jahre alt. Orthostatische Albuminurie leichten Grades, möglicherweise durch Lordose hervorgerufen. Winkelprofil (Kretschmer). WR:neg. Seit dem 7. Jahr ständige Abnahme des Sehens. Konnte nur bis zum 12. Jahre lernen, seit 2 Jahren Lesen nicht möglich. Sieht in Dämmerung und im grellen Licht schlechter.

Augenbefund: Äusserlich normal. V: R. $^{3,5}/_{50}—1,0$ D $^{5}/_{50}$ L.$^{5}/_{50}$.

Gesichtsfeld. Für weiss Augengrenze normal, absolutes Zentralskotom von $8—12^0$. Aussengrenze für blau $32—42^0$, für rot und grün $12—30^0$.

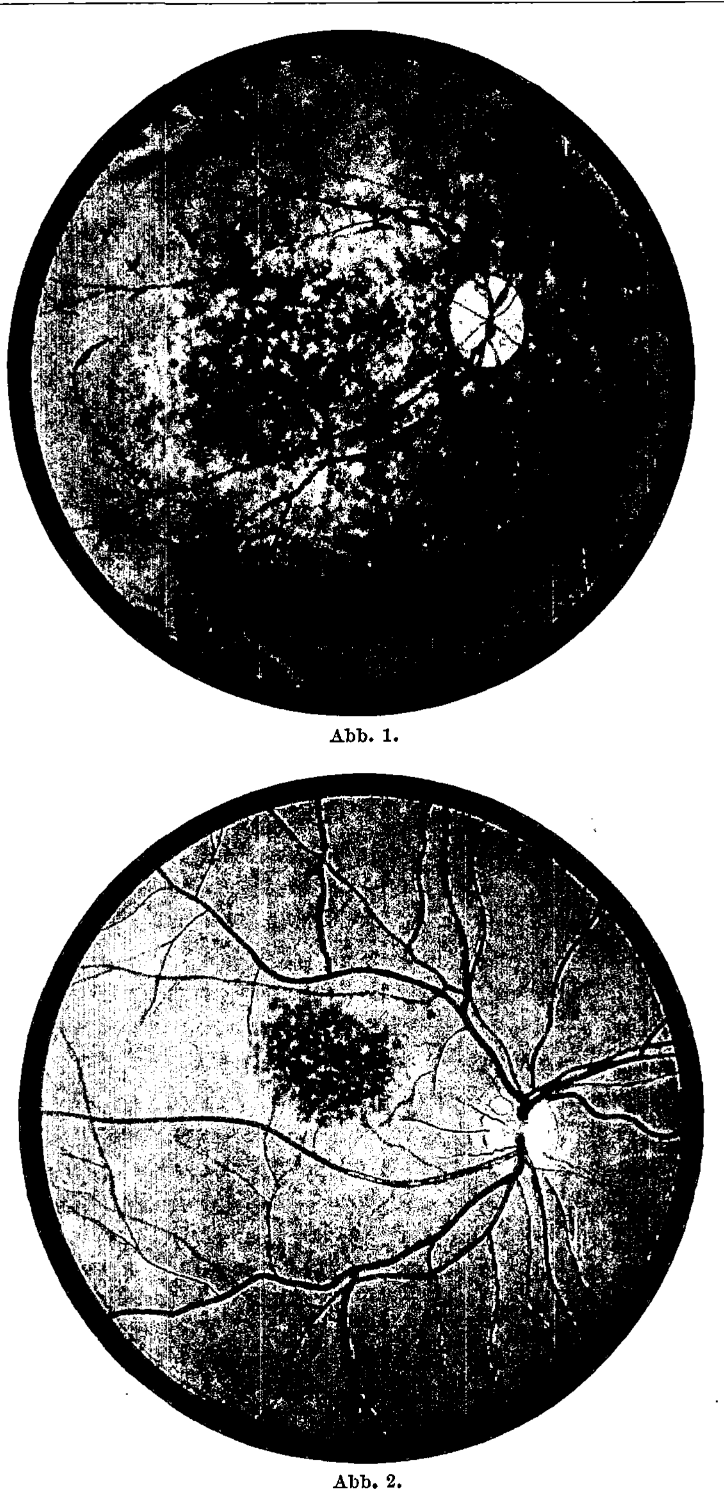

Abb. 1.

Abb. 2.

Farbensinn. Rot und grün wird bei der Gesichtsfeldaufnahme öfters verwechselt, er erkennt jedoch leicht die Wollproben und Stilling-Tafeln.

Dunkeladaptation (Nagel) in reduz. E. 0 Min. 23; 15 Min. 68; 30 Min. 2600; 45 Min. 2600.

Ophthalmoskopisch (Abb. 2). Beiderseits in der Macula starke Pigmentverschiebung mit einigen mehr angedeuteten Pigmentfleckchen. Ein liegend ovaler schmutzig grau-rosa Herd von 2 PD. umgeben von einer leicht getrübten Zone, die eine unregelmäßige, besonders starke Reflexion erkennen lässt (im Bild nicht angedeutet). Peripherie, Papille, Gefässe normal.

Epikrise. Ein Geschwisterpaar (28 und 18 Jahre alt) zeigt eine an Ausdehnung verschiedene, sonst gleiche Veränderung des Hinterpols beider Augen. Bei der älteren Person hat sicher auch die entsprechende Partie der Aderhaut schwer gelitten, ist atrophisch. Am Rande dieser Zone befinden sich verzweigte Pigmentflecken in Knochenkörperchenform. Das Zentralskotom, die schweren Störungen des Lichtsinnes und z. T. auch des Farbensinnes stehen in Einklang mit der Fundusveränderung.

Das Krankheitsbild, wie es die Schwester zeigt, scheint also eine inverse, zentrifugale, vom Rande der M. ablaufende Pigmentdegeneration zu sein.

Diese Form der Stargardtschen M. ist meines Wissens noch nicht beschrieben worden. Sie bildet einen topographisch unmittelbaren Übergang der Maculadegeneration zur Pigmentdegeneration im Gegensatz zu den Fällen von Baumgarten, Becker, Ferjukowa, Leber, Rieger, Stargardt (Familie S.), wo die Pigmentdegeneration mehr peripher lag. Die tapetoretinale Degeneration hielt sich nicht an der Grenze der Macula, sondern erstreckte sich über ein grösseres Gebiet. Es ist anzunehmen, dass der jüngere Patient im weiteren Verlauf auch die Pigmentdegeneration zeigen wird. Diese Fälle beweisen wieder einmal die Richtigkeit der Leberschen Auffassung: die Heredodegeneration der Macula und die Pigmentdegeneration der Netzhaut gemeinsam als tapeto-retinale Degeneration zu bezeichnen. Durch die in unserem Fache ausführbaren genauen Untersuchungen besteht jedoch die Möglichkeit innerhalb dieser Systemerkrankung besondere typische Krankheitsbilder zu unterscheiden.

Schlusswort.

Nach Erledigung der Tagesordnung nimmt das Wort Herr Wagenmann (Heidelberg):

M. D. u. H.! Wir stehen am Schluss unserer Tagung, die, wie Sie Alle mir bestätigen werden, höchst anregend und harmonisch verlaufen ist. Wir können wieder mit Stolz auf die geleistete Arbeit zurückblicken. In 45 Vorträgen und 24 Demonstrationen wurden wichtige Forschungsergebnisse mitgeteilt. Daneben war reichlich Gelegenheit zu persönlicher Aussprache und Anknüpfung freundschaftlicher Beziehungen gegeben. Heidelberg hat sich wieder in seiner vollen Schönheit gezeigt. Wir haben auch erfahren, dass es hier im Juni, wie sonst im August, recht warm sein kann. Doch hat das unsere Arbeit nicht beeinträchtigt. Es bleibt uns nur noch übrig, unseren aufrichtigen Dank abzustatten vor allem an die Vortragenden des In- und Auslandes, die hier die Ergebnisse ihrer Forschungsarbeit mitgeteilt haben, Dank an die verehrungswürdige Alma mater, die uns durch ihren Rektor begrüsst hat, Dank an die Stadt Heidelberg, die uns in hochherziger Weise die Tagungsräume zur Verfügung stellte, Dank an die Firmen, die durch die Ausstellung wichtiger Instrumente und Apparate belehrend gewirkt haben, Dank an die Assistenten und Beamten der Augenklinik, die zur glatten Abwicklung der Geschäfte beigetragen haben und besonderen Dank Herrn Hofheinz, der das Epidiaskop in geschickter Weise bedient und allen Wünschen der Vortragenden möglichst Rechnung getragen hat.

Mit voller Befriedigung können wir auf die Tage des Zusammenseins zurückblicken. Ich schliesse in Vertretung unseres Vorsitzenden, der leider gestern abend abreisen musste, die diesjährige Versammlung und rufe Ihnen zu: Auf Wiedersehen in Leipzig 1932!

Mitgliederversammlung

der

Deutschen Ophthalmologischen Gesellschaft

Freitag, den 13. Juni 1930, $12^1/_4$ Uhr mittags.

Vorsitzender: Herr Axenfeld-Freiburg i. Br.

Leiter der Verhandlungen: Herr Wagenmann-Heidelberg.

Anwesend: 142 Mitglieder.

I. Mitteilungen.

Wegen des Neubaus der Universität mussten wir die Sitzungen in die Stadthalle verlegen, wo wir schon vor dem Kriege getagt haben. Der Stadthallenausschuss hat der Gesellschaft die Tagungsräume unentgeltlich freundlichst überlassen. Wir haben nur die Kosten für Beleuchtung, einen Saaldiener, sowie die Einlass- und Garderobegebühren zu übernehmen. Das Episdiaskop hat die Universitäts-Augenklinik Heidelberg zur Verfügung gestellt.

Kurzer Bericht über den internationalen Kongress 1929 in Amsterdam: der Kongress war glänzend organisiert und die Kongressmitglieder waren auf das freundlichste aufgenommen. Herr Axenfeld schied durch Los aus dem internationalen Rat aus, dafür wurde Herr Wagenmann in den internationalen Rat gewählt. Beschlossen wurde, dass der nächste internationale Kongress 1933 in Madrid stattfinden soll. Gegründet wurde eine internationale Liga zur Bekämpfung des Trachoms. Als deutsche Delegierte wurden die Herren Birch-Hirschfeld, Krückmann, Meisner und Schieck vom Vorstand unserer Gesellschaft bestimmt. Für die internationale Liga zur Bekämpfung der Blindheit wurden seitens der Gesellschaft 50 RM. = 300 französische Francs bewilligt.

Geschenke an das von Graefe-Museum: Herr Axenfeld hat am Schluss der Versammlung 1928 drei Vorlesungshefte von Vorlesungen A. von Graefes, die durch Herrn Geheimrat Bäumler 1858/59 niedergeschrieben waren, überwiesen. Herr San.-Rat Dr. Karl Thier in Aachen übersandte zwei Originalbriefe und eine Krankengeschichte mit Gesichtsfeldaufnahmen, von A. von Graefe' niedergeschrieben, für das Graefe-Museum. Prof. Dr. Meller (Wien) überwies eine Rechnung aus der von Graefeschen Klinik, die ihm von einem Wiener Arzt überwiesen war. Herr Geh. Med.-Rat Greeff-Berlin übersandte mehrere Photographien aus der von Graefeschen Klinik, sowie ein Exemplar von A. von Graefes Dissertation, mit einer Widmung von Graefes an einen Freund versehen. Ein Zeugnis von A. von Graefes Hand überwies Herr San.-Rat Weinbaum. Herr Prof.Blessig in Dorpat übersandte eine Abschrift aus einem Privatbrief des noch lebenden 87jährigen Dr. Stelling aus Orel in Russland, der einen interessanten Reisebericht über seine 1867 ausgeführte Studienreise nach Berlin, Wien, Wiesbaden und Düsseldorf enthält.

Die Heidelberger medizinische Fakultät verlieh Herrn Dr. Koller in New York zur Anerkennung seiner Verdienste um die Lokal-Anästhesie durch Cocain die von Exzellenz Geheimrat Czerny gestiftete Kussmaul-Medaille. Der Vorsitzende unserer Gesellschaft beglückwünschte Herrn Dr. Koller zu der Ehrung.

Wir haben zu der Schmidt-Ott-Stiftung zur Förderung der Wissenschaften 100 M. beigesteuert, ebensoviel für das Denkmal für Röntgen in seiner Vaterstadt Lennep.

Die Erträgnisse der Tonometereichung wurden der Gesellschaft zu einer „Sammelstiftung" überwiesen. Eingegangen sind 2 Beträge, einer zu 125 M., der andere zu 177 M. Der Vorstand beschloss zunächst abzuwarten, ob weitere Beträge eingehen, und über die Verwendung der Gelder später zu beschliessen.

Die anatomische Gesellschaft·hatte eine Nomenklaturkommission (NK.) eingesetzt. Das vorläufige Ergebnis war als: „Nomina anatomica, Liste von 1930 nebst Erläuterungen entsprechend den Beschlüssen der Nomenklaturkommission, Jena 1930, Verlag von Gustav Fischer", erschienen und zur Kenntnis des Schriftführers gekommen. Da erhebliche Bedenken bestanden, so wurden entsprechende Vorstellungen beim Vorsitzenden der Kommission, Herrn Prof. Hans Virchow in Berlin, erhoben und nach seiner Aufforderung alle Beanstandungen mitgeteilt. Da auch innerhalb der Kommission die Ansichten geteilt und weitere Verhandlungen in Aussicht genommen sind, so erscheint es das beste, vorläufig abzuwarten und mit der Kommission Fühlung zu behalten.

In der Optikerfrage haben die 1928 aufgenommenen Verhandlungen der Kommission mit der Optikerschaft zur Vorlage von Richtlinien geführt. Der wirtschaftliche Ausschuss der Augenärzte hat sich mit dem Gegenstand eingehend beschäftigt und hält die Vorschläge von Richtlinien nicht für eine geeignete Basis zu zentralen Verhandlungen, zu derem Abschluss er die Zeit noch nicht für gekommen hält, unbeschadet der Möglichkeit, unter gewissen Voraussetzungen evtl. lokale Verabredungen zu treffen.

Der Vorstand schlägt vor, dass die Mitgliederversammlung von dem Beschluss des wirtschaftlichen Ausschusses der Augenärzte in Kenntnis gesetzt wird und das weitere dem wirtschaftlichen Ausschuss überlässt. Die Mitgliederversammlung stimmt dem Vorschlag des Vorstandes zu.

Hinsichtlich der Einbeziehung der Ärzte in die Gewerbesteuerordnung schlägt der Vorstand folgende Erklärung vor: Die Deutsche Ophthalmologische Gesellschaft begrüsst es, wenn der wirtschaftliche Ausschuss der Augenärzte gemeinsam mit allen deutschen Ärzten alles unternimmt, um die wissenschaftliche und ethische Seite unseres Standes hoch zu halten.

II. Chronik und Mitgliederbestand der Gesellschaft.

Die Zahl der Mitglieder betrug am 1. Juni 1930: 806.

Die Gesellschaft hat folgende Mitglieder durch den Tod verloren:

1. Prof. Dr. v. Schleich, Tübingen.
2. Geh. Rat Prof. Dr. Hubert Sattler, Leipzig.
3. Dr. Lucien Howe, Buffalo.
4. Dr. Illig, Stargard (Pommern).
5. Dr. Münz, Chemnitz.
6. Dr. Hermann Becker, Dresden.
7. Geh. Med.-Rat Prof. Dr. Silex, Berlin.
8. Sanitätsrat Dr. Cramer, Kottbus.
9. Prof. Dr. Kuffler, Berlin.
10. Dr. Leonhardt, Landshut.
11. Prof. Dr. Schröter, Leipzig.
12. Prof. Dr. Bietti, Bologna.
13. Prof. Dr. Stuelp, Mülheim (Ruhr).
14. Dr. Walter Doehring, Königsberg.

Unter den Verstorbenen finden sich wieder viele alte treue Mitglieder unserer Gesellschaft und Zierden der ophthalmologischen Wissenschaft. Auch ein verdientes Mitglied unseres Vorstandes, Herr Prof. Stuelp in Mülheim (Ruhr), ist uns entrissen worden, ebenso Herr Geheimrat Sattler, der 1874 als Mitglied aufgenommen war und von 1881—1918 dem Vorstand angehört hat. Mit Wehmut gedenken wir der Dahingeschiedenen und versichern, dass wir allen ein treues Andenken bewahren werden. Die Anwesenden bitte ich zur Ehrung der Verstorbenen sich von den Plätzen zu erheben.

Freiwillig ausgeschieden sind:

1. Dr. Schweigger, Berlin.
2. Dr. Teich, Wien.
3. Sanitätsrat Dr. Cauer, Stettin.
4. Dr. J. Böhm sen., Heilbronn.
5. Sanitätsrat Dr. Bäumler, Dresden.
6. Prof. Dr. Gelb, Frankfurt a. M.
7. Dr. Lucanus, Gotha.
8. Sanitätsrat Peter, Bielefeld.
9. Dr. Prinke, Düsseldorf.
10. Sanitätsrat Dr. Mittelstaedt, Tuttlingen.
11. Dr. Kassner, Gelsenkirchen.
12. Dr. Kauffmann, Ulm.
13. Sanitätsrat Dr. Pulvermacher, Berlin.
14. Dr. Gessner, Passing.
15. Prof. Dr. Josef Imre sen., Budapest.

Neu aufgenommen sind folgende Damen und Herren:

1. Dr. med. Bernard Samuels, New York, City 35, 52th. Street.
2. Priv.-Doz. Dr. Wolfgang Riehm, Würzburg, Bismarckstr. 10.
3. Dr. med. Studte, Augenarzt, Aachen, Macheims-allee 12.
4. Dr. med. Adalbert v. Pellathy, Assist. d. II. Univ.-Augenklinik, Budapest III, Szigony-utca 36.
5. Dr. med. S. Hildesheimer, Berlin NW., Levetzow-strasse 12.
6. Primärarzt Dr. Karl Bär, Meran (Italien), Prinz Humbertstr. 38.
7. Dr. med. Jens Schlereth, Augenarzt, Mannheim, O. 7. 4.
8. Dr. med. Richard de Crignis, Augenarzt, Parten-kirchen (Oberbayern).
9. Dr. med. Schnyder, Solothurn (Schweiz), Dornacher Strasse 101.
10. Dr. med. Heinz Stein, Marburg (Lahn).
11. Dr. med. Robert v. d. Heydt, Chicago 25, East Washingtonstr. Suite 1721, Marshalltield Annex Building.

12. Dr. med. Harry W. George, Middletown P. A. 19, North Union Street.
13. Dr. med. Reinhard Friede, Augenarzt, Jägerndorf, Hauptstr. 45 I.
14. Dr. phil. Theobald Graff, Rathenow, Berliner Str. 5.
15. Priv.-Doz. Dr. Karl vom Hofe, Oberarzt d. Univ.-Augenklinik, Leipzig, Liebigstr. 14.
16. Dr. med. F. P. Fischer, Assist. d. Univ.-Augenklinik, Leipzig, Liebigstr. 14.
17. Frau Dr. Ada Stübel, Augenärztin, Mainz, Karmeliterplatz 1.
18. Priv.-Doz. Dr. med. W. Wegner, Greifswald, Univ.-Augenklinik.
19. Priv.-Doz. Dr. med. Kurd Vogelsang, Bonn, Koblenzer Str. 15.
20. Dr. Raoul Pflimlin, Assist. d. Univ.-Augenklinik, Basel.
21. Priv.-Doz. Dr. med. Kurt Schmidt, Oberarzt der Univ.-Augenklinik, Bonn.
22. Priv.-Doz. Dr. med. Werner Kyrieleis, Würzburg, Univ.-Augenklinik.
23. Geh. Med.-Rat Dr. Eugen Mayer, Generalarzt a. D., Karlsruhe i. B.
24. Frau Dr. med. Helene Fenstermann-Harms, Altona-Eidelstedt, Kieler Str. 636.
25. Dr. med. J. Stern, Potsdam, Wilhelmsplatz 18.
26. Dr. med. Roggenkämper, Mülheim a. d. Ruhr, Hingberg, Leiter der Augenheilanstalt.
27. Dr. med. F. Meyerbach, Augenarzt, Aachen, Wilhelmstr. 103.
28. Dr. med. Reichert, Augenarzt, Berlin W 50, Spichernstrasse 17.
29. Dr. med. Wolfgang v. Heimburg, Assist. d. Univ.-Augenklinik, Tübingen.
30. Hofrat Dr. Gg. König, Augenarzt, Olpe i. W.
31. Dr. med. Alfred Rall, Assist. d. Univ.-Augenklinik, Tübingen.
32. Dr. med. Erich Lobeck, Heidelberg, Univ.-Augenklinik.
33. Dr. med. Günther Lembeck, Augenarzt, Magdeburg, Kaiser-Otto-Ring 6.

34. Priv.-Doz. Dr. med. Theodor Werncke, Berlin W,
Augsburger Str. 12 III bei Frau Elias.
35. Dr. Emmerich Lénárd, Oberarzt im ung. staatl.
Augenspital, Budapest VIII, Romanelli a 15.
36. Dr. Josef Petres, Augenarzt, Budapest, Lomyai ú 36.
37. Dr. Ladislaus Hollós, Budapest II, Margit-
Körut 646.
38. Dr. med. Helmut Meyer, Freiburg i. B., Univ.-
Augenklinik.
39. Dr. med. Basil Dimissianos, Athen, Patissia 73,
z. Zt. Augenklinik Freiburg.

III. Kassenbericht.

Aufstellung über die Einnahmen und Ausgaben

vom 10. Juli 1928 bis 3. Juni 1930.

Einnahmen:

Bestand bei der Deutschen Bank und Diskonto-gesellschaft am 3. Juni 1930	RM.	1038.—
Übertrag-Restbestand aus Sparkonto Nr. 1385 auf laufendem Konto	„	648.25
Bankzinsen	„	65.08
Einnahmen aus Mitgliedsbeiträgen	„	16263.62
	RM.	18014.95

Ausgaben:

Verlagsbuchhandlg. Bergmann, München	RM.	12843.35
Verlagsbuchhandlg. Springer, Berlin	„	115.50
Auslagen während der Tagung 1928:		
Bedienstete u. Schreibdamen	„	174.—
Fuhrlohn	„	10.—
Dekoration der Aula	„	30.—
Elektr. Strom	„	86.—
Kranz für Prof. Sattler	„	30.—
Kranz für Prof. Stuelp	„	30.—
Staatsminister Schmidt-Ott, Ehrung	„	100.—
zu übertragen	RM.	13418.85

Übertrag . . RM. 13 418.85

Röntgendenkmal in Lennep . .   „   100.—
Drucksachen usw. f. Einladungen,
    Aufforderungen, Portis und
    sonstige Auslagen . . . . . .   „   588.68
Depotgebühren, Bankspesen usw.   „   88.92
Vergütung an Herrn Geh.-Rat
    Wagenmann . . . .   „   2 000.—
Vergütung an Herrn Buhmann   „   400.—   16 596.45

Bestand per 3. Juni 1930 . . . . RM.   1 418.50

Vermögens-Aufstellung per 3. Juni 1930.

Bar-Bestand der laufenden Rechnung bei der
    Deutschen Bank und Diskontogesellschaft . . . RM.   1 418.50
Ausländische Banknoten . . . .   „   194.73

                                                   RM.   1 613.23

Einlagebuch Nr. 32 517 der Deutschen Bank und
    Diskontogesellschaft — Sammel-Stiftung . . . RM.   302.—
Einlagebuch Nr. 32 384 der Deutschen Bank und
    Diskontogesellschaft von Welz schen Graefe-Preis RM.   1 600.—
    aufgelaufene Zinsen daraus . . . .   „   236.15

                                                   RM.   1 836.15

Depositenheft Nr. 4285 der Schweizerischen Kredit-
    anstalt in Basel, für goldene Graefe-Medaille . sfrc.   1 296.40
    aufgelaufene Zinsen daraus ca. . . . . sfrc.   125.—

                                                  sfrc.   1 421.40

Wertpapier-Depot Nr. 1875 der Deutschen Bank u. Diskontoges.
        RM. 175.— Deutsche Ablösungsschuld
         „ 175.— desgl. Losscheine
Reichsschuldenverwaltung Berlin, besteht ein Eintrag von
        RM. 750.— Deutsche Ablösungsschuld
         „ 750.— desgl. Losscheine
Wertpapier-Depot Nr. 2360 der Deutschen Bank und Diskontoges.
    Dr. Jos. Schneider von Welz-Stiftung
        RM. 150.— Deutsche Ablösungsschuld
         „ 150.— desgl. Losscheine
         „   50.— 4½ % Rheinische Hyp.-Bank-Liqu.-Pf.
         „   50.— desgl. Certifikate
         „   70.— desgl. Anteilscheine

IV. Mitgliederbeiträge.

Dem Vorschlage des Vorstandes entsprechend wird bis auf weiteres der Mitgliederbeitrag für jedes Kalenderjahr auf 15.— RM. festgesetzt und es wird einstimmig die vom Vorstand vorgeschlagene Fassung für § 10 der Satzungen angenommen: Jedes Mitglied zahlt für jedes Kalenderjahr einen Beitrag von 15.— RM., der nach Aufforderung an die Deutsche Bank und Diskontogesellschaft, Filiale Heidelberg (Postscheckkonto Nr. 519, Karlsruhe i. B.) mit dem ausdrücklichen Vermerk: „für die Deutsche Ophthalmologische Gesellschaft" zu überweisen ist. Die 3 Monate nach der Zahlungsaufforderung nicht eingegangenen Beiträge werden durch Nachnahme eingezogen.

V. Wahl von Vorstandsmitgliedern.

Durch Akklamation werden wiedergewählt die Herren von Hippel und Wessely, sowie als Schriftführer Herr Wagenmann, ausserdem neugewählt als Ersatzmann für Herrn Stuelp Herr Jung-Köln.

VI. Wahl der Preisrichter für die Verteilung des v. Welzschen v. Graefe-Preises.

Als Vorstandsmitglieder sind vom Vorstand die Herren von Hippel und Wessely bestimmt worden. Von den 6 vorgeschlagenen Herren sind 3 von der Mitgliederversammlung zu wählen. Die Mitgliederversammlung wünscht Bestimmung der 3 Herren durch Los. Die Losziehung ergibt die Wahl von den Herren Elschnig, Schieck und Seidel.

In Betracht kommen die Jahrgänge des von Graefeschen Archivs 1926, 1927 und 1928.

VII. Beschlussfassung über die nächste Versammlung.

Eine Einladung nach Leipzig hatte Herr Hertel bereits vor 2 Jahren ergehen lassen und für die nächste Versammlung wiederholt. Vor einigen Monaten lief eine Einladung der Stadt Breslau ein, die von Herrn Bielschowsky warm vertreten wurde. Vor einigen Tagen traf noch eine Einladung der Stadt Halle ein. Nach Ansicht des Vorstandes sprechen für Leipzig die bereits früher erfolgte und auch bereits zugesicherte Einladung und die günstige Lage im Mittelpunkt Deutschlands, für Breslau dagegen das Vorliegen nationaler

Gründe, während die Einladung von Halle unter allen Umständen
vorläufig zurückzustellen ist. Der Vorstand war der Ansicht, die
Mitgliederversammlung darüber abstimmen zu lassen, ob Leipzig
oder Breslau gewählt werden soll. Der Vorstand schlägt deshalb vor,
die nächste Versammlung unserer Gesellschaft soll 1932 in Leipzig
oder Breslau abgehalten und die nähere Feststellung der Zeit dem
Vorstand überlassen werden. Falls Leipzig gewählt wird, soll Ende
April als Tagungszeit mit in Aussicht genommen werden. Der Vorschlag des Vorstandes wird angenommen. Die Abstimmung über den
Ort der Versammlung ergibt 76 Stimmen für Leipzig und 66 Stimmen
für Breslau. Mithin ist Leipzig für die Versammlung 1932 gewählt.

Da nach Aufforderung des Leiters niemand sonst etwas vor-
zubringen hat, wird die Mitgliederversammlung geschlossen. Schluss
der Mitgliederversammlung $12^3/_4$ Uhr.

Nach unserer Tagung wurde unsere Gesellschaft in tiefe Trauer
versetzt durch das Hinscheiden zweier hervorragender Mitglieder
unseres Vorstandes. Der Vorsitzende unseres Vorstandes, Herr
Geheimer Hofrat Professor Dr. Th. A x e n f e l d in Freiburg i. Br.,
der nach Rückkehr von seiner Orientreise in alter Frische und
Rüstigkeit an unserer letzten Versammlung teilgenommen hatte,
wurde kurze Zeit danach von einer tückischen Krankheit befallen,
der er am 29. Juli erlag.

Zur gleichen Zeit traf uns die erschütternde Nachricht von dem
plötzlichen Hinscheiden des Professors Dr. A l l v a r G u l l s t r a n d
in Stockholm, dem wir noch vor zwei Jahren unsere höchste
Ehrung, die Graefe-Medaille, überreicht haben.

Was diese beiden Männer, die Zierde und der Stolz unserer
Gesellschaft, für die ophthalmologische Wissenschaft und für die
gesamte Menschheit, sowie für unsere Gesellschaft geleistet haben,
wird unvergessen bleiben. Mit uns trauern die Ophthalmologen
aller Länder.

Satzungen
der
Ophthalmologischen Gesellschaft[1]
beschlossen in der Sitzung vom 15. September 1903.

§ 1.
Der unter dem Namen: „Ophthalmologische Gesellschaft"[1] bestehende Verein bezweckt die Förderung der Ophthalmologie und hat seinen Sitz in Heidelberg. Der Verein soll in das vom Amtsgericht zu Heidelberg geführte Vereinsregister eingetragen werden.

§ 2.
Der Vorstand des Vereins besteht aus acht von der Mitgliederversammlung frei gewählten Vereinsmitgliedern und aus einem Schriftführer, welcher auf Vorschlag der übrigen acht Vorstandsmitglieder auf 8 Jahre von der Mitgliederversammlung gewählt wird. Von den acht ersteren Vorstandsmitgliedern scheiden alle zwei Jahre je zwei Mitglieder aus, und zwar diejenigen, welche seit ihrer Wahl, beziehungsweise Wiederwahl, dem Vorstand am längsten angehört haben.

Wenn in einem Jahre, in dem der Austritt und die Neuwahl zweier Mitglieder zu erfolgen hätte, keine Mitgliederversammlung stattfindet, werden Austritt und Neuwahl der Vorstandsmitglieder auf das nächste Jahr verschoben.

Die austretenden Vorstandsmitglieder sind wieder wählbar.

Bei eintretenden Lücken in der Zahl der Mitglieder des Vorstandes werden in der nächsten Mitgliederversammlung Ersatzmänner gewählt.

§ 3.
Der Vorstand wählt aus seiner Mitte einen Vorsitzenden und einen Stellvertreter desselben, die bis zu ihrem satzungsmäßigen Ausscheiden aus dem Vorstand ihr Amt behalten.

§ 4.
Der Vorstand fasst seine Beschlüsse durch mündliche Abstimmung in einer vom Vorsitzenden unter Angabe der Tages-

---

[1] Durch Beschluss der Mitgliederversammlung vom 6. August 1920 soll der Name jetzt lauten: „Deutsche Ophthalmologische Gesellschaft".

ordnung einzuberufenden Vorstandssitzung oder durch schriftliche Abstimmung vermittelst eines vom Vorsitzenden ausgehenden, bei allen Mitgliedern des Vorstandes umlaufenden und wieder zum Vorsitzenden zurückkehrenden Anschreibens. In beiden Fällen ist zur Beschlussfassung einfache Mehrheit der abgegebenen Stimmen notwendig und genügend.

Über die Beschlüsse in einer Vorstandssitzung wird ein vom Vorsitzenden zu unterzeichnendes Protokoll geführt.

§ 5.

Der Vorstand sorgt sowohl in der Zwischenzeit als auch während der Dauer der Versammlung für die Interessen des Vereins. Er ladet zu den wissenschaftlichen Sitzungen und zu der Mitgliederversammlung ein, trifft die Vorbereitungen dazu, bestimmt die Reihenfolge der Vorträge, besorgt die Herausgabe der Sitzungsberichte und die Kassenführung. Die Einladung zu den Versammlungen erfolgt durch ein vom Vorsitzenden und Schriftführer unterzeichnetes, gedrucktes Zirkular mit Angabe der Tagesordnung, das an alle Mitglieder zu versenden ist.

§ 6.

Der Vorsitzende oder in dessen Verhinderung sein Stellvertreter vertritt den Verein nach aussen, sowohl gerichtlich als auch aussergerichtlich. Ist eine Willenserklärung gegenüber dem Verein abzugeben, so genügt die Abgabe gegenüber einem Mitgliede des Vorstandes.

§ 7.

Der Schriftführer hat die Korrespondenz des Vereins, den Druck und die Versendung der Zirkulare zu besorgen, die Protokolle zu führen und die Sitzungsberichte zu redigieren.

§ 8.

Die wissenschaftlichen Sitzungen und die Mitgliederversammlung finden in der Regel einmal jährlich in Heidelberg statt.

Die wissenschaftlichen Sitzungen sind öffentlich. Ihre Eröffnung geschieht durch ein Mitglied des Vorstandes. Die Vorsitzenden der einzelnen Sitzungen werden auf Vorschlag des Vorstandes von den anwesenden Mitgliedern gewählt.

In der Mitgliederversammlung werden die Angelegenheiten des Vereins beraten, Beschlüsse darüber gefasst und die Wahlen vorgenommen. Bei den Abstimmungen entscheidet einfache Majorität. Über die Beschlüsse der Mitgliederversammlung wird

ein vom Vorsitzenden und Schriftführer zu unterzeichnendes
Protokoll geführt.

§ 9.

Wer Mitglied der Ophthalmologischen Gesellschaft werden
will, wendet sich durch Vermittelung des Schriftführers an den
Vorstand, der über die Aufnahme durch einen nach § 4 zu fassenden
Beschluss entscheidet.

Der Austritt erfolgt durch Anzeige an den Schriftführer.
Auch gilt als ausgetreten, wer zwei Jahre seinen Mitgliedsbeitrag
nicht entrichtet hat.

Ein Mitglied kann aus der Gesellschaft ausgeschlossen werden,
wenn es sich durch die Art seiner Berufsausübung zu den Grund-
sätzen der Gesellschaft dauernd in erheblichen Widerspruch setzt
oder wenn seine fernere Mitgliedschaft aus sonstigen, in seiner
Person liegenden, wichtigen Gründen mit dem gedeihlichen Bestand
der Gesellschaft unvereinbar erscheint. Die Ausschliessung erfolgt
auf Antrag des Vorstandes durch einen mit $^2/_3$ Mehrheit der Erschienenen gefassten Beschluss der Mitgliederversammlung, nachdem dem Auszuschliessenden vorher Gelegenheit zu schriftlicher
Äusserung gegeben worden ist. Eine Anfechtung des formgerecht
ergangenen Ausschliessungsbeschlusses findet nicht statt[1].

§ 10.

Jedes Mitglied zahlt für jedes Kalenderjahr einen Beitrag von
15.— RM., der nach Aufforderung an die Deutsche Bank und Diskontogesellschaft, Filiale Heidelberg (Postscheckkonto Nr. 519,
Karlsruhe i. B.) mit dem ausdrücklichen Vermerk: „Für die Deutsche
Ophthalmologische Gesellschaft" zu überweisen ist. Die 3 Monate
nach der Zahlungsaufforderung nicht eingegangenen Beiträge werden
durch Nachnahme eingezogen.[2]

§ 11.

Vorstehende Satzung ist am 15. September 1903 durch Beschluss der Mitgliederversammlung errichtet worden.

---

[1] Der letzte Absatz ist durch Beschluss der Mitgliederversammlung
vom 6. August 1918 aufgenommen worden.

[2] Diese Fassung des § 10 wurde in der Mitgliederversammlung 1930
beschlossen.

Bestimmungen für die Erteilung des von Prof. Dr. von Welz gestifteten „von Graefeschen Preises“.

Die Stiftungsurkunde lautet folgendermaßen:

Hochverehrte Ophthalmologische Gesellschaft!

Im treuen Andenken meines unvergesslichen Freundes und Lehrers, des am 19. Juli 1870 verstorbenen Professors der Ophthalmologie in Berlin, Dr. Albrecht von Graefe, und im dankbaren Gefühle für alles, was ich seiner Lehre und seinem Beispiele schulde, glaube ich ganz in dessen Sinne zu handeln, wenn ich eine Bestimmung ins Leben rufe, welche den Zweck hat, hervorragenden Leistungen in der Ophthalmologie eine besondere Anerkennung zu zollen, sowie es hinwiederum ein Bedürfnis meines Innern ist, hierfür den Namen „des von Graefeschen Preises“ zu wählen.

Zu diesem Behufe übergab ich der von mir gegründeten „Marienstiftung für Heilung von armen Augenkranken in Würzburg“, die als juristische Person von allerhöchster Stelle anerkannt ist, 10 Stück Prioritäts-Obligationen der vereinigten südösterreichisch-lombardisch- und zentral-italienischen Eisenbahn-Gesellschaft à 500 Fr. im Nominalwerte von 5000 Fr. mit den betreffenden Coupons vom 1. April 1874 bis 1. April 1886, deren jährliche Zinsen 150 Fr. = 120 Mark betragen, wobei eine allenfallsige Vermehrung des Kapitals vorbehalten ist[1].

Es soll nun der „von Graefesche Preis“ mit 450 Fr. = 360 Mark alle drei Jahre von der Ophthalmologischen Gesellschaft, die in der Regel jährlich in Heidelberg tagt, der besten Arbeit zuerkannt werden, welche in den dreien, dem Verteilungsjahr um ein Jahr vorausgehenden Jahrgängen in deutscher Sprache im „Archiv für Ophthalmologie“ erschienen ist[2].

Nachdem sowohl das „Archiv für Ophthalmologie“ als die Ophthalmologische Gesellschaft in Heidelberg von

---

[1] Da das Kapital der Stiftung durch die Folgen des Weltkrieges entwertet ist, wurde durch Beschluss der Mitgliederversammlung am 4. August 1925 aus den Ersparnissen der Gesellschaft ein Kapital abgezweigt und ein Sparkonto errichtet, aus dessen Zinsertrag die weitere Zuerkennung des v. Graefe-Preises erfolgen kann.

[2] Wissenschaftliche Arbeiten der Preisrichter selbst können auch noch bei der nächsten Verteilung des Preises rückwirkend in Betracht kommen.

A. von Graefe ins Leben gerufen worden, so erschien es mir vor allem als ein Akt der Pietät, diesen Preis, dem sein Name erst die rechte Weihe geben soll, mit diesen seinen beiden Lieblingsschöpfungen in Verbindung zu bringen.

Preisrichter, deren im ganzen fünf sein sollen, sind deshalb in erster Reihe die Mitglieder des Ausschusses der Ophthalmologischen Gesellschaft, in der Art, dass immer zwei aus demselben, durch den Ausschuss selbst hierzu bestimmt, die übrigen drei aber in der betreffenden Sitzung aus sechs von dem Ausschuss vorgeschlagenen Gesellschaftsmitgliedern durch einfache Majorität gewählt werden. Unter Umständen können hierzu auch Nichtmitglieder ernannt werden. Über die Vorschläge selbst entscheidet die Majorität der Preisrichter. Die Bekanntmachung des zuerkannten Preises geschieht dann stets in der ersten Sitzung der Ophthalmologischen Gesellschaft des betreffenden Jahres, zum ersten Male 1876, und hat der Sekretär des Ausschusses, durch das Sitzungsprotokoll gehörig legitimiert, von der „Marienstiftung" die betreffende Summe zu erheben, die Übergabe des Preises in geeigneter Form zu übermitteln, eventuell auch an die Erben, und die Bekanntmachung desselben im „Archiv für Ophthalmologie" zu veranlassen.

Unbenommen bleibt es den genannten Preisrichtern im Fall der Zweckdienlichkeit, den „von Graefeschen Preis" einmal für die glückliche Lösung einer Preisaufgabe zu bestimmen, welche Arbeit aber dann nach Erteilung des Preises im Archiv erscheinen muss.

Sollte das „Archiv für Ophthalmologie" als solches zu erscheinen aufhören oder seinen Charakter wesentlich verändern, oder in dem angegebenen Zeitraum gerade keine preiswürdige Arbeit enthalten, so würde, solange die Ophthalmologische Gesellschaft in ihrer jetzigen Verfassung besteht, der Ausschuss an der Stelle des Archivs ein anderes in deutscher Sprache erscheinendes Journal ophthalmologischen Inhalts zu setzen haben, in welchem Falle auch Monographien zuzulassen, grössere Werke aber auszuschliessen sind.

Sollte nun aber die zur Zeit bestehende Ophthalmologische Gesellschaft sich einmal auflösen, so wird die „Marienstiftung" das Ersuchen der Preiszuerkennung an die medizinische Fakultät in Würzburg stellen, und diese dann dieselbe ihrerseits unter Beobachtung obiger Modalitäten betätigen, nachdem sie vorher noch das Gutachten dreier ordentlicher Professoren der Ophthalmologie einer deutschen Universität eingeholt hat.

Solange der Unterzeichnete am Leben ist, kann eine Änderung dieser Bestimmungen nur mit seiner Einwilligung stattfinden;

nach dessen Tode müssen, bei den Wandlungen der Zeit, solange es möglich ist, immer nachstehende Gesichtspunkte festgehalten werden:

1. soll, um das Andenken von Graefes zu ehren, stets der Name „von Graefescher Preis" erhalten bleiben;
2. soll damit immer der wissenschaftliche Fortschritt in der Ophthalmologie gefördert und anerkannt werden.

Würzburg, den 6. August 1874.

Dr. Robert Ritter von Welz,
öffentl. ordentl. Professor der Ophthalmologie an
der Universität zu Würzburg.

Statut
betreffend die Zuerkennung und Verleihung der Graefe-Medaille.

1. Die Graefe-Medaille soll alle 10 Jahre demjenigen zuerkannt werden, der sich unter den Zeitgenossen — ohne Unterschied der Nationalität — die grössten Verdienste um die Förderung der Ophthalmologie erworben hat. Niemals soll die Medaille zweimal derselben Person verliehen werden.

2. Die Zuerkennung des Preises erfolgt durch direkte Wahl, mit absoluter Mehrheit der gültigen Stimmen der stimmfähigen anwesenden Mitglieder.

3. Stimmberechtigt sind alle diejenigen, welche bis einschliesslich der letzten Versammlung als Mitglieder aufgenommen und als solche in dem letzten offiziellen Mitgliederverzeichnis aufgeführt sind.

4. Am Ende der Sitzung des ersten Sitzungstages hat die erste freie Abstimmung mit geschlossenen Zetteln stattzufinden. Das Resultat wird sofort festgestellt und bekanntgemacht. Ist dabei eine absolute Majorität erreicht, so erfolgt unmittelbar die Proklamation. Andernfalls erfolgt sofort Stichwahl zwischen den zwei Personen, die bei der ersten Abstimmung die meisten Stimmen erhielten. Bei Stimmengleichheit werden beide proklamiert und es wird beiden die Medaille ausgehändigt werden.

Vom Ausfall der Abstimmung wird dem Gewählten sofort Mitteilung gemacht.

5. Am Schlusse der Sitzung des nächsten Jahres wird die Ehrenmünze dem Erwählten durch den Präsidenten in feierlicher Weise mit einer Ansprache überreicht, in welcher die unsterblichen

Verdienste Albrecht von Graefes in Erinnerung gebracht und der Gewählte als würdiger Nachfolger geehrt wird. Im Falle der Abwesenheit des Gewählten wird demselben die Medaille zugeschickt und eine entsprechende Ansprache an die Versammlung gerichtet werden.

6. Die vorzunehmende Wahl soll jedesmal im Jahre vorher angekündigt und diese Ankündigung in das Protokoll aufgenommen und mit demselben veröffentlicht werden. Auch soll bei der Einladung zur Zusammenkunft die Wahl in Erinnerung gebracht werden.

7. Im Falle der Auflösung der Ophthalmologischen Gesellschaft soll das vorhandene Kapital der Heidelberger Medizinischen Fakultät zur ferneren Zuerkennung der Graefe-Medaille übergeben und derselben überlassen werden, bei der Zuerkennung den ihr zweckmäßigst scheinenden Modus zu befolgen.

Bestimmungen
der
Dr. Joseph Schneider-von Welz-Stiftung zur Förderung der Augenheilkunde.

Die Stiftungsurkunde lautet folgendermaßen:

Milwaukee, 15. April 1913.

In dankbarer Erinnerung an meinen väterlichen Freund und Lehrer, den 1878 verstorbenen Dr. Robert Ritter von Welz, ordentlicher Professor der Augenheilkunde an der Universität Würzburg, übergebe ich der Ophthalmologischen Gesellschaft zu Heidelberg, die als juristische Person von Allerhöchster Stelle anerkannt ist, die Summe von Dreißigtausend Mark zum Zwecke einer Stiftung unter dem Namen „Dr. Joseph Schneider-von Welz-Stiftung", zur Förderung der Augenheilkunde, mit folgenden Bestimmungen:

Erstens: Das Stiftungskapital soll in sicheren zinstragenden Werten angelegt und im Depositorium der Gesellschaft aufbewahrt werden.

Zweitens: Die Einkünfte der Stiftung sollen dazu verwandt werden, Augenärzte, welche sich darum bewerben, zur Förderung von wissenschaftlichen Arbeiten auf dem Gebiete der Augenheilkunde, zu Reisestipendien behufs Studien an fremden Anstalten und ähnlichen Zwecken durch nach dem jemaligen Verdienst und den Bedürfnissen zu bemessende Beiträge zu unterstützen. Arbeiten über sympathische Ophthalmie und Trachom sollen, solange die Kenntnis dieser Krankheiten noch dringend der Förderung bedarf, besonders berücksichtigt werden.

Drittens: Die Bewerbungen sind immer bis zu einem vom Vorstand der Gesellschaft zu bestimmenden Termin, welcher in den Versammlungsberichten bekanntgegeben werden soll, dem Schriftführer einzureichen.

Viertens: Über die Zuerkennung von Bewilligungen hat der Vorstand zu entscheiden.

Fünftens: Werden die Einkünfte eines Jahres nicht vollständig oder gar nicht verwandt, so können dieselben in einem der nächsten 3 Jahre zur Verwendung kommen; nach dieser Zeit sollen dieselben dann aber zum Kapital geschlagen werden.

Sechstens: Die Bestimmungen der Stiftung, sowie Berichte über gemachte Bewilligungen sollen im Jahresbericht der Ophthalmologischen Gesellschaft im Druck veröffentlicht werden.

Siebentens: Die unterstützten Arbeiten sollen in „v. Graefes Archiv für Ophthalmologie" veröffentlicht werden. Sollte dieses jedoch eingehen oder seinen Charakter als Organ für Augenheilkunde wesentlich verändern, so kann, solange die Ophthalmologische Gesellschaft in ihrer jetzigen Verfassung besteht, der Vorstand der Gesellschaft an Stelle des Archivs ein anderes, in deutscher Sprache erscheinendes Journal ophthalmologischen Charakters zur Veröffentlichung benutzen.

Achtens: Sollte die Ophthalmologische Gesellschaft in Heidelberg sich auflösen, so soll das Stiftungskapital und Ausführung des Stiftungszweckes der Medizinischen Fakultät der Universität Heidelberg übertragen werden.

Neuntens: Zu Lebzeiten des Stifters kann eine Änderung der Stiftungsbedingungen nicht ohne seine Einwilligung stattfinden; nach seinem Tode sollen, solange es bei den Wandlungen der Zeit möglich ist, folgende Bestimmungen gehalten werden:

a) der Name „Dr. Joseph Schneider-von Welz-Stiftung",

b) soll damit immer dem wissenschaftlichen Fortschritte der Augenheilkunde gedient werden.

gez. Dr. Joseph Schneider.

Mitglieder der Deutschen ophthalmologischen Gesellschaft.

Name	Wohnort	Genauere Adresse
Prof. Abelsdorff	Berlin	90 Bülowstrasse
Prof. Adam	Berlin W 15	37 Joachimsthaler Str.
*Dr. Agricola	Hannover	
Dr. Albrich, Konrad, Privatdozent	Pécs (Ungarn)	Univ.-Augenklinik
Dr. Alkan, Reinhold	Coburg	15 A Mohrenstrasse
Dr. Altland	Duisburg	
*Dr. Amsler, Marc, Privatdozent	Lausanne (Schweiz)	
Dr. Andrews, Joseph A.	Santa Barbara, Kalifornien (Amerika)	2155 Mission Ridge
*Dr. Apetz, Wilhelm	Würzburg	5 Eichhornstrasse
Dr. Arens, Paul	Duisburg	1 Scheffelstr.
Dr. Arnold, Gottfried	Gronau i. W.	Bahnhofstrasse
Dr. Arnstein, Gottlieb, Generalstabsarzt	Prag II (Tschechoslowakei)	7 Vrchlického Sady
Dr. Aron, Rudolf	Breslau 10	6 Gneisenauplatz
Dr. Arruga	Barcelona (Spanien)	271 Aragon
*Dr. Ascher, Karl, Privatdozent	Prag II (Tschechoslowakei)	32 A Heinrichsgasse Jindrisska
Prof. Ask, Fritz	Lund (Schweden)	
Dr. Asmus	Düsseldorf	
Dr. Augstein sen.	Labiau (Ostpreussen)	
Dr. Augstein, H., jun.	Freiburg i. Br.	
*Prof. Avižonis, Peter	Kowno (Litauen)	21 Maironio g. vé.
Prof. Awerbach, M.	Moskau (U. S. S. R.) W. 2	6 Sretenski Boulv.
*Prof. Axenfeld, Th.	Freiburg i. Br.	11 Schwaighofstr.
Prof. Baas	Karlsruhe i. B.	
Dr. Bachmann	Bad Mergentheim	
*Dr. Baege	Merseburg a. S.	
Dr. Bänziger, Theod.	Zürich VIII (Schweiz)	15 Billrothstrasse
Dr. Bär, Arthur	Essen a. d. R.	43 Huyssenallee
Dr. Bär, Karl	Meran (Italien)	38 Prinz Humbertstr.
Dr. Bahr	Bad Oeynhausen	25 Charlottenstrasse
Dr. Ballaban	Lemberg (Polen)	21 Halicka
Dr. Bamberger, S.	Frankfurt a. M.	57 Langestrasse
Dr. Barck, C.	St. Louis, M. (Amerika)	3438 Rusell Aven.
Dr. Barczinski	Allenstein	2 Schillerstrasse
Prof. Barkan, A., sen.	San Francisco (Amerika)	Union Trustey
Prof. Barkan, Hans, jun.	San Francisco (Amerika)	Medico-Dental Building 480 Post Street
*Prof. Bartels	Dortmund	Städt. Augenklinik
*Dr. Basten	Saarbrücken	
Dr. Fürst v. Batthyány L.	Körmend, Vasmegye (Ungarn)	

Name	Wohnort	Genauere Adresse
Dr. Baum, Oskar	Dortmund	27 Rheinische Strasse
Dr. Baumert	Köln-Lindenburg	Univ.-Augenklinik
Dr. Baumgärtner	Schwäbisch Hall	
*Prof. Baurmann	Göttingen	Univ.-Augenklinik
Dr. Bayer, Franz	Reichenberg (Böhmen)	
Dr. Bayer, Heinrich	Baden-Baden	2 Augustaplatz
Dr. Becker	Naumburg a. S.	
Dr. Bedell, Arthur	Albany (V. St. Amerika)	344 State Street
*Prof. Behr, C.	Hamburg	Univ.-Augenklinik, Eppendorf
Dr. Behrend, Walter	Tübingen	Univ.-Augenklinik
Prof. Bellarminoff, L.	Leningrad (Russland)	10 Saperny pereulok
*Dr. Berg, Fredrik	Göteborg (Schweden)	1 Vasa Kyrko gatan
Dr. Berger	Plauen	2^{II} Windmühlenstrasse
Dr. Berger, Arthur	Bochum	20 Kortumstr.
Dr. Bergmeister, Rudolf, Privatdozent	Wien I (Österreich)	12 Landesgerichtsstr.
*Dr. Berneaud, George	Elberfeld	25 Herzogstrasse
Dr. Bernouilli	Stuttgart	36 Neckarstrasse
*Prof. Best, Friedrich	Dresden A. 1.	17^{II} Pragerstrasse
Dr. Betsch, Alwin	Tübingen	Univ.-Augenklinik
Dr. Bickart, Paul	Nürnberg	16^{II} Königstrasse
Dr. Bieling, Peter	Gelsenkirchen	22 Florastrasse
Prof. Bielschowsky, A.	Breslau XVI	Univ.-Augenklinik, 2 Maxstr.
*Dr. Bielski-Schartenberg, Frau	Essen	61 Lindenallee
Prof. Birch-Hirschfeld	Königsberg i. Pr.	4^{I} Lisztstrasse
Dr. Birckhäuser, R.	Basel (Schweiz)	20 Wallstrasse
Prof. Bistis, J.	Athen (Griechenland)	19 Acadimias
Prof. v. Blascovics, L.	Budapest III (Ungarn)	15 Jlles ù
Dr. Blatt, Nicolaus	Targul-Mures (Siebenbürgen-Rumänien)	
Dr. Blaauw, Edmond E.	Buffalo (Amerika)	190 Ashland Ave.
Dr. Bleisch, Joh.	Breslau I	18 Gravestrasse
Prof. Blessig, Ernst	Dorpat (Estland)	53 Mühlenstrasse
Dr. Bloch, Fritz	Nürnberg	$6a^{I}$ Fürther Strasse
Dr. Blüthe, Ludwig	Frankfurt a. M.	7 pt Unterlindau
Dr. Blum, Paula, Frl.	Pirmasens (Pfalz)	11 Turnstr.
*Dr. Bodenheimer, Ernst	Frankfurt a. M.	Krankenhaus Rotes Kreuz
Dr. Böhm, Hans	Heilbronn	82 Friedenstrasse
Dr. Boehm, Karl	Beuthen (Oberschlesien)	39 Tarnowitzer Strasse
Dr. Boehmig, Alfred	Leipzig	71^{I} Dresdener Strasse
Prof. Boeckmann, Ed.	St. Paul Minnesota (Amerika)	448 Building Lowry
Dr. Bögel, Max	Recklinghausen	23 Martinistr.
Dr. Boernstein	Berlin-Friedenau	29 Rheinstrasse

Name	Wohnort	Genauere Adresse
Dr. Bogatsch, Günther	Breslau V	47 Gartenstrasse
Dr. van den Borg, J.	Rotterdam (Holland)	85 Witte de Withstraat
Dr. Bornemann, Alfred	Blasewitz/Dresden	1 Sachsen-Allee
Dr. van den Bosch, Hans	Lütgendortmund	
Dr. Boström, C. G., Marine-Oberstabsarzt	Stockholm (Schweden)	11 Götgatan
Prof. Botteri, Alb.	Zagreb (Jugoslawien)	3 Jelacicevtrg.
Dr. Brana, Johann, Privatdozent	Budapest (Ungarn)	22 Révay utca
Dr. Brandenburg	Trier	
Dr. Brandt	Jena	14 Wilhelm Staade Str.
*Dr. Brenske, Otto	Hannover	13 Königstrasse
Dr. Brinkhaus, Karl	Rendsburg	
Dr. Brons	Dortmund	8 Königswall
Dr. Brown, E. V. L.	Chicago (Amerika)	122 Michigan Boulevard
*Prof. Brückner, Arthur	Basel	Univ.-Augenklinik
*Dr. Brukker, D. J.	Groningen (Holland)	50 O. Boteringestr.
Dr. Bruns	Neumünster	Univ.-Augenklinik
Dr. Bryn, Arne	Drontheim (Norwegen)	38 Kjöbmandsgatan
Dr. Bublitz, Augenarzt	Stolp	
*Dr. Bücklers, Max	Tübingen (Württemberg)	26 Waldhäuserstrasse
Dr. Burgener, L.	Rorschach (Schweiz)	17 Signalstrasse
Dr. Burk	Hamburg	18¹ Glockengiesserwall
*Dr. Busse	Bremerhaven	
Dr. Butler, J. H.	Birmingham (England)	2 Stirling Court, Stirling Road, Edgbaston
Dr. Butt, Ataullah	Lahore (Indien)	
Dr. Calderon, J. L.	Lima (Peru)	273 Apartado
*Dr. Causé, Fritz	Mainz	5 Dominikanerstrasse
Prof. Charlin, Carlos	Santiago (Chile)	2115 Rua compania
*Prof. Clausen, W.	Halle a. S.	Univ.-Augenklinik
Dr. Clausnizer	Rottweil a. N.	10 Königstrasse
*Dr. Cohn, Paul	Mannheim	C. 3. 16
Dr. Colden, Kurt	Breslau XIII	76 Kaiser-Wilhelm-Str.
*Prof. Collin	Berlin-Lichterfelde	12 Holbeinstrasse
*Prof. Comberg	Berlin N 24	5/9 Ziegelstrasse
Prof. Cords, R.	Köln-Lindental	17 Kinkelstrasse
Dr. Cremer	Godesberg	2 Kronprinzenstrasse
Dr. Cremer	Oldenburg	
Dr. de Crignis, Richard	Partenkirchen (Oberbayern)	
Dr. Freih. Cronstedt, Louis	Stockholm (Schweden)	41 A. Birger Jarlsgatan
*Dr. v. Csapody, Stefan, Privatdozent	Budapest I (Ungarn	141 Krisztina-Körut
Dr. Cuny, F.	Basel (Schweiz)	20 Klybechstr.
*Dr. Custodis, Ernst	Düsseldorf	Akademie-Augenklinik

Name	Wohnort	Genauere Adresse
Dr. Dahmann, Franz	Emmerich	
Dr. Dahmann, Kurt	Dinslaken (Rheinland)	
Dr. Danco, Adolf	Neunkirchen (Saar)	
Dr. Davids, Hermann	Münster i. W.	
*Dr. Decking	Stadtlohn i. Westf.	
Prof. Denig	New York (Amerika)	56 East 58te Street
Dr. Depène	Breslau VIII	5 p. Klosterstrasse
Dr. Derby, G. S.	Boston Mass. (Amerika)	5 Bay State Road
Dr. Deters	Mainz	9 Kaiserstrasse
Prof. Deutschmann, R.	Hamburg	19 Alsterkamp
Dr. Deutschmann, Franz	Hamburg 20	24 Jungfrauental
Dr. Dickmann, Paul	Bottrop i. W.	
Dr. Dieter, Walter, Privatdozent	Kiel	Univ.-Augenklinik
Dr. Dimissianos, Basilios	Athen (Griechenland)	73 Patissia z. Z. Freiburg i. B. Univ.-Augenklinik
*Dr. Distler	Stuttgart	16a Uhlandstrasse
*Dr. Döhler	Bremen	4 Hagenauer Strasse
Dr. Doerr, Frl., Lotte	Nürnberg	17 I Roonstrasse
Dr. Dohlman, G., Privatdozent	Lund (Schweden)	
Dr. Dohme	Berlin-Charlottenburg	11 Niebuhrstrasse
Dr. Dolman, Percival	San Francisco (Kalifornien, Amerika)	Flood Building 490 Post Str.
*Dr. Dorff, Harry	Rastatt	7 Bismarckstr.
Dr. Driver, Robert	München	27 Elisabethstrasse
Dr. Dufour, Auguste	Lausanne (Schweiz)	1 Rue du Midi
Dr. Ebeling	Leipzig	7II Gellertstrasse
Dr. Elkes, G.	Leningrad (Russland)	z. Z. Frankfurt a. M. Institut für experim. Therapie, 44 Paul-Ehrlich-Strasse
Prof. Elschnig, Anton	Prag II (Tschechoslowakei)	15 I Palackého trida
Dr. Elschnig, Herm., jun.	Znaim (Tschechoslowakei)	12 Ausstellungsstr.
Dr. Emanuel, Carl	Frankfurt a. M.	28 I Hochstrasse
Dr. Engelbrecht	Darmstadt	
Dr. Engelbrecht, Kurt	Erfurt	1 Bahnhofstr.
Prof. Engelking	Köln	Univ.-Augenklinik
*Dr. Engels, Oberstabsarzt	Marburg a. L.	
Dr. Enroth, Emil	Helsingfors (Finnland)	3 Boulevardsgatan
Dr. Enslin, Eduard	Fürth i. Bayern	
Dr. Enslin	Berlin-Dahlem	38 Peter Lenné-Strasse
Dr. Eppenstein	Berlin NW 87	7 Altonaer Strasse
Prof. Erdmann	Hannover	23 Tiergartenstrasse
Dr. Erdmann, Leonhard	Düren (Rhld.)	95 Oberstrasse
Dr. Erdös, Edmund	Budapest (Ungarn)	Ungar. Univ.-Augenkl.

Name	Wohnort	Genauere Adresse
*Prof. Erggelet	Jena i. Th.	Univ.-Augenklinik
*Dr. Esser, Albert	Düsseldorf	13 Kavalleriestrasse
Dr. Etten	Düsseldorf	10 Tonhallenstr.
Dr. Euler	Hannover 1	15 Georgstrasse
Dr. Evers, G.	Reichenbach i. V.	
Dr. Eversheim, Max	Koblenz	10a Mainzer Strasse
Dr. Eyer, Alois	Bad Nauheim	
*Dr. Faber	Luxemburg	22 Zittastrasse
Dr. Fabian, E.	Kolberg i. Pr.	
Dr. Fecht, Wilhelm	Saarbrücken III	23/25 Bahnhofstrasse
Prof. Fehr, Oskar	Berlin W 62	10 Keithstr.
Dr. Feigenbaum	Jerusalem (Palästina)	Augenabtlg. des Rothschildschen Hospitals P. O. B. 13.
Dr. Fenstermann-Harms, Frau Helene	Altona-Eidelstedt	636 Kieler Strasse
Dr. Ferge	Weimar	2e Wielandstrasse
*Dr. Fikentscher, Marine-Stabsarzt	Berlin-Friedenau	40 Spreeholzstrasse
Dr. Filbry, Ewald	Emmerich a. Rh.	32 Geistmarkt
*Dr. Finke, Alois	Köln-Nippes	241 Neusser Strasse
*Dr. Fischer, F. P., Privat-Dozent	Leipzig	Univ. Augenklinik 14 Liebigstr.
Dr. Flamm	Bensheim a. d. B.	17 Hauptstrasse
*Prof. Fleischer, Bruno	Erlangen	Univ.-Augenklinik
Dr. Förster, Willy	Liegnitz i. Schl.	6 I Dovestrasse
*Dr. Förtner	Schwerin	
Dr. v. Forster	Nürnberg	35 Aegidienplatz
*Dr. Franceschetti, A.	Basel (Schweiz)	Univ.-Augenklinik
Dr. Frank, E.	Landau i. Pf.	46 Kirchstrasse
Dr. Frese	Berlin NW 6	41 Luisenstrasse
Dr. Freytag, G. Th.	Leipzig	3 II Königsplatz
Dr. Fricke	Arnsberg i. W.	
Dr. Frieberg, Torsten	Malmö (Schweden)	8 Regementsg.
Dr Friede, Reinhard	Jägerndorf (Tschechoslowakei)	45 I Hauptstr.
Prof.Friedenwald,Harry, sen.	Baltimore (Amerika)	1212 Eutaw Place
Dr. Friedenwald,Jonas S.	Baltimore (Amerika)	1212 Eutaw Place
Dr. Fröhlich, Frl. Carrie	Marburg (Lahn)	33 Moltkestrasse
Dr. Fuchs, Adalbert, Privatdozent	Wien VIII (Österreich)	13 Skodagasse
Prof. Fuchs, Ernst	Wien VIII (Österreich)	13 Skodagasse
*Dr. Fuchs, Eva	Mannheim	L 15, 14 Kaiserring
*Dr. Fuchs, Robert	Mannheim	L 2, 13
Dr. Gallus	Bonn a. Rh.	
Dr. Gamper	Winterthur (Schweiz)	2 Bahnhofsplatz

Name	Wohnort	Genauere Adresse
*Dr. Gasteiger, Hugo	Innsbruck (Tirol)	Univ.-Augenklinik
Dr. Geis, Franz	Dresden	3 I Gerokstrasse
Dr. Gelencsér, Maximilian	Budapest VIII (Ungarn)	30/32 Josephsring
*Dr. Geller, Karl	Siegen i. W.	29 I Sandstrasse
Dr. Genth	Wiesbaden	
Dr. George Harry, W.	Middletown P. A. (Amerika)	19 North Union Street
Dr. Gerok	Ludwigsburg	
Dr. Germer	Kreuznach	5 Luisenstrasse
Dr. Giesecke	Eschweiler (Aachen)	
Dr. Gil, Romulok	Buenos-Aires (Argentinien)	Hospital Nacional de clinicas
*Prof. Gilbert, W.	Hamburg 39	37 Agnesstrasse
Dr. Ginsberg, Siegmund	Berlin SW	
Dr. Girth, Max	Steele a. d. Ruhr	
Dr. Gjessing, Harald	Drammen (Norwegen)	
Dr. Gleue	Minden i. Westf.	
Dr. Gloor, Arthur	Solothurn (Schweiz)	151 Rathausgasse
Dr. Göring, H.	Wiesbaden	5 Rathausstrasse
Dr. Goerlitz, Martin	Hamburg	40 p. Esplanade
*Prof. Goldschmidt, M.	Leipzig	Univ.-Augenklinik
Prof. Golowin, S.	Moskau II (Russland)	10 Serpow P.
Prof. Gonin, Jules	Lausanne (Schweiz)	Richemont
Dr. Goy, C.	Karlsruhe i. B.	
Dr. Gradle, H. S.	Chicago (Amerika)	58 East Washington Street
Dr. Grafe, Eduard	Frankfurt a. M.	84 Schifferstrasse
Dr. phil. Graff, Theobald	Rathenow	5 Berliner Strasse
Prof. Greeff, Richard	Berlin W	1 B. Carlsbad
Dr. Grimm, Reinhold	Peking (China)	Arzt am deutschen Hospital. Adresse in Deutschland: San.-Rat Dr. Bartels, Hameln, Blütstr. 10.
Prof. Groenouw, A.	Breslau XIII	95 Kaiser-Wilhelm-Str.
Prof. Groenholm, V.	Helsingfors (Finnland)	9 Skillnadsgatan
Prof. Groethuysen	München	Nymphenburg, 2 Montenstrasse
Dr. Grossmann	Halle a. S.	29 Gr. Steinstrasse
Dr. Gros, Franz	Giessen	18 Goethestrasse
Prof. v. Grósz, Emil	Budapest (Ungarn)	VIII. 10 Baross-utcza
Dr. Grube	Köln a. Rh.	
*Prof. Grüter	Marburg a. d. Lahn	Univ.-Augenklinik
Prof. Grunert, Carl	Bremen	64 Rembertistrasse
Gstettner, Frl. Math.	Wien VII (Österreich)	80 Neubaug. 4. Wesola
Dr. Günther	Schwerin	5 Augustenstrasse
Prof. Gullstrand, Allvar	Stockholm (Schweden)	2 Lovisagatan
Prof. Gutmann, Adolf	Berlin W	36 Augsburger Strasse

Name	Wohnort	Genauere Adresse
Prof. Gutmann, G.	Berlin-Charlottenburg	19 Hardenbergstrasse
Dr. Gutzeit, Richard	Neidenburg i. Ostpr.	Johanniterkrankenhaus
Dr. Guzmann, Ernst	Wien VIII (Österreich)	14 Wickenburggasse
Prof. Haab, O., sen.	Zürich (Schweiz)	41 Pelikanstrasse
Dr. Haab, O., jun.	Zürich (Schweiz)	41 Pelikanstrasse
Dr. de Haan, L. Bierens	Almelo (Holland)	11 Haven Noordzijde
Dr. Haas, H. K. de	Rotterdam (Holland)	37 Witte de Withstraat
Dr. Haass, F.	Viersen	16 Kasinostrasse
Dr. Hack, R.	Hamburg 36	47I Kolonnaden
*Dr. Haessig-Beda	St. Gallen (Schweiz)	Kantonspital
Prof. Hagen, S.	Oslo (Norwegen)	15 Piletstraedet
Dr. Haitz, Ernst	Mainz	23 Kaiserstrasse
*Dr. Halbertsma, K. T. A.	Delft (Holland)	
Prof. Hallauer, O.	Basel (Schweiz)	147 Spalenring
Dr. Hamburger, C.	Berlin NW 87	21 Händelstrasse
Dr. Hamma, A.	Augsburg	40 Karolinenstr. D.
Dr. Hammer, Kurt	Stettin	8 Königstor
Dr. Hanke, Victor	Wien IX (Österreich)	15 Schwarzpanierstr.
Dr. Hannemann, Erich	Stargard (Pommern)	2 Jägerstrasse
Prof. Hanssen, R.	Hamburg 36	39 p. Esplanade
*Dr. Happe H.	Braunschweig	61 Adolfstrasse
*Dr. Hartig, Fritz	Leipzig	29 Braustrasse
*Dr. phil. Hartinger, H.	Jena	Carl Zeisswerk
Dr. Hartmann, Karl	Emden (Ostfriesl.)	
Dr. von Haselberg W.	Berlin, Tegel	13 Hauptstrasse
Dr. v. Haselberg, Walter	Berlin-Spandau	7 Wrähmännerstrasse
Dr. Haubach	Hörde	52 Hermannstrasse
Dr. Heerfordt, C. F., Privatdozent	Kopenhagen (Dänemark)	15 Wester Boulevard
*Prof. Hegner, Carl Aug.	Luzern (Schweiz)	5 Schlossweg
Dr. Heilbrun	Erfurt	5 a Bahnhofstrasse
*Dr. Heimann, Ernst	Berlin-Charlottenburg	5 Joachimsthaler Str.
Dr. von Heimburg, Wolfgang	Tübingen	Univ.-Augenklinik
Prof. Heine	Kiel	Rennerstift z. Augen-klinik
*Dr. Heinersdorff, H.	Elberfeld	33 Kaiserstrasse
Prof. Helbron	Berlin W 50	64 Nürnberger Strasse
Dr. Helmbold	Danzig	Rennerstiftsgasse
Dr. Hentschel, Franz	Breslau	Univ.-Augenklinik, 2 Maxstrasse
Dr. Herford, E.	Königsberg i. Pr.	5 a Tragh. Pulverstr.
Prof. v. Herrenschwand	Innsbruck (Tirol)	Univ.-Augenklinik
*Dr. Herrmann, H.	Worms a. Rh.	18 Rathenaustrasse
*Prof. Hertel, E.	Leipzig	Univ.-Augenklinik
*Dr. Herzau	Erfurt	9/10 Schloesserstrasse

Name	Wohnort	Genauere Adresse
Dr. Herzog, Hermann	Blankenburg a. Harz	
Dr. Herzum, G.	Tetschen (Böhmen)	
*Dr. Hessberg, Richard	Essen	24 Hindenburgstrasse
Prof. Hethey	Berlin-Wilmersdorf	23 Kaiserallee
Dr. Heuser, Adolf	Gelsenkirchen i. W.	8 Theresienstrasse
Dr. v. Heuss, General-oberarzt	München	11 Kaiserplatz o. R.
Dr. von der Heydt, Rob.	Chicago (Amerika)	25 East Washingtonstr. Suite 1721 Marshall-tield Annex Building
Dr. Heykes	Neumünster (Holstein)	24 Kuhberg
Dr. Heyl	Ulm	11 Olgastrasse
Dr. Hildesheimer, S.	Berlin NW	12 Levetzowstr.
Dr. Hillemanns, Max	Freiburg i. Br.	
*Prof. v. Hippel, E.	Göttingen	45 Düsterer Eichenweg
Dr. Höhl, H.	Memel	Libauer Strasse
Dr. Höhmann	Augsburg	D. 27
Dr. Höltring, Georg	Wattenscheid	
Prof. van der Hoeve	Leiden (Holland)	6 A. Rijnsburgerweg
*Dr. vom Hofe, Karl, Privatdozent	Köln a. Rh.	Univ.-Augenklinik
Dr. Hoffmann, F. W.	Darmstadt	62 Hochstrasse
Dr. Hoffmann, R.	Braunschweig	Wolfenbüttelstrasse
Dr. Hoffmann, Victor	Berlin-Charlottenburg V.	291 Schloßstrasse
*Dr. Hoffmann, Wolfgang, Privatdozent	Königsberg i. Pr.	Univ.-Augenklinik
Dr. v. Homeyer	Halberstadt	27 Hohenzollernsstr.
*Dr. Holland, Rudolf	Gladbach-Rheydt	12 Vierhausstrasse
Dr. Hollós, Ladislaus	Budapest II	64 b Margit-Körut
Dr. Holth, S.	Oslo (Norwegen)	28 Pilestradet
Prof. Hoppe	Köln a. Rh.	9 Hohenzollern-Ring
Dr. Horay, Gustav	Budapest VIII (Ungarn)	I. Univ.-Augenklinik, 39 Mariengasse
Dr. Horniker, Ed.	Triest (Italien)	6 Piazza Giovanni
Dr. Horovitz, J.	Frankfurt a. M.	27 Leerbachstrasse
Dr. Hübener	Dresden N 8	41 Fischhausstrasse
Dr. Hübner, W.	Kassel	42 II Königsplatz
Prof. Hummelsheim	Bonn	4 Koblenzerstrasse
*Dr. Huwald, Georg	Pforzheim	1 Kaiser Wilhelm Str.
Dr. v. Hymmen, H.	Mainz	19 Lotharstrasse
*Dr. Jablonski, Walter	Berlin-Charlottenburg	6 Fasanenstrasse
Dr. Jacobsohn, Leo	Berlin C 25	19 Prenzlauer Strasse
Dr. Jacoby, Julius	Insterburg	
Dr. Jäger, E.	Stade (Niederelbe)	
Dr. Jäger, Ernst	Traunstein (Oberbayern)	14 Oswaldstrasse

Name	Wohnort	Genauere Adresse
*Dr. Jaensch, P. A., Privatdozent	Breslau XVI	Univ.-Augenklinik 2 Maxstrasse
Dr. v. Jarmersted, Kurt	Elbing i. Pr.	44/45 Heilige Geiststr.
*Dr. Jendralski, Felix	Gleiwitz	8 Reichspräsidentenplatz
*Prof. Jess	Giessen	Univ.-Augenklinik
*Prof. Igersheimer	Frankfurt a. M.	1 Brentanostrasse
Dr. Illig, H.	München	25 Luisenstrasse
*Prof. v. Imre, Jos.	Budapest (Ungarn)	VI. 33 Benczur-Uscza
Dr. Shintaro Imai	Sendai (Japan)	26 Higashi. Jobanche
Dr. Nobuo Inouye	Tokio (Japan)	Kojimachiku,Nagatacho Nichome 66
Dr. Tatsuji Inouye	Tokio (Japan)	11 Higashi Kobaicho Kanda
Dr. Ischreyt, Gottfried	Libau (Latwija)	22 Scheunenstrasse
Dr. Israel, Norma, Frau	Houston (Texas U. S. A.)	
Dr. Juda, M.	Amsterdam (Holland)	263 Weteringschanz
*Dr. Jung, J.	Köln a. Rh.	1 Hunnenrücken
Dr. Junghänel, Kurt	Leipzig C. 1	3 Johannisplatz
*Prof. Junius, Paul	Bonn a. Rh.	24 Marienstrasse
Dr. Kako, Momoji	Nagoya (Japan)	Aichi Hospital
Dr. Kalbe, Otto	Eisfeld i. Thüringen	
Dr. W. Kalbfleisch	Worms a. Rh.	36 p. Renzstrasse
Frau Dr. Kaltwasser	Dresden-Löbtau	13 I Hermsdorfer Str.
Dr. Kampherstein	Wanne	
Dr. Kanter	Altenburg (Sa.-Thüringen)	
*Dr. Karpow, Curd	Cannstatt	17 Wilhelmstrasse
*Dr. Katz, Augenarzt	Karlsruhe	46 Stefanienstrasse
Dr. Katz, Heinrich	Hamburg	5 Kolonnaden
Dr. Kawakami, Riiti	Tokio (Japan)	Keio-Universität
Dr. Kayser, B.	Stuttgart	51 Rotebühlstrasse
*Dr. Keiner, G. B. J.	Zwolle (Holland)	1 Weezenland
Dr. Keller, Friedrich	Reval (Estland)	4 Grosse Kerristrasse
Dr. Keller, Joseph M. K.	St. Louis (Amerika)	416 Metropolitan Bldg.
Dr. Kenny, A. L.	Melbourne (Australien)	Collins Street
Dr. Kerf	M.-Gladbach (Rhld.)	46 Bismarckstrasse
Dr. Kértzsch	Quedlinburg	
Dr. Kestenbaum, Alfr.	Wien I	1 Schottenring (Schottengasse 10)
Dr. Kiefer, Helmuth	Saarlouis	
*Dr. Kiel	Emden (Ostfriesland)	38 Am Delft
Dr. Kiribuchi	Tokio (Japan)	35 Shitaja, Neribedaio
Dr. Kirsch	Sagan	6 Pestalozziplatz
Dr. Klein, Oberarzt	Hamborn	24 Forststrasse
Prof. Klein, S.	Wien IX 2 (Österreich)	15 Mariannengasse
Dr. Klostermann	Mannheim	O. 7. 6

Name	Wohnort	Genauere Adresse
Dr. Knapp, A.	New York (Amerika)	10 East, 54 th Street
Dr. Knapp, P., Priv.-Doz.	Basel (Schweiz)	31 Klingenthalgraben
Dr. Knepper, Walter	Essen	Städt. Augenheilanstalt
Dr. Koch, Ernst	Bochum	12 Marienplatz
Dr. Köhne	Duisburg	
Dr. Köhne, W.	Hannover 1 M	5 I Andreaestrasse
Dr. Koenig, F.	Zürich (Schweiz)	19 Walduhuweg
Dr. Koenig, Georg	Olpe i. W.	
Prof. Koeppe	Halle a. S.	49 II Mühlweg
*Dr. Körbling	Speyer a. Rh.	
Dr. Koll, Clemens	Elberfeld	
Dr. Koller, K.	New York (Amerika)	30 East 58 th Street
Dr. Kothe, Karl	Hanau	20 Krämerstrasse
*Dr. Kottenhahn	Nürnberg	12 I Frommannstrasse
Dr. Kraemer, Richard, Privatdozent	Wien VIII (Österreich)	25 Kochgasse
*Dr. Krailsheimer, Rob.	Stuttgart	24 Neckarstrasse
*Dr. Kranz, H. W.	Giessen	
Dr. Kraupa	Brünn C. S. R.	4. Beethovenstrasse
Dr. Kraus, Jobst	Nürnberg	9 Kaiserstrasse
Dr. Krause	Lüdenscheid	17 Altenaer Strasse
*Prof. Krauss, W.	Düsseldorf	13 d Steinstrasse
Dr. Krausse, Waldemar	Giessen	Univ.-Augenklinik
*Dr. Krebs, H.	Köln	41 Mauritiussteinweg
Prof Kreiker, Aladár	Debrecen (Ungarn)	Univ.-Augenklinik
Dr. Kreuzfeld	Lübeck	39 I Breitestrasse
Dr. Kronfeld, Peter C.	Wien (Österreich) I	Univ.-Augenklinik 4 Alserstrasse
Dr. Kronheim, A.	Glatz i. Schlesien	17 Wilhelmstrasse
Dr. Kropp, Ludwig	Essen a. d Ruhr	Städt. Augenklinik
*Prof. Krückmann, E.	Berlin NW 87	35 I Altonaer Strasse
Dr. Krüdener, von	Riga (Lettland)	27 Rainis-Boulev.
Dr. Krukenberg	Halle a. d. S.	21 Kirchtor
Dr. Kruse, W.	Hagen i. W.	22 Bahnhofstrasse
*Prof. Krusius	Mainz	7 Pfaffengasse
*Dr. Kubik, J.	Prag (Tschechoslowakei)	Deutsche Univ.-Augenklinik
Dr. Kubli, Theodor	S. S. S.-R. Leningrad 5 (Russland)	60 Strasse des 3. Juli, W. 4
*Dr. phil. Kühl, August	München	41—44 Isartalstrasse
Prof. Kümmell, R.	Hamburg 21	10 Am langen Zug
Dr. Kuhlmann, Oskar	Valparaiso (Chile)	1963 Casilla
*Dr. Kunz, Hermann	Altenessen bei Essen (Rheinland)	7 Pielstickerstrasse
Dr. Kurzezunge, Dagobert	Frankfurt a. M.	7 I Kaiserstrasse
Dr. Kyrieleis	Hameln	

Name	Wohnort	Genauere Adresse
*Dr. Kyrieleis, Werner Privatdozent	Würzburg	Univ.-Augenklinik
Dr. Laas, R.	Frankfurt a. d. O.	
Dr. Landau, Jakob	Czernowitz	
*Dr. Landenberger, Fritz	Esslingen (Württemberg)	71 Neckarstrasse
Prof. Landolt	Lugano (Schweiz)	
*Dr. Laspeyres, Kurt	Zweibrücken	
Prof. Lauber, Hans	Wien VIII (Österreich)	25 Alserstrasse
Prof. Leber, Alfred	Java, Malang (Niederl.-Ind.)	5 Tjelaket
Dr. Lederer, Rudolf	Teplitz-Schönau (Böhmen)	37 Frauengasse
Dr. Leimbrock, Wilhelm	Herne i. W.	71 Kronprinzenstrasse
Dr. Leipprand, Oberstabsarzt	Tübingen	3 I Karlsstrasse
Dr. Lembeck, Günther	Magdeburg	6 Kaiser-Otto-Ring
*Dr. Lénárd, Emmerich	Budapest VIII (Ungarn)	15 Romanelli ú
Prof. Lenz, Georg	Breslau V	16 a Schweidnitzer Stadtgraben
Dr. Leopold	Hannover	16 Prinzenstrasse
Dr. Leser, Oskar	Zeitz (Thüringen)	11 Lindenstrasse
Prof. Leser, Ottokar	Prag II (Böhmen)	Allgem. Krankenh. 499 Böhm. Augenklinik
Prof. Levinsohn, G.	Berlin-Charlottenburg	232 Kurfürstendamm
Dr. Levy, A.	London (England)	67 Wimpol Street, CavendishSquare,W.
Dr. Levy, Emil	Frankfurt a. M.	1 a Bockenh. Anlage
Dr. Licsko, Andreas	Budapest VIII (Ungarn)	I. Univ -Augenklinik 39 Mariengasse
Dr. Lichtwer, M.,	Wittenberge	32—34 Schützenstrasse
*Dr. Lieb, Albert	Freudenstadt	
Prof. v. Liebermann, Leo	Budapest IV 9 (Ungarn)	34 Veres Pálné-utcza
Dr. Liebrecht	Heidelberg	72 Bergstrasse
Dr. Lier, Richard	Halle a. S.	Univ.-Augenklinik
Dr. Limbourg, Ph.	Köln a. Rh.	54 Hohenstaufenring
Dr. Lindberg, J. G.	Viborg (Finnland)	
Dr. Lindemann, F.	Meiningen	8 Marienstrasse
Dr. Lindenmeyer	Frankfurt a. M. 1	4 Rüsterstrasse
*Prof. Lindner, Karl	Wien I (Österreich)	12. Novemberring 12
Dr. Lins, Marinestabsarzt	Kiel-Wik	
*Dr. Lobeck, Erich	Heidelberg	Univ.-Augenklinik
*Prof. Löhlein, W.	Jena i. Thür.	Univ.-Augenklinik
Prof. Loewenstein	Prag II (Böhmen)	2 Trojická
Prof. Lohmann, W.	Schwelm i. Westf.	15 Untermauerstrasse
Dr. Lucanus, C.	Hanau	
Dr. Ludwig, Curt	Leipzig	20 Emilienstrasse
*Dr. Ludwig, A.	Dresden A.	1 Mosczinskystrasse (Ecke Prager Strasse)

Name	Wohnort	Genauere Adresse
Prof. Luedde	St. Louis, Missouri (Amerika)	311—314 Metropolitan Building
*Dr. Lünenborg	Ludwigshafen a. Rh.	1 Ludwigsplatz
Dr. Lundsgaard, K. K. K.	Kopenhagen (Dänemark)	32 Hanserplads
Dr. Lundgren, Per Gordon	Umea (Schweden)	
*Dr. Lunecke, Hermann	Herford	
Dr. Lussich-Matkovich, Vinko	Zagreb (Jugoslavien)	Opaticka ul. 2
Dr. Mac Callan, A.	London W (England)	33 Welbeck Street
Dr. Maillard, Bruno	Soltau (Hannover)	28 Mühlenstr.
Dr. Märtens	Braunschweig	17 Wilhelmitorwall
Dr. v. Mandach, Fritz	Bern (Schweiz)	28 Spitalgasse
*Dr. Magnus, Hans	Stolberg (Rhld.)	87 Rathausstr.
Prof. Manolescu	Bukarest (Rumänien)	10 Bulevard Domnitie
Dr. Manzutto, Giuseppe	Triest (Italien)	42 via Valdirivo
*Dr. Marchesani, Oswald, Privatdozent	München	Univ.-Augenklinik
Prof. Márquez, Manuel	Madrid (Spanien)	7 Moret (Mencloa)
Dr. Marx, Stabsarzt	Frankfurt a. O.	16 Bahnhofstrasse
Prof. Marx, E.	Rotterdam (Holland)	188 Heemraadsingel
Dr. Masur, Martin	Gleiwitz	61 Wilhelmstrasse
Dr. Mayer, Eugen, Generalarzt a. D.	Karlsruhe i. B.	5 Klosestrasse
Dr. Mayweg	Hagen i. Westf.	8 u. 10 Friedrichstr.
*Dr. Meerhoff, Walter	Montevideo (Uruguay)	1281 Paraguaystrasse z. Zt. Jena, Univ.-Augenklinik
*Prof. Meesmann, Alois	Berlin NW 6	Charité, 21 Schumannstrasse
Dr. Mehlhose, Frl. Käte	Giessen	Univ.-Augenklinik
*Prof. Meisner	Greifswald	10 Werderstrasse
Prof. Meller	Wien IX (Österreich)	I. Univ.-Augenklinik, 4 Alserstrasse
Dr. Mellinghoff, R.	Düsseldorf	114 Duisburger Strasse
Dr. Mende, Erwin	Bern (Schweiz)	50 Marktgasse
Dr. Mengelberg, R.	Aachen	25 Wallstrasse
Dr. Mertens, W.	Wiesbaden	25 Bierstadter Strasse
Dr. Merz, Hans	Rosenheim (Oberbayern)	9 Königstrasse
*Dr. Messmer	Heidelberg	84 Hauptstrasse
*Dr. Metzger, Ernst	Frankfurt a. M.	5 Mainzer Landstrasse
Dr. Meyer	Brandenburg a. H.	
*Dr. Meyer, Helmut	Freiberg i. Br.	Univ.-Augenklinik
Dr. Meyer-Waldeck, Fritz	Pelotas Estado do Rio Grande do Sul (Brasilien)	17 Rua Ria chuelo
Dr. Meyer, Otto	Breslau XIII	37 Kaiser-Wilhelm-Str.
*Dr. Meyer, Waldemar Lothar	Dresden N 6	10 Weintraubenstrasse

Name	Wohnort	Genauere Adresse
*Dr. Meyerbach, F.	Aachen	103 Wilhelmstr.
Dr. Meyerhof, M.	Kairo (Ägypten)	9I Sharia Fuad el-Awwal
Dr. Michelsen	München	Schlössersche Augenklinik
*Dr. Mischell	Opladen	58 Kölner Strasse
Dr. Modrze	Karlsruhe i. B.	21 Moltkestrasse
Dr. Mohr, Th.	Breslau V	14 Zimmerstrasse
Dr. de Moraes, Eduardo Rodriguez	Bahia (Brasilien)	68 Rua Victoria
*Dr. Mügge, E.	Eisleben	
Dr. Mühsam, W.	Berlin W	79 Motzstrasse
Dr. Müller, Fr Anna	Zittau (Sachsen)	42 Neustadt
Dr. Müller, Friedrich	S. Paulo (Brasilien)	Rua Barao de Itapetininga 10 Sala 717
*Dr. Müller, Hans Carl	Basel (Schweiz)	Univ.-Augenklinik
Dr. Müller, Leopold	Wien VI (Österreich)	1 D Mariahilferstrasse ·
*Dr. Müller, Max	Frankfurt a. M.	109 Bockenh. Landstr.
Dr. Müller, Otto	München	21 Maximilianstrasse
Dr. Müller, Paul	Magdeburg	1 Himmelreichstrasse
*Dr. Mündler	Heidelberg	4 Wilhelm-Erb-Strasse
Dr. Mürau	Stettin	19 Königsplatz
Dr. Mutschler	Posen	4 Wesola
*Dr. Mylius, Carl	Hamburg-Eppendorf	Univ.-Augenklinik
Dr. Nagano, Oberstabsarzt	Tokio (Japan)	Militärärztl. Akademie
Prof. Nakashima	Kanazawa (Japan)	Univ -Augenklinik. Derz. Adr.: Japanische Butschaft Berlin, Ahornstr. 1
*Prof. Napp, Otto	Charlottenburg	41 Bleibtreustrasse
Prof. zur Nedden	Düsseldorf	112 Worringer Strasse
Dr. Nelson	Rostock	2 St. Georgstrasse
Dr. Neubner, Hans	Köln ·a. Rh.	10 Zeughausstrasse
Dr. Neuburger	Nürnberg	8 Carolinenstrasse
Dr. Neunhöffer, Ferd.	Stuttgart	4 Reinsburgstrasse
Dr. Nicati, A. F.	Neuchâtel (Schweiz)	2 Rue Louis Favre
Dr. Nicolai, C.	Nymwegen (Holland)	
*Dr. Nienhold, Frl. Else	Crailsheim	
Dr. Noll	Krumbach (Schwaben)	
Dr. Nolzen, Frl.	Neheim	St. Johannishospital
Dr. Nonnenmacher	Bautzen	6 Theatergasse
*Prof. Nordenson, J. W.	Upsala (Schweden)	
Dr. Nussbaum, Friedr. H.	Friedberg i. Hessen	
Prof. Oeller, J. N.	Erlangen	
Prof. Oguchi	Nagoya (Japan)	Univ.-Augenklinik
Prof. Ohm, Johannes	Bottrop i. W.	

Name	Wohnort	Genauere Adresse
Dr. Olin, Frau	Helsingfors (Finnland)	Diakonissenanstalt
*Prof. Oloff	Kiel	37 I Dänische Strasse
*Dr. Onken	Wilhelmshaven	
Dr. Osborne, Alfred	Alexandrien (Ägypten)	21 Rue Nebi Daniel
Dr. Oswald, Adolf	Itzehoe	
Dr. Otto, Oberstabsarzt	Pirna i. S.	
Dr. Paderstein	Berlin NW 87	7 Claudiusstrasse
Dr. Pagenstecher, Adolf H., jun.	Wiesbaden	63 Taunusstrasse
Prof. Pagenstecher, H., sen.	Wiesbaden	59 Taunusstrasse
Dr. Pallesen	Heide i. Holst.	52 Neue Anlage
Dr. Pape, Richard	Detmold	
Dr. Park-Lewis	Buffalo (Amerika)	454 Franklinstreet
Prof. Pascheff, C	Sofia (Bulgarien)	151 Rue Rakowska
*Prof. Passow, Arnold	München	13 Hubertusstrasse
Dr. Paton, Leslie	London W (England)	29 Harley Street
Dr. Patry, A.	Genf (Schweiz)	18 Rue de Candolle
Dr. Paul	Halle a. S.	66 Leipziger Strasse
Dr. Paul, Ludwig	Lüneburg	14 Wandrahmstrasse
Dr. Paulmann, O.	Bremen	98 Am Dobben
Dr. Peerenboom, Frl. Helene	Duisburg	84 Wahnheimerstr.
Dr. v. Pelláthy, Adalbert	Budapest VIII (Ungarn)	36 Szigony utca
Dr. Peltesohn	Hamburg	15 Kolonnaden
Dr. Penner	Danzig	11 Langgasse
*Dr. Peppmüller, F.	Zittau (Sachsen)	
Dr. Perlia	Krefeld	
Dr. Perlmann	Iserlohn	14 Treppenstrasse
Prof. Peschel	Frankfurt a. M.	18 Kaiserplatz
Prof. Peters	Rostock	
Dr. Peters	Buër (Westfalen)	15 Urnenfeldstrasse
Dr. Petres, Josef	Budapest	36 Lonayai ú
*Dr. Pflimlin, Raoul	Basel (Schweiz)	Univ.-Augenklinik
Dr. Pflüger, Ernst	Bern (Schweiz)	12 Taubenstrasse
Prof. v. Pflugk	Dresden N 6	9 Querallee
Dr. Pfuhl	Tilsit i. Ostpr.	
*Prof. Pick	Königsberg i. Pr.	27 Tragh. Kirchenstr.
*Dr. Piesbergen	Stuttgart	53 Schlosstrasse
Dr. Pillat	Wien IX (Österreich)	II. Univ.-Augenklinik, Allgem. Krankenhaus
Dr. Pilzecker, Alfons	Hänner/Säckingen	
*Dr. Pincus, F.	Köln a. Rh.	74 Hohenzollernring
Prof. Pinto, da Gama	Lissabon (Portugal)	14 a R. S. Sebastião (a. S. Pedro d'Alcantara).

Name	Wohnort	Genauere Adresse
Dr. Pischel, Dohrmann Kaspar	San Franzisco (Amerika)	Medico-Dental Building Post and Mason Str.
Dr. Plange, O.	Münster (Westfalen)	2 Friedrichstrasse
*Dr. Plitt, Wilhelm	Nürnberg	76 Königstrasse
Dr. Ploman, K. G., Privatdozent	Stockholm (Schweden)	K. Karolinisches Institut
*Dr. Pöllot, Wilhelm	Darmstadt	5 Wilhelminenstrasse
*Dr. Podestà	Torgau a. d. Elbe	2 II Westring
*Dr. Poos, Fritz, Privatdozent	Münster i. W.	Univ.-Augenklinik
Prof. v. Poppen A.	Reval (Estland)	N. 3 Wismarstrasse
Prof. Pröbsting	Köln a. Rh.	9 Zeughausstrasse
*Dr. Prumbs	Duisburg	19 Sonnenwall
Dr. Purtscher, A.	Klagenfurt (Österreich)	Augenabteilung Landeskrankenhaus
Dr. Quint, Karl	Solingen	17 Brüderstrasse
*Dr. Qurin	Wiesbaden	
Dr. Raffin, Albert	Herne	5 Heinrichstrasse
*Dr. Rahlson	Frankenthal (Pfalz)	
Dr. Rall, Alfred	Tübingen	Univ.-Augenklinik
Dr. Ransohoff	Frankfurt a. M.	37 Eschenheimer Landstrasse
Dr. Rath, Edmund	Nienburg a. W.	
Dr. Rath, Wilhelm	Hannover.	39 I Lavesstrasse
Dr. Rau, Walter	Giessen	Univ.-Augenklinik
Dr. Rauh, Fritz	Mittweida.	
Dr. Raupp	Friedberg (Hessen)	
Dr. Reich, H.	Simmern Hunsrück)	
*Dr. Reichert	Berlin W 50	17 Spichernstr.
*Dr. Reimers, Otto	Hamburg-Eppendorf	Univ.-Augenklinik
Prof. Reis, Wictor	Lemberg (Polen)	4 ul Fredry
Prof. Reis, Wilhelm	Bonn	17 Marienstrasse
*Dr. Reitsch, W.	Hirschberg (Schlesien)	33 Promenade
*Dr. Remky, E.	Tilsit	20 Hohe Strasse
Dr. Renedo, Julian Martin, Stabsarzt	Madrid (Spanien)	Hospitalmilitar de Madrid-Carabanchel
Dr. Resak, Cyrill	Bautzen i. Sachsen	18 I Wallstrasse
Dr. Richter, G.	Zeitz	
*Dr. Riehm, Privatdozent	Würzburg	10 Bismarckstrasse
*Dr. Rieth-Esser, H., Frau	Düsseldorf	13 Kavalleriestrasse
Dr. Rindfleisch	Weimar	3 Bismarckstrasse
Prof. v. Rohr, M.	Jena	
*Dr. Rohrschneider, Wilh., Privatdozent	Berlin SO 36	2 Elsenstrasse

Name	Wohnort	Genauere Adresse
Prof. Römer, P.	Bonn a. Rh.	
Dr. Römer, P. C.	Leeuwarden (Holland)	
*Dr. Roggenkämper	Mülheim a. d. Ruhr	Hingberg
Dr. Romeick	Magdeburg	29 Walter Rathenaustr.
Dr. Rönne, Henning, Privatdozent	Kopenhagen (Dänemark)	2 B. Vesterbrogade
*Dr. Rössler, Fritz	Gries bei Bozen (Italien)	Sanatorium Grieserhof
Dr. v. Rötth, Andreas	Pécs (Ungarn)	Univ.-Augenklinik
*Dr. Roscher, A.	Duisburg-Hamborn	24 Forststrasse
*Dr. Rosenberg	Berlin-Schöneberg	10 Lindauer Strasse
Dr. Rosenhauch, Edmund	Kraków (Polen, Galizien)	Ul. Juljusza Lea 10
*Dr. Rosenmeyer, L.	Frankfurt a. M.	7 Bockenheimer Ldstr.
Dr. Rosenthal	Aschersleben	
Dr. Rübel, Eugen	Kaiserslautern (Pfalz)	20 Theaterstr.
Dr. Ruf	Pirmasens	
Dr. Ruge	Dortmund	33 Ostwall
Dr. Ruhwandl	München	31^{I} Theresienstrasse
Dr. Rupprecht, J.	Dresden N.	34^{II} Hauptstrasse
Dr. Rusche, W.	Bremen	60 Fedelhören
Dr. Rust, Theodor	Gera	4^{I} Rathenauplatz
Prof. Sachs, Moritz	Wien I (Österreich)	7 Lichtenfelsgasse
Dr. Saeger, Friedrich	Freiburg i. Br.	Univ.-Augenklinik
Dr. Sala	Greiz	
Prof. Salus	Prag (Böhmen)	Univ.-Augenklinik
Prof. Salzer, Fritz	München 23	6 Giselastrasse
Prof. Salzmann, M.	Graz (Österreich)	15 Lichtenfelsgasse
Prof. Samojloff, A. J.	Charkow U. D. S. S. R.	110 Karl Liebknechtstr. bei Rubanowitsch
Dr. Samuels, Bernard	New York (Amerika)	City 35, 52th Street
*Dr. Sander, Emil	Stuttgart	31 Schlossstr.
Dr. Sandmann	Magdeburg	
Dr. Sasse	Berlin W 57	66 Potsdamerstrasse
*Prof. Sattler, C. H.	Königsberg i. Pr.	10 Münzstrasse
Dr. Saupe, Kurt	Gera (Reuss)	28 Schleizerstr.
Dr. Schack	Wiesbaden	81 Rheinstrasse
Dr. Schall, Emil	Plauen i. Vogtl.	37 Syrastrasse
Dr. Schaly, G. A.	Arnheim (Holland)	19 Nieuwe Plein
*Prof. Scheerer, Rich.	Tübingen	Univ.-Augenklinik
*Dr. Scheffels, O.	Krefeld	19 Südwall
*Dr. Schertlin, Georg	Ravensburg (Württ.)	49 Eisenbahnstrasse
*Dr. Scheuermann	Landau	
Dr. Scheuermann, W.	Offenbach a. M.	16 Frankfurter Strasse
Prof. Schieck	Würzburg	Univ.-Augenklinik
Dr. Schinck, Peter	Marienburg i. Westpreuss.	20 Gerberstr.
Dr. Schiötz, Ingolf	Oslo (Norwegen)	7 Langesgade
*Dr. Schlaefke, W.	Kassel	46 Kölnische Strasse

Name	Wohnort	Genauere Adresse
Dr. Schlereth, Jens	Mannheim	O. 7, 4
Dr. Schlicker, Karl	Augsburg	Domplatz D. 94 Mayersche Augen-heilanstalt
Dr. Schlipp, Rudolf	Wiesbaden	25 Luisenstr.
*Dr. Schlippe, K.	Darmstadt	29 Bismarckstr.
Dr. Schlodtmann	Lübeck	13 Pferdemarkt
Prof. Schmeichler	Brünn (Tschechoslowakei)	1 a Franz-Josef-Strasse
*Dr. Schmelzer, Hans, Privatdozent	Erlangen	Univ.-Augenklinik
Dr. Schmidt, Karl, Privatdozent	Bonn	Univ.-Augenklinik
Dr. Schmidt, Ph.	Darmstadt	52 Bismarckstrasse
Dr. Schmitz, Herm.	Hamburg 36	38 Alsterufer.
Prof. Schnaudigel	Frankfurt a. M.	40 Savignystrasse
Dr. Schneider	Regensburg	
Dr. Schneider, Paul	Magdeburg	158 I Breiteweg
*Prof. Schneider, Rudolf	München	13 1 Sonnenstrasse
Dr. Schneider, Rudolf	Graz (Österreich)	Univ.-Augenklinik
Dr. Schnyder,	Solothurn (Schweiz)	101 Dornacher Str.
Dr. Schoeler, Fritz	Berlin NW 52	126 Alt Moabit
*Dr Schöninger, Leni, Frl.	Stuttgart	23 Charlottenstr.
*Dr. Schöpfer, Otto	Tübingen	Univ.-Augenklinik
Dr. Schott, Adolf	Kiel	53 Esmarchstr.
Dr. Schott, Kurt	Halle a. d. S.	43 Magdeburger Strasse
*Prof. Schreiber, L.	Heidelberg	7 b Sophienstrasse
*Dr. Schründer	Hamm i. W.	
*Dr. Schultze, Hans	Nürnberg	1 Johannisstrasse
*Dr. Schulz, H.	Gütersloh	
*Dr. Schumacher, G.	Mannheim	B. 6, 3.
Dr. Schürhoff, Erich	Güstrow	
*Dr. Schüssele, W.	Baden-Baden	16 Langestrasse
*Dr. Schulte	Fulda	6 Lindenstrasse
Dr. Schuster, Erna	Lötzen i. Pr.	
Dr. Schütte, Siegfried	Braunschweig	3 Casparistrasse
Dr. Schwabe, Gustav	Leipzig C 1	12 Querstrasse
Prof. Schwarz, Otto	Leipzig C 1	18 Gottschedstrasse
Dr. Schwenker, Georg	Harburg	
Dr. Secker, Gustav	Hamburg	10a Bramfelder Strasse
Prof. Seefelder	Innsbruck (Tirol)	Univ.-Augenklinik
Dr. Segelken	Stendal	
Dr. v. Seggern	Bremen	31 An der Weide
Prof. Seidel, E.	Heidelberg	21 Handschuhsheimer Landstrasse
Dr. Seitz, Rudolf	Neustadt a. H. (Pfalz)	
Dr. Selle, Gerhard	Werdau (Sachsen)	66e Plauensche Strasse

Name	Wohnort	Genauere Adresse
Dr. Selz, Eugen	München	5 Barerstrasse
Prof. Serr, Hermann,	Heidelberg	Univ.-Augenklinik
Dr. Sieber, Marinestabs- arzt	Wilhelmshaven	
Dr. Siegfried, Constanza	Leipzig C 1	5 Querstrasse
Prof. Siegrist, A.	Bern (Schweiz)	
Dr. Siemund, Heinrich, Stabsarzt	Schwerin i. M.	Standortlazarett
Prof. Silva, Rafael	Mexiko (Amerika City Mexiko D. F.)	195 Avenida Insurgentes
Dr. Simm, E.	Herford	9 Göbenstrasse
Dr. Simon, Otto	Magdeburg	17 Kaiserstrasse
*Dr. Sinner, Albert	Durlach i. Baden	4 Leopoldstrasse
*Dr. Solm, R.	Frankfurt a. M.	8 Feuerbachstrasse
Dr. Sommer, G.	Zittau i. Sachsen	42 Neustadt
*Dr. Sondermann, sen.	Berlin W. 35	17^I Schöneberger Ufer
Dr. Sondermann, Günther, jun.	Gummersbach (Rhld.)	
Dr. Spamer	Höchst a. M.	1 Kaiserstrasse
Dr. Spengler	Hildesheim	27 Zingel
Dr. Spir, Edgar	Hamburg	9^I Hartvicusstrasse
*Dr. Spital, Georg	Münster i. W.	10 Bahnhofstrasse
Dr. Stähli, J., Privat- dozent	Zürich (Schweiz)	16 Börsenstrasse
Dr. Staffier	Naumburg a. S.	
*Dr. Stange B.	Görlitz	61 Berliner Strasse
Dr. Starke	Prenzlau (Uckermark)	2 Stettiner Strasse
Dr. Steffens, Paul	Oberhausen (Rheinland)	37 Sedanstrasse
Dr. Stein	Brieg (Bez. Breslau)	14 Lindenstrasse
Dr. Stein, Edmund	Paderborn	15 Marienplatz
Dr. Stein, Heinz	Marburg (Lahn)	
Dr. Stein, Ludwig	Bad Kreuznach	6 Schlosstrasse
Dr. Steindorff, Kurt	Berlin W 50	13 Budapester Strasse
*Dr. Steinert, Frau	Oberstein	
Dr. Stengele, Udo	Ulm a. D.	2 Olgastrasse
Dr. Stern, Ernst	Kassel	57 Königsplatz
Dr. Stern-Amstad, H.	Thun (Schweiz)	16 Scherzligweg
Dr. Stern, J.	Potsdam	18 Wilhelmsplatz
Dr. Stieda, Walter	Ohligs i. Rh. (Solingen)	17 Mankhauserstrasse
Dr. Stiller	Berlin N 24	Univ.-Augenklinik, 5/6 Ziegelstrasse
*Prof. Stock	Tübingen	Univ.-Augenklinik
Dr. Stoewer	Witten a. d. Ruhr	
Dr. Stoewer	Breslau XVI	Univ.-Augenklinik, 2 Maxstrasse
*Dr. Stoll, K. L.	Cincinnati (Amerika)	19 West 7th Street Vindonissa Building

Name	Wohnort	Genauere Adresse
Dr. Stood, W.	Barmen	Neuenweg
Dr. Stransky	Brünn (Tschechoslowakei)	14 Nám Svobody
Dr. Streiff	Genua (Italien)	13 Corso Solferino
Dr. Streuli, Heinr., Dozent	Thun (Schweiz)	Bahnhofstrasse
*Dr. Stroschein, P.	Dresden	14 Prager Strasse
Dr. Stross, Laura	Alexandrien (Ägypten) (In den Monaten Juli—August St. Gilgen-Salzburg.)	P. O. B. 886
*Dr. Stuebel, Frau, Ada	Mainz	1 Karmeliterplatz
Dr. Stüdemann,	Saalfeld (Saale)	1—3 Blankenburg. Str.
*Dr. Studte	Aachen	12 Macheimsallee
Dr. Sulzer, M.	Neustadt a. d. H.	
Dr. Sundqvist, Magnus	Göteborg (Schweden)	22 Victoriagatan
Dr. Szekrényi, Ludwig	Nagykovácsi bei Budapest (Ungarn)	
*Prof. v. Szily, A.	Münster i. W.	Univ.-Augenklinik.
*Dr. Tengroth, S., Stabsarzt	Upsala (Schweden)	
Dr. Theobald, Paul	Pforzheim	15 Leopoldstrasse
*Prof. Thiel, Rudolf	Berlin-Friedenau	33 Cranachstrasse
Dr. Thier, sen.	Aachen	
Dr. Thier, Adolf, jun	Aachen	57 Wallstrasse
*Dr. Thies, Oskar	Dessau	
Dr. Thorey	Leipzig	6 II Hartkortstrasse
Dr. Thormählen, Max	Hamburg-Wandsbeck	3 Kolonnaden
*Prof. Thorner	Berlin W 62	19 Kleiststrasse
Dr. Tobias, Georg	Berlin-Biesdorf	128/129 Prinzenstrasse
Dr. Tödten	Hamburg	14 Esplanade
*Dr. Traumann, Hans	Schweinfurt a. M.	
Dr. Tresling	Groningen (Holland)	
Dr. Treutler, B.	Freiberg (Sachsen)	
Dr. Triebenstein, Privat-dozent	Rostock	Univ.-Augenklinik
Prof. Tschirkowsky	Leningrad (U. R. S. S.)	Medizinisches Institut, Augenklinik
Dr. Überall, Georg	Hof	2 Klosterstrasse
Dr. Uchida Kozo	Tokio (Japan)	Marunouchi-building
Dr. Uhthoff, Carl August	Limburg a. d. Lahn	
Dr. Utermann, Hans	Witten	Gartenstrasse
Dr. Uudelt, J.	Dorpat (Estland)	Univ.-Augenklinik
Dr. v. Vajda, Géza	Miskolcz (Ungarn)	35 Széchenyigasse
Dr. Veelken, Josef	Osterfeld i. W.	35 Hauptstrasse
Dr. Veith	Göttingen	14 Dahlmannstrasse
Dr. Velhagen, sen.	Chemnitz	21 Brückenstrasse
*Dr. Velhagen, jun., Carl	Halle a. S.	Univ.-Augenklinik · · Magdeburger Str. 22

Name	Wohnort	Genauere Adresse
Dr. Verderame, F., Privatdozent	Turin (Italien)	31 bis Corso oporto
*Dr. Vetter, Martin	Freiberg i. Sachsen	13 Körnerstrasse
*Dr. Vogelsang, Kurd, Privatdozent	Bonn	15 Koblenzer Strasse
*Prof. Vogt, Alfred	Zürich I (Schweiz)	73 Raemistrasse
Dr. Voigt, Walter	Grimma	65 Leipziger Strasse
Dr. Vollert	Leipzig	12^{II} Königsplatz
Dr. Volmer, Walter	Krefeld	20 Ostwall
Dr. Vossius, A.	Darmstadt	
Dr. Vüllers	Aachen	
Dr. Wachtler, Guido	Bolzano (Italien)	10 Via Carrettai
*Prof. Waetzold, Paul	Lichterfelde-Berlin	12 A. Hortensienstrasse
*Prof. Wagenmann	Heidelberg	80 Bergstrasse
Dr. Wagner, E.	Leipzig	33 Burgstrasse
Dr. Wagner, Paul	Frankfurt a. M.	52^{I} MainzerLandstrasse
Dr. Waldstein, Ernst	New York (Amerika)	40 East, 83th Street
Dr. Wallenberg, Theodor	Danzig	4 Reitbahn
Dr. Walther, Karl	Hof/Saale	43 Altstadt
Dr. Wanner, Ernst	Cannstatt	9 Karlstrasse
Dr. Warschawski, Jacob, Privatdozent	Baku (Russland)	4 Azisbekowstrasse
Dr. Waubke, Hans	Bielefeld	2 Victoriastrasse
*Dr. Weckert	Goslar a. Harz	8 Vitithorwall
*Dr. Wegner, W., Privat-dozent	Greifswald	Univ.-Augenklinik
*Dr. Weigelin, Siegfried	Stuttgart	11 B Langestrasse
Dr. Weinbaum	Cüstrin-Altstadt	
Dr. Weinhold	Plauen i. V.	14 Bahnhofstrasse
*Dr. Weiss, E.	Charlottenburg	16 Gervinusstrasse
Dr. Weiss, Edwart	Offenbach a. M.	51 Kaiserstrasse
Dr. Weiss, K. E.	Stuttgart	58 Büchsenstrasse
*Dr. Werdenberg, Eduard	Davos-Platz (Schweiz)	
*Dr. Werncke, Theodor, Privatdozent	Berlin W.	12^{III} Augsburger Str. bei Frau Elias
*Dr. Wernicke, Georg	Hersfeld (Hessen-Nassau)	5 Reichsbankstrasse
*Dr. Wessel, Albrecht	Lemgo	
*Prof. Wessely, Carl	München	Univ.-Augenklinik
Dr. Weve, H.	Rotterdam (Holland)	165 N. Binnenweg
Prof. Wick	Kassel	25 Kronprinzenstrasse
*Dr. Wiedersheim	Saarbrücken	16 Feldmannstrasse
Dr. Wiegmann, Ernst	Hildesheim	30 Zingel
Dr. Wilbrand, H.	Hamburg 21	3 Heinrich Hertzstrasse
Dr. Will, Heinz	Hamburg-Eppendorf	Univ.-Augenklinik

Name	Wohnort	Genauere Adresse
Dr. Windrath	Weissenfels	
Dr. Winterstein, Max	Pilsen (Tschechoslowakei)	43 Jungmannstrasse
Dr. Wirth, Max	Bochum i. W.	21a Alleestrasse
*Prof. Wissmann, R.	Wiesbaden	23 I Moritzstrasse
Dr. Wittich, Walter	Aschaffenburg	12 I Würzburger Strasse
*Prof. Wölfflin, E.	Basel (Schweiz)	48 Steinenring
Dr. Wolf, Hans	Passau	3 Johannisgraben
Dr. Wolff, Benita	München 23	21 III r. Römerstrasse
Dr. Wolff, Hugo	Berlin NW	5 pt. Alexander-Ufer
Prof. Wolfrum	Leipzig	5 Kaiser-Wilhelm-Str.
*Dr. Wollenberg, Albrecht	Cuxhaven	74 Schillerstrasse
*Dr. Wunderlich	Altenburg S.-A.	3 Johannisgraben
Dr. Wygodski	Leningrad (Russland)	21 Newaquai
*Prof. Zade	Heidelberg	1 Gegenbaurstrasse
Dr. Zahn, Erwin	Stuttgart	53 Königstrasse
Prof. Zeeman, W. P. C.	Amsterdam (Holland)	3 Jacob Obrechtstraat
*Dr. Zeller, Otto	Heilbronn	6 Hohestrasse
Dr. Ziaja, Stabsarzt	Ludwigslust (Mecklenburg)	
Dr. Ziemssen, Stabsarzt	Fürstenwalde, Spree	7/8 Münchebergerstr.
Dr. Zinsser, Fritz	Landshut (Bayern)	18/20 Altstadt

Die mit einem Stern (*) bezeichneten Mitglieder haben an den diesjährigen Sitzungen teilgenommen.

Der Vorstand der Gesellschaft besteht aus folgenden Mitgliedern:

Th. Axenfeld † in Freiburg i. Br., Schwaighofstr. 11, Vorsitzender.

E. Fuchs in Wien VIII, Skodagasse 13, stellvertr. Vorsitzender.

A. Gullstrand † in Stockholm (Schweden), Lovisagatan 2.

E. Hertel in Leipzig, Univ.-Augenklinik, Liebigstrasse 14.

E. v. Hippel in Göttingen, Düsterer Eichenweg 45.

J. Jung in Köln a. Rh., Hunnenrücken 1.

Krückmann in Berlin NW 87, Altonaer Strasse 351.

A. Wagenmann in Heidelberg, Bergstrasse 80, Schriftführer.

Carl Wessely in München, Univ.-Augenklinik.

Namenverzeichnis

der Personen, die vorgetragen oder sich an der Aussprache
beteiligt haben.

(Die Seitenzahlen der Originalvorträge sind halbfett,
die der Aussprachen in gewöhnlichen Typen gesetzt.)

Sachverzeichnis.